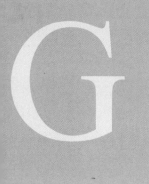

中国卫生发展绿皮书
Green Book on China Health Development
2018 年

U0385456

健康产业专题研究
Research on Health Industry

国家卫生健康委卫生发展研究中心
China National Health Development Research Center

主 编　傅 卫
副主编　张毓辉
编 委（以姓氏笔画为序）
　　　王 昊　王秀峰　王荣荣　付晓光
　　　李亚青　宋大平　张毓辉　苗艳青
　　　郝晓宁　郭 锋　傅 卫　傅鸿鹏
　　　游 茂

人民卫生出版社

图书在版编目（CIP）数据

中国卫生发展绿皮书.健康产业专题研究 / 傅卫主编.—北京：人民卫生出版社，2020

ISBN 978-7-117-29432-4

I.①中… II.①傅… III.①医疗保健事业－产业发展－研究－中国 IV.①R199.2

中国版本图书馆 CIP 数据核字（2019）第 281718 号

人卫智网	www.ipmph.com	医学教育、学术、考试、健康，购书智慧智能综合服务平台
人卫官网	www.pmph.com	人卫官方资讯发布平台

中国卫生发展绿皮书——健康产业专题研究

主　　编：傅　卫

出版发行：人民卫生出版社（中继线 010-59780011）

地　　址：北京市朝阳区潘家园南里 19 号

邮　　编：100021

E - mail：pmph @ pmph.com

购书热线：010-59787592　010-59787584　010-65264830

印　　刷：北京盛通印刷股份有限公司

经　　销：新华书店

开　　本：889×1194　1/16　　印张：24

字　　数：743 千字

版　　次：2020 年 1 月第 1 版　2020 年 1 月第 1 版第 1 次印刷

标准书号：ISBN 978-7-117-29432-4

定　　价：145.00 元

打击盗版举报电话：010-59787491　E-mail：WQ @ pmph.com

质量问题联系电话：010-59787234　E-mail：zhiliang @ pmph.com

前　言

　　健康产业是以维护、改善和促进人民群众健康为目的,为社会公众提供健康服务和产品的生产活动集合。《"健康中国2030"规划纲要》将发展健康产业作为健康中国建设的五大任务之一,提出要将健康产业打造成国民经济支柱性产业。2017年10月,习近平总书记在党的十九大报告中提出要实施健康中国战略,强调"人民健康是民族昌盛和国家富强的重要标志",并将"发展健康产业"作为实施健康中国战略的重要内容再次予以明确。发展健康产业既是满足人民群众多元化、多层次健康需求的重要途径,也是推进供给侧结构性改革、建设现代化经济体系的重要抓手,具有重大战略意义。

　　国家卫生健康委卫生发展研究中心作为卫生健康政策领域的国家智库,开展了一系列健康产业相关的研究,部分研究结果对《健康产业统计分类(2019)》、《健康产业高质量发展行动纲要(2019—2022年)》、医养结合等相关政策的制定起到了重要的支撑作用。现将2015—2018年健康产业有关研究成果汇编成册,以供大家交流、参考。

　　本报告分为三个篇章:一为综合篇,总体介绍了我国发展健康产业发展取得的总体成效,分析我国健康产业发展存在的问题及挑战,并结合健康产业发展国际经验,提出了推动我国健康产业高质量发展的对策建议;二为专题篇,对健康产业细分行业发展状况进行了进一步分析研究,涉及社会办医、互联网＋医疗健康、医养结合、健康保险以及医药产业等重点领域;三为应用篇,是中心将健康产业政策研究应用到地方实践、参与海南、云南、黔西南等地健康产业发展战略与规划研究的成果转化。

国家卫生健康委卫生发展研究中心

2019年8月

目 录

健康产业发展总报告

　　健康产业是指以医疗卫生和生物技术、生命科学为基础,以维护、改善和促进人民群众健康为目的,为社会公众提供与健康直接或密切相关的产品(货物和服务)的生产活动集合。2016年8月召开的全国卫生与健康大会指出,要加快发展健康产业,"努力把健康产业培育成为国民经济的重要支柱产业"。同年,中共中央、国务院颁布的《"健康中国2030"规划纲要》将发展健康产业作为推进健康中国建设五大重点任务之一,明确提出要建立体系完整、结构优化的健康产业体系。2017年10月,习近平总书记在党的十九大报告中作出了"我国经济已由高速增长阶段转向高质量发展阶段,正处在转变发展方式、优化经济结构、转换增长动力的攻关期"的重要判断,并对新时代实施健康中国战略、发展健康产业作出了新的重大部署。健康产业连接民生和经济,是国际公认的新兴"朝阳产业",具有覆盖领域广、产业链长、辐射带动作用大等特点,既是满足人民多元化、多层次健康需求的重要途径,也是推进供给侧结构性改革、推动我国经济高质量发展、统筹稳增长、促改革、调结构、惠民生、防风险各项工作的重要抓手。

一、新时期发展健康产业的意义

　　近年来,健康产业在全球经济中的影响力日益凸显,党中央、国务院和地方各级党委、政府高度重视健康产业发展,将其作为加快实施健康中国战略、全方位全周期保障人民健康的重大举措进行部署。在新时期继续发挥健康产业在扩大优质健康服务和产品供给、满足多样化健康需求、提高居民健康水平、增强经济社会发展活力等方面的作用,具有极其重要的时代意义。

　　1. 发展健康产业是进一步提高居民健康水平的现实需要　　当前,人口老龄化、慢性非传染性疾病等给中国卫生服务体系和居民健康带来新的、重大挑战。2018年我国60周岁及以上人口2.49亿人,占总人口的17.9%,预计到2020年,将增长到2.55亿人左右。同时,心脑血管疾病等慢病导致的死亡已占到总死亡的85%,疾病负担超过疾病总负担的70%,成为主要健康问题。这些都迫切需要通过健康相关产业发展,健康管理与促进等服务创新,助推健康领域的供给侧结构性改革,有效管控人群重大健康风险。

　　2. 发展健康产业是更好满足多层次多样化健康需求的重要保障　　随着中国经济增长和消费结构转型升级,人民群众健康需求日益增长,并逐步由单一的疾病治疗向疾病预防、健康管理、健康促进等多元需求转变。有数据显示,2016年中国赴海外健康旅游的人数达到50万人次,是前一年的5倍;到海外进行健康体检、早期防癌检查、心脏检查、基因检测等的人数也在快速增长;个人健康管理可穿戴设备市场增长迅速。这些都反映了国民对个性化、多样化健康产品和服务内容和质量要求越来越高。

　　3. 发展健康产业是经济新常态下推动经济高质量发展的必然要求　　健康产业范围广、链条长、关联性大,国际上普遍认同健康产业是能够发挥经济"稳定器"作用的重要领域。美国、欧盟等发达国家和亚洲许多新兴经济体都把发展健康产业作为有效应对全球金融危机冲击的战略选择。中国正处在由高速增长阶段向高质量发展阶段转变的关键时期,需要发挥健康产业带动效应,促进高端制造业和现代服务业加快发展,催生新业态、培育新动能,促进产业向全球价值链中高端迈进。

4. 发展健康产业是健康科技创新进步的客观要求　创新是健康产业发展的动力源泉。当前,精准医学、基因编辑、生物工程技术与新材料等领域的突破,为健康产业发展提供了技术基础,也为健康融合业态和新兴服务模式创新发展提供了物质保证;人工智能、健康大数据和远程医疗技术的进步也带来产业结构和空间布局的变革,多样化的中小微型企业创新主体和专业化产业中介服务平台组织不断涌现。作为典型的知识密集、技术密集型的战略性新兴产业,健康产业能够在创新发展的沃土中苗壮成长。

5. 发展健康产业是推进健康丝绸之路建设的重要途径　随着"一带一路"倡议的实施和卫生对外交流合作的推进,健康领域的经贸联系和人员交往日益密切,为健康产业跨越国界、实现开放发展提供了重要机遇。通过融入健康"一带一路"建设,能够统筹国内国际两种资源,促进优质健康资源共享,传播健康文化,增进民心相通,更好地满足沿线国家人民健康需求,共同参与全球健康治理。

二、我国健康产业发展现状

(一) 健康产业发展总体状况

党的十八大以来,国务院及各相关部门制定了一系列鼓励健康产业发展的政策措施,特别是全国卫生与健康大会召开以来,各地高度重视,把发展健康产业放在重要位置,采取有力措施加快推进,努力把健康产业打造成为当地经济发展的新引擎,社会力量参与热情也日益高涨,健康产业呈现出积极向上、蓬勃发展的良好态势,多样化健康产品和服务供给不断扩大,一批具备较强竞争力和国内外影响力的产业集群、重点企业以及品牌产品初步形成,为实施健康中国战略、推动建设现代化经济体系提供了有力保障。

1. 健康消费加快升级,人民健康需求持续增长。2017 年,我国人均 GDP 达到 9 482 美元,2022 年有望进入高收入国家行列,加之城镇化进程加速、慢性病发病率增长、人口老龄化程度加深、"全面二孩"政策顺利实施、医学技术进步、医疗与互联网等信息技术深度融合等趋势,我国多元化、多层次健康消费需求不断增长,用于保健、疗养、健身等方面支出增长较快,对于定期健康体检、健康辅导咨询、体育健身、医学美容以及健康休闲旅游等新兴健康服务需求快速增加,健康消费需求已由单一、传统的疾病治疗向疾病预防型、健康保健型、身心提升型的多层次、多样化需求转变,健康消费结构不断优化升级。2009—2017 年我国卫生总费用由 17 541.92 亿元增长到 52 598.28 亿元,其中,居民个人卫生支出占比由 37.46% 降低为 28.77%。社会办医发展势头良好,2017 年末,民营医院增长到 1.87 万家,占医院总数的比重已上升到 60.4%,床位数占医院床位的比重达到 23.2%。2017 年医药产业主营业务增长提速,规模以上企业实现主营业务收入 2.98 万亿元,同比增长 12.2%。商业健康保险作为发展健康服务业、促进经济提质增效的"生力军",保费规模持续扩大,据中国保险监督委员会公布的《2016 年保险统计数据报告》显示,2016 年商业健康保险费达到 4 042.5 亿元,同比增长 67.71%[①]。根据中国互联网络信息中心第 39 次《中国互联网络发展状况统计报告》,截至 2016 年 12 月,我国互联网健康医疗用户规模为 1.95 亿人,网民使用率为 26.6%,年增长率为 28%[②]。

2. 产业规模稳步扩大,综合实力不断增强。按照国家卫生健康委卫生发展研究中心初步核算结果,2017 年全国健康服务业规模(相当于健康产业增加值)为 56 668 亿元,占 GDP 的比重达到 6.85%,根据 2017 年健康服务业总规模,要实现《国务院关于促进健康服务业发展的若干意见》《"健康中国 2030"规划纲要》提出的 2020 年全国健康服务业总规模达到 8 万亿元以上的目标,2018—2020 年全国健康服务业总规模年均增速需达到 12.2%。其中,医疗服务业规模为 33 977 亿元,占比为 60.0%,是健康服务业的主体;药品及其他健康产品零售规模为 8 922 亿元,占比为 15.7%;健康管理与促进服务业规模为 4 647 亿元,占比为 8.2%;健康保险和保障服务业规模为 4 166 亿元,占比为 7.4%;健身休闲运动服务、健康旅游服务、健康养老与长期护理服务、智慧健康技术服务等融合产业规模合计为 2 999 亿元,占比为

---

①　2016 年保险统计数据报告[EB/OL].(2017-02-22) [2018-04-18].http://bxjg.circ.gov.cn/web/site0/tab5257/info4060001.htm
②　第 39 次中国互联网络发展状况统计报告[EB/OL].(2017-01-22) [2018-04-18].http://www.cac.gov.cn/2017-01/22/c_1120352022.htm

5.3%;其他与健康相关服务业规模为 1 957 亿元,占比为 3.5%。从健康产业发展态势来看,2015—2017 年,我国健康服务业总规模年均增速为 13.5%(按当年价格计算,下同),高于同期 GDP 年均增速(9.6%),健康服务业总规模占 GDP 比重从 6.4% 上升到 6.9%,上升了 0.5 个百分点。

从健康产业结构来看,医疗服务业发展总体保持稳定,2015—2017 年,医疗服务业规模由 26 849 亿元增加到 33 977 亿元,年均增速稳定在 12% 以上,占健康服务业总规模的比重稳定在 60% 左右,主体地位突出;融合产业发展活跃,但在健康服务业中比重不高,健身休闲运动服务规模由 1 168 亿元增加到 1 695 亿元,年均增速达到 20.5%,智慧健康技术服务规模由 254 亿元增加到 333 亿元,年均增速达到 14.6%,健康旅游服务规模由 484 亿元增加到 582 亿元,年均增速为 9.7%,且增速呈加快趋势,由 2016 年的 4.3% 提高到 15.3%;对人才培养和研发关注度日益增加,2015—2017 年,健康人才培养培训规模由 771 亿元增加到 1 206 亿元,年均增速达到 25.1%,年度增速由 2016 年的 19.9% 上升到 2017 年的 30.5%,健康科学研究和技术服务规模由 626 亿元增加到 751 亿元,年均增速为 9.5%,年度增速由 2016 年的 8.8% 上升到 2017 年的 10.3%;健康管理与促进服务业发展相对薄弱,健康管理与促进服务规模由 4 346 亿元增加到 4 647 亿元,年均增速仅为 3.4%,养生保健服务规模年均增速为 13.9%,略高于健康服务业规模总体增速,但占健康服务业比重较低(不到 0.3%);商业健康保险发展在高速增长后明显放缓。2015—2016 年,健康保险服务规模从 2 179 亿元增加到 3 702 亿元,增速达 69.9%,但 2017 年增速降为 4.7%,占健康服务业总规模的比重在 2017 年出现下降,由 2016 年的 7.3% 降至 6.8%;药品及其他健康产品零售保持持续较快增长,2015—017 年药品及其他健康产品零售规模由 6 635 亿元增加到 8 922 亿元,年均增速为 16.0%,占健康服务业总规模的比重由 15.1% 上升到 15.7%。

3. 政策体系逐渐完善健全,叠加优势日益显现。2013 年《国务院关于促进健康服务业发展的若干意见》(国发〔2013〕40 号)印发实施以来,各部门各地方围绕完善产业规划、放宽产业准入、培育特色业态、增强要素支撑、优化发展环境、拓展对外交流合作等诸多方面,出台政策文件、规划文本、规范标准、指引指南等,加大力度构建支持健康产业加快发展的政策体系。截至 2019 年 6 月,全国 31 个省(直辖市、自治区),除辽宁、西藏、青海 3 地外,均已制定出台了健康产业或健康服务业专项规划、行动计划或实施方案。目前各项政策要求和措施的主要方向如下:

(1)推进健康科技创新,实现健康产业创新发展。构建新型国家医学与健康科技创新体系,实施精准医学研究计划。大力加强国家临床医学研究中心和协同创新网络建设,进一步强化实验室、工程中心等科研基地能力建设,依托现有机构推进中医药临床研究基地和科研机构能力建设,完善医学研究科研基地布局。加快生物医药和大健康产业基地建设,培育健康产业高新技术企业,打造一批医学研究和健康产业创新中心,促进医研企结合,推进医疗机构、科研院所、高等学校和企业等创新主体高效协同。加强医药成果转化推广平台建设,促进医学成果转化推广。启动实施脑科学与类脑研究、健康保障等重大科技项目和重大工程,推进国家科技重大专项、国家重点研发计划重点专项等科技计划。发展组学技术、干细胞与再生医学、新型疫苗、生物治疗等医学前沿技术,加强慢病防控、精准医学、智慧医疗等关键技术突破,重点部署创新药物开发、医疗器械国产化、中医药现代化等任务。推动科技论文影响力和三方专利总量进入国际前列,进一步提高科技创新对医药工业增长贡献率和成果转化率。

(2)激发社会力量活力,实现健康产业多元发展。切实有效放宽行业准入,进一步优化政策环境,优先支持社会力量举办非营利性医疗机构,推进和实现非营利性民营医院与公立医院同等待遇。制定医疗、养老等机构设置的跨部门全流程综合审批指引,推进一站受理、窗口服务、并联审批,加强协作配合。破除社会力量进入医疗领域的不合理限制和隐性壁垒。重点解决医师多点执业难、纳入医保定点难、养老机构融资难等问题。改革医师执业注册办法,全面实行医师执业区域注册。积极发挥企业债券对健康产业的支持作用。加快探索社会办医疗机构以其收益权、知识产权等无形资产作为质押开展融资活动的政策,条件成熟时推广。引导社会资本以 PPP 模式参与医疗机构、养老服务机构建设运营,开展 PPP 项目示范。鼓励打造一大批有较强服务竞争力的社会办医疗机构,形成若干具有影响力的特色健康产业集聚区,服务供给基本满足国内需求,逐步形成多层次多样化健康服务新格局。

(3)延伸拓展产业链条,实现健康产业融合发展。积极促进健康与养老、旅游、互联网、健身休闲、食品融合,催生健康新产业、新业态、新模式。在互联网领域,鼓励发展基于互联网的健康体检、咨询等健康服务,促进个性化健康管理服务发展,培育一批有特色的健康管理服务产业,探索推进可穿戴设备、智能健康电子产品和健康医疗移动应用服务等发展。在健康旅游领域,遴选确定了第一批13个地区开展健康旅游示范基地建设,明确到2020年,建设一批各具特色的健康旅游基地,形成一批健康旅游特色品牌,推广一批适应不同区域特点的健康旅游发展模式和典型经验,打造一批国际健康旅游目的地。制定健康医疗旅游行业标准、规范,打造具有国际竞争力的健康医疗旅游目的地。在健康养老领域,建立健全医疗卫生机构与养老机构合作机制,鼓励社会力量兴办医养结合机构。

(4)深化国际交流合作,实现健康产业开放发展。加强与"一带一路"沿线国家卫生领域高层互访,推动与沿线国家,特别是周边国家,签署卫生合作协议。逐步形成"一带一路"建设框架下集政府间政策合作、机构间技术交流和健康产业展会为一体的系列卫生合作论坛。鼓励有条件的地区发展医疗旅游和养生保健服务,推动医疗服务与周边国家医疗保险的有效衔接,与周边国家建立跨境远程医疗服务网络,实现优质医疗资源共享。扶持有实力的医药企业境外投资设厂,鼓励在双边协商的基础上减少贸易壁垒,创新贸易和投资方式,推动健康产业发展。鼓励发展中医药健康旅游和服务贸易,打造中医药健康旅游品牌。推进中医药服务贸易。在边境地区建设民族医药产业区,提升民族医疗、保健、健康旅游、服务贸易等服务能力。推动中医药健康服务走出去。完善国家旅游宣传推广体系,建立多语种的国家旅游宣传推广网站,加强国家旅游形象宣传。

4.产业体系日趋完整,产业链不断延伸。总体看,我国健康产业体系日趋完整,已逐步形成覆盖一、二、三产,包括医疗服务、健康管理与促进服务、健康保险、医药产业、健康养老、健康旅游、智慧健康、健身休闲运动、健康食品等细分领域,多领域协同发展的健康产业体系。各细分领域呈现出向上下游产业链拓展延伸趋势。全国已有多个制药企业涉足医疗领域,主要以新建、托管、收购等方式举办医疗机构为主。健康保险公司则多延伸至医疗服务、健康管理、健康养老等上下游产业,如中国人寿、泰康人寿等保险公司积极探索医养结合新模式。同时,各地也都非常注重发挥资源、区位、生态等优势,以优势特色产业或资源为核心,全产业链协同推进,例如,泰州医药城以医药制造为核心,延伸形成了集预防、治疗、保健、康复于一体的高端医疗和特色医疗产业链;云南省依托当地生物多样性和中(民族)医药集聚优势,特别是道地中药材资源发展中(民族)医药服务业和生物医药研发制造,向下延伸到中药材种植和保健品、健康食品加工制造等一、二产业。

5.产业融合态势初现,助推经济转型升级。随着生物、信息等多学科技术交叉融合,推动健康产业呈现交叉汇聚、跨界融合发展态势,健康产业与养老、旅游、互联网、健身休闲、食品、文化以及现代制造、现代农业、房地产、商贸物流等呈现多业融合发展的趋势。跨行业并购不断出现,产业投融资来源也日益多元化,以百度、阿里、腾讯等为代表的互联网公司和以京东方、小米等为代表的智能终端制造商纷纷进入移动医疗健康领域,万达、万科、保利、远洋、恒大等地产企业进军健康产业。顺丰、中国邮政等物流配送企业以及京东、美团外卖等电商陆续切入医药物流领域。地方政府也越来越注重创新政策体系,实现从单一性向综合性的转变,促进综合产业生态的构建与引导,如湖南省人民政府专门制定印发了《关于促进五大融合加快发展健康产业的意见》,明确促进医疗与养老、医疗与旅游、互联网与健康、体育与健康生活方式、食品与健康等五大融合的具体措施。健康产业的融合发展特性有力推动了传统产业的转型升级、提质增效,已成为推动经济保持中高速增长、产业迈向中高端水平的"双引擎"。

6.各地因地制宜发展,产业布局逐步展开。各地依托优势特色资源,积极推动健康产业建设,已初步形成"东部沿海集聚高端,中西部特色发展"的产业布局。北京、上海、天津、深圳、苏州等东部发达省市优质医疗资源聚集、高端人才集中、科研基础雄厚,主要以高端医疗和生物医药研发为核心,带动医疗旅游和生物医药制造等相关产业同步发展;海南博鳌和三亚、秦皇岛、厦门、桂林等地依托其优质的疗养及医疗资源,主要发展健康养生和医疗旅游;云南、贵州、广西等西南少数民族地区,依托当地生物多样性、中医药和民族医药资源优势,发展健康养生、养老等服务业;新疆、黑龙江、广西等地依托其相对周边区域较为优质的医疗资源和技术水平,面向中亚、朝鲜、俄罗斯、东盟等地客户发展医疗旅游及相关产业。各地越来越注重以健康产业的体系化发展带动产城融合,将健康产业发展与新农村建设、县域经济转型、山地特色城镇化建设结合起来,从发展健康村落、健康小镇、健康县域经济入手,因地制宜发展休闲娱乐、旅游观光、农业观光等新业态,推动健康药食材、健康休闲养生发展,以健康产业的发展推动城乡统筹发展,实现绿水青山与金山银山、百姓富与生态美的有机统一。

7. 产业投资热情高涨,投资来源日益多元。近年来,健康产业领域投资逐年攀升,特别是社会资本热情高涨。根据统计局数据,2017 年全社会卫生固定资产投资 7 372 亿元,同比增长 18.1%,增长速度高于全国行业平均水平近 12 个百分点[①]。医疗、医药、健康管理等产业领域并购动作频繁,如复星医药收购印度药企 Gland Pharma、华润投资澳洲 Genesis Care、中信产业基金私有化 Biosensors、三胞集团收购加拿大 Valeant 制药公司、美年大健康并购慈铭体检等,华润、上药、国药、九州通这些医药流通巨头频频发力,大量并购医药流通企业。根据普华永道统计,2016 年整个大健康产业包括医药产业和医疗服务的并购交易金额达 362 亿美元,有 8 宗健康医疗投资交易超过了 10 亿美元。

(二) 我国健康产业主要细分行业发展现状

1. 医疗服务业 经过长期发展,我国医疗卫生服务体系逐步健全,服务能力和质量取得长足发展。

一是医疗卫生资源总量持续增长:2017 年末我国各级各类医疗卫生机构达到 98.7 万个,医疗卫生人员超过 1 000 万,每千人口执业(助理)医师数 2.4 人,每千人口注册护士数 2.7 人,每万人口全科医生 1.82 人,每千人口床位数 5.72 张。此外,社会力量办医加快发展,2017 年民营医院总数达到 1.87 万个,占医院数量的比重达到 60.4%,床位数占比达 23.2%。二是医疗服务能力和效率持续提升:2017 年我国总诊疗人次数达 81.8 亿人次,入院人数达 2.4 亿人次,居民年均就诊次数从 2010 年的 4.4 次提高到 2017 年的 5.9 次,年住院率从 2010 年的 10.6% 提高到 2017 年的 17.6%。居民医疗卫生服务需求满足程度提高,服务利用增加。三是医疗质量进一步提高:截至 2017 年 9 月国家卫生健康委员会制定印发了 1 212 个病种的临床路径,涵盖 30 余个临床专业,基本实现临床常见、多发疾病全覆盖,基本满足临床诊疗需要,促进了医疗质量管理从粗放式的质量管理,进一步向专业化、精细化的全程质量管理转变,具有十分重要的作用。

然而,医疗卫生资源总量不足、质量不高、结构与布局不合理、服务体系碎片化、部分公立医院单体规模不合理扩张等问题依然突出。特别是目前社会资本办医核心政策问题仍未得到解决,社会办医普遍以中低端医疗服务为主,综合实力和核心竞争力不强,成为制约医疗卫生服务业乃至整个健康产业发展的关键。

2. 健康管理与促进服务业 自 2003 年起,以健康体检及相关服务为主要形式的健康管理开始在中国快速兴起。从健康管理机构的发展模式上看,目前我国主要集中在以下几种:①各类医疗卫生机构提供针对人群和个体开展的预防服务。②附属于医疗机构的健康管理服务机构,主要为大型综合医院设立的健康管理中心,其工作与临床诊疗结合,国内不少高水平医疗机构都在不同程度上开展健康管理服务,包括开设健康体检中心、建立"特需门诊(或病房)",以及在干部保健功能区开展健康管理等。③由社区卫生服务机构提供健康管理服务,在本辖区内对如高血压、糖尿病、冠心病等慢性病医保参保患者的饮食和运动进行干预和引导,参保人员可享受体检、建立健康档案、健康咨询与教育等服务。④专业体检中心,这类机构以健康体检为主导,检后咨询指导与健康教育讲座为辅助,目标人群定位为健康及亚健康人群。⑤健康保险公司,针对客户需求开发专业的健康保险产品,每个产品都配有相应的健康管理服务,实现对客户科学的健康保障。⑥疗养健康管理模式。面向中高端客户,以在疗养院度假的方式,提供体检、疗养、保健"一站式"健康管理服务,将传统的中医与现代科技结合,通过利用优质服务完成健康监测和评估。

目前,除传统预防保健服务外,我国健康管理服务业尚处于起步和探索阶段,完整的健康管理医学服务模式还没有形成,产业规模也比较小,产业链偏短、附加值较低。存在以下问题:①在健康评估、鉴定与管理、健康信息数据管理等方面均尚未出台国家标准,由此导致健康管理行业乱象丛生;②健康体

---

① 中华人民共和国 2017 年国民经济和社会发展统计公报[EB/OL].(2018-02-28)

检、健康咨询等与医疗卫生服务并未实现衔接和整合,健康信息数据等资源缺乏互联互通和共享,大多数机构无法为服务对象提供全方位整体化健康服务;③健康管理从业人员的资质、准入、继续教育、再注册等标准建设滞后。

3. 健康保险和保障服务业 我国已形成以基本医疗保障为主体,其他多种形式补充保险和商业健康保险为补充的多层次医疗保障体系。从基本医疗保障来看,2018 年城镇职工基本医疗保险、城乡居民基本医疗保险 2 项基本医疗保险参保人数达到 13.446 亿,参保率稳定在 95% 以上,基本实现人员全覆盖,大病保险覆盖 10.5 亿人口,累计超过 1 900 万人受益,报销比例在基本医保报销比例基础上又提高了 14 个百分点,进一步增强了保基本、防大病、兜底线能力。同时,随着新医改的深入推进和政策红利释放,我国商业健康保险的业务规模快速增长,产品种类不断丰富,服务领域不断拓宽,在参与社会民生工程和医疗保障体系建设中取得了长足进步,《2018 年保险统计数据报告》(以下简称《报告》)显示,2018 年商业健康保险费达到 5 448.13 亿元,同比增长 24.12%,目前占卫生总费用的比例仅为 9.39%,但与财产保险和寿险相比,健康保险发展水平较低,目前仍处于初级阶段,健康保险产品相对较为单一,以重疾险为主商业保险公司与医疗、体检、护理等机构的互动与深度合作机制有待进一步完善。

4. 医药产业 目前,我国医药产业已初具规模,发展态势整体向好。2017 年,医药产业主营业务增长提速,规模以上企业实现主营业务收入 2.98 万亿元,同比增长 12.2%,增速较 2016 年提高 2.3 个百分点,其中,中药饮片加工业子行业增速最快,达到 16.7%。医药企业效益稳定增长,行业整体盈利水平得到提高,规模以上企业实现利润总额 3 519.7 亿元,同比增长 16.6%,利润增长最快的是生物药品制造子行业(26.8%),可见医药产业发展动力不断向高附加值产品转移。本土企业供给侧改革成效显现,国际化进程加快,根据海关进出口数据,2017 年我国医药产品完成进出口贸易总额 1 166.8 亿美元,同比增长 12.6%;进口额 558.8 亿美元,同比增长 16.3%;出口额 608.0 亿美元,同比增长 9.4%,增幅达到近五年的最高值。同时,由于近年来医药产业政策密集落地,医保控费力度趋严、分级诊疗制度推行、医师多点执业放开、医疗器械审评审批制度改革等政策举措陆续出台,医药产业整体进入重组整合时期。企业兼并重组数量增多、规模扩大,"十二五"期间收购兼并交易额达 1 500 亿元以上。

同时,我国医药创新投入持续增长,2017 年,中国医药行业研发投入总额超过 900 亿元,全球研发投入占比由 2012 年的 4% 增加到 2017 年的 8.9%。一方面"重大新药创制"科技重大专项、核心竞争力提升三年行动计划等政策继续加大对医药创新研发及创新成果产业化的支持,另一方面涌现了一批研发投入大、创新成果显著的行业领军企业,根据上市公司年报,恒瑞、复星、海正等企业研发投入达到了销售收入的 10% 左右,大量资本涌入医药创新领域,一批创新成长型企业顺利融资,有效推动了高风险、长周期的创新药研究。然而,我国药品研制创新能力和新药仿制能力仍然比较薄弱,2017 年全球前 50 强药企研发投入平均占营收的 18.66%,而我国医药工业百强企业该研发投入指标仅为 4.2%[①],远远落后于欧美等发达国家。此外,医药产业发展仍存在着亟待解决的问题,主要包括化学仿制药、中药材和中成药、医疗设备、辅料包材等领域质量标准和质量水平亟待提高,行业集中度低,企业多、小、散,产品同质化和重复建设突出,产品质量升级任务紧迫。

5. 健康养老业 国家统计局数据显示,2018 年我国 60 周岁及以上人口 2.49 亿人,占总人口的 17.9%,65 周岁及以上人口 1.66 亿人,占总人口的 11.9%。据推算,预计到 2020 年,全国 60 周岁以上老年人口将增加到 2.55 亿人左右,占总人口比重将提升到 17.8% 左右,高龄老年人将增加到 2 900 万人左右,独居和空巢老年人将增加到 1.18 亿人左右,老年抚养比将提高到 28% 左右;用于老年人的社会保障支出将持续增长,农村实际居住人口老龄化程度可能进一步加深。同时,我国老年人慢性病患病率高、失能率高,患有慢性病的老年人近 1.5 亿人,失能和部分失能老年人约 4 000 万人,老年人对医疗保健、康复护理等服务的需求日益增加。老龄人口规模庞大且快速增长,以及缺口巨大的健康养老服务,都预示着健康养老产业进入了重要发展时期。

---

① 2017 年度中国医药工业百强榜 研发总投入突破 300 亿.新浪财经 http://finance.sina.com.cn/roll/2018-08-04/doc-ihhhczfa4295099.shtml

（1）从养老服务服务体系建设情况来看：根据民政部社会服务发展统计公报显示，2017年全国各类养老服务机构和设施15.5万个，比上年增长10.6%。其中，注册登记的养老服务机构2.9万个，社区养老服务机构和设施4.3万个，社区互助型养老设施8.3万个；各类养老床位合计744.8万张，比上年增长2%（每千名老年人拥有养老床位30.9张），其中社区留宿和日间照料床位338.5万张。从社会力量参与来看，随着近年来出台的金融支持养老产业发展政策逐步落实，社会资本投资养老机构或医养结合机构的比例不断提高，特别是保险公司充分发挥行业自身优势，投资热情高涨。据保监会统计，截至2017年6月末，中国人寿、泰康人寿、太平人寿等8家保险机构共投资29个养老社区项目，计划投资金额678.2亿元，设计床位数超过4万个。

（2）从医养结合发展情况来看：早在2010年前后，老龄化问题较为突出的京、沪等地已经开始了积极尝试。受人口老龄化压力的影响，2013年之后我国医养结合养老模式进入快速发展期。国务院相继出台多份文件，将"推进医疗卫生与养老服务相结合"列为加快发展我国养老服务业的重要任务，各地都积极开展了医养结合工作探索实践，整体上呈现出"医养结合"机构数量不足、供需矛盾突出的态势，主要体现在以下三个方面：①在机构运行方面，由于医养结合业务范围涉及民政、人社和卫生等多个部门，管理交叉重叠、责任边界不够明晰，进一步导致服务内容缺乏统一规范标准、服务质量缺乏监督管理等问题；②各地医养结合机构老年医疗护理专用人才短缺问题严重，养老服务劳动力市场普遍存在门槛较低、专业素质不高、流动性较大等特点；③由于城乡社会医疗保险保障水平差别大，农村老年人医养服务有效需求严重不足，此外，现行社会保险制度框架下医疗护理费用没有纳入医保报销范围，也限制了城市失能老人"医养结合"有效需求。

6. 健身休闲运动业 健身休闲产业是体育产业的重要组成部分，是以体育运动为载体、以参与体验为主要形式、以促进身心健康为目的，向大众提供相关产品和服务的一系列经济活动，涵盖健身服务、设施建设、器材装备制造等业态。2016年10月，《国务院办公厅关于加快发展健身休闲产业的指导意见》提出，到2025年健身休闲产业总规模达到3万亿元。根据国家统计局和国家体育总局核算，2017年，我国体育健身产业总规模达到2.2万亿元，增加值为7 811亿元。其中，体育用品和相关产品制造的总产出为13 509.2亿元，占比最高，达61.44%；其次为体育用品及相关产品销售、贸易代理与出租总产出为4 295.2亿元，占比为19.53%；体育场馆服务的总产出为1 338.51亿元，占比为6.09%；体育场馆、健身步道、体育公园等全民健身设施建设力度不断加大，总产出和增加值分别达到459.6亿元、97.8亿元，增长速度达94.7%，反映出我国体育场地设施建设快速蓬勃的发展势头[①]。

其中，从体育场馆及健身休闲运动服务来看，中国前十大品牌健身房总体数量740家，仅占市场整体的16.4%，剩下的健身俱乐部又以非连锁为主（占66.8%），没有真正意义上的龙头企业，且全国大型连锁健身俱乐部主要入驻一二线城市，并主要集中少数一线城市，如北京、上海、天津、深圳、杭州等地，目前大型俱乐部和小型工作室正不断提升市场份额，中端品牌因同质化严重难以为继。在近年来新兴的互联网健身领域，主要有视频课程类、智能硬件类和健身计划类、饮食定制、信息聚合、社交网络以及健身O2O类等产品。

目前，我国健身市场尚处于发展早期，产业成熟度较低，体育健身产业占GDP的比重小于1%，仍远低于美国和英国接近2%的占比和发展水平，主要面临以下几方面问题：①产业集中度亟待提升，我国体育产业的企业普遍规模偏小，在管理、经销渠道、技术研发上突破创新的动力不足，与国外的体育用品企业存在很大差距；②企事不分，由此造成的体育场馆运营问题突出，公共体育场馆具有公益性和商业性的双重属性，面临着运营模式选择难、经济效益和社会效益兼顾难、资源单薄支撑难、降本增效实施难等问题；③人才短缺目前已成为国内健身休闲运动服务行业现在所面临的最大瓶颈问题，从业人员素质参差不齐，同时，缺乏健身运动职业从业人员的培训和认证机制，不利于健身休闲运动产业的发展。

7. 健康旅游业 从旅游业整体发展来看，我国居民旅游需求旺盛。2016年，我国旅游业保持稳定增长态势，国内游客数量达到44.4亿人次，人均出游率达3.4次，旅游总收入预计达4.69万亿元，同比

---

① 2017年全国体育产业总规模与增加值数据公告．http://www.stats.gov.cn/tjsj/zxfb/201901/t20190108_1643790.html

增长 13.6%,全国旅游直接投资达到 12 997 亿元,同比增长 29.05%,预计高出全国固定资产投资增速 20 个百分点。2016 年我国出境旅游人数将达到 1.22 亿人次,继续保持世界第一大出境旅游客源国,按照旅游局以往监测数据,医疗旅游占比可观。

健康旅游是健康服务和旅游融合发展的新业态,以医疗机构、健康管理机构、康复护理机构和休闲疗养机构等为载体,主要包括高端医疗、特色专科、中医保健、康复疗养、医养结合等系列产品。近年来,健康旅游业发展迎来新机遇,但总体仍处于起步阶段。2013 年 3 月以建设海南国际旅游岛为契机,国务院正式批复海南设立博鳌乐城国际医疗旅游先行区,并赋予一系列支持政策,这为打造我国具有国际竞争力的医疗旅游品牌、进一步促进医疗旅游大发展奠定了基础。2016 年 9 月,国务院授权国家发展改革委批复设立北戴河生命健康产业创新示范区。2017 年,国家卫生计生委在全国范围遴选了首批 13 个健康旅游示范基地。山东、江苏、贵州、云南等地在旅游中融入医、健、养、食等多种要素,因地制宜发展有特色的健康旅游园区、线路和服务项目。

目前,我国健康旅游业发展存在产业融合不充分、高附加值服务较少以及尚未形成完整的产业链等问题,无法满足近年来人民快速增长的健康旅游需求。为此,2017 年 5 月原国家卫生计生委等 5 部门出台了《关于促进健康旅游发展的指导意见》,提出了"到 2020 年,建设一批各具特色的健康旅游基地,形成一批健康旅游特色品牌"的发展目标,并从提高我国健康旅游供给能力、培育健康旅游消费市场、优化健康旅游政策环境等 3 个方面部署了 13 项重点任务,为我国健康旅游业发展指明了方向。

8. 智慧健康产业　智慧健康产业是生命科学技术与信息技术融合发展的新兴业态,主要包括远程医疗服务、健康信息服务以及智能可穿戴设备制造和流通等。近年来,在互联网信息化快速发展和技术革新推动下,我国互联网智慧健康产业进入加速成长时期。根据中国互联网络信息中心第 39 次《中国互联网络发展状况统计报告》,截至 2016 年 12 月,我国互联网健康医疗用户规模为 195 亿人,占网民的 26.7%,年增长率为 28%。相关统计数据显示,2014 年我国智慧医疗业投资规模达到 279.1 亿元,同比增长 23.8%。其中,医疗信息化解决方案市场规模达到 108.5 亿元,年均复合增长率接近 30%。《2015 年中国互联网医疗发展报告》指出,随着 2014 年全球范围内互联网医疗投资达到高峰,我国互联网智慧医疗领域市场快速成长,预计到 2020 年,我国智慧医疗业规模将超过 1 000 亿元。当前,互联网健康医疗中的母婴、健康管理、养老看护、医美、口腔、康复、心理等垂直专科领域是比较活跃的细分领域。

从智慧健康产业业态发展情况来看:

(1)互联网医院:2016 年以来,互联网医院如雨后春笋般迅速发展壮大,2017 年在银川集体爆发并迎来了关注的制高点,随后因政策遇冷,在 2018 年被证明全面复苏,迎来行业新的关键性节点,地方监管紧急完善,各方积极探索,百花齐放。截至 2018 年 11 月,全国落地运营的互联网医院已经扩充到约 119 家。

(2)互联网健康医疗应用:根据中国互联网络信息中心第 39 次《中国互联网络发展状况统计报告》,截至 2016 年 12 月,我国互联网健康医疗用户规模为 1.95 亿人,占网民的 26.7%,年增长率为 28%。根据中康 CMH 数据统计,2016 年网上药店总体销售规模达到 160 亿元,较 2015 年增长 45.5%,且已经连续 6 年保持增长。

(3)健康医疗大数据:主要包含以下四个类别:医疗大数据、健康大数据、生物大数据和经营运营大数据,2016 年 1~11 月健康医疗大数据领域共有 46 起企业融资事件,融资总金额超过 84 亿元,分布在基因检测、肿瘤癌症、临床大数据、影像大数据等投资领域,目前健康医疗大数据应用已经在临床科研、肿瘤领域精准医疗、医院精细化运营管理、科学化监测评估等领域取得了突破,但其应用市场的产出价值还远低于投融资规模。

(4)健康医疗领域人工智能:目前国内市场较为常见且高效运转的主要是自然语言理解类辅助诊断系统和医学影像识别类辅助诊断系统两个领域,目前我国人工智能生物科技初创公司碳云智能较为知名。

(5)智能医疗健康设备:据统计,2016 年市场规模达到 26 亿元,随着市场进入快速发展期,增值服务更加个性化、多样化,预计 2017 年市场规模将达 90 亿元,目前智能医疗健康设备厂商通过大数据以及云服务,扩展其自身服务范围,盈利点由硬件向服务转移,不断挖掘市场潜力,在未来智能医疗健康设备的商业模式更加清晰。

同时,我国智慧健康领域发展还存在诸多问题。一是法律保障和监管问题,目前缺乏健康信息安全法律法规,难以明确医生电子处方、电子签名的法律效力和法律地位,医生移动诊疗行为性质认定与管理,患者权利保护与医疗事故/纠纷举证,数据安全与个人隐私保护等;二是标准化与规范化问题,缺乏各类信息的采集、存储、加工、传递、检索、分析等各方面标准规范,导致难以实现健康医疗大数据的互联互通;三是商业模式不清晰,如以春雨医生为代表的互联网健康医疗在线问诊平台面临支付方寻找艰难、线下业务前途未卜等盈利模式困境。

9. 健康食品业 《食品工业"十二五"发展规划》明确提出,要大力发展天然、绿色、环保、安全有效的食品、保健食品、营养强化食品和特殊膳食食品,并提出了到 2015 年实现营养与保健食品产值达 1 万亿元的发展目标。2013 年以来,国务院相继发布了《关于促进健康服务业发展的若干意见》和《中国食物与营养发展纲要(2014—2020 年)》,分别提出将保健食品和营养保健产业作为重点发展领域。

目前,国家工业和信息化部定期对食品和医药工业发布产业发展数据,而对于保健食品却没有专门的数据发布,产业规模也没有统一的统计口径。根据《2016 年度食品药品监管统计年报》,截至 2016 年11 月底,全国共有保健食品生产许可证 2 328 件。在国际市场上,我国是全球营养健康产业主要原料供应国,近 1/3 的原料出口至国际市场。根据美国波士顿咨询公司研究报告,预计未来中国保健品市场将以每年 11% 的速度增长,到 2020 年,整个市场规模有望超过 4 000 亿元人民币。此外,随着 2013 年 8月《关于实施支持跨境电子商务零售出口有关政策的意见》(国办发〔2013〕89 号)的印发实施,我国保健品进口额呈现跨越式攀升,大量国际企业纷纷布局跨境电子商务。根据中国海关数据显示,2018 年我国保健品行业进口金额为 504.29 亿美元,出口金额为 644.22 亿美元。

由于现阶段我国保健食品功能趋同,产品定位相近,普遍缺乏具有创新性、高质量产品,无法满足我国保健品市场多样化需求。一方面,我国在保健食品行业还没有形成完备的法律法规体系、可操作性的产业标准以及规范统一的检测手段、审查程序和管理办法。另一方面,我国保健食品的生产企业中,中小企业占绝大多数,规模企业较少,行业进入门槛低,据统计,我国保健食品企业投资总额在 1 亿元以上的大型企业只占 1.45%,投资总额在 1 亿元以下、5 000 万元以上的中型企业占 38%,100 万元以上的企业占 6.66%,投资 100 万元以下的小型企业占 41.39%,投资不足 10 万元的作坊式企业占 12.5%[①]。

10. 中医药产业 中医药健康产业是运用中医药理念、方法、技术维护和增进人民群众身心健康的活动,主要包括中医药养生、保健、医疗、康复服务,中医药健康养老、中医药文化、健康旅游等相关服务,涉及中药材种植养殖、中药及相关健康产品的研发、生产和制造等。近年来,中医药健康产业总体规模不断扩大,基本形成中医药医疗、保健、科研、教育、文化整体发展新格局,为推动健康产业发展作出了积极贡献。具体表现在以下几方面:

(1)中医医疗服务体系不断健全:中医医疗资源快速增长,2018 年末,中医类医院增加到 4 939 所,每万人口中医医院实有床位数增加到 7.3 张,中医馆、国医堂在基层医疗卫生机构得到普遍建设,98.5% 的社区卫生服务中心、97.0% 的乡镇卫生院、87.2% 的社区卫生服务站和 69.0% 的村卫生室能够提供中医药服务。

(2)中医药健康服务领域得到拓展:中医药与养老、旅游等相互融合的趋势进一步凸显,初步形成服务新形态,"互联网 +"催生服务模式创新,养生、保健、康复等方面的潜力持续释放。

(3)中药资源逐步实现可持续健康发展:全国有 200 多种常用大宗中药材实现规模化种植,种植面积超过 3 000 万亩,2018 年中药工业规模以上企业主营业务收入超过了 7 800 亿元,占我国医药工业规模以上企业主营业务收入近 1/3,中药进出口额达到 57.68 亿美元[②]。

---

① 我国医药保健品年度进口额近十年来首次下降[EB/OL]. 中国医药报,http://epaper.cnpharm.com/zgyyb/html/2019-03-25/content_588726.htm？div=-1

② http://zhongyi.gmw.cn/2019-03-21/content_32666287.htm

(4)中医药海外发展开辟新空间：中医药已传播到 183 个国家和地区,我国与外国政府、地区和国际组织已签订 86 项中医药合作协议,建设了 10 个海外中医药中心,并在"一带一路"沿线国家建立了 10 所中医孔子学院。国际标准化组织(ISO)TC249 正式定名为中医药技术委员会,并发布 5 项国际标准,ISO/TC215 发布 4 项中医药国际技术规范。

同时,我国中医药产业发展还面临一些新情况和新问题。我国中医药资源总量仍然不足,基层中医药服务能力薄弱,发展规模和水平还不能满足人民群众健康需求。中医药健康服务行业市场准入条件低,缺乏行业监管和行业自律,不利于行业积极健康发展。中药产业集中度低,野生中药材资源破坏严重,部分中药材品质下降。中医药走向世界面临制约和壁垒,国际竞争力有待进一步提升。中医药治理体系和治理能力现代化水平亟待提高。中医药高层次人才不足,基层人员短缺,中医药继承不足、创新不够的问题没有得到根本解决,特色优势淡化,学术发展缓慢。

三、我国健康产业发展面临的问题

(一)顶层设计和统筹规划较为缺乏,核算制度亟待建立

目前,我国在国家层面尚未出台指导健康产业发展的综合性政策文件。由于缺乏统一的规划和引导,很多地区在健康产业发展初期,存在公共服务功能和公共技术平台建设相对滞后等"瓶颈制约",或由于市场盲目投资导致大量资源闲置和浪费,部分地方健康产业发展出现市场目标趋同、重复建设、同质竞争等情况,极易形成新的结构性问题,不利于组团发展、形成合力。此外,2019 年 4 月,国家统计局发布《健康产业统计分类(2019)》,明确了健康产业的概念、范围界定及统计分类,但我国且尚未建立起健康产业核算制度,无法为规划和政策制定提供详细、准确的产业经济信息,难以为健康产业宏观管理提供决策指导。

(二)产业供给质量尚不能满足人民健康需求

我国健康产业供给尚不能满足人民日益增长的健康服务和产品需求。目前,我国高端医疗服务、健康管理服务、健康养老、商业健康保险、营养健康食品等领域发展相对迟缓,尚不能为消费对象提供整体化全方位健康服务,消费能力外溢问题严重。医疗旅游行业数据显示,2016 年携程数据显示出境体检等医疗旅游人数是 2015 年的 5 倍,人均费用是我国出境旅游人均费用的 10 倍左右,到日本进行癌症早期风险筛查、到韩国做整形美容、去瑞士注射羊胎素等旅游产品已成为许多旅行社国外旅游主推项目,然而入境医疗旅游尚处于早起萌芽阶段,在产业规模方面明显落后于日本、韩国、泰国、马来西亚等亚洲邻国。同时,在我国居民旺盛的健康需求下,近年来各国(地区)营养保健企业纷纷将中国作为其新的增长引擎,不断加大对中国市场的开拓力度,近年来我国营养保健品进口规模持续快速增长,2018 年我国保健品行业进口规模(199.3 亿元)达到出口规模(110.6 亿元)的近两倍[①]。

(三)产业融合和集群集聚效应有待提升

各地健康产业融合发展程度总体较低,且与支撑产业互动不足,阻碍了产业集群进一步升级和壮大。一方面,健康产业内部融合发展的模式与路径仍待探索,如商业保险公司与医疗、体检、护理等机构缺乏合作,健康管理服务相关的健康保险产品开发不足,健康保险业规模仍然较小;另一方面,健康产业与支撑产业融合度较低,如金融、法律和财务等专业性服务和住宿餐饮等配套服务,虽然不能直接促进产业集群内部企业的技术进步与服务质量提高,但能协助企业规避商业风险,促进企业规范化经营,从而间接推动企业规模的扩张和产业集群的健康发展。从地方实践看,我国部分地区由于政府职能仍未转变,习惯以招商引资方式发展健康产业,所引进的企业相互之间往往缺乏产业活动上的联系,导致健康产业体系主导产业不明确或对关联产业带动效应较弱,公共服务功能和公共技术平台建设等也相对滞后,这使得目前的许多"健康产业集群"大多呈现出一种松散的地理集中特征,各自发展,缺乏有机联系,对地方经济的综合拉动作用并不明显,产业集群集聚效应有待优化提升。

---

① 2017 年中国保健品行业进出口额、市场规模及销售收入分析[EB/OL].(2017-07-10)[2018-04-18].http://www.chyxx.com/industry/201707/539843.html

(四)产业发展关键要素短缺

健康产业是知识密集、技术密集型的战略性新兴产业,但目前人才、科技、资金、标准和监管体系等要素短缺问题突出。一是健康人才培养供给侧和产业需求侧在结构、质量、水平上还不能完全适应,高端医疗技术人才、具有国际视野的创新药物研发技术人才以及系统掌握产业知识体系并能把先进健康科技成果转化为现实生产力的高素质应用型人才等各类高端人才缺乏,健康养老、护理、康复、中医养生保健等专业化技能型服务人才也远不能满足需求,同时还存在健康产业专业技能型人才相关资格认证不完善、市场认可度不高、参培门槛低、培养机构混乱等现象。二是我国健康产业的关键核心技术亟待突破。当前,以药品、医疗器械行业为代表的健康产业仍处于价值链低端,核心自主知识产权缺乏,由于起步晚,科技创新能力薄弱,我国高端医疗器械国产化比率低,CT、磁共振、核医学、血管造影机等大型医疗设备主要依赖进口,很多专利药物、高值医用耗材被国外公司垄断,尤其是大量癌症治疗药物价格昂贵,给患者带来了极大的经济负担。三是制度标准和监管体系有待完善。健康产业涉及发展改革委、卫生健康委、食药监局、中医药局、工信部等诸多部门,不同部门之间的政策措施及监管体系缺乏有效衔接,相关标准体系滞后,难以规范产业发展,现行以行业、机构为对象的分业监管模式极易造成监管缺位或多头束缚现象。特别是近年来新产业、新业态、新模式不断涌现,但健康产业机构设置标准、健康服务标准、人才培养标准、职业技能培训标准等均较为缺乏,同时还存在部分行业监管相对滞后,缺乏审慎包容的行业监管体系,难以适应健康产业发展需要。

四、健康产业发展的国际经验

(一)健全的产业支持政策体系

国际经验表明,健康产业高水平发展离不开政府的引导和支持。韩国国会通过吸引外国患者的专门法案,发放医疗旅游签证便利国外游客,并组织 33 家医院成立"韩国医学海外推广委员会"。新加坡政府 2003 年开始在世界 15 个国家设立了办事处,向所在国大力推介新加坡的旅游与医疗资源,促进医疗和旅游的有机结合[①]。迪拜对入驻健康城私营店面提供 100% 免税,对外资持股比例没有限制,实行零所得税、零消费税等优惠政策。丹麦从 20 世纪 80 年代就提出生物技术领域政府研究开发计划并纳入国家战略,在审批程序上建立了快捷、高质量的审批制度、流程和指导,不断优化健康产业发展支持政策体系和运行环境。

(二)各具特色的产业发展路径

健康产业涉及众多领域,各国在产业发展路径与模式选择方面进行了许多因地制宜、各具特色的有益探索,不存在某种模式"包打天下"的情况。从国际实践和产业规律看,高端医疗和产学研一体化模式主要采用集群形式,充分发挥集聚效益、形成创新优势。东南亚、南亚等新兴市场国家在大力发展国际健康旅游、传统医学等过程中,注重特色健康服务资源利用和交通区位优势发掘,强调区域内外的业务融通、要素交换、创新激励和人才储备,并充分依托便捷的交通基础设施,实现产业间的"化学反应"。如马来西亚、印度、泰国等还利用各自的语言文化氛围、自然环境和成本价格优势,增强全球市场影响力和吸引力。

(三)医教研用一体化协同发展联系趋于密切

健康产业是要素流动活跃、产业分工协作紧密的有机整体。知识源是健康产业实现高水平发展不可或缺的条件,医学院校及科研机构的高度集聚为健康产业发展提供丰富而优质的智力资源,是推动健康创新成果转化应用、增强产业竞争力的重要支撑。各国的成功实践,都十分重视医教研用一体化发展和产业链整体布局。最早起源于 20 世纪 30 年代进驻的医学科研机构—美国著名的得克萨斯州休斯敦医学中心,目前已形成了医学研究、技术创新、人才培养、健康政策研究的完整体系,健康产业领域从业者超过 10 万人,在密集的技术创新和知识交流过程中实现了产业效益最大化,大大加速学术研究成果向临床应用转化。纽约健康产业集群拥有 26 家教学医院和实力雄厚的研究机构;波士顿长木医疗区

---

① 侯胜田,刘华云,张永康.国际医疗旅游主要东道国战略定位比较分析[J].中国医院,2013,12(12):25-27.

在 0.86 平方千米的区域内密集分布着医院、医学院和医学研究中心等数十家医教研机构,医疗人员超过4 万名,形成了协同发展的有机产业链,在此基础上吸引数百家诊所和健康管理、康复护理等健康服务机构在区域内布局,在竞争与协作中形成了良性发展模式。

(四) 完善的产业要素保障体系

健康产业多学科领域交叉、知识与技术密集、创新和人才需求强烈。创新是产业集聚区发展的源泉和根本动力,医疗服务和技术创新是健康产业集聚区的"先手棋",是推动产业集聚、形成规模效益的基础和前提。与主要依赖自然资源禀赋而形成的传统产业集聚区(如矿产采掘、能源生产等)不同,健康产业集聚区更加注重创新驱动、知识溢出效益和人才支撑。德国海德堡医学中心拥有 10 所大学、超过4 万名高等院校在校生,常住居民中 35% 是科研人员。英国伦敦生命科学园汇聚帝国理工学院等顶尖院校,还拥有全英国 5 家健康科学研究中心中的 3 家,专业人才超过 10 万人[1],为健康产业研发新技术新疗法、吸引全球消费者提供了坚实基础。

(五) 发达的产业中介组织和公共服务平台

健康产业中介组织能够支持企业更好地开展研发创新,同时通过技术咨询、法律服务、产品评估等多种方式推动研究成果加速转化为临床应用技术和领先产品。美国、德国、瑞士、丹麦等国都通过专业化中介机构和创新应用转化平台,为健康产业园区和企业机构提供包括技术咨询、法律服务、产品评估、公共实验室等在内的完善的产业服务整体解决方案,并有针对性的配套工程开发、装备制造等相关企业,提高运行和服务效率,加快创新成果应用转化。

五、推动我国健康产业发展的建议

(一) 加强顶层设计和统筹推进,推动产业协调发展

加快制定出台国家层面健康产业发展行动纲要,明确全国健康产业发展战略目标和总体布局,按照强化"供给侧改革"的要求,统筹规划健康产业主要领域的产业规模、人力资源配置标准等核心发展指标,引导各地因地制宜,提炼聚焦自身核心竞争优势,在健康需求和周边发展态势分析基础上,提炼聚焦自身核心竞争优势,细分市场和客户群定位,坚持有所为有所不为,明确地区产业结构和布局,避免重复布局和同质竞争。推动北京、上海等优势地区建成具有全球影响力的健康领域科技创新中心。利用东部沿海地区产业集聚和资金、技术、人才等优势,建设国际先进的研发中心和总部基地,发展附加值高、资源消耗低、资金和创新密集的产业领域,提高原始创新和集成创新能力,提升辐射带动能力,培育具有国际竞争力的产业集群。支持中部地区根据资源环境承载能力,发掘优势特色,走差异化和跨越式发展道路,柔性汇聚健康产业要素资源,在重点领域实现突破。结合脱贫攻坚,以特色产业为重点,支持革命老区、民族地区、边疆地区、贫困地区健康产业加快发展。推动区域内、省域内加强协作,鼓励各地主动对接国家重大战略,结合长江经济带、京津冀协同发展重大战略部署,形成统筹规划、优势互补、组团发展的格局,实现健康产业科学有序发展。

(二) 深化"放管服"改革,消除体制机制障碍

1. 进一步放宽市场准入　实施市场准入负面清单制度,凡是法律法规没有明令禁入的领域,都要向社会资本开放,并不断扩大开放领域,破除各类显性隐性准入障碍。进一步完善审批方式,清理规范各类前置审批和事中事后管理事项,最大限度减少事前准入限制,加强事中事后监管。全面清理相关文件或规范中存在的各种无谓证明,清理废除妨碍统一市场和公平竞争的各种规定和做法。

2. 加强健康领域监管创新　坚持包容创新、守住底线,积极探索适合新技术、新产品、新业态、新模式发展的监管方式,对发展前景和潜在风险看得准的新业态,量身定制监管模式;对看不准的领域,加强监测分析,鼓励包容发展。推行随机抽取检查对象、随机选派执法检查人员的"双随机"抽查。建立跨部门、跨区域执法联动响应和协作机制,实现违法线索互查、处理结果互认,避免交叉执法、多头执法、重复

---

① "英国生命科学产业"专题调研报告,中华人民共和国商务部:http://www.mofcom.gov.cn/article/i/ck/201608/20160801373144.shtml

检查。积极运用信息技术提高监管效率、覆盖面和风险防控能力。建立健全社会化监督机制,充分发挥公众和媒体监督作用,完善投诉举报管理制度。

3. 加强行业自律和诚信体系建设 整合现有信用信息资源,建立医药研发、生产和流通企业信用记录档案,建立健全医疗机构及从业人员信用记录,纳入全国信用信息共享平台,逐步建立以社会信用代码为索引的健康产业机构和管理相对人信用档案,并依法推进信息公开。制定信息收集、评价、披露等制度,构建跨地区、跨部门、跨领域的守信联合激励和失信联合惩戒机制,提高失信成本。鼓励行业协会等第三方开展信用评价,引导行业行为规范,完善商事争议多元化解决机制。

(三) 强化创新驱动,深化健康领域供给侧结构性改革

发展健康产业要以健康需求为牵引,以创新驱动为核心,发挥好科技的引领作用,聚焦事关产业发展全局的基础研究和共性关键技术,加快突破核心关键技术,健全产学研用协同创新机制,强化创新链和产业链有机衔接,使技术、产品、服务(模式)更加对接和契合广大人民日益增长、不断升级、个性化的健康需求,加速健康产品和服务向中高端迈进,形成发展内生新动力,不断提升在产业链分工中的地位。强化科技创新体系建设,推进医疗机构、科研院所、高等学校和企业等创新主体高效协同,推进健康产业技术创新战略联盟建设,鼓励相关机构建立产学研协同的创新平台,构建全链条、竞争力强的产业科技支撑体系,形成比较完善的共享机制和服务体系。支持开展健康产业领域大众创业万众创新,推动龙头骨干企业、高校、科研院所、医疗机构等围绕优势细分领域建设一批高水平、专业性健康产业众创空间,推动建立一批健康产业生态孵化器、加速器,依托研发、生产、应用优势单位,在有条件的地区建设健康产业领"双创"示范基地,加强创业指导和服务。

(四) 推进产业深度融合,加快集约聚集发展

顺应生命、信息科技进步浪潮,抓城镇化、农业现代化、制造强国及中国品牌建设等发展机遇,积极推动互联网、大数据、物联网等信息科技向健康产业渗透,加快推动健康产业与相关融合发展,既注重健康产业内部各行业的融合,也要加快推进健康产业跨行业跨领域的深度融合,实现全产业链开发,催生更多的新产业、新业态、新模式。支持大型企业做优做强,鼓励跨行业、跨领域兼并重组,形成上下游一体化的企业集团,重点培育一批全球范围内配置要素资源、布局市场网络、具有跨国经营能力的领军企业。以行业龙头企业为主,组建产业联盟或联合体。引导中小型企业专注于细分市场发展,形成大中小企业分工协作、互利共赢的产业组织结构。同时,进一步夯实发展基础,重点做好巩固基础、涵养后劲的工作,把发展健康产业领域的实体经济和培育有核心竞争力的龙头企业作为制定和实施健康产业各项政策的出发点,培育一批优势明显、特色鲜明、高水平高质量的健康产业综合体、健康产业集群集聚集约发展示范区,培育一批健康产业的"领头羊""龙头企业"。

(五) 着眼国际市场,形成全球化发展路线

坚持以全球视野谋划和推动健康产业发展,全面提升我国在全球健康产业格局中的位势,力争成为中医药等若干重要领域的引领者和重要规则制定的参与者。充分利用"一带一路"建设、中国—东盟合作机制、亚太经合组织、上海合作组织等国际战略合作平台,加强国际合作与宣传推介,凸显我国的比较优势,从实际需求出发谋划和选择具有良好发展前景的国际项目,对社会急需、项目发展前景好的健康项目予以适当扶持,形成一批产业链长、覆盖领域广、经济社会效益显著的产业集群。支持本土企业通过产业关联嵌入跨国公司产业链,鼓励内外资企业在研发、生产和服务等方面加强协作,积极开展全方位、多层次、高水平的国际健康养老技术合作交流,实现互利共赢。

(六) 补足要素短板,夯实产业基础

针对制约我国健康产业发展中的标准体系、产业规制、人力资源等主要短板:

1. 加快编制我国健康产业相关标准和规范,确立全国统一、与国际接轨的标准和规范体系,并由独立的认证监督机构严格监督执行,保证产品和服务的质量与安全。

2. 健全全行业规章制度,健全准入和退出政策,健全市场竞争规则,健全产业规制机制,以及投融资政策、定价政策、科技和人才政策和政府购买服务制度等,加强公共服务和市场监管职能,建立起政府监管、行业自律和社会监督相结合的审慎包容的产业监管体系。

3. 制定和实施符合国情的健康产业科学技术发展战略和人才发展战略,完善各类专业人才的培养培训制度,逐步健全健康产业复合型经营管理人才、科技研发人才、职业技术人才的规范化培养体制机制,加快培养高端医疗和健康保险紧缺人才,加快培养养生保健和健康医疗旅游专门人才,注重培养健康养老技能型服务人才、民族医药专业人才。

4. 强化财税金融支持,发挥财政资金引导作用,由政府引导、推动设立由金融和产业资本共同筹资的健康产业投资基金,鼓励地方通过健康产业引导资金等渠道予以必要支持。鼓励金融机构创新适合健康产业特点的金融产品和服务方式,发展知识产权质押融资和专利保险,开展股权众筹融资等试点。

5. 健全促进健康消费的政策体系,大力发展中介服务组织,加大新兴健康产品和服务宣传推介力度,普及科学健康知识,鼓励发展多样化健康新媒体,促进消费者利用各类社交平台互动交流,引导消费理念,提升消费体验。

(傅卫)

第一部分　综合篇

第一章

健康产业内涵与统计分类研究

随着经济水平提高和健康观念增强,人民群众对健康产品和服务的需求持续增长,呈现多层次、多元化、个性化的特征。为进一步适应和满足人民群众日益增长的健康需求,近年来国家出台了多个政策文件,推动健康产业快速发展。2013 年 10 月,国务院出台的《关于促进健康服务业发展的若干意见》,将加快发展健康服务业作为深化医改、改善民生、提升全民健康素质的必然要求,同时提出"到 2020 年,基本建立覆盖全生命周期、内涵丰富、结构合理的健康服务业体系,打造一批知名品牌和良性循环的健康服务产业集群,并形成一定的国际竞争力,基本满足广大人民群众的健康服务需求"的发展目标。2016年 8 月召开的全国卫生和健康大会提出要加快发展健康产业,随后出台的《"健康中国 2030"规划纲要》明确提出要"建立起体系完整、结构优化的健康产业体系,形成一批具有较强创新能力和国际竞争力的大型企业,成为国民经济支柱性产业"。

当前,国家和地区对健康产业发展空前重视,但在我国健康产业如火如荼的发展过程中,诸多问题越发凸显。一是理论和实践界对健康产业的概念、口径和范围的理解存在差异和混淆,这势必会阻碍健康产业的理论研究和未来发展。二是健康产业分类缺少国家标准,不同地区出台的健康产业分类存在较大差异,部分范畴过宽,部分又过于聚焦医药产业;三是分领域发展政策文件越来越多,缺少整体布局,健康产业业态呈现无序混乱状态,与养老、旅游、互联网、健身休闲、食品等交叉融合业态发展缺少清晰的市场准入、发展标准、行业监管等制度规范。

因此,为全面了解健康产业发展状况、引导和支持健康产业加快发展,亟待建立健康产业分类与核算体系。同时,《"健康中国 2030"规划纲要》等相关政策文件落地和发展目标考核,也需要健康产业经济信息作为基础。为此,原国家卫生计生委《2017 年卫生计生工作要点》明确将"加快推进健康产业发展"作为年度重点工作之一,并提出要"会同国家统计局研究建立健康产业行业统计核算体系"。其中,健康产业统计分类体系是健康产业行业统计核算体系的核心内容,是健康产业统计核算的基础,也是客观反映产业发展状况、制定相关政策及加强宏观管理的基础。

一、健康产业内涵和范围研究

(一)健康产业的根源和载体

1. 健康产业的根源——健康 健康是人的最基本需求,是人全面发展的基础。在需求层次理论中,健康属于生理与安全的需要,是应该得到首先满足的需求。根据柯布—道格拉斯生产函数,人力资本是生产力的决定因素,而健康是人力资本的保障和前提,因此,健康可以促进生产力,是国家发展的基础。

关于什么是健康,1948 年世界卫生组织(WHO)提出健康是"身体上、精神上和社会适应上的完好状态,而不仅仅是没有疾病和虚弱"。1990 年,WHO 对健康的概念进行了修正,增加了道德健康的因素,认为健康是指躯体健康、心理健康、社会适应良好和道德健康,而不仅仅是指没有疾病或身体不虚弱的状态。

《健康中国 2020》研究认为,随着人们对健康的认识不断发展和深化,健康的概念正在不断扩大,在生物、心理、社会、人文、经济等领域不断延伸。《健康中国 2030 综合平行研究报告》指出健康不仅是没有疾病和虚弱,而且是身体的、精神的、道德的和社会适应的良好状态。健康是人的基本权利,是人生的首要财富。

总体而言,随着经济社会的发展,健康的内涵不断深化,推动健康服务业和健康产业不断发展。

2. 健康产业的载体——健康需求和健康服务　健康问题是随着疾病的发展过程不断变化的,贯穿于疾病发生前、疾病中和疾病后直到死亡的全过程之中。但是,健康服务也不同于医疗服务。医疗服务需求的前提是生病,这个需求的弹性小、服务特殊性强。而健康服务是以医疗服务为中心的前移和后延,生病不是前提,而是以健康为核心,关注和围绕生命健康的全部过程,以少生病、生小病、晚生病为根本追求,涵盖预防、治疗、护理、康复和保健等的系统化服务集合。(图 1-1)

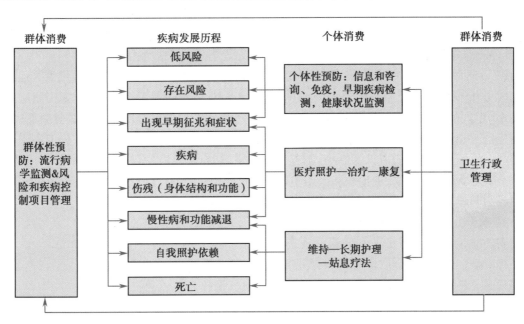

图 1-1　疾病发展历程

在疾病前,健康存在低风险直到出现疾病早期征兆和症状阶段,健康服务主要是提供信息和咨询、免疫、早期疾病和健康状况监测等预防性服务,这一类服务通常与疾病无关,而是为了预防和防治疾病发生,以提高生命生活质量。

疾病出现以后,健康问题以疾病和伤残为主要表现时,健康服务主要体现为医疗照护、治疗和康复等服务,该类服务往往表现为对危及生命健康的疾病的救治和维护。

在疾病后期,出现慢性病及功能减退直到死亡的过程中,健康服务体现为健康维持、长期护理和姑息疗法等内容,表现为对较缓和病情的健康维持和维护。

此外,健康服务还涉及流行病学监测、风险和疾病控制项目管理和卫生行政管理等群体性服务。

健康服务作为一种特殊产品,具有公共物品与私人物品的双重属性。一方面,公民具有享有基本医疗服务的权利,为保障公民生命安全和危重病者得到及时的抢救医治,政府与医院有提供医疗服务的责任与义务,这些决定了健康服务的公共产品属性,也决定了政府在提供健康服务中的主导角色。另一方面,公共产品的供给不足、缺乏竞争、效率较低等特点不符合现代社会对健康服务的巨大而多样需求,这些决定了健康服务作为产业发展的必要性及其产业属性、私人物品属性。

(二)"卫生"与"健康"概念辨析

保障人的健康而获取的服务除了健康服务,还有一个常用的词,即卫生服务(包括医疗服务)。国内很多文献对于卫生服务的研究,在宏观上更多地从"卫生服务需要、需求、利用""卫生服务公平性、可及性""卫生服务体系""卫生服务调查、配置"等方面进行研究;在微观上则考察它的质量与水平,例如从

"卫生服务能力""卫生服务质量"等进行阐述的。总结文献提到的卫生服务,无外乎包含了预防保健、医疗、康复等一系列保障人群健康的服务总称。

在我国,"卫生"一词最早出现在《庄子》,其含义体现在养生、谋生、保护生命的含义;从说文解字来看,卫的含义是保卫、保护的意思,生则意味着生命,卫生的含义则是保卫生命。然而在社会发展过程中,卫生一词的含义发生演变,在余新忠的《晚清"卫生"概念演变探略》、杜志章的《论晚清民国时期"卫生"涵义的演变》和张仲民的《出版与文化政治:晚清的"卫生"书籍研究》中都详细阐述了卫生一词的来源、原始含义及演变过程。这些著作从历史与文化的角度探究了卫生一词的含义变化,为"卫生"开始成为维护健康、预防疾病这一内容的社会标准用语提供了直接的动力和保障。之后"卫生"就不再只是作为述宾性的名词来使用,而是逐步转化为表示合乎有益于健康要求这一状况(比如清洁)的动词。"卫生"一词在19世纪之前,皆指通过调摄身心以求健康长寿。其含义与古代养生相似,通过对心神、起居、饮食等生活各方面的调理,祛除疾病,保护生命。而到了19世纪中叶,在西欧的工业化国家中,现代卫生文明观念确立起来并传入中国,卫生一词作为Hygiene的中文翻译,在古今中外文明的交流中拥有了新的含义,其内涵非常广泛,在应用中其本来含义被淡化,甚至各种含义被混淆使用。

"健康"一词是从需求方的角度出发,同样也是服务的最终落脚点,强调多主体的供给。通过辞海中关于"卫生"的释义可看出卫生有两个含义:①作为一个动词,强调的是预防疾病,例如国家层面上爱国卫生运动;②个人的一种行为习惯,可以说,"卫生"所想达到的目的就是健康。而对健康而言,其范围似乎要更广泛一点,既表达一种状态,又表示一种需求。也有学者从经济学意义来区分卫生服务与健康服务的差异,认为卫生服务的需求弹性小,服务特殊性强,其由于政府主导性,市场机制作用比较有限;而健康服务它强调的是:终生、少生病甚至不生病,其需求弹性大,需方可选择性强,市场机制在供需双方的作用较为明显。

(三) 健康产业相关概念与口径辨析

当前各方面对于健康服务业和健康产业的相关概念和口径仍有多种提法。2016年以前,国务院和有关部委出台的政策文件中多使用"健康服务业"这一名称。在各地区发展政策和有关研究中还存在"医疗卫生服务业""健康产业"等表述。为了明确健康产业的标准和口径,我们对上述表述进行了区分和界定,总体来看,医疗卫生服务业、健康服务业、健康产业的口径和范围是由小到大,是逐级扩展的关系。

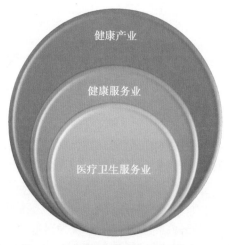

图1-2 医疗卫生服务业、健康服务业
和健康产业关系

1. 医疗卫生服务业 医疗卫生服务业也称医疗保健服务业,是指以医疗卫生技术和知识为基础直接服务于人民健康的活动的集合,包括以医学、辅助医学和护理学知识为基础提供的治疗服务、康复服务、长期护理服务、辅助性服务、药品和医疗用品零售服务、预防服务、卫生行政和筹资管理等以维护与促进人类身体健康状况或预防健康状况恶化为主要目的的服务活动,其中:

(1)治疗服务:包括以减轻疾病或损伤症状、减轻疾病或损伤的严重性,或阻止威胁生命或正常功能的疾病或损伤恶化和/或并发症发生为首要目标的服务。

(2)康复服务:是为伤残人士或可能伤残的人士提供服务的整体性战略,旨在实现和维持其最佳的功能、适宜的生活质量和更好的融入社区和社会。

(3)长期护理(卫生)服务:包括一系列旨在减轻需长期照护患者的疼痛和苦楚、减少健康状况恶化的医疗和个人服务。

(4)辅助性服务:指服务于疾病的治疗和预防的辅助性服务。

(5)药品、医疗用品零售:主要指通过零售渠道购买的药品或医疗用品。

(6)预防服务。包括基于健康促进和健康管理策略,通过控制某些中间决定因素提高人们健康水平的过程。

(7)卫生行政和筹资管理:此类服务包括指导和支持卫生系统功能,维持和增加卫生系统效率,提高卫生系统公平性的服务活动。

随着信息、互联网等技术的发展,移动医疗、智慧医疗等新服务形式不断涌现,医疗卫生服务业形式和内涵日益丰富。

2. 健康服务业

(1)国内健康服务业范围有关研究:对健康服务业的定义,学术界还没有形成统一的看法。大多数学者认为健康服务业本质上就是医疗卫生服务业,或者基本从卫生服务、健康经济等角度去研究健康服务产业。一般认为,作为新兴的服务业,健康服务业要比医疗卫生业的范围广泛得多。

夏杰长、瞿华定义,健康服务产业是以生命技术和生物技术为先导,以健康至上理念为指导,涵盖健康检查、疾病预防、医疗卫生、营养健康、身体养护、健身娱乐、康复治疗与休养、身心与精神治疗等多个领域多产业集合,具有较强的综合性。凡是围绕和服务于人的生理和心理健康的服务部门均可纳入广义的健康服务业的范畴。他们的观点较为广泛地被大多数学者所接受,并被多次引用。

刘福祥(2003)提出,健康服务业是与高危高发疾病预警系统和健康全域管理系统为核心的产业,主要涉及中老年健康产业、旅馆及康复产业、健康旅游产业、健康会展产业、健康广告及传媒产业等。

石森昌认为,健康服务业是对与人的身心健康相关的产业的统称,主要包括医疗服务、健康管理与促进、健康保险以及相关服务,涉及药品、医疗器械、保健用品、保健食品、健身产品等支撑产业。

沈玉良、景瑞琴共同提出,健康服务产业是指与人类健康相关的产业的统称,主要包括和健康相关产品的制造业和健康相关的服务业。其中制造业涉及医药、医疗器械制造等行业;服务业则包括医疗卫生、康复疗养等。

此外,陈建伟将健康服务业分为四大板块:医疗服务、健康管理与促进、健康保险及相关服务;魏瑄则将其界定为五大产业群,分别为医疗产业、医药产业、保健品产业、健康管理服务产业、健康养老产业。浙江省发改委研究提出健康服务业包含医疗服务、健康管理、康复护理、健康信息四大领域。

申俊龙、彭翔认为,凡是围绕和涉及人的生理、心理健康的服务部门都可纳入广义的健康服务业范畴。健康服务业以维护和促进人民群众的身心健康为宗旨,主要包括医疗服务、健康管理与促进、健康保险以及相关服务。健康服务业应是健康服务事业和健康服务产业的综合,同时涉及药品、医疗器械、保健用品、健身产品等一系列支撑产业。

(2)国外健康服务业范围有关研究:以美国为代表的多数国家认为,凡为人类身体健康而建立的服务产业都是健康服务业范畴,主要涉及医疗机构、养老院、居家照护、远距离照护和健康保险五部分。美国健康服务业主要包括流动健康医疗服务(621)、医院(622)、物理设施(623)及健康管理等,其产业链图1-3所示。

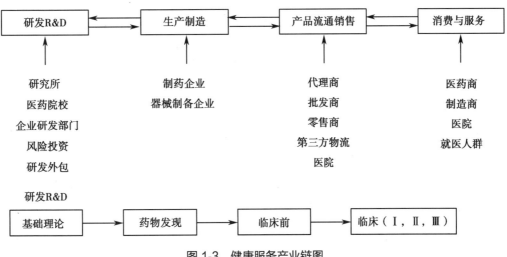

图 1-3　健康服务产业链图

日本大约在20世纪70年代初提出"健康产业"的概念,并认为国民生活水平的提高将衍生出许多新的产业,健康产业就是其中需求量增长很快、且市场潜力极大的产业。到了20世纪90年代,日本将"健康产业"修改为"健康服务业",并制定了行业服务标准和管理条例。日本的健康服务业大体分4个方面:一是保健护理,二是健康活动,三是养老服务,四是健康保险。

英国健康服务业包括门诊(牙医、普通门诊和专科门诊)、住院、家庭医疗护理、其他的心理、物理治疗等健康服务四大类。

新加坡的健康服务业主要包括医院、私人诊所和牙医服务、实验室和其他居家健康护理活动。

需要说明的是,目前国际上不存在与我国口径较为一致的健康服务业分类体系,也没有任何国家和地区开展健康服务业核算。国内一些文献中有关国际上"健康服务业规模"有关数据均为卫生总费用的概念和口径。

(3)国家相关政策文件对健康服务业范围的界定:2013年10月国务院印发《关于促进健康服务业发展的若干意见》中指出健康服务业以维护和促进人民群众身心健康为目标,主要包括医疗服务、健康管理与促进、健康保险以及相关服务,涉及药品、医疗器械、保健用品、保健食品、健身产品等支撑产业,覆盖面广,产业链长。

2014年3月国家统计局发布《健康服务业分类(试行)》,其规定的健康服务业是指以维护和促进人类身心健康为目标的各种服务活动,主要包括医疗卫生服务、健康管理与促进服务、健康保险和保障服务以及其他与健康相关的服务。

总结以上国内外研究、实践以及国内相关政策文件可以看出,对健康服务业的界定都是以"大健康"理念为指导,核心内涵基本都是维护和促进人类健康的服务活动,但是仍然存在对健康服务业外延的随意扩大、具体内涵表述不明确等问题,并且均未对健康服务业的详细分类内容进行系统研究和论述。

3. 健康产业

(1)国内健康产业范围有关研究:国内首次提到"健康产业"是在1998年成立的中国健康产业发展研究会上,而"健康产业"的高频出镜是在十八届五中全会正式提出"健康中国"战略后,在此之前多使用"健康服务业"这一表述。相比"健康服务业","健康产业"涵盖的内容更广。

综合国内有关研究,对健康产业的界定和分类一般有三个视角:①以三次产业划分的视角,从大健康的概念去理解,认为健康产业是与健康紧密相关的制造与服务产业体系;②从健康产业链的角度,将健康产业划分为前端、传统和后端产业,分别达到维持健康、修复健康和促进健康的目的;③从健康消费需求和服务提供模式角度出发,认为健康产业可分为医疗性和非医疗性健康服务两大类,并在此基础上做进一步划分,根据研究需要做重点研究。

1)以三次产业划分为视角的研究:王波等(2012)指出,广义的健康产业是一个涉及制造业、服务业等门类广泛的产业类型。发达国家健康产业蓬勃发展的同时,正呈现出以制造经营产业为主向以健康服务业为主的转型。进而认为健康产业可以分为健康服务业和健康制造经营业。

深圳市保健协会、深圳市健康产业促进会(2013)认为,随着医学模式逐渐由原来疾病医学(单纯疾病治疗模式)向健康医学(预防、保健、治疗、康复相结合的模式)转变,进而引导了健康产业朝着多元化方向发展。健康产业已涉及医药产品、保健用品、营养食品、医疗器械、休闲健身、健康管理、健康咨询等多个与人类健康紧密相关的生产和服务领域。同时认为,健康产业的经营活动包括制造经营和健康服务两类,分别涉及健康产品的生产经营和健康服务活动。从健康服务产业的产业链来看,各个环节是不可分的,但是根据研究需要,其将健康产业分为三类,分别是健康用品行业、健康食品行业、健康服务行业,并且重点研究和关注了健康服务行业。

王晓迪等认为,在"大健康观"的引领下,健康产业不仅仅是一个单一的产业,而可以看作是包括所有与健康有直接或间接关系的产业体系。所谓健康产业,是指以维护、改善、促进与管理健康,预防疾病为目的,提供产、学、研产品与相关健康服务的行业总称。一般分为医疗相关产业和健康相关产业。医疗相关产业包括药品产业、医药服务产业、医疗设备产业、体外诊断(In-Vitro Diagnostics)技术产业、其他产业(民族或民间医药)。此类产业的目的是治疗疾病,恢复健康。健康相关产业包括保健品产业、健康体检与健康管理服务产业、健康保险与信息产业、体育及相关产品产业、老年颐养与延缓衰老产业、中医养生保健产业、健康传媒与文化产业。

《成都市健康产业发展规划(2010—2017)》中指出,健康产业包括健康服务产业和健康制造经营产业,主要是指与人身体健康有关的、与医药产销及医疗服务直接相关的产业。其中健康服务产业包括医疗服务、养生康复、健康管理、休闲健身、营养保健、咨询服务、人才服务、培训考试等;健康制造经营产业涵盖医药用品、保健食品、保健用品、绿色食品、体育健身用品、医疗器械、中药材、医用材料、原料中间体、制造设备、包装材料、化妆品等。该《规划》侧重于健康服务产业的发展。

2)以健康产业链的角度:健康产业是与健康紧密相关产业链和产业体系。胡琳琳等认为,在"大健康"的概念下,健康产业是一个与健康直接或间接相关的产业体系。具体定义其为旨在维持健康、修复健康和促进健康的一系列有规模的产品生产、服务提供和信息传播等活动。而健康产业的产业链和产业体系中,医疗服务、医疗设备与制药是传统意义上的健康产业,目的是治疗疾病、修复健康;健康体检、健康管理和健康教育的重点是预防疾病、维持健康,是健康产业链的前端产业;健康食品的生产和销售属于健康产业链的最前端产业,涉及农业种植、食品加工、餐饮服务等多个环节,横跨了传统的第一、第二、第三产业。体育、养生、美容等产业的目的是促进健康、实现健美,是健康产业链的后端产业。

吕岩(2011)认为,伴随着现代健康观念的发展,健康产业包括了传统医药卫生产业和健康食品业、保健品业、健身业、健康保险业等多个生产服务领域,形成了一个维持健康、促进健康、修复健康的产业链和产业体系。

3)以健康消费需求和服务提供模式角度:宫洁丽(2011)等认为,健康产业是涉及医药产品、保健用品、营养食品、医疗器械、休闲健身、健康管理、健康咨询等多个与人类健康紧密相关的生产和服务领域的新兴产业。健康产业包括制造经营和健康服务两项活动。制造经营是指产品的生产经营,例如药品、保健品、中药材、医疗器械、医用材料、化妆品、食品饮品、设备等。健康服务活动是指医疗服务、健康管理、休闲健身、营养保健、人才服务、咨询服务等领域的服务。

综上,健康产业是从产业体系的角度出发,将与健康紧密联系的服务与相关制造等产业包含在内的产业体系。从范围上看,是在健康服务业的基础上,将健康服务的支撑性产业(如药品、医疗器械等健康产品生产制造等第二产业,中草药种植养殖等第一产业)都涵盖在内,是最宽泛的口径。

(2)国外健康产业范围有关研究:由于对覆盖的活动范围认识不同,国外对健康产业有多种定义。总体而言,国际上关于健康产业的范围与分类主要有以下几种:

1)目前国际上常用的狭义健康产业(healthcare industry)概念,是指经济体系中向患者提供预防、治疗、康复等服务部门的总和,通常也称为医疗产业(medical industry)或健康经济(health economy),对应于我国的医疗卫生服务业。在这一内涵下,联合国国际标准产业分类(ISIC)提出健康产业范围通常包括医院开展的活动、医疗和牙科执业活动、其他人类健康活动。该三分类涉及了护士、助产士、物理治疗师、科学或诊断实验室、病理诊所、居家型健康机构的活动或其监督下开展的活动,或者其他联合性卫生专业,如光学、水治疗法、医学按摩、瑜伽治疗、音乐治疗、职业治疗、声音治疗、脚病治疗、顺势疗法、脊椎按摩疗法、针灸等。全球行业分类标准(GICS)和行业分类基准(ICB)则将健康产业划分为医疗设备和服务、药品、生物技术和相关生命科学。其中,医疗设备和服务组包括提供医疗设备、医疗物资和医疗服务的公司和单位,例如医院、居家医疗保健提供者以及护理机构。后者包括生产生物技术、药品以及其他科学服务的公司。

2)美国经济学家保罗·皮尔泽在《财富第五波》中所提出的保健产业(wellness industry),是指针对非患病人群提供保健产品和服务活动的经济领域,其外延不包括医疗卫生服务活动。此后,越来越多的学者认为传统的健康产业(healthcare industry)在疾病预防和维护人民健康上发挥不了更好的作用,只是一个"诊断和治疗"的系统。

3)综合上述两种范围的广义健康产业,是指所有投资于改善、增进人群身体健康的相关产业,包括了保健产业和医疗产业。即囊括了所有投资于增进人的身体健康的所有产业,即使这个人没有患上医学标准的任何疾病,而只是用于改善其健康。主要包括健身和保健业、商业和食品制造业、医疗行业以及其他任何关注疾病预防和应对老龄化的产业。

（四）本研究对健康产业概念和范围的界定

1. 健康产业范围界定的基本原则 为防止健康产业范围界定过窄或过宽,综合考虑国内外相关标准和产业发展与政府管理的需要,我们认为界定健康产业的基本原则应包括:

（1）产品和服务的直接或最终用途是维护和改善人的健康状况,与健康直接和高度相关。在生理—心理—社会医学模式下,任何行业和部门都具有与人类健康的相关性。因此,健康产业的边界不能以与健康是否相关为标准,而只能以其与健康相关程度为标准。健康产业的外延是那些与健康维护具有直接且高度相关的生产和服务领域,包括:产品和服务的直接或唯一用途是维护健康的行业和部门,如医疗行业和医药行业等;产品和服务的最终用途是维护健康的行业和部门,如化学原料药行业和医学教育部门;产品和服务的主要用途是维护健康的行业或部门,如食药同源但以药用为主的种植业和养殖业等。

（2）产品和服务提供应以医疗卫生技术、生物技术和生命科学为基础。健康产业应主要是机构或个人运用医学、预防医学、辅助医学、护理学等医疗卫生技术知识和生物与生命科学技术知识,实现促进健康的活动或产品。

（3）产业链划定原则,在健康服务业的基础上,延伸至不因为物理形态等变化,而改变其健康目的和功能,如中草药的种植业和养殖业等。

（4）以国务院和各部委有关文件为依据。依据有关文件提出的重点任务,并结合当前健康产业发展形成的新行业、新业态。

2. 健康产业的定义与范围 基于以上原则,课题组研究认为,健康产业是指以医疗卫生和生物技术、生命科学为基础,提供以维护、改善、促进健康为直接或最终用途的各种产品和服务的行业和部门的集合。

根据此定义,健康产业的范围涵盖一、二、三产业,主要包括以保健食品和中药材种植养殖为主体的健康农、林、牧、渔业,以医药和医疗器械等生产制造为主体的健康相关产品制造业,以医疗卫生、健康保障及健康促进服务为主体的健康服务业。

二、国内外健康产业相关分类体系

（一）泛美卫生组织对卫生活动分类方法

为了保持与国民账户体系的联系,泛美组织编写的国民经济核算卫生卫星账户认为,卫生卫星产业的所有活动应当根据所有经济活动的国际标准产业分类(ISIC),或区域、国家的活动分类标准进行分类。表 1-1 列示的是基于国际产业分类标准(ISIC)对卫生卫星核算账户中包含的经济活动的描述。首先,将卫生活动分为典型活动、相关活动以及其他。

表 1-1　ISIC 中卫生行业分类

类别名称	代码
第一部分典型卫生活动	
卫生服务提供机构的活动管理,社会保障服务除外	75122
强制性社会保障活动	7530*
医院服务	8511
综合医院	85111
精神医院和物质滥用治疗医院	85112
其他专科医院	85113
医学和牙科执业活动	8512
医学执业医师诊所	85121

类别名称	代码
综合执业医师诊所	851211
专业执业医师诊所	851212
牙医诊所	85122
非住院患者保健中心	85123
家庭计划生育中心	851231
心理问题和成瘾治疗的外部医疗中心	851232
其他非住院患者保健中心	851233
其他人类卫生活动	8519
医学和诊断实验室	85191
住户护理服务	85192
急救服务,器官库,以及其他医学治疗辅助服务	85193
急救服务	851931
器官库服务及其他医学治疗辅助服务	851932
其他医疗保健诊所	85194
脊椎指压治疗诊所	851941
听力学及职业治疗,物理治疗,语言治疗诊所	851942
营养师及牙医诊所	851943
其他卫生诊所	851944
第二部分相关卫生活动	
药品和医学产品的生产	2423*
医学和手术设备及矫形器械的生产	3311
测量,检查,检验,导航及其他用途的生产,产业制造控制设备除外	3312*
光学仪器及摄影设备的生产	3320*
医院基础设施建设	4520*
建筑安装	4530*
建筑竣工	4540*
其他家用产品批发:药品及医学产品,手术及矫形仪器和光学装置	5139*
机器,设备及供给(supply)批发	5150*
药品,医学产品,整形和(手术前后伤口的)洗涤和敷裹物品	5231*
其他专业商店零售:光学和精密设备	5239*
医院食品的准备	5520*
一般保险计划	6603*
家庭医疗保健保险(疾病和孕产妇)	
个体事故保险	
学校保险	
自然科学和工程学的研究及实验开发	7310*
技术测试和分析	7422*
卫生高等教育	8030
成人教育及其他卫生教育	8090
专业洗衣服务的提供	9301*

该分类方法从典型和相关两方面对卫生活动进行归类,较为全面的描述了卫生行业的活动。但是该行业分类方法只是对卫生活动进行了罗列和简单地分类汇总,没有按照不同卫生活动的性质和特征进一步细分,内容较杂乱,缺乏逻辑性和系统性,不利于核算工作的开展;此外,该分类是针对泛美国家卫生服务业设计的,很多内容不符合我国的卫生服务业实际,不能直接使用,需要进一步修正。例如,医疗服务机构的划分与我国存在较大差异。

（二）SHA2011中对医疗卫生服务的分类

卫生费用核算体系2011（System of Health Accounts 2011,以下简称"SHA2011"）是由经济合作发展组织（OECD）,世界卫生组织（WHO）和欧盟统计署（Eurostat）于2011年发布用于指导世界各国核算医疗卫生服务总产出的指南。该指南中基于《国际标准行业分类》等统计体系建立了医疗卫生服务分类,详细见表1-2。

表1-2　SHA2011卫生服务功能分类（ICHA-HC）

编码	描述
HC.1	**治疗服务**
HC.1.1	住院治疗服务
HC.1.1.1	综合住院治疗服务
HC.1.1.2	专科住院治疗服务
HC.1.2	日间治疗服务
HC.1.2.1	综合日间治疗服务
HC.1.2.2	专科日间治疗服务
HC.1.3	门诊治疗服务
HC.1.3.1	综合门诊治疗服务
HC.1.3.2	牙科门诊治疗服务
HC.1.3.3	专科门诊治疗服务
HC.1.4	居家治疗服务
HC.2	**康复服务**
HC.2.1	住院康复
HC.2.2	日间康复
HC.2.3	门诊康复
HC.2.4	居家康复
HC.3	**长期护理（卫生）**
HC.3.1	住院长期护理服务（卫生）
HC.3.2	日间长期护理服务（卫生）
HC.3.3	门诊长期护理服务（卫生）
HC.3.4	居家长期护理（卫生）
HC.4	**辅助性服务（功能不明确）**
HC.4.1	实验室服务
HC.4.2	影像服务
HC.4.3	患者转运

续表

编码	描述
HC.5	**医疗用品（功能不明确）**
HC.5.1	药品和其他医疗耐用品
HC.5.1.1	处方药品
HC.5.1.2	非处方药品
HC.5.1.3	其他医疗非耐用品
HC.5.2	医疗器械和其他医疗耐用品
HC.5.2.1	眼镜和其他视觉产品
HC.5.2.2	助听器材
HC.5.2.3	其他整形、矫正和修复器械（除眼镜和助听器材）
HC.5.2.9	其他所有医疗耐用品,包括功能不明确的医疗技术装置
HC.6	**预防服务**
HC.6.1	信息、教育和咨询项目
HC.6.2	免疫项目
HC.6.3	疾病早期诊断项目
HC.6.4	健康状况监测项目
HC.6.5	流行病学监测、危险因素和疾病控制项目
HC.6.6	灾害和突发事件应急项目
HC.7	**治理,卫生行政和筹资管理**
HC.7.1	治理和卫生行政管理
HC.7.2	卫生筹资管理
HC.9	**其他未分类的服务**
卫生相关服务	长期护理服务（社会）
HCR1	长期护理服务（社会）
HCR.1.1	实物性长期社会护理
HCR.1.2	现金性长期社会护理
HCR.2	多部门合作健康促进

SHA2011 中的服务功能分类将医疗卫生服务划分为治疗、康复、长期护理、辅助性服务、医疗用品、预防服务和治理、卫生行政和筹资管理,以及卫生相关的服务几部分。一个"功能"就是指"满足需要的一个交易或一组交易的类型或所追求目标的种类"。功能分类是指有特定卫生目的的最终使用者(如居民)所消费的一组卫生产品和服务。

该分类主要针对健康服务业的核心功能—医疗卫生服务提供机构的直接面向患者的用于治疗和预防疾病的各类有关服务。显然,SHA2011 中对医疗卫生服务的分类与其他研究中界定的健康产业和健康服务业范围要窄,仅针对健康服务业中直接接触患者和大众的医疗卫生服务部分。

（三）国家统计局健康服务业分类

国务院印发《关于促进健康服务业发展的若干意见》提出,到 2020 年,基本建立覆盖全生命周期、内涵丰富、结构合理的健康服务业体系,健康服务业总规模达到 8 万亿元以上。为深入贯彻落实国务院文件指导精神,满足国家制定健康服务业相关政策以及加强对健康服务业宏观管理,科学界定健康服务业统计范围,建立健康服务业统计调查体系的需要,制定了健康服务业分类。该分类以《国民经济行业分类》(GB/T 4754—2011)为基础,借鉴了 OECD 等的 SHA2011 对健康服务的定义和有关方法,对国民经济行业分类中符合健康服务业范畴相关活动进行了再分类。

国家统计局将健康服务业划分为四部分。第一部分为医疗卫生服务,第二部分为健康管理与促进服务,第三部分为健康保险和保障服务,第四部分为其他与健康相关的服务。前三部分是健康服务业的核心内容,包括了以维护与促进人类身体健康状况或预防健康状况恶化为主要目的的服务活动;第四部分是与健康服务相关的产业,包括了相关健康产品的批发、零售和租赁服务。各部分内容标有与国民经济行业分类小类的对应关系见表1-3。

表1-3 健康服务业分类表

健康服务业分类	对应国民经济行业分类	说明
一、医疗卫生服务		
（一）医院服务		
1. 综合医院服务	8311 综合医院	
2. 中医医院服务	8312 中医医院	
3. 其他医院服务	8313 中西医结合医院	
	8314 民族医院	
	8315 专科医院	
	8316 疗养院	
（二）基层医疗卫生服务		
1. 社区卫生服务	8321 社区卫生服务中心（站）	
2. 卫生院服务	8322 街道卫生院	
	8323 乡镇卫生院	
3. 门诊服务	8330 门诊部（所）	
（三）专业公共卫生服务		
1. 疾病预防控制服务	8370 疾病预防控制中心	
2. 专科疾病防治服务	8360 专科疾病防治院（所、站）	
3. 其他专业公共卫生服务	8340 计划生育技术服务活动	
	8350 妇幼保健院（所、站）	
	8390 其他卫生活动	
二、健康管理与促进服务		
（一）政府与社会组织健康服务		
1. 政府健康管理服务	9124* 社会事务管理机构	包括国家卫生健康委员会、国家市场监督管理总局、国家中医药管理局等,及其各级政府部门的行政管理服务
2. 社会组织健康服务	9421* 专业性团体	包括医学研究、医疗卫生、健康、保健、医药、计划生育、医疗交流等专业性卫生团体的服务;还包括体育团体,以及非竞技体育运动项目的体育协会的服务
	9430* 基金会	包括卫生、体育等与健康相关的基金会服务

续表

健康服务业分类	对应国民经济行业分类		说明
（二）健康科学研究和技术服务			
1. 医学研发服务	7340	医学研究和试验发展	
2. 健康知识产权服务	7250*	知识产权服务	包括与医药、医学设备、保健用品等健康产品相关的知识产权服务
3. 健康产品质量检验服务	7450*	质检技术服务	包括对食品、药品、医疗器械等健康相关产品的质量检验服务
（三）健康教育服务			
1. 健康教育	8236*	中等职业学校教育	包括中等职业学校中医疗教育、临床护理教育、体育教育等与健康相关的职业教育
	8241*	普通高等教育	包括普通高等教育、中医疗教育、临床护理教育、体育教育等与健康相关的高等教育
	8292	体校及体育培训	
2. 健康职业技能培训	8291*	职业技能培训	包括与健康相关的职业技能培训,具体包括营养健康培训,烹调培训,家政服务培训等
（四）健康出版服务			
1. 健康类图书出版服务	8521*	图书出版	包括医药、卫生,生物科学,体育等图书出版
2. 健康类报刊出版服务	8522*	报纸出版	包括医药、卫生,生物科学,体育、休闲,健康类报纸出版
	8523*	期刊出版	包括医药、卫生,生物科学,健康、保健,食品、烹饪,体育、运动类期刊出版
3. 健康类音像制品出版	8524*	音像制品出版	包括医药、卫生,生物科学,体育等音像制品出版
4. 健康类电子出版物出版	8525*	电子出版物出版	包括医药、卫生,生物科学,体育等电子出版物出版
（五）社会健康服务			
1. 健康护理服务	8412	护理机构服务	
2. 精神康复服务	8413	精神康复服务	
3. 健康保健服务	7960	保健服务	
4. 特殊人群服务	8414	老年人、残疾人养护服务	
	8421	社会看护与帮助服务	
（六）体育健身服务			
1. 体育服务	8810	体育组织	
	8820	体育场馆	
	8890	其他体育	
2. 休闲健身服务	8830	休闲健身活动	
（七）健康咨询服务			
1. 医药、医疗咨询服务	7239*	其他专业咨询	包括医药、医疗等与健康有关的专业咨询服务

续表

健康服务业分类	对应国民经济行业分类	说明
2. 心理咨询服务	7233* 社会经济咨询	包括心理咨询服务等与心理健康有关的咨询服务
3. 其他健康咨询服务	7233* 社会经济咨询	包括营养健康咨询、体育运动咨询等服务
三、健康保险和保障服务		
（一）健康保险服务		
1. 商业健康保险服务	6812 健康和意外保险	
2. 其他健康保险服务	6899* 其他未列明保险活动	包括健康保障委托管理服务等与健康有关的保险服务
（二）健康保障服务	9300* 社会保障	包括基本医疗保障服务,补充医疗保障服务,工伤和生育保险服务等
四、其他与健康相关的服务		
（一）健康相关产品批发		
1. 药品批发	5151* 西药批发	不包括兽用药品批发进出口
	5152 中药批发	
2. 医疗用品及器材批发	5153 医疗用品及器材批发	
3. 营养保健品和保健器材	5126 营养和保健品批发	
4. 体育用品及器材批发	5142 体育用品及器材批发	
（二）健康相关产品零售		
1. 药品零售	5251 药品零售	
2. 医疗用品及器材零售	5252 医疗用品及器材零售	
3. 营养保健品和保健器材零售	5225 营养和保健品零售	
	5239* 其他日用品零售	包括保健辅助治疗器材等与健康相关的保健用品零售
4. 体育用品及器材零售	5242 体育用品及器材零售	
（三）健康设备和用品租赁服务		
1. 医疗设备租赁	7119* 其他机械与设备租赁	包括医疗设备租赁服务
2. 其他健康设备和用品租赁	7121* 娱乐及体育设备出租	包括医疗设备出租服务,体育设备及器材出租服务

注:* 表示该健康服务业类别仅对应《国民经济行业分类》中的部分活动,具体内容见"说明"。

　　该分类按照健康服务中各有关行业的服务提供特点,首次对我国健康服务业进行了分类,并与国民经济行业分类相对应,为健康服务业有关统计和核算奠定了基础。但该分类标准仍然存在一些问题,不利于对健康服务业进行准确的核算:

　　1. 部分类别中存在交叉重复的内容　该分类的第一大类为医疗卫生服务,由于该服务在对应的国民经济分类是以服务提供机构作为分类标准的,而此类机构提供的往往都是综合性健康服务,涉及预防、治疗、护理、保健和康复等多重内容。这就与其第二大类健康管理与促进服务存在内容上的交叉重复。健康管理与促进服务一部分是依托医疗卫生服务机构实现的,另一部分则是由专业化的第三方机构提供的,在健康服务业分类中,需将这两部分界限划清,以防内容交叉重叠。

2. 部分概念和内涵存在模糊混淆 健康教育是指通过有计划、有组织、有系统的社会教育活动,使人们自觉地采纳有益于健康的行为和生活方式,消除或减轻影响健康的危险因素,预防疾病,促进健康,提高生活质量,并对教育效果作出评价。从目前我国卫生服务提供体系来看,健康教育主要由各级各类医疗卫生机构来提供。而该分类标准中将健康教育界定为医学教育、体育教育、营养健康培训、烹调培训、家政服务培训等,该分类所指的健康教育内容与传统的健康教育内涵不一致,不能充分反映健康教育对于疾病预防控制的重大意义。

3. 部分类别的外延过大 例如,职业技能培训中将烹调、家政等培训都划入健康职业技能培训,体育服务中将全部体育健身服务都纳入,未将竞技体育服务加以排除。

4. 健康服务类别统计不全 主要体现为健康相关产品的涵盖内容不全面,以及未将新兴的健康服务行业考虑在内,如智慧健康、健康旅游等。

(四) 其他行业统计分类

我国体育、旅游等其他行业的统计分类为健康产业统计分类编制工作提供丰富的经验,也可以为下一步健康产业的统计核算工作提供有效的数据来源。因此课题组对《国家体育产业统计分类》《国家旅游及相关产业统计分类(2015)》《新产业新业态新商业模式统计分类(试行)》等国内其他行业的统计分类进行了梳理和研究。

1. 体育产业统计分类 《国家体育产业统计分类》是在2008年发布的《体育及相关产业分类(试行)》的基础上,结合体育产业领域的发展现状和趋势,对原试行体育产业分类进行调整、增减后,于2015年9月公布实施。此分类主要按照《国务院关于加快发展体育产业促进体育消费的若干意见》(国发〔2014〕46号)所提出的重点任务,将体育产业划分为11个大类、37个中类、52个小类。11大类包括体育管理活动,体育竞赛表演活动,体育健身休闲活动,体育场馆服务,体育中介服务,体育培训与教育,体育传媒与信息服务,其他与体育相关服务,体育用品及相关产品制造,体育用品及相关产品销售、贸易代理与出租,体育场地设施建设等,突出了我国体育活动的特点和我国体育实际发展现状,兼顾与体育相关的上下游产业及新兴产业。

与《体育及相关产业分类(试行)》相比,修订后的《国家体育产业统计分类》具备以下五大特点:

(1)范围更广,内容更全,尽可能全面地包含了为社会和公众提供体育产品和服务的体育实践活动的全貌,符合体育产业发展现状,与国务院46号文件精神高度契合。

(2)文字更加精炼、严谨,架构体系更加规范、科学,在结构上既与国家统计口径保持对应,也为未来因实践发展而带来的新变化留有空间。

(3)门类设计合理,突出了我国体育活动特点,增加了与国际接轨的产业类别及体育创意规划设计、科技创新驱动等内容,将"互联网 + 体育服务"概念融入其中,同时,特别体现了体育对于人的身心健康的影响作用,更加人文化、大众化。

(4)强调了体育与文化、教育、旅游、健康、传媒、信息、金融等产业的融合性,使得体育作为新的经济增长点及对国民经济的拉动作用得以凸显。

(5)兼顾了生产和消费两条主线,使得体育产业活动的上下游链条更加完整。

2. 国家旅游及相关产业统计分类 《国家旅游及相关产业统计分类(2015)》于2015年7月公布实施,为旅游产业出台了第一个统计规范与标准,为较为准确地理解并测算旅游产业的经济规模及其对国民经济发展的贡献提供了一个统一的核算体系。

此分类以《国务院关于促进旅游业改革发展的若干意见》为指导,确定了旅游及相关产业的基本范围,并对"旅游"与"游客"的概念作了准确的界定。"旅游"是指"游客的活动,即游客的出行、住宿、餐饮、游览、购物、娱乐等活动",界定了"旅游"活动的行、住、食、游、购、娱等六个要素。"游客"是指"以游览观光、休闲娱乐、探亲访友、文化体育、健康医疗、短期教育(培训)、宗教朝拜,或因公务、商务等为目的,前往惯常环境以外,出行持续时间不足一年的出行者",这个表述把观光、度假、娱乐、康体等休闲性旅游者与商务、会展、探亲与宗教朝觐等事务性旅行者都包含在游客(旅游者)之内。

该分类将旅游及相关产业划分为三层,第一层为大类,表示旅游业和旅游相关产业,其中"旅游业"分为旅游出行、旅游住宿、旅游餐饮、旅游游览、旅游购物、旅游娱乐和旅游综合服务;"旅游相关产业"分为"旅游辅助服务、政府旅游管理服务",共 11 个大类。第二层为中类,共 27 个中类,是对第一层大类中各项的细分。第三层为小类,是对第二层中类各项的细分,共 67 个小类,并与《国民经济行业分类》的行业代码一一相对应。

可见,《旅游及相关产业统计分类》是以游客的服务消费活动为主,主要界定旅游业及直接相关产业的范围,是旅游产业的核心组成部分,能衡量旅游产业对国民经济的直接贡献。旅游产业对国民经济的间接贡献,即支撑旅游产业的行业并没有包括在内,如旅游餐饮食材的生产、旅游装备和用品的生产等二、三产业部门。

3. 新产业新业态新商业模式统计分类 《新产业新业态新商业模式统计分类(试行)》参照《战略性新兴产业分类(2012)(试行)》修订版、《高技术产业(服务业)分类(2013)》《国家科技服务业统计分类(2015)》等相关分类,以现行《国民经济行业分类》(GB/T 4754—2011)为基础,对其中符合"三新"特征的有关活动进行再分类,重点体现了中国制造 2025、互联网 +、大众创业万众创新、跨界综合管理等"三新"活动。

本分类的范围包括:现代农林牧渔业、先进制造业、新型能源活动、节能环保活动、互联网与现代信息技术服务、新技术与双创服务活动、现代生产性服务活动、新型生活性服务活动、现代综合管理活动共 9 个大类,涉及国民经济 50 个中类,278 个小类。

通过梳理《新产业新业态新商业模式统计分类表》发现,其中与健康产业相关的包括:

"02 先进制造业"中的"020306 可穿戴智能设备制造""0210 先进医疗器械制造""021301 生物药品制造""021302 生物食品制造""021308 生物医疗设备制造";

"06 新技术与双创服务活动"中的"060108 生物医药技术研发""060201 检验检测认证认可服务""060209 生物技术推广服务";

"07 现代生产性服务活动"中的"070102 智能机器设备维修";

"08 新型生活性服务活动"中的"0801 现代医疗服务""0802 健康服务""0803 现代养老服务""0805 现代文化体育休闲服务""0809 现代旅游服务"。

三、本研究对健康产业统计分类体系的界定

(一) 健康产业分类和指标体系界定的基本原则

健康产业的分类和指标体系划分需要综合考虑国内、国外的权威分类标准,同时兼顾我国部门管理需要和未来经济核算的可操作性,具体采用以下思路和原则。

1. 以健康产业范围为准绳 健康产业的分类体系应该紧紧围绕前述界定的健康产业范围进行界定,仅包括提供以维护、改善、促进健康为直接或最终用途的各种产品和服务的行业和部门,其外延不能无限制扩大。

2. 以《国民经济行业分类》为依据 国民经济行业分类是国民经济核算的依据,作为国民经济核算的子账户,健康产业分类体系应该以《国民经济行业分类》(GB/T 4754—2017)为基础,根据医疗卫生行业及相关行业生产活动的特点,将国民经济行业分类中相关的类别重新组合,建立健康产业分类体系,便于核算体系的建立和核算各有关行业的产出和增加值。

3. 以《健康服务业分类(试行)》为基础 结合文件出台以来我国健康产业发展政策要求和产业发展进展,如新业态、新形式进行补充和调整。

4. 政策性与实用性相结合 健康产业的口径界定和分类体系不仅要考虑健康服务业政策制定和规划(如行动纲要),能够准确反映我国健康服务业发展政策方向特别是细分产业、融合产业发展的政策需求,也要考虑后续健康产业核算和分析,在行业代码等方面突出可操作性。

5. 与国际分类标准相衔接 分类方法借鉴 OECD 等的 SHA2011、泛美卫生组织《卫生卫星核算指南》的分类方法,在定义和覆盖范围上尽量与其衔接,便于国际比较。

（二）健康产业统计分类名称及范围的界定

通过系统梳理近年来国务院及各部门印发的健康产业相关政策文件，并研究分析我国健康产业发展政策、发展状况和趋势，为确定健康产业领域划分以及范围界定等关键性研究问题提供政策参考和依据。

1. 关于健康产业统计分类及内容表述　按照《"健康中国2030"规划纲要》《国家发展改革委关于印发〈服务业创新发展大纲（2017—2025年）〉的通知》（发改规划〔2017〕1116号）、《国务院办公厅关于加快发展生活性服务业促进消费结构升级的指导意见》（国办发〔2015〕85号）等文件要求，对《试行》进行了更新和修改完善，以下示例说明。

示例1：按照《"健康中国2030"规划纲要》"第六篇发展健康产业"中"积极促进健康与养老、旅游、互联网、健身休闲、食品融合，催生健康新产业、新业态、新模式"内容及其表述，健康产业大类在《健康服务业分类（试行）》基础上增加"04健康养老服务""06健康旅游服务""07智慧健康信息服务"三大类，同时，将"（六）体育健身服务"表述调整为"05健身休闲运动服务"。

示例2：按照《中医药发展"十三五"规划》中"促进中药材种植养殖业绿色发展"中"加强道地药材良种繁育基地和规范化种植养殖基地建设，发展道地中药材生产和产地加工技术。制定中药材种植养殖、采集、储藏技术标准"部分内容，提出"16中药材种植/采集/养殖"分类表述。

示例3：按照《"健康中国2030"规划纲要》中"引导发展专业的医学检验中心、医疗影像中心、病理诊断中心和血液透析中心等"以及《国务院关于促进健康服务业发展的若干意见》（国发〔2013〕40号）中"大力发展第三方服务。引导发展专业的医学检验中心和影像中心"等内容要求，将"独立医疗辅助性服务"作为医疗服务的二级分类，从《试行》中医疗卫生服务中拆分出来。

2. 关于健康产业具体分类的范围界定　按照各健康产业领域政策文件要求，研究提出了部分健康产业具体分类的范围界定，并对其内容表述进行了更新和修改完善，以下示例说明。

示例1：通过研究分析《国务院办公厅转发卫生计生委等部门关于推进医疗卫生与养老服务相结合指导意见的通知》（国办发〔2015〕84号）、《国务院关于印发"十三五"国家老龄事业发展和养老体系建设规划的通知》（国发〔2017〕13号）、《国务院办公厅关于全面放开养老服务市场提升养老服务质量的若干意见》（国办发〔2016〕91号）等文件内容，提出了"04健康养老服务"的范围界定，即各级政府、企业和社会力量兴办的主要面向老年人提供的以健康为目的的养护、关爱等服务。

示例2：按照《国家卫生计生委关于促进健康旅游发展的指导意见》（国卫规划发〔2017〕30号）中"依托各地自然、人文、生态、区位等特色资源和重要旅游目的地，以医疗机构、健康管理机构、康复护理机构和休闲疗养机构等为载体，重点开发高端医疗、特色专科、中医保健、康复疗养、医养结合等系列产品，打造健康旅游产业链"要求，研究提出"06健康旅游服务"的范围界定，即依托旅游资源、休闲疗养机构等，面向游客开展的健康和旅游融合服务，需要说明的是，其中以医疗机构、康复护理机构为主要载体开展的医疗服务则计入"01医疗服务"分类中。

示例3：通过研究分析《国务院关于印发"十三五"国家战略性新兴产业发展规划的通知》（国发〔2016〕67号）、《国家信息化发展战略纲要》《工业和信息化部关于印发大数据产业发展规划（2016—2020年）的通知》（工信部规〔2016〕412号）、《国务院办公厅关于促进和规范健康医疗大数据应用发展的指导意见》（国办发〔2016〕47号）等文件相关内容，以及对照《新产业新业态新商业模式统计分类（试行）》中相关分类，提出了"07智慧健康信息服务"分类范围界定，包括互联网健康信息服务和健康应用软件开发与经营等信息技术服务。

示例4：通过研究分析《国务院办公厅关于印发国民营养计划（2017—2030年）的通知》（国办发〔2017〕60号）中"发展食物营养健康产业"、《食品工业"十二五"发展规划》中"营养与保健食品工业"和《食品工业"十三五"发展意见》中"营养健康食品制造"等健康食品相关内容，提出"0823健康食品和保健器材零售"中"健康食品"的范围界定为"婴幼儿辅助食品、特殊医学用途食品、其他营养食品等营养品专门零售活动和保健酒、胶囊保健食品、饮片保健食品、口服液保健食品、冲剂保健食品、其他保健品等保健品专门零售活动"。

（三）健康产业统计分类体系的构建

本研究以国家统计局《国民经济行业分类》（GB/T 4754—2017）为基础,参考泛美卫生组织、OECD和 WHO 等国际组织对卫生活动和服务提供机构的分类方法,在《健康服务业分类（试行）》的基础上,结合我国健康服务业服务类型和服务提供现状和未来发展趋势,进行补充和调整完善。①补充分类（如:智慧健康、健康相关产品配送、体育相关教育、制造和批发零售等）。②调整层级（如根据《"健康中国"2030 规划纲要》等文件要求,对文件中重点任务涉及产业的分类层级（代码层级）上调）。③完善表述（如健康教育调整为医学教育、健康管理调整为卫生行政管理）。④调整分类性质（如将医疗卫生服务中的机构分类调整为服务活动分类）。

通过上述调整,将健康产业划分为医疗服务、健康管理与促进服务、健康保险和保障服务、健康养老服务、健身休闲运动服务、健康旅游服务、智慧健康信息服务、药品及健康相关产品流通服务、其他与健康相关服务、医药制造、医疗器械及康复辅助器具制造、健康食品和医学化妆品制造、体育健身用品制造、健康类可穿戴智能设备制造、医疗卫生机构设施建设、中药材种植/养殖/采集等 16大类。

1. 医疗服务 医疗服务是指各级政府、企业和社会力量兴办的各类医疗卫生机构提供的治疗、长期护理、康复等服务以及独立设置医疗机构提供的诊断和检测相关的服务。

医疗服务是由《健康服务业分类（试行）》（以下简称《试行》）中"一、医疗卫生服务"中的治疗服务、康复服务、"二.（五）.1. 健康护理服务""二.（五）.2. 精神康复服务""二.（五）.4. 特殊人群服务"中的长期护理服务整合而成。

根据 SHA2011 中服务功能分类,医疗服务又分为治疗服务、长期护理服务、康复服务和独立医疗辅助性服务。

（1）治疗服务是指各级政府、企业和社会力量兴办的各类医疗卫生机构提供的门诊、住院等治疗服务。

与《试行》相比,是将原来的机构分类调整为服务分类,即将《试行》中医院服务、基层医疗卫生服务、专业公共卫生服务中的属于治疗服务的活动整合形成为"011:治疗服务"。

（2）长期护理服务是指各级政府、企业和社会力量兴办的主要面向老年人、残疾人及疾病终末期患者提供的长期照料、专业化护理等服务,不包括以康复为主的护理服务。

与《试行》相比,是根据 SHA2011 对于医疗服务的界定,将《试行》"二.（五）社会健康服务"中的属于长期护理服务的活动整合并调整归类而成,并根据《国民经济行业分类》（GB/T 4754—2017）增加了"临终关怀服务"的内容。

（3）康复服务是指由各级政府、企业和社会力量兴办的面向伤残人士或可能伤残人士提供的以达到、恢复和/或维持最佳的身体、感官、智力、心理和社会功能水平的门诊、住院等康复服务。

与《试行》相比,是将《试行》中医院服务中的属于康复服务的活动、"二.（五）社会健康服务"中的"2. 精神康复服务"整合形成,并根据《国民经济行业分类》（GB/T 4754—2017）增加了康复辅具适配服务的内容。

（4）独立医疗辅助性服务是指由独立设置医疗机构提供的诊断和检测相关的服务,是根据 SHA2011、《国务院关于促进健康服务业发展的若干意见》（国发〔2013〕40 号）"大力发展第三方服务。引导发展专业的医学检验中心和影像中心。"《"健康中国 2030"规划纲要》"引导发展专业的医学检验中心、医疗影像中心、病理诊断中心和血液透析中心等。"等要求增补,主要包括患者转运服务、实验室服务和影像服务等。

2. 健康管理与促进服务 沿用《试行》中的"健康管理与促进服务"分类;但根据公众所理解的传统意义上的"健康管理与促进服务"口径以及《"健康中国 2030"规划纲要》提出的"促进健康与养老、旅游、互联网、健身休闲、食品融合"的要求,将《试行》中的"健康管理与促进服务"中的"健康科学研究和技术服务""健康教育服务""社会健康服务"中长期护理、康复部分、"体育健身服务"调整到其他大类或独立设为大类。

调整后的健康管理与促进服务主要包括:政府与社会组织健康服务、预防服务、健康咨询服务、养生保健服务、健康出版服务。

(1)政府与社会组织健康服务:此分类沿用《试行》的名称和口径,是指国家卫生健康委员会、国家市场监督管理总局、国家中医药管理局等,及其各级政府部门的行政管理服务;各级政府部门体育行政事务管理机构中非竞技体育管理活动;医学研究、医疗卫生、健康、保健、医药、计划生育、医疗交流等专业性卫生团体和基金会服务;体育团体,以及非竞技体育运动项目的体育协会的服务。

(2)预防服务:此分类是指基于健康促进策略,通过控制某些中间决定因素,防止和减少损伤、疾病及其后遗症和并发症的数量或严重程度,提高人们健康水平的干预措施和活动。包括由各级政府、企业和社会力量兴办的医疗卫生机构提供的预防保健服务;全部计划生育技术服务活动;公共场所消毒、饮水卫生、卫生计生宣传等服务。

根据SHA2011服务功能分类设置,是由《试行》中医院服务、基层医疗卫生服务、专业公共卫生服务中的属于预防服务的活动整合形成。

(3)健康咨询服务:此分类沿用《试行》的名称和口径,包括心理咨询、营养健康咨询、体育运动咨询等服务;医药、医疗等与健康有关的专业咨询服务。

(4)养生保健服务:此分类对应《试行》"二.(五).3.健康保健服务"的名称和口径,是指以保养、调养、颐养生命为目的的保健服务和休闲养生活动。包括保健减肥服务、保健按摩服务、足疗服务、汗蒸服务、其他健康保健服务。

(5)健康出版服务:此分类沿用《试行》的名称和口径,是指医药、预防、治疗、保健、康复等健康类图书、报纸、期刊、音像制品、电子出版物出版服务。

3. 健康保险和保障服务　沿用《试行》中的"三、健康保险和保障服务"分类,且口径和名称均保持一致,包括健康保险服务和健康保障服务。

4. 健康养老服务　健康养老服务是指各级政府、企业和社会力量兴办的主要面向老年人提供的以健康为目的的养护、关爱等服务。对应《试行》中的"二.(五).4.特殊人群服务"分类中的有关老年人养护和关爱服务的部分。

5. 健身休闲运动服务　健身休闲运动服务是指为健身休闲运动服务的体育组织、体育场馆及其他体育服务;主要面向社会开放的休闲健身场所和其他体育娱乐场所的管理活动;国民体质监测与康体服务、以及科学健身调理、社会体育指导员、运动康复按摩、体育健康指导等服务;各类体育运动群众性培训活动。

对应《试行》中的"二、健康管理与促进服务"中的"(六)体育健身服务",但根据《"健康中国2030"规划纲要》"第十九章　积极发展健身休闲运动产业"的要求,将其作为大类设置,并在原口径和范围的基础上,根据《国民经济行业分类》(GB/T 4754—2017)增补了体育健康服务,并将"二、健康管理与促进服务"中的"(三)健康教育服务"中的面向群众的体育运动培训部分调整到此分类中。故健身休闲运动服务主要包括:体育服务、休闲健身服务、体育健康服务、体育运动培训。

(1)体育服务:沿用《试行》的名称和口径,是指为健身休闲运动服务的体育组织、体育场馆及其他体育服务,不包括竞技体育部分。

(2)休闲健身服务:沿用《试行》的名称和口径,是指主要面向社会开放的休闲健身场所和其他体育娱乐场所的管理活动。

(3)体育健康服务:根据《国民经济行业分类》(GB/T 4754—2017)增补的分类,是指国民体质监测与康体服务、以及科学健身调理、社会体育指导员、运动康复按摩、体育健康指导等服务。

(4)体育运动培训:将《试行》"二、健康管理与促进服务""(三)健康教育服务"中的面向群众的体育运动培训部分调整到此处。是指各类体育运动培训活动,具体包括各种运动辅导(篮球、足球、乒乓球、羽毛球、田径)、各类群众性体育培训、辅导服务及各类健身培训班(交谊舞、国标舞、瑜伽等)等,不包括拉拉队指导、业余体校服务、职业运动员的训练辅导和室内健身运动。

6. 健康旅游服务　健康旅游服务是指依托旅游资源、休闲疗养机构等,面向游客开展的健康和旅游融合服务,不包括以医疗机构、康复护理机构为主要载体开展的医疗服务部分。

此大类是根据《"健康中国 2030"规划纲要》和《国家卫生计生委关于促进健康旅游发展的指导意见》中对于发展健康旅游的重点任务要求所设置的。

7. 智慧健康信息服务 智慧健康信息服务是指互联网健康信息采集、传输、存储、分析、处理与传播等服务,健康网络平台服务,健康 APP 应用,互联网与健康其他业态的融合发展服务;非互联网健康信息(含文字、视频、数据等形式)内容加工服务,健康应用软件开发与经营等信息技术服务。

此大类是参照《体育产业统计分类》中的"互联网体育服务""其他体育信息服务",依据《国家信息化发展战略纲要》《新产业新业态新商业模式统计分类(试行)》所设置的,主要包括:互联网健康信息服务和其他健康信息服务。

(1)互联网健康信息服务是指互联网健康信息采集、传输、存储、分析、处理与传播等服务,健康网络平台服务,健康 APP 应用,互联网与健康其他业态的融合发展服务。

(2)其他健康信息服务是指非互联网健康信息(含文字、视频、数据等形式)内容加工服务,健康应用软件开发与经营等信息技术服务。

8. 药品及健康相关产品流通服务 药品及健康相关产品流通服务是指药品、医疗用品及器材、其他健康相关产品的批发、零售、租赁、仓储和配送服务。

此分类是将《试行》"四、其他与健康相关的服务"中的"(一)、健康相关产品批发""(二)健康相关产品零售""(三)、健康设备和用品租赁"整合形成,并根据流通行业的范畴,扩充了健康相关产品的仓储和配送服务。综上,药品及健康相关产品流通服务主要包括药品及健康相关产品批发、药品及健康相关产品零售、健康设备和用品租赁服务、健康相关产品仓储、配送。

(1)药品及健康相关产品批发:是指内服药品、注射药品、外用药、生物药品和其他西药、中成药和中药材,医疗诊断、监护及治疗设备,口腔科用设备及器具、医用消毒、灭菌设备和器具,医疗、外科器械、康复治疗及病房护理设备,医疗卫生材料及用品、辅助康复器械、其他医疗用品及器材,营养品、保健品,以休闲健身为目的的体育用品和器材,医药、预防、治疗、保健、康复等健康类图书、报刊、音像制品及电子出版物,健康类可穿戴智能设备的批发和进出口活动,不包括兽用药品、医疗用品及器材批发和进出口活动,也不包括竞技体育部分。

此分类对应《试行》中的"四、其他与健康相关的服务"中的"(一)健康相关产品批发",名称调整为"药品及健康相关产品批发",范围增加了医药、预防、治疗、保健、康复等健康类图书、报刊、音像制品及电子出版物,健康类可穿戴智能设备的批发和进出口活动,并在体育用品及器材批发中扣除了竞技体育部分。

综上,药品及健康相关产品批发主要包括:西药批发、中药批发、医疗用品及器材批发、健康食品批发、其他健康相关产品批发。

(2)药品及健康相关产品零售:是指西药、中药、医疗用品及器材、健康食品和保健器材及其他健康相关产品的专门零售活动,还包括药品、医疗用品及健康相关产品综合零售和互联网零售。不包括兽用药品、医疗用品及器材专门零售活动,也不包括竞技体育部分。

此分类对应《试行》中的"四、其他与健康相关的服务"中的"(二)健康相关产品零售",名称调整为"药品及健康相关产品零售",范围增加了医药、预防、治疗、保健、康复等健康类图书、报刊、音像制品及电子出版物,健康类可穿戴智能设备的专门零售活动,并参考《体育产业统计分类》,增加了健康相关产品的综合零售和互联网零售,同时在《试行》的基础上扣除了兽用药品、医疗用品及器材专门零售和竞技体育部分。

综上,药品及健康相关产品零售主要包括:西药零售、中药零售、医疗用品及器材零售、健康食品和保健器材零售、其他健康相关产品零售、药品、医疗用品及健康相关产品综合零售、药品、医疗用品及健康相关产品互联网零售。

(3)健康设备和用品租赁服务:是指医疗设备,体育健身设备及器材、医药、预防、治疗、保健、康复等健康类图书、音像制品租赁和出租服务活动。

此分类对应《试行》中的"四、其他与健康相关的服务"中的"(三)健康设备和用品租赁服务",名称调整为"药品及健康相关产品租赁",范围增加了医药、预防、治疗、保健、康复等健康类图书、报刊、音像制品及电子出版物出租活动。

(4)健康相关产品仓储、配送:是指药品、医疗器械、康复辅助器具、保健(用)品、健康食品、健身产品等健康相关产品的仓储和配送服务活动,不含竞技体育部分。

此分类是根据流通行业的产业链对《试行》的扩充。

9. 其他与健康相关服务　将《试行》"二、健康管理与促进服务"中的"(二)健康科学研究和技术服务""(三)健康教育服务"整合到此分类中,并参考《体育产业统计分类》,增补了"其他未列明与健康相关服务"。

(1)健康科学研究和技术服务:沿用《试行》的名称,口径根据《新产业新业态新商业模式统计分类(试行)》增加了"科技推广与应用"。

(2)健康人才培养培训:对应《试行》"二、健康管理与促进服务"中"(三)健康教育服务",名称根据《"健康中国2030"规划纲要》:"第二十二章　加强健康人力资源建设"—"第一节　加强健康人才培养培训"要求调整为"健康人才培养培训",口径上,将"体校及体育培训"调整到大类"健身休闲运动"中。

(3)其他未列明与健康相关服务:此分类是参考《体育产业统计分类》所增补,是指健康用品、健康旅游、健康文化等各类健康博览、展览或展会以及健康博物馆等服务,以及为本统计分类中各健康活动提供支持的健康基金(含健康产业投资基金)管理服务、健康投资与资产管理、产权交易服务、法律服务,健康产品和服务策划、制作的有偿宣传活动,健康工程管理与勘察设计服务,医疗卫生机构等健康场所、用品、器具及设备的清洁服务。

10. 医药制造　按产业链扩充第二产业,主要包括化学药品原料药制造、化学药品制剂制造、中药饮片加工、中成药生产、生物药品制造、卫生材料及医药用品制造、药用辅料及包装材料。

11. 医疗器械及康复辅助器具制造　按产业链扩充第二产业,主要包括医疗诊断、监护及治疗设备制造、口腔科用设备及器械制造、医疗实验室及医用消毒设备和器具制造、医疗、外科用器械制造、机械治疗及病房护理设备制造、康复辅具制造、其他医疗设备及器械制造。

12. 健康食品和医学化妆品制造　按产业链扩充第二产业,是指营养食品、保健食品、医学化妆品的制造。

13. 体育健身用品制造　按产业链扩充第二产业,是指以健身为目的的球类、体育器材及配件、训练健身器材、运动防护用具及其他体育用品的制造,不含竞技体育部分。

14. 健康类可穿戴智能设备制造　按产业链扩充第二产业,是指由用户穿戴和控制,并且自然、持续地运行和交互的具有健康监测、评估等健康功能和目的的个人移动计算设备产品制造。

15. 医疗卫生机构设施建设　按产业链扩充与健康直接相关的医疗卫生机构的建筑业,主要包括医疗卫生机构房屋建设、医疗卫生机构建筑安装、医疗卫生机构建筑装饰和其他建筑业。

16. 中药材种植/采集/养殖　根据前述分类编制基本原则,按产业链扩充第一产业,是指主要用于中药配制以及中成药加工的药材原料的种植、采集和养殖。

综上,我们根据相关产业统计分类的编制方法,采用线分类法和分层次编码方法,将健康产业分类进一步划分为三层,并与《国民经济行业分类》(GB/T 4754—2017)进行了逐一映射,构建出健康产业统计分类体系,以方便核算过程中可以从统计局常规统计数据中明确相关统计数据来源。表1-4详细展示了健康产业统计分类体系及每个分类所对应的《国民经济行业分类》(GB/T 4754—2017)。对于三层健康产业分类,分别用阿拉伯数字编码表示。第一层为健康产业的17个大类,用2位数字编码表示;第二层为健康产业的52个中类,用3位数字编码表示;第三层为健康产业的69个小类,用4位数字编码表示,该层对应《国民经济行业分类》(GB/T 4754—2017)代码。需要说明的是在映射国民经济行业分类时,一个行业类别仅部分活动属于一个健康产业类别的,行业代码用"*"做标记;一个行业类别属于两个以上健康产业类别的,行业代码用"**"做标记。

表 1-4 健康产业统计分类表

代码			名称	说明	2017 行业分类代码
大类	中类	小类			
01			医疗服务		
	011	0110	治疗服务	是指各级政府、企业和社会力量兴办的各类医疗卫生机构提供的门诊、住院等治疗服务	8411 综合医院 8412 中医医院 8413 中西医结合医院 8414 民族医院 8415** 专科医院 8421** 社区卫生服务中心(站) 8422** 街道卫生院 8423** 乡镇卫生院 8424** 村卫生室 8425 门诊部(所) 8432** 专科疾病防治院(所、站) 8433** 妇幼保健院(所、站)
	012	0120	长期护理服务	是指各级政府、企业和社会力量兴办的主要面向老年人、残疾人及疾病终末期患者提供的长期照料、专业化护理等服务,不包括以康复为主的护理服务	8512 护理机构服务 8514** 老年人、残疾人养护服务 8515 临终关怀服务
	013	0130	康复服务	是指由各级政府、企业和社会力量兴办的面向伤残人士或可能伤残人士提供的以达到、恢复和/或维持最佳的身体、感官、智力、心理和社会功能水平的门诊、住院等康复服务	8415** 专科医院 8416 疗养院 8513 精神康复服务 8522 康复辅具适配服务
	014	0140	独立医疗辅助性服务	是指由独立设置医疗机构提供的诊断和检测相关的服务,包括患者转运服务、实验室服务和影像服务等	8434 急救中心(站)服务 8492 临床检验服务
02			健康管理与促进服务		
	021		政府与社会组织健康服务		
		0211	政府健康管理服务	是指国家卫生健康委员会、国家市场监督管理总局、国家中医药管理局等,及其各级政府部门的行政管理服务,还包括各级政府部门体育行政事务管理机构中非竞技体育管理活动	9224* 社会事务管理机构 9226* 行政监督检查机构
		0212	社会组织健康服务	是指医学研究、医疗卫生、健康、保健、医药、计划生育、医疗交流等专业性卫生团体和基金会服务;还包括体育团体,以及非竞技体育运动项目的体育协会的服务	9521* 专业性团体 9530* 基金会

代码			名称	说明	2017 行业分类代码
大类	中类	小类			
02	022	0220	预防服务	是指基于健康促进策略,通过控制某些中间决定因素,防止和减少损伤、疾病及其后遗症和并发症的数量或严重程度,提高人们健康水平的干预措施和活动。包括由各级政府、企业和社会力量兴办的医疗卫生机构提供的预防保健服务;全部计划生育技术服务活动;公共场所消毒、饮水卫生、卫生计生宣传等服务	8421** 社区卫生服务中心(站) 8422** 街道卫生院 8423** 乡镇卫生院 8424** 村卫生室 8431 疾病预防控制中心 8432** 专科疾病防治院(所、站) 8433** 妇幼保健院(所、站) 8435 采供血机构服务 8436 计划生育技术服务活动 8491 健康体检服务
	023	0230	健康咨询服务	是指心理咨询、营养健康咨询、体育运动咨询等服务;医药、医疗等与健康有关的专业咨询服务	7244 健康咨询
	024	0240	养生保健服务	是指以保养、调养、颐养生命为目的的保健服务和休闲养生活动。包括保健减肥服务、保健按摩服务、足疗服务、汗蒸服务、其他健康保健服务	8051* 洗浴服务 8052* 足浴服务 8053 养生保健服务
	025		健康出版服务		
		0251	健康类图书出版服务	是指医药、预防、治疗、保健、康复等健康类图书出版服务	8621* 图书出版
		0252	健康类报刊出版服务	是指医药、预防、治疗、保健、康复等健康类报纸、期刊出版服务	8622* 报纸出版 8623* 期刊出版
		0253	健康类音像制品出版服务	是指医药、预防、治疗、保健、康复等健康类音像制品出版服务	8624* 音像制品出版
		0254	健康类电子出版物出版服务	是指医药、预防、治疗、保健、康复等健康类电子出版物出版服务	8625* 电子出版物出版
03			健康保险和保障服务		
	031		健康保险服务		
		0311	商业健康保险服务	是指以健康原因导致损失为给付保险金条件的人身保险,包括疾病保险、医疗保险、失能收入损失保险和护理保险。还包括具有医疗费用补偿责任的意外伤害保险	6813 健康保险 6814* 意外伤害保险
		0312	其他健康保险服务	是指健康保障委托管理服务等与健康有关的保险服务,包括救助管理、保险精算等	6890* 其他保险活动
	032	0320	健康保障服务	是指基本医疗保障服务、补充医疗保障服务、工伤和生育保险服务等	94* 社会保障
04	040	0400	健康养老服务	是指各级政府、企业和社会力量兴办的主要面向老年人提供的以健康为目的的养护、关爱等服务	8514** 老年人、残疾人养护服务

代码			名称	说明	2017行业分类代码	
大类	中类	小类				
05			健身休闲运动服务			
	051	0510	体育服务	是指为健身休闲运动服务的体育组织、体育场馆及其他体育服务,不包括竞技体育部分	8912*	体育保障组织
					8919*	其他体育组织
					8921*	体育场馆管理
					8929*	其他体育场地设施管理
	052	0520	休闲健身服务	是指主要面向社会开放的休闲健身场所和其他体育娱乐场所的管理活动	8930	健身休闲活动
	053	0530	体育健康服务	是指国民体质监测与康体服务、以及科学健身调理、社会体育指导员、运动康复按摩、体育健康指导等服务	8992	体育健康服务
	054	0540	体育运动培训	是指各类体育运动培训活动,具体包括各种运动辅导(篮球、足球、乒乓球、羽毛球、田径)、各类群众性体育培训、辅导服务及各类健身培训班(交谊舞、国标舞、瑜伽等)等,不包括拉拉队指导、业余体校服务、职业运动员的训练辅导和室内健身运动	8392*	体校及体育培训
06	060	0600	健康旅游服务	是指依托旅游资源、休闲疗养机构等,面向游客开展的健康和旅游融合服务,不包括以医疗机构、康复护理机构为主要载体开展的医疗服务部分	7291*	旅行社及相关服务
					7850*	城市公园管理
					7869*	其他游览景区管理
07			智慧健康信息服务			
	071	0710	互联网健康信息服务	是指互联网健康信息采集、传输、存储、分析、处理与传播等服务,健康网络平台服务,健康APP应用,互联网与健康其他业态的融合发展服务	641*	互联网接入及相关服务
					642*	互联网信息服务
					643*	互联网平台
					644*	互联网安全服务
					645*	互联网数据服务
	072	0720	其他健康信息服务	是指非互联网健康信息(含文字、视频、数据等形式)内容加工服务,健康应用软件开发与经营等信息技术服务	651*	软件开发
					6591*	呼叫中心
08			药品及健康相关产品流通服务			
	081		药品及健康相关产品批发	不含兽用药品、医疗用品及器材批发和进出口活动		
		0811	西药批发	是指内服药品、注射药品、外用药、生物药品和其他西药批发和进出口活动	5151	西药批发
		0812	中药批发	是指中成药和中药材的批发和进出口活动	5152	中药批发

续表

代码			名称	说明	2017 行业分类代码	
大类	中类	小类				
08	081	0813	医疗用品及器材批发	是指医疗诊断、监护及治疗设备、口腔科用设备及器具、医用消毒、灭菌设备和器具、医疗、外科器械、康复治疗及病房护理设备、医疗卫生材料及用品、辅助康复器械、其他医疗用品及器材批发和进出口活动	5154	医疗用品及器材批发
		0814	健康食品和医学化妆品批发	是指营养品、保健品批发和进出口活动	5126 5134*	营养和保健品批发 化妆品和卫生用品批发
		0819	其他健康相关产品批发	是指以休闲健身为目的的体育用品和器材,医药、预防、治疗、保健、康复等健康类图书、报刊、音像制品及电子出版物,健康类可穿戴智能设备的批发和进出口活动,不包括竞技体育部分	5142* 5143* 5144* 5145* 5139* 5176*	体育用品及器材批发 图书批发 报刊批发 音像制品、电子和数字出版物批发 其他家庭用品批发 计算机、软件及辅助设备批发
	082		药品及健康相关产品零售	不包括兽用药品、医疗用品及器材专门零售活动		
		0821	西药零售	是指西药、医药及医疗器材一体的专门零售,还包括计划生育和性保健用品零售活动	5251	西药零售
		0822	中药零售	是指中药材、中成药及中西药结合的专门零售活动	5252	中药零售
		0823	医疗用品及器材零售	是指医疗诊断、监护及治疗设备,口腔科用设备及器具,医用消毒、灭菌设备和器具,医疗、外科器械,康复治疗及病房护理设备,医疗卫生材料及用品,辅助康复器械及其他医疗器材及用品的专门零售活动。还包括保健辅助治疗器材的专门零售和固定摊点零售活动	5254 5255	医疗用品及器材零售 保健辅助治疗器材零售
		0824	健康食品和医学化妆品零售	是指婴幼儿辅助食品、特殊医学用途食品、其他营养食品等营养品专门零售活动和保健酒、胶囊保健品、饮片保健食品、口服液保健食品、冲剂保健食品、其他保健品等保健品专门零售活动	5225 5234*	营养和保健品零售 化妆品及卫生用品零售
		0825	其他健康相关产品零售	是指以休闲健身为目的的体育用品和器材,医药、预防、治疗、保健、康复等健康类图书、报刊、音像制品及电子出版物,健康类可穿戴智能设备的零售活动,不包括竞技体育部分	5242* 5243* 5244* 5236* 5273*	体育用品及器材零售 图书、报刊零售 音像制品、电子和数字出版物零售 钟表、眼镜零售 计算机、软件及辅助设备零售
		0826	药品、医疗用品及健康相关产品综合零售	是指百货、超市销售的药品、医疗用品及其他健康相关产品零售活动	5211* 5212* 5219*	百货零售 超级市场零售 其他综合零售

续表

代码			名称	说明	2017 行业分类代码	
大类	中类	小类				
08	082	0827	药品、医疗用品及健康相关产品互联网零售	仅包括药品、医疗用品及其他健康相关产品的互联网零售服务,健康电子商务服务活动	5292*	互联网零售
	083	0830	健康设备和用品租赁服务	是指医疗设备,体育健身设备及器材、医药、预防、治疗、保健、康复等健康类图书、音像制品租赁和出租服务活动,不含竞技体育部分	7119**	其他机械与设备租赁
					7122*	体育用品设备出租
					7124*	图书出租
					7125*	音像制品出租
	084	0840	健康相关产品仓储、配送	是指药品、医疗器械、康复辅助器具、保健(用)品、健康食品、健身产品等健康相关产品的仓储和配送服务活动,不含竞技体育部分	5990*	其他仓储业
					5320*	铁路货物运输
					543*	道路货物运输
					5522*	沿海货物运输
					5523*	内河货物运输
					5612*	航空货物运输
					5890*	装卸搬运
					5821*	货物运输代理
09			其他与健康相关服务			
	091		健康科学研究和技术服务			
		0911	医学研发服务	是指基础医学研究服务、临床医学研究服务、预防医学与卫生学研究服务、军事医学与特种医学研究服务、药学研究服务、中医学与中药学研究服务以及其他医学研究与试验发展服务	7340	医学研究和试验发展
		0912	科技推广和应用	是指将健康新技术、新产品、新工艺直接推向市场而进行的相关技术活动,以及技术推广和转让活动,还包括为科技活动提供社会化服务与管理,在政府、各类科技活动主体与市场之间提供居间服务的组织	7512*	生物技术推广服务
					7530*	科技中介服务
		0913	健康知识产权服务	是指与医药、医学设备、保健用品等健康产品相关的知识产权服务	7520*	知识产权服务
		0914	健康产品检验检疫服务	是指对食品、药品、医疗器械等健康相关产品的质量检验和出入境检验检疫服务	7451*	检验检疫服务
	092		健康人才培养培训			
		0921	医学、体育教育	是指中等职业学校、普通高等教育、成人高等教育中医疗教育、临床护理教育、体育教育等与健康相关的职业教育和高等教育,不含竞技体育部分	8336*	中等职业学校教育
					8341*	普通高等教育
					8342*	成人高等教育
		0922	健康职业技能培训	是指由教育部门、劳动部门或其他政府部门批准举办,或由社会机构举办的为提高就业人员就业技能的与健康相关的就业前培训和其他技能培训活动,如营养师培训、健身教练培训、按摩师培训等,不含竞技体育部分	8391*	职业技能培训
					8392*	体校及体育培训

续表

代码			名称	说明	2017 行业分类代码	
大类	中类	小类				
09	099	0990	其他未列明与健康相关服务	是指健康用品、健康旅游、健康文化等各类健康博览、展览或展会以及健康博物馆等服务,以及为本统计分类中各健康活动提供支持的健康基金(含健康产业投资基金)管理服务、健康投资与资产管理、产权交易服务、法律服务,健康产品和服务策划、制作的有偿宣传活动,健康工程管理与勘察设计服务,医疗卫生机构等健康场所、用品、器具及设备的清洁服务	728*	会议、展览及相关服务
					8850*	博物馆
					6760*	资本投资服务
					7212*	投资与资产管理
					7231*	律师及相关法律服务
					725*	广告业
					7481*	工程管理服务
					7483*	工程勘察设计
					8211*	建筑物清洁服务
					8219*	其他清洁服务
10			医药制造			
	101	1010	化学药品原料药制造	是指供进一步加工化学药品制剂所需的原料药生产活动	2710	化学药品原料药制造
	102	1020	化学药品制剂制造	是指直接用于人体疾病防治、诊断的化学药品制剂的制造	2720	化学药品制剂制造
	103	1030	中药饮片加工	是指对采集的天然或人工种植、养殖的动物和植物的药材部位进行加工、炮制,使其符合中药处方调剂或中成药生产使用的活动	2730	中药饮片加工
	104	1040	中成药生产	是指直接用于人体疾病防治的传统药的加工生产活动	2740	中成药生产
	105	1050	生物药品制造	是指利用生物技术生产生物化学药品、基因工程药物的生产活动	276	生物药品制造
	106	1060	卫生材料及医药用品制造	是指卫生材料、外科敷料、药品包装材料、辅料以及其他内、外科用医药制品的制造	2770	卫生材料及医药用品制造
	107	1070	药用辅料及包装材料	是指药品用辅料和包装材料等制造	2780	药用辅料及包装材料
11			医疗器械及康复辅助器具制造			
	111	1110	医疗诊断、监护及治疗设备制造	是指用于内科、外科、眼科、妇产科、中医等医疗专用诊断、监护、治疗等方面的设备制造	3581	医疗诊断、监护及治疗设备制造
	112	1120	口腔科用设备及器械制造	是指用于口腔治疗、修补设备及器械的制造	3582	口腔科用设备及器械制造
	113	1130	医疗实验室及医用消毒设备和器具制造	是指医疗实验室或医疗用消毒、灭菌设备及器具的制造	3583	医疗实验室及医用消毒设备和器具制造
	114	1140	医疗、外科用器械制造	是指各种手术室、急救室、诊疗室等医疗专用手术器械、医疗诊断用品和医疗用具的制造,不包括兽医用手术器材、医疗诊断用品和医疗用具的制造	3584*	医疗、外科及兽医用器械制造

续表

代码			名称	说明	2017 行业分类代码
大类	中类	小类			
11	115	1150	机械治疗及病房护理设备制造	是指各种治疗设备、病房护理及康复专用设备的制造	3585 机械治疗及病房护理设备制造
	116	1160	康复辅具制造	是指用于改善、补偿、替代人体功能和辅助性治疗康复辅助器具的制造,适用于残疾人和老年人生活护理、运动康复、教育和就业辅助、残疾儿童康复等;主要包括假肢、矫形器、轮椅和助行器、助听器和人工耳蜗等产品和零部件的制造,也包括智能仿生假肢、远程康复系统、虚拟现实康复训练设备等其他康复类产品的制造	3586 康复辅具制造
	117	1170	其他医疗设备及器械制造	是指外科、牙科等医疗专用家具器械的制造,以及其他未列明的医疗设备及器械的制造,不包括兽医用家具器械的制造	3589* 其他医疗设备及器械制造
12	120	1200	健康食品和医学化妆品制造	是指营养食品、保健食品、医学化妆品的制造	1491 营养食品制造 1492 保健食品制造 2682* 化妆品制造
13	130	1300	体育健身用品制造	是指以健身为目的的球类、体育器材及配件、训练健身器材、运动防护用具及其他体育用品的制造,不含竞技体育部分	2441* 球类制造 2442* 专项运动器材及配件制造 2443* 健身器材制造 2444* 运动防护用具制造 2449* 其他体育用品制造
14	140	1400	健康类可穿戴智能设备制造	是指由用户穿戴和控制,并且自然、持续地运行和交互的具有健康监测、评估等健康功能和目的的个人移动计算设备产品制造	3990* 其他电子设备制造
15			医疗卫生机构设施建设		
	151	1510	医疗卫生机构房屋建设	是指医院、基层医疗卫生机构、公共卫生机构及其他卫生机构的房屋建设	4790* 其他房屋建筑业
	152	1520	医疗卫生机构建筑安装	是指医院、基层医疗卫生机构、公共卫生机构及其他卫生机构建筑物内各种设备的安装活动,以及施工中的线路敷设和管道安装活动;不包括工程收尾的装饰,如对墙面、地板、天花板、门窗等处理活动	4910** 电气安装 4920** 管道和设备安装 4999** 其他建筑安装
	153	1530	医疗卫生机构建筑装饰和其他建筑业	是指对医院、基层医疗卫生机构、公共卫生机构及其他卫生机构等建筑工程施工前的准备活动,为建筑工程提供配有操作人员的施工设备的服务,工程后期的装饰、装修和清理活动,以及对居室的装修活动	5011** 公共建筑装饰和装修业 5021** 建筑物拆除活动 5022** 场地准备活动 5030** 提供施工设备服务
16	160	1600	中药材种植/采集	是指主要用于中药配制以及中成药加工的药材原料的种植、采集和养殖	0170 中草药种植 025* 林产品采集

上述分类是按照第三产业、第二产业、第一产业中与健康相关的活动进行划分和排列。但目前各方面对于健康与旅游、互联网、体育、食品、养老等相融合的产业越来越关注,而此类融合产业所涉及的细分行业分散在上述不同的健康产业分类中。因此,为了更好地体现融合产业的整体发展情况和对经济的贡献,我们按照国际常采用的方式,将上述融合产业涉及的细分行业分类整合形成了融合产业的分类体系—健康产业新业态分类体系,主要划分为健康旅游产业、智慧健康产业、健身休闲运动产业、健康食品产业、健康养老产业。

表 1-5　健康产业新业态分类体系

R01			健康旅游产业			
	R011		健康旅游消费			
		R0111	高端医疗及特色专科旅游	仅包括以体检和疾病治疗为主的国际先进医疗服务和特色专科服务为目的的旅游活动	8411**	综合医院
					8415*	专科医院
					8431*	疾病预防控制中心
					8491*	健康体检服务
					8492*	临床检验服务
		R0112	中医 / 民族医特色医疗旅游	仅包括以中医医疗服务为主要内容的中医药健康旅游活动	8411**	综合医院
					8412*	中医医院
					8413*	中西医结合医院
					8414*	民族医院
		R0113	康复疗养旅游	是指融合治疗、康复与旅游观光,通过气功、针灸、按摩、理疗、矿泉浴、日光浴、森林浴、中草药药疗等多种服务形式提供的健康疗养、慢性病疗养、老年病疗养、骨伤康复和职业病疗养等康复疗养旅游产品和服务	8416*	疗养院
					8511*	干部休养所
		R0114	休闲养生旅游	是指将休闲度假和养生保健、修身养性有机结合提供的居住型养生、环境养生、文化养生、调补养生、美食养生、美容养生、运动养生、生态养生以及抗衰老服务和健康养老等旅游产品和服务	7850*	城市公园管理
					7869*	其他游览景区管理
	R012	R0120	健康旅游出行	是指为健康旅游游客提供的铁路运输、道路运输、水上运输、空中运输及其他旅游出行服务	5311*	高速铁路旅客运输
					5312*	城际铁路旅客运输
					5313*	普通铁路旅客运输
					5411*	公共电汽车客运
					5412*	城市轨道交通
					5413*	出租车客运
					5419*	其他城市公共交通运输
					5421*	长途客运
					5422*	旅游客运
					5429*	其他公路客运
					5511*	海上旅客服务
					5512*	内河旅客服务
					5513*	客运轮渡运输
					5611*	航空旅客服务
					5822*	旅客票务代理
					7111*	汽车租赁

R01	R013	R0130	健康旅游住宿	是指为健康旅游游客提供的旅游住宿服务	6110*	旅游饭店
					6121*	经济型连锁酒店
					6129*	其他一般旅馆
					6130*	民宿服务
					6140*	露营地服务
					6190*	其他住宿业
	R014	R0140	健康旅游餐饮	是指为健康旅游游客提供正餐、快餐、饮料、小吃及餐饮配送服务	6210*	正餐服务
					6220*	快餐服务
					623*	饮料及冷饮服务
					6242*	外卖送餐服务
					6291*	小吃服务
	R015	R0150	健康旅游综合服务	仅包括为健康旅游游客提供的旅行社、旅游管理及其他旅游综合服务	7282*	旅游会展服务
					7291**	旅行社及相关服务
					7298	票务代理服务
R02			智慧健康产业			
	R021	R0210	远程医疗	是指以远程影像诊断、远程会诊、远程监护指导、远程手术指导、远程教育等为主要内容的远程医疗服务	8411**	综合医院
					8412**	中医医院
					8413**	中西医结合医院
					8414**	民族医院
					8415**	专科医院
					8416**	疗养院
					8421**	社区卫生服务中心(站)
					8422**	街道卫生院
					8423**	乡镇卫生院
					8425*	门诊部(所)
					8432**	专科疾病防治院(所、站)
					8433**	妇幼保健院(所、站)
	R022		健康类可穿戴智能设备、数字化医疗设备零售			
		R0221	健康类可穿戴智能设备零售	是指由用户穿戴和控制,并且自然、持续地运行和交互的具有健康监测、评估等健康功能和目的的个人移动计算设备产品零售	5236**	钟表、眼镜零售
					5273**	计算机、软件及辅助设备零售
		R0222	数字化医疗设备零售	仅包括数字化医疗设备的零售活动	5254**	医疗用品及器材零售
		R0223	健康类可穿戴智能设备、数字化医疗设备互联网零售	仅包括药品、医疗用品及其他健康相关产品的互联网零售服务,健康电子商务服务	5292**	互联网零售
	R023		健康类可穿戴智能设备、数字化医疗设备批发			
		R0231	健康类可穿戴智能设备批发	是指由用户穿戴和控制,并且自然、持续地运行和交互的具有健康监测、评估等健康功能和目的的个人移动计算设备产品批发	5139*	其他家庭用品批发
					5176**	计算机、软件及辅助设备批发

续表

R02	R023	R0232	数字化医疗设备批发	仅包括数字化医疗设备的批发	5154**	医疗用品及器材批发
	R024		健康类可穿戴智能设备、数字化医疗设备配送			
		R0241	健康类可穿戴智能设备配送	是指由用户穿戴和控制,并且自然、持续地运行和交互的具有健康监测、评估等健康功能和目的的个人移动计算设备产品的配送服务	5320** 5431** 5433** 5436** 5437** 5522** 5523** 5612** 5910** 5821**	铁路货物运输 普通道路货物运输 集装箱道路运输 邮件包裹道路运输 城市配送 沿海货物运输 内河货物运输 航空货物运输 装卸搬运 货物运输代理
		R0242	数字化医疗设备配送	仅包括数字化医疗设备的配送服务	同R0241	
	R025		健康类可穿戴智能设备、数字化医疗设备制造			
		R0251	健康类可穿戴智能设备制造	是指由用户穿戴和控制,并且自然、持续地运行和交互的具有健康监测、评估等健康功能和目的的个人移动计算设备产品的制造	3961*	可穿戴智能设备制造
		R0252	数字化医疗设备制造	仅包括数字化医疗设备的制造	3581* 3582* 3583* 3584* 3585* 3586* 3587* 3589* 3990*	医疗诊断、监护及治疗设备制造 口腔科用设备及器械制造 医疗实验室及医用消毒设备和器具制造 医疗、外科及兽医用器械制造 机械治疗及病房护理设备制造 康复辅具制造 眼镜制造 其他医疗设备及器械制造 其他电子设备制造
	R026		健康信息服务			
		R0261	互联网健康信息服务	是指互联网健康信息采集、传输、存储、分析、处理与传播等服务,健康网络平台服务,健康APP应用,互联网与健康其他业态的融合发展服务	6410* 6421* 6429* 6431* 6432* 6434* 6440* 6450*	互联网接入及相关服务 互联网搜索服务 互联网其他信息服务 互联网生产服务平台 互联网生活服务平台 互联网公共服务平台 互联网安全服务 互联网数据服务

续表

R02	R026	R0262	其他健康信息服务	是指非互联网健康信息(含文字、视频、数据等形式)内容加工服务,健康应用软件开发与经营等信息技术服务	651* 6591*	软件开发 呼叫中心
R03			健身休闲运动产业			
	R031		公共体育事务管理服务	是指各级政府部门体育行政事务管理中非竞技体育管理的活动	9224*	社会事务管理机构
	R032		体育健身服务			
		R0321	体育服务	是指为体育休闲健身服务的体育组织、体育场馆及其他体育服务,不包括竞技体育部分	8912* 8919* 8921* 8929*	体育保障组织 其他体育组织 体育场馆管理 其他体育场地设施管理
		R0322	休闲健身服务	是指主要面向社会开放的休闲健身场所和其他体育娱乐场所的管理活动	8930	健身休闲活动
		R0323	体育健康服务	是指国民体质监测与康体服务、以及科学健身调理、社会体育指导员、运动康复按摩、体育健康指导等服务	8992	体育健康服务
		R0324	体育运动培训	是指各类体育运动培训活动,具体包括各种运动辅导(篮球、足球、乒乓球、羽毛球、田径)、各类群众性体育培训、辅导服务及各类健身培训班(交谊舞、国标舞、瑜伽等)等,不包括啦啦队指导、业余体校服务、职业运动员的训练辅导和室内健身运动	8392*	体校及体育培训
	R033	R0330	健身类体育用品及器材零售	是指以休闲健身为目的的体育用品和器材的零售活动,不包括以竞技比赛为目的的体育用品和器材的零售活动	5242**	体育用品及器材零售
	R034	R0340	健身类体育用品及器材批发	是指以休闲健身为目的的体育用品和器材的批发活动,不包括以竞技比赛为目的的体育用品和器材的批发活动	5142**	体育用品及器材批发
	R035	R0350	健身类体育用品及器材配送	是指以休闲健身为目的的体育用品和器材的配送活动,不包括以竞技比赛为目的的体育用品和器材的配送活动	同 R0241	
	R036	R0360	健身类体育用品及器材租赁服务	是指体育健身设备及器材租赁和出租服务	7122*	体育用品设备出租
	R037	R0370	其他与体育健身相关服务	是指体育健身产品和服务策划、体育健身工程管理与勘察设计服务等其他与体育健身相关服务	725* 7481* 7482* 7483*	广告业 工程管理服务 工程监理服务 工程勘察活动

续表

R03	R038	R0380	体育健身用品制造	是指以健身为目的的球类、体育器材及配件、训练健身器材、运动防护用具及其他体育用品的制造	2441* 2442* 2443* 2444* 2449*	球类制造 专项运动器材及配件制造 健身器材制造 运动防护用具制造 其他体育用品制造
	R039		体育场地设施建设			
		R0391	室内体育场地设施建设	仅包括体育馆工程服务、体育及休闲健身用房屋建设活动,室内运动地面(如足球场、篮球场、网球场等)以及室内滑冰、游泳设施(含可拼装设施)的安装施工活动	4720* 4910** 4920** 4999** 5011** 5021** 5022** 5030**	体育场馆建筑 电气安装 管道和设备安装 其他建筑安装 公共建筑装饰和装修业 建筑物拆除活动 场地准备活动 提供施工设备服务
		R0392	室外体育场地设施建设	仅包括室外田径场、篮球场、足球场、网球场、高尔夫球场、跑马场、赛车场、卡丁车赛场以及室外全民体育健身工程(含健身路径、健身步道等)设施等室外场地设施的工程施工活动	4892*	体育场地设施工程施工
R04			健康食品产业			
	R041		健康食品和保健器材零售			
		R0411	健康食品和保健器材专门零售	是指婴幼儿辅助食品、特殊医学用途食品、其他营养食品等营养品专门零售活动和保健酒、胶囊保健食品、饮片保健食品、口服液保健食品、冲剂保健食品、其他保健品等保健品专门零售活动,保健辅助治疗器材的专门零售和固定摊点零售活动	5225 5239**	营养和保健品零售 其他日用品零售
		R0412	健康食品和保健器材综合零售	是指百货、超市销售的营养健康食品、特殊医学用途配方食品和保健器材	5211* 5212* 5219*	百货零售 超级市场零售 其他综合零售
		R0413	健康食品和保健器材互联网零售	仅包括营养健康食品、特殊医学用途配方食品和保健器材的互联网零售服务,健康电子商务服务	5292*	互联网零售
	R042	R0420	健康食品批发	是指营养品批发和进出口、保健品批发和进出口	5126	营养和保健品批发
	R043	R0430	健康食品仓储	是指营养健康食品、特殊医学用途配方食品等健康食品的仓储服务。	5990*	其他仓储业
	R044	R0440	健康食品配送	是指营养健康食品、特殊医学用途配方食品等健康食品的配送服务。	同 R0241	
	R045	R0450	健康食品和保健化妆品制造	是指营养食品、保健食品、保健药品、保健化妆品的制造	1491 1492 2682*	营养食品制造 保健食品制造 化妆品制造

R04	R046	R0460	健康食品原材料种植/养殖		011*	谷物种植
					012*	豆类、油料和薯类种植
					013*	棉、麻、糖、烟草种植
					014*	蔬菜、食用菌及园艺作物种植
					015*	水果种植
					016*	坚果、含油果、香料和饮料作物种植
					017*	中药材种植
					019*	其他农业
					0252*	非木竹材林产品采集
					031*	牲畜饲养
					032*	家禽饲养
					0330*	狩猎和捕捉动物
					039*	其他畜牧业
					041*	水产养殖
					042*	水产捕捞
					0514*	农产品初加工活动
					0539*	其他畜牧专业及辅助性活动
					0549*	其他渔业专业及辅助性活动
R05			健康养老产业			
	R051	R0510	健康养老治疗服务	是指医疗机构为老年人提供的医疗服务	8411**	综合医院
					8412**	中医医院
					8413**	中西医结合医院
					8414**	民族医院
					8415**	专科医院
					8416**	疗养院
					8421**	社区卫生服务中心(站)
					8422**	街道卫生院
					8423**	乡镇卫生院
					8425**	门诊部(所)
					8432**	专科疾病防治院(所、站)
					8433**	妇幼保健院(所、站)
	R052	R0520	健康养老健康管理与促进服务	是指医疗机构为老年人提供的健康教育和咨询、健康体检、慢性病管理、中医保健等健康管理与促进服务	8431**	疾病预防控制中心
					8491**	健康体检服务
					8492**	临床检验服务
					7244**	健康咨询
					8053**	养生保健服务
					其他同R0510 健康养老治疗服务	
	R053	R0530	健康养老康复护理服务	是指医疗卫生机构为老年人提供的康复和护理服务	同R0510 健康养老治疗服务	
	R054	R0540	老年人养护服务	是指各级政府、企业和社会力量兴办的主要面向老年人提供的长期照料、养护、关爱、专业化护理等服务,不包括以康复为主的护理服务	8512*	护理机构服务
					8514*	老年人、残疾人养护服务

R05	R055		老年人健康相关 产品零售			
		R0551	老年人药品零售	仅包括针对老年人的西药专门零售、中药材及中成药专门零售、中西药结合的专门零售、医药及医疗器材一体的专门零售、计划生育和性保健用品零售,不包括兽用药品专门零售	5251* 5252*	西药零售 中药零售
		R0552	老年人医疗用品及器材零售	仅包括针对老年人的医疗诊断、监护及治疗设备,口腔科用设备及器具,医用消毒、灭菌设备和器具,医疗、外科器械,康复治疗及病房护理设备,医疗卫生材料及用品,辅助康复器械及其他医疗器材及用品的专门零售。不包括保健辅助治疗器材专门零售商店	5254* 5255*	医疗用品及器材零售 保健辅助治疗器材零售
		R0553	老年人健康食品和保健器材零售	仅包括专门针对老年人的营养品、保健酒、胶囊保健食品、饮片保健食品、口服液保健食品、冲剂保健食品、其他保健品等保健品专门零售活动,保健辅助治疗器材的专门零售和固定摊点零售活动	5225* 5239*	营养和保健品零售 其他日用品零售
		R0554	老年人健身类体育用品及器材零售	仅包括专门针对老年人的以休闲健身为目的的体育用品和器材的零售活动,不包括以竞技比赛为目的的体育用品和器材的零售活动	5242**	体育用品及器材零售
		R0555	健康管理类可穿戴设备、自助式健康检测设备及智能养老监护设备零售	是指由用户穿戴和控制,并且自然、持续地运行和交互的具有健康监测、评估等健康功能和目的的个人移动计算设备产品零售	5236** 5273*	钟表、眼镜零售 计算机、软件及辅助设备零售
	R056		老年人健康相关产品批发、配送、租赁服务			
		R0561	老年人健康相关产品批发	是指专门针对老年人的药品、医疗用品及器材、健康食品、健身用品和智能可穿戴设备、自助式健康检测设备、智能养老监护设备的批发	5151* 5152* 5154** 5126* 5142** 5176** 5139**	西药批发 中药批发 医疗用品及器材批发 营养和保健品批发 体育用品及器材批发 计算机、软件及辅助设备批发 其他家庭用品批发
		R0562	老年人健康相关产品配送	是指专门针对老年人的药品、医疗用品及器材、健康食品、健身用品和智能可穿戴设备、自助式健康检测设备、智能养老监护设备的配送	同 R0241	

续表

R05	R056	R0563	老年人健康相关产品租赁	是指专门针对老年人的药品、医疗用品及器材、健身用品和自助式健康检测设备、智能养老监护设备的租赁和出租服务	7119**	其他机械与设备租赁
					7121**	娱乐及体育设备出租
	R057	R0570	老年人健康相关产品制造	是指专门针对老年人的医药、医疗器械及康复辅助器具、健康食品、体育健身用品、智能可穿戴设备、自助式健康检测设备、智能养老监护设备的制造	27**	医药制造业
					358**	医疗仪器设备及器械制造
					1491*	营养食品制造
					1492*	保健食品制造
					244**	体育用品制造
					3990**	其他电子设备制造
	R058	R0580	养老机构建设	仅指养老机构的房屋建设、建筑安装、建筑装饰和其他建筑业	4790*	其他房屋建筑业
					4910**	电气安装
					4920**	管道和设备安装
					4999**	其他建筑安装
					5011**	公共建筑装饰和装修业
					5021**	建筑物拆除活动
					5022**	场地准备活动
					5030**	提供施工设备服务

（张毓辉、翟铁民、郭锋、万泉、王荣荣）

参 考 文 献

[1] 胡雪梅.中国国民经济核算体系发展现状及改进建议[J].首都经济贸易大学学报,2015,7(5),94-98.

[2] 胡皓.服务产出核算若干问题研究[D].暨南大学,2011,279-280.

[3] 周爱华.非市场服务产出核算的理论和方法研究[D].湖南师范大学,2009,29-36.

[4] 艾伟强.完整治疗及其产出核算的有关问题研究[J].现代商贸工业,2010(23),244-245.

[5] 联合国等国际组织.中国国家统计局国民经济核算司,中国人民大学国民经济核算研究所,译.2008年国民账户体系[M].北京:中国统计出版社,2012.

[6] 马伟杭.发展健康服务业 促进经济转型升级[J].卫生经济研究,2013(10):3-5.

[7] 任秋凤,郭航远.发展健康服务业的探讨[J].医院管理论坛,2013(10):8-9.

[8] 任伟.发展健康服务业是促进经济社会转型升级的重要突破口[J].宏观经济管理,2013(11):6-7.

[9] 肖月,赵琨,单婷婷,等.构建健康服务业产值预测分析模型的实证研究[J].中国卫生经济,2014,33(8):44-47.

[10] 陈德福,车春鹏.国际健康服务业集群发展经验及启示[J].现代经济信息,2014(22):425-426.

[11] 宫洁丽,王志红,翟俊霞,等.国内外健康产业发展现状及趋势[J].河北医药,2011,33(14):2210-2212.

[12] 申俊龙,彭翔.中医药健康服务业的发展模式与策略探讨[J].卫生经济研究,2014(8):24-27.

[13] 任欢.中国学者对健康服务业研究概况综述[J].经济研究导刊,2014(36):44-45.

[14] 张艳,王卫红.美,日等国健康产业的发展经验及其对我国的启示[J].现代商业,2012(13):64-66.

[15] 王禅,杨肖光,白冰,等.美国健康产业发展及对我国的启示[J].中国卫生经济,2014,33(012):116-119.

我国健康产业规模核算方法、结果与分析

随着人民群众多层次、多样化健康产品和服务需求的持续增长,健康产业蓬勃发展,并成为国家推动经济转型升级的新引擎。当前,大力发展健康产业的政策方向已经明确,"健康中国"战略也对健康产业发展提出了新要求,提供了新动力。下一步需要具体、可操作的健康产业发展战略和相关政策来推动实施。特别是在深化医药卫生体制改革已经进入深水区的关键时期,如何发展健康产业,采取什么样的健康产业发展战略使之与医药卫生体制改革互相促进,既能确保建立符合我国国情的基本医疗卫生制度、实现人人享有基本医疗卫生服务,又能使其成为新的经济增长点,促进经济结构转型和发展方式的转变,这是亟待解决的实际问题。而健康产业发展和相关政策制定需要详细准确的产业经济信息作为决策基础。国家卫生健康委卫生发展研究中心作为我国卫生费用核算方法学研究和技术指导单位,在前期会同国家统计局有关部门开展健康服务业分类与核算体系研究的基础上,基于健康产业的内涵、范围和统计分类,开展了以卫生费用核算为基础的健康产业核算体系研究,建立标准化的核算体系和方法,核算我国健康产业的总体规模,能够为确定健康产业发展的重点领域,明确健康产业发展所需的政策措施提供重要的决策依据。

一、健康产业核算体系和方法研究

健康产业核算体系与方法需要基于国民经济核算原则与方法《卫生核算体系(2011 版)》(SHA2011)核算体系与方法,并基于健康产业有关行业的特殊性,对核算体系和方法进行调整。本部分内容主要包括 SHA2011 和国民经济核算基本原则与方法简要介绍、健康服务业核算体系与方法介绍,以及健康服务业核算的主要结果形式。

(一) 国际卫生行业经济核算体系——SHA2011 的原则与方法

2013 年国务院印发《关于促进健康服务业发展的若干意见》,提出要在继续深化医改的同时,多措并举发展健康服务业,健康服务业的核心和主体内容是卫生行业,即医疗卫生服务业。

在国民经济核算领域中,将卫生行业的具体核算称为卫生卫星账户,方法是对国民经济行业分类中与医疗保健功能相关的类别进行重新组合,分别核算和加总相关类别的增加值,其结果能够反映卫生行业在国民经济中的产业联系,分析其对国民经济的贡献和影响。从国际上看,卫生卫星账户通常以卫生费用核算(national health accounts,NHA)为基础。NHA 实际上是以卫生费用核算体系(system of health accounts,SHA)为基础,从总产出的角度核算卫生行业的产值,其核算结果能够为编制卫生卫星账户提供重要基础。

我国是较早制度化地开展卫生总费用核算的国家,2009 年开展了《卫生核算体系(2011 版)》(SHA2011)试点工作。2012 年 SHA2011 正式出版,内容在注重卫生筹资政策相关性的同时,进一步提高了与国民经济核算账户(SNA)的联系,为编制卫生卫星账户提供了良好的基础。

1. SHA2011 对卫生总产出的衡量 SHA2011 的切入点是一个国家或地区居民对卫生服务和产品

的消费,因为在描述卫生系统时,居民最终消费一般来说比生产更有卫生政策意义。总体来看,一国可得的所有卫生产品和服务要么由国内生产机构提供,要么从国外进口所得继而被用于不同用途,或满足本国居民的卫生保健需要,或作为生产其他卫生产品和服务的中间投入。在某一经济区域内,被本国居民使用的,用于满足个人或集体需要的本经济区域生产或进口的卫生产品或服务被视为最终消费,并被包括在卫生核算的框架中。

根据医疗卫生消费的性质,SHA2011 将卫生费用核算分为经常性卫生费用和固定资本形成两个账户。

(1)经常性卫生费用:经常性卫生费用是指按消费范围界定的卫生功能所花费经济资源的量化。由于 SHA 主要关注由本国单位消耗的卫生产品和服务,无论这些消费发生的地点,或事实上由谁支付。因此,经常性卫生费用不包括卫生产品和服务的出口,但包括用于最终使用的卫生产品和服务的进口。

(2)固定资本形成费用:在卫生行业,区分经常性卫生产品和服务费用与资本费用十分重要。资本产品是卫生服务提供机构需求的主要内容,对于维持或扩大生产,提供卫生产品和服务起着至关重要的作用。

2. SHA2011 对卫生保健活动的界定 SHA2011 从活动和功能角度定义卫生总消费。卫生服务功能分类(国际卫生账户分类—卫生服务功能,ICHA-HC)从国际视角描绘了卫生服务活动的范围,按照 ICHA-HC 的概念设计,卫生服务主要包括所有通过利用有资质的医学知识(医学、辅助医学和护理知识和技术,包括传统、补充和替代医学),以提高和维持人体健康状况,预防健康状况恶化,减轻不健康影响为主要目标的活动。这一主要目标通过以下卫生服务活动实现:健康促进和疾病预防;疾病诊断、治疗和康复;慢性病患者的医疗照护;健康相关损伤和残疾的医疗护理;姑息治疗;提供和管理公共卫生项目;卫生系统治理和管理。

总体来说,确定一项活动是否纳入卫生核算的核心费用范围有四个标准,按照重要顺序依次如下:

(1)活动的首要目标是提高和维持个人、部分人群及全体人群的健康状况,防止健康水平恶化,减轻疾病影响。

(2)活动执行过程中应使用有资质的医疗及卫生知识和技术,或在具备上述知识的人或机构的监督下执行的活动,或是卫生行政管理和筹资的功能。

(3)消费是居民对卫生服务产品和服务的最终使用。

(4)存在卫生服务或产品交易。

关于医疗卫生活动中所需要的医学知识和技术的水平,SHA2011 主要参考国际职业标准分类(ISCO)。

3. SHA2011 的核算框架 SHA2011 核心核算框架是围绕三轴体系组织卫生费用记录,包括卫生服务功能分类(ICHA-HC),卫生服务提供机构分类(ICHA-HP)和筹资方案(IHCA-HF)。这三个核心分类主要回答以下三个基本问题:

消费了什么类型的产品和服务?

哪些卫生服务提供机构提供了这些产品和服务?

什么样的筹资方案为这些产品和服务付费?

在卫生账户核心核算框架的周围,还有一些与这三个维度联系密切的补充分类。

国民经济核算分类在经济统计中处于核心地位,因为所有的经济活动或者按照行业,或者按照经济部门,或者按照产品服务的生产或使用目的进行分类,包括了卫生领域的生产和消费部门。围绕 SHA2011 核心的三轴关系,其分类与以下国民经济分类存在联系:

(1)SHA 中的功能分类方法与 SNA 中涉及卫生服务消费的部分有关(描述和界定与 SNA2011[①] 中的分类方法有关,包括政府功能分类(COFOG),基于不同目的的个体消费分类(COICOP)和基于不同目的的服务于家庭的非营利机构分类(COPNI))。

---

① 国民经济核算体系 2008 附件 1 中包括根据目的(以前也称功能分类)四种类型的支出。

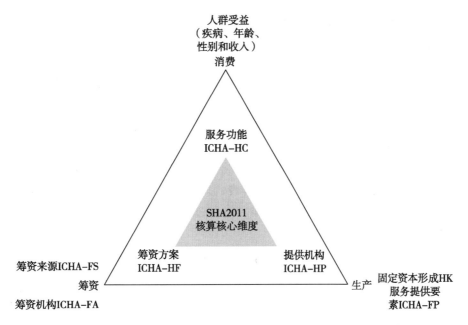

图 1-4　SHA2011 的核心核算框架和扩展框架

（2）SHA 中的功能分类方法和欧洲社会保障综合统计体系有关（描述和界定与欧洲社会保障体系中的健康风险 / 健康受益）。

（3）ICHA 中的卫生服务提供机构分类和国际标准产业分类（ISIC）中的卫生服务活动分类有关。

（4）ICHA 中的卫生筹资方案分类和 SNA 的组织部门中有关筹资机构的分类有关。

SHA 中涉及的核心维度分类方法与其他统计系统所遵循的对卫生的分类方法之间的潜在关系见图 1-5。

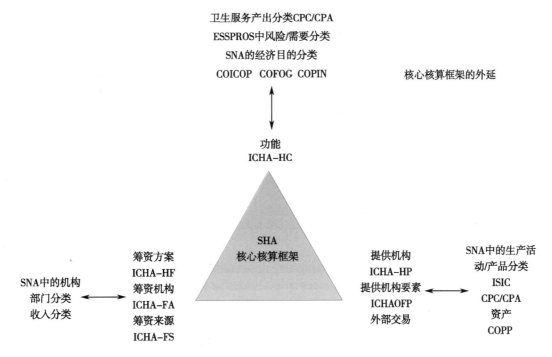

图 1-5　SNA、ESSPROS 和 SHA 的卫生服务分类

从国民经济核算的角度,三角形关系的最上方代表的是居民对卫生产品和服务的最终需求,而底层是卫生服务的提供。SNA 中从宏观经济角度强调供给平衡,包括出口、进口、积累和中间消耗。为平衡

这些因素,需要对卫生服务产出进行分类。SNA 用于建立供给平衡的分类标准是 ISIC,此分类标准将公司和企业按照不同行业进行了分类。三角形左下角显示了 SNA 中机构部门和政府财政统计手册(GFSM)中收入分类在筹资方面的接口,但 SHA 中的筹资方案和筹资机构与 SNA 中的金融公司的分类不同。SNA 和欧洲综合社会保护统计系统(ESSPROS)这样的国际统计分类方法之所以和 SHA 不同,原因在于包括的卫生产品和服务的范围不同,选择的处理和测算方法不同。

(1)卫生服务功能分类(ICHA-HC):从核算角度来讲,"功能"是指"满足需要的一个交易或一组交易的类型或所追求目标的种类"。功能分类是指有特定卫生目的的最终使用者(如居民)所消费的一组卫生产品和服务。卫生服务的消费有两种形式:一种是群体性的,一种是个体性的。由于健康状况是每一个个体的属性,大多数卫生服务的消费都是个体性消费;与私人消费和个体需求有关。相反,群体性服务的目标是全体人群(或全体人群中的一部分),目的是提高卫生标准或卫生系统的效率和效果,使全体使用者同时受益。这些不同类型的服务不是直接与个体使用者相关,而是对整个卫生系统或子系统的干预。

HC.1 治疗服务:治疗服务包括以减轻疾病或损伤症状、减轻疾病或损伤的严重性,或阻止威胁生命或正常功能的疾病或损伤的恶化和/或并发症的发生为首要目标就医行为。

HC.2 康复服务:康复是旨在为伤残人士或可能伤残的人士提供服务的整体性战略,以实现和维持其最佳的功能、体面的生活质量和更好的融入社区和社会。治疗服务主要关注健康状况,而康复服务关注与健康状况相关的功能。康复服务可以稳固、提高或恢复被削弱的身体功能,补偿身体功能的缺失或损失,提高患者的活动能力和参与能力,防止损伤、医疗并发症和各种风险。

HC.3 长期护理(LTC)(卫生):长期护理服务(卫生)包括了一系列以减轻在一定程度上需长期照护患者的疼痛和苦楚、减少健康状况恶化为目的的医疗和个人服务。从最终使用的角度来看,长期护理服务是在一个持续或周期性的基础上,经过一个长期的阶段,对需要照护的患者提供支持的完整服务包。

HC.4 辅助性服务:辅助性服务通常是服务包中与诊断和检测相关的主要部分。辅助性服务的目的不是辅助服务本身,而是服务于疾病的治疗和预防。对于住院服务、日间治疗和医院门诊服务来说,辅助性服务通常不是作为单独的类别。

HC.5 医疗用品:药品和其他医疗用品通常是以预防、治疗、康复或长期护理为目的的服务包的一部分。在住院、门诊和日间服务消费中,药品费用通常不能分离出来,除非有更加详细的分类。

HC.6 预防服务:预防的目的是防止和减少损伤和疾病及其后遗症和并发症的数量或严重程度。预防是基于健康促进策略,通过控制某些中间决定因素,提高人们健康水平的过程。

HC.7 治理、卫生行政和筹资管理:此类服务针对于卫生系统而不是卫生服务,所有卫生系统的使用者都会受益。服务指导和支持的时卫生系统功能,维持和增加卫生系统效率,提高卫生系统公平性。这些服务不仅仅限于政府,可能有些是由非公实体提供的,包括 NGOs、商业健康保险等。

HC.9 其他未被区分的卫生保健服务:这包括没有包括在 HC.1 到 HC.7 分类下的任何其他卫生保健服务。

根据内容,功能核算还包括更为细分的分类,以体现服务提供模式或更为细致的功能活动内容,详见表 1-6。

(2)服务提供机构分类(ICHA-HP):卫生服务提供机构包括以提供卫生产品和服务为主要活动的组织和参与者,也包括卫生服务提供仅是其众多服务中一种的组织和参与者。主要服务提供机构是指以按核心功能分类(ICHA-HC)界定的卫生产品和服务提供作为主要活动的组织或参与者。典型的主要服务提供机构包括医院、急救机构、卫生服务中心、诊所、实验室、护理服务提供机构、药店等。在卫生服务提供机构分类(ICHA-HP)中,主要卫生服务提供机构包括 6 类(HP.1-HP.6)。次要卫生服务提供机构是指将除了主要活动外,还提供卫生服务的机构,为员工提供内部职业性药品服务的机构、监狱内卫生服务机构(HP8.2)。

HP.1 医院:医院是指经许可主要从事向患者提供医疗、诊断、治疗服务,包括外科、护理和其他医疗服务的机构。医院提供住院服务大多要依靠专业设备、知识和医疗技术、器械才能提供,从而构成一个完整、有意义的服务提供流程,医院同时也可能提供日间服务、门诊服务和居家医疗服务。

HP.2 可居住长期护理机构:这一分类包括主要从事提供集护理、监护或居民其他需求的服务为一体的可居住长期护理服务提供机构。这些机构中,大部分生产过程和提供的服务混合了卫生服务和社会服务,提供的医疗服务大部分是医学护理服务,并伴有个人护理服务,但是护理服务中的医学成分没有医院提供服务那样密集。

HP.3 门诊服务提供机构:这一分类包括主要直接向需要门诊服务而不需要住院服务的患者提供卫生服务的机构,如诊所等。门诊服务提供机构的卫生执业人员主要向机构就诊者提供服务,或者到患者家中出诊。

HP.4 辅助性服务提供机构:本分类包括那些在卫生专业人员监督下,直接向患者提供具体辅助性服务的机构,这些辅助性服务未被由住院、医疗护理、门诊服务提供机构或其他机构提供的治疗服务所涵盖。包括患者转运、急救、医学和诊断实验室等服务提供机构。

HP.5 医疗用品零售机构和其他提供机构:这一分类包括首要活动是向公共部门提供零售医疗产品,以满足个人或家庭消费或利用需要的专门机构,包括药店和医疗耐用品及器械零售等机构。

HP.6 预防服务提供机构:主要包括提供群体性预防服务项目,以及为特殊人群或多数人群提供公共卫生服务项目的机构,例如健康促进机构、疾病防护机构或公共卫生机构,以及首要目的是提供一级预防服务的机构或组织。

HP.7 卫生行政与筹资管理机构:这一分类下包括主要从事卫生服务机构的活动规制以及对卫生部门统筹管理的机构,包括卫生筹资管理机构。前者包括政府部门开展的活动,以及其对整个卫生系统的治理和管理。后者是指与资金的筹集和公立私立部门购买卫生产品和服务的管理。

HP.8 其他经济单位:其他经济单位主要包括提供家庭卫生服务的住户和其他行业中次要卫生服务提供机构,如企业里内部的职业卫生服务,偶尔提供卫生服务的社会服务提供机构等。

HP.9 国外卫生服务提供机构:这一分类包括所有提供卫生产品和服务以及提供卫生相关服务的外国单位。这两种情况的提供直接针对本国居民的最终使用。

(3)卫生筹资计划分类(ICHA-HF):卫生筹资系统为了满足人群(个体或集体的)当前以及未来需要在卫生系统内部动员和分配资金。个体可通过对服务或产品直接支付,或通过第三方筹资安排如国民卫生服务(NHS)、社会保险或自愿性保险获得卫生服务。卫生筹资方案的概念是欧洲综合社会保护统计体系(ESSPROS)所定义社会保障方案概念的应用和扩展。卫生筹资方案(HF)是卫生产品和服务消费筹资分析的重要单元,而有关交易的数据可以从运行不同筹资方案的筹资机构收集,或者从卫生服务提供机构收集,这取决于国家的统计系统。

HF.1 政府方案和强制性卫生筹资方案:该类别包括所有旨在确保整个社会、大部分社会人群、或者至少是某些脆弱人群对基本卫生保健可及的方案。包括:政府方案、社会医疗保险、强制性私立保险和强制性医疗储蓄账户。

HF.2 自愿医疗保健支付方案(家庭卫生支付除外):这一类别包括所有国内的预付医疗保健筹资方案,这些方案中医疗服务的获得由私人主体自行决定。具体包括:自愿医疗保险、为住户提供服务的非营利机构筹资方案以及企业筹资方案。"强制性方案"是指由政府(法律)强制规定了成员身份的方案,所有其他方案都视为自愿性。

HF.3 家庭卫生支出:家庭卫生支出也是一种筹资方案。其具有的区分特征就是利用家庭原始收入或储蓄直接支付医疗服务(没有涉及第三方支付者):服务利用者在接受服务时进行支付。包括费用共担和非正式支付(现金和实物形式)。家庭卫生支出(OOP)表示的是家庭在接受服务时直接负担的医疗成本。

HF.4 国外筹资方案:国外筹资方案包括涉及多个机构单位(或由多个机构管理)的筹资安排,这些机构设在国外,但是代表国内居民从事筹集、统筹资源及代表国内居民购买卫生产品和服务。

(4)服务提供要素账户(ICHA-FP):提供要素被视为卫生服务提供过程中的投入。卫生服务提供机构在提供卫生产品和服务过程中涉及多种生产要素 - 人力、资本和材料以及外部服务,也需要支付投入有关的费用,例如缴税(如,增值税)。因此,核算期间的卫生服务提供要素数值等于卫生产品和服务提供过程中使用的现金或实物性资源的总价值,等于筹资方案为所消耗的卫生产品和服务而应支付给卫生服务提供机构的价值。

FP.1 雇员补偿:雇员补偿包括企业在一个会计期内根据员工的工作表现支付的所有报酬,无论是现金还是实物形式。包括工资和薪金,也包括各种形式的社会福利,以及加班费或夜间工作额外补偿,奖金,津贴,以及其他实物报酬等。

FP.2 自我雇佣者的报酬:这一分类是指独立开展卫生服务的自我雇佣的专业人员的报酬,包括独立从业者酬劳,不受薪自我雇佣专业人员的收入以及受薪卫生人员通过独立执业获得的补充的或额外的收入。尽管有资质的卫生执业人员独立开展的工作很常见,且具有相关性和重要意义,但众多指南中都未能给出可参考的或达成一致的全面测算标准。通过调查或提供机构的记录可以进行测算探讨,特别是与 SNA 相关的部分。

FP.3 材料和服务使用:此分类包括在提供卫生服务和产品(非家庭性生产)中所消耗的购自其他提供机构或行业的产品和服务的总价值。所有的材料和服务将在生产活动周期内被消耗。材料是指卫生系统中各种生产活动所需要的卫生和非卫生的投入。从高度专业物品,如药品和临床实验室检测所用的材料,到一般用途的物品,如纸笔。使用的服务是指购买由其他机构提供的服务,通常是指非卫生行业提供的一般性服务,例如安全、房屋和设备的租金以及它们的维护和清洁等。也包括卫生服务,例如实验室作业、影像服务和患者运送。

FP.4 固定资本消耗:固定资本消耗是生产的一种成本,可以定义为在核算期间卫生服务提供机构的固定资产由于物理磨损、可见退化、正常或意外的损害造成的现值减少的成本的总称。固定资本消耗反映生产活动中作为生产要素的隐含的资本使用。但由于战争或自然灾害造成的损失不包括在固定资本消耗中(见 SNA,6.244)。

FP.5 其他投入要素的支出:本分类包括所有的金融性成本,例如借款利息,税等。根据 SNA 的定义,税是经济机构向政府部门支付的现金或实物形式的费用,具有强制性和无偿性。其他包括未在上述分类包括的其他所有支出。记录在此分类的交易记录包括:产权费、政府执行的罚款和处罚;贷款的利率和费用;非寿险保费和理赔。

(二)国民经济核算原则与方法

1. 国民经济核算的基本原则

(1)市场原则:从市场出发,考虑市场过程和市场活动,以及市场发展变化等,就成为确定国民经济核算范围、分类、账户划分等方面的重要原则,这就是我们简称的市场原则。

(2)所有权原则:所有权原则是确定国民经济核算中资产和负债范围的基本原则。在市场经济活动中,资产和负债是进行生产活动,获取经济利益的根本条件,因此,它必须表现为企业等机构单位或机构部门的所有权,才可能在生产经营等经济活动中产生决定的作用。正由于这个原因,国民经济核算把资产界定为机构单位或机构部门能够行使所有权的统计范围,负债与资产相对应,这就是简称的所有权原则。

(3)三等价原则:三等价原则是指国民经济运行过程中国民生产、国民(原始或可支配)收入、国民(最终)支出之间的总量平衡关系的等价统计原则。三等价原则是确定国民经济生产、收入分配、消费和积累核算一致性的重要原则。

(4)核算统计原则:国民经济核算的统计原则首先是权责发生制。所谓权责发生制原则是指对经济活动中机构单位之间交易按照其债权债务发生时、或生产活动中价值转移或新价值形成或取消时进行统计的原则。国民经济核算的统计原则与微观会计核算原则有相同的一面,也有不同的一面。

2. 国民经济核算体系与方法

国民经济核算体系是指为进行国民经济核算而制定的标准和规范,它是以宏观经济理论为基础,明确规定一系列的核算概念和核算原则,制定一套反映国民经济循环过程的核算指标和科学的核算方法,并以相应的表现形式为国民经济核算提供的标准和规范。现在联合国和世界上大多数国家采用的国民经济核算体系,它包括五大核算内容:一是国内生产总值核算,即增加值的核算或最终产值的核算;二是投入产出的核算;三是资金流量的核算;四是资产负债的核算;五是国际收支的核算。

本研究主要聚焦在健康产业总产出和健康产业投入和产出方面,故本部分主要介绍国民经济核算方法中用于核算国民经济总产出的基本方法。

目前我国现行核算体系中主要反映社会再生产成果的产出指标是国内生产总值。国内生产总值是指一定时期内(通常为一年)国民经济各部门创造的增加值之和,是反映一个国家或地区所有常住单位生产活动最终成果的指标。它同时具有以下基本特征:国内生产总值是生产活动的成果;国内生产总值是常住单位的生产成果;国内生产总值是一定时期内生产的最终成果。

GDP 的计算有时间限制,它的本期值既不包括本期以前所生产的产品价值,也不包括本期尚未完成的产品价值。

按照上述的"国民产出三方等价原则",国内生产总值可以有三种计算方法,分别从生产、分配、使用三个不同阶段来测量的国民产出水平,它们是对同一事物从不同角度的测量,因而其统计结果应该是一致的。

(1)生产法:生产法也叫部门法或增加值法,它是从生产的角度,分别计算生产过程中各个部门或企业所生产产品内含的增加值,再加以汇总而得到国内生产总值的方法。

国内生产总值 = 各企业总产值之和－各企业中间产品价值之和

= 全社会产品总产值－全社会中间产品价值

(2)收入法:收入法就是从生产要素所有者在生产过程中所取得的收入或者是从生产要素使用者花费的成本角度来计算国内生产总值的方法,所以也叫成本法或分配法。

从宏观的角度来看,国内生产总值在扣除固定资产折旧后,不外乎分配给国家、集体(即企业)和劳动者个人,因而国内生产总值从分配角度看,包括固定资产折旧、劳动者报酬、生产税净额、营业盈余。

国内生产总值 = 固定资产折旧 + 劳动者报酬 + 生产税净额 + 营业盈余

(3)支出法:支出法也叫使用法或最终产品法,它是从最终产品的使用角度来衡量国内生产总值,把不同经济主体用来购买本期最终产品的支出加总在一起,或者是按最终产品的使用方向加总在一起得到国内生产总值的一种方法。其计算公式为:

国内生产总值 = 总消费 + 总投资 + 净出口

投入产出核算与国内生产总值核算一样,同属于生产核算的范畴,两者具有密切的联系,在某种意义上,可以将投入产出核算理解为多部门空间下的国内生产总值核算。投入产出核算以投入产出表为核心。相对于国内生产总值核算而言,投入产出表的优势或者说特点主要体现在以下两个方面:首先,投入产出表在某种意义上就是多部门国内生产总值核算,它不仅说明了各个项目的总体规模,还说明了构成情况;其次,投入产出表通过其多部门结构,将各部门间的相互依存关系以简洁明了的方式揭示出来。

(三) 健康产业核算的特殊性——非市场服务业核算

健康产业中的各个行业的总产出,以及投入和产出情况,均需要基于国民经济核算的基本原则和方法,但是健康产业中有些行业在服务提供过程中有其特殊性,需要进行调整。如健康服务业中的非市场服务问题。国民经济核算的重心在于国民收入与生产的市场核算,忽视了非市场的核算,尤其是对非市场服务核算关注不多。虽然 SNA 体系也不断地修正与完善,但是由于非市场服务核算在概念、测定及数据搜集方面存在很多困难,有关非市场服务核算的研究进程依然非常缓慢。

1. 非市场服务类型　SNA(2008)体系中提出非市场服务的明确定义:"非市场产出是指由为住户服务的非营利机构(NPISH)或政府生产的、免费或以没有显著经济意义的价格提供给其他机构单位或全社会的货物和个人 / 公共服务",但是由于资料的难于获取,该核算并没有取得进展。

非市场服务主要分为三种类型:

(1)向个人消费提供的服务:这类非市场服务的生产者和消费者之间存在单独的交易关系,这类非市场服务的生产者针对不同的消费者提供不同的具体服务。如:非营利医院向病人提供的个体医疗服务。消费者在接受这类非市场服务时根据个人的意愿,即需要这类消费;而且这类非市场服务具有排他性。

必须指出,针对病人提供的个体医疗服务的价格(除特殊医疗服务外)往往小于成本,它是在政府介入之下,根据财政经费的补贴等制定的价格。

(2)向一组消费者同时提供的服务:这类服务一般具有准公共服务特征。这类非市场服务的消费者是一组人,一组人同时消费这类服务,属于非竞争性和非排他性不完全的服务。非竞争性是指产品在消费过程中,任何人对该产品的消费和受益不会影响其他人对该产品的消费和受益。非排他性是指某些产品投入消费领域后,任何人都不能独立专用。如:公立学校向一批人提供的教育服务。由于教育经费不足,可能发生拥挤现象,这时学校通过收取一定费用的方式可以限制对这类服务的消费数量,以避免出现过度需求。

(3)向全体消费者(或整个社会)提供的服务:这类服务一般具有公共服务特征。这类非市场服务的生产者一般是国家政府,这类服务的消费者是整个社会或全体居民,是具有非竞争性和非排他性特征的非市场服务,是为了满足国家组织管理需要面向全社会居民提供的服务,而且一般采取免费方式提供。如:政府公共卫生部门向社会成员(即全体消费者)提供的公共医疗卫生服务等。

2. 非市场服务核算方法

(1)投入替代法:投入替代法是指按照生产中的成本来估算产出的方法。即非市场服务产出(除教育外的其他非市场一般政府服务产出)为中间消耗、雇员报酬、固定资本消耗、其他生产税净额之和。并假定服务的净营业盈余为零。SNA(2008)也阐述了同样的观点:免费向住户提供的非市场服务产出价值是用其成本总额进行估计的。

我国国民经济核算体系(2002)采用经常性业务支出加固定资本虚拟折旧,不计算营业盈余的方式来计算的,即总产出其实是非市场服务提供过程中的投入总量。该方法存在局限性:①改变了卫生服务产出的性质;②将剩余产品的价值锁定为零;③将卫生服务部门的生产率锁定为零。

(2)调整后的减缩指数法:调整后的减缩指数法是对投入替代法的劳动生产为零进行调整,考虑劳动生产率的变化影响,进而推算非市场服务总产出。这种方法的基本思路:将核算部门支付的工资和薪金总额的变化分解为雇员人数和工资级别变动引发的变化、通货膨胀引发的变化和劳动生产率变化引发的变化,其中通货膨胀引发的变化用集体合同规定的基本工资增长率指数的变化来替代。

目前该方法主要用于对行政管理与国防等公共服务部门产出进行核算。

(3)产出指标法:产出指标法是指选取合适的产出指标来测算非市场服务产出。基本思路是先根据具体的服务产出类型来确定产出指标,以某一年为基期计算物量指数,反映非市场服务产出的数量变动,然后用基年的产出价值推算报告期的不变价产出。

医疗服务属于为个人提供的服务。目前,对医疗机构产出的测算只涉及住院治疗。对其产出估算时用住院人数作为衡量医疗产出的数量指标,用提供服务的每一单位拥有的装备或考察是否与卫生部对质量作出的规定一致作为质量调整目前,其物量指数计算如下:

$$L_{b,t} = \dfrac{\sum\limits_{i=1}^{n} P_{i,o} Q_{i,1}}{\sum\limits_{i=1}^{n} P_{i,o} Q_{i,}}$$

其中,i 表示服务的种类,即医疗单位;t 为报告期,o 为基期;Qi,t 表示 t 年服务 i 的数量指标,即住院人数。

(4)健康产出的质量:随着医疗技术的进步,医疗卫生服务的质量也在不断提高。但对于部分医疗卫生服务来讲,其服务质量得到了很大的提高,而服务价格并没有明显的提高。按照现有的服务量和价格测算该项服务的总产出,在一定程度上会低估医疗卫生服务的总产出。因此,需要在衡量健康产出时需要考虑服务质量的变化。

在国民经济核算中,服务的物量包括两个方面:数量和质量。数量是服务的次数,质量是服务的特征。由于物量的变化包括数量和质量两个方面的变化,如果两种服务的特征不同,就不能将二者相加。因此,需要对卫生服务的产出进行质量调整。

卫生服务产出质量调整可以从过程和结果两方面展开:

利用过程指标进行质量调整。通过对某一治疗与专业标准相符的程度的判读来评定医疗过程的质量。过程指标覆盖癌症治疗、急性病治疗、慢性病治疗以及传染病治疗四个方面。

利用结果指标进行质量调整。卫生服务质量还包括卫生服务对卫生结果的影响,通过结果的变化可以对卫生服务的物量产出进行调整。需要注意的是,患者健康状况的改善受很多因素影响,在进行质量调整时,要排除来自非医疗体系的各种因素对健康状况的影响,如病人的生活习惯等。常用的结果指标包括癌症存活率、哮喘病死亡率、中风死亡率等。

同时使用过程指标和结果指标进行质量调整。治疗过程与治疗结果的相互影响,高质量的治疗过程质量高会使治疗的结果改善。所以,对卫生服务物量产出进行质量调整时可以同时使用上述两个指标。

但是,卫生服务结果和卫生服务产出之间的联系不够紧密。卫生服务结果并不是直接来自于卫生服务产出,结果包括两个部分,一部分来自卫生服务体系,另一部分来自卫生服务体系之外。即结果是以卫生服务为基础,但并不完全由卫生服务决定,还包括消费者本身的因素、环境因素等。所以,在医院提供无差别服务的同时,产生的结果是不同的,对产出的计量也不能完全按照医院对患者提供的服务量来计算,还要考虑到结果。

(四) 健康产业核算体系与方法

按照国民经济核算的基本原则和方法,本研究主要核算健康产业的总产出和增加值。

1. 健康产业总产出核算　健康产业总产出指一个国家(地区)在一定时期内生产的健康产品和服务的价值的总和,反映健康产业各行业生产经营活动的总成果,即健康产业总产品。总产出中既包括核算期内新增加的价值,也包括中间投入的转移价值,反映健康产业各个部门生产活动的总规模。在全国范围内,如果不考虑进出口情况,由于产业链中增加值累计至最终使用产品和服务的总规模,因此可以认为健康服务业的总规模即为健康产业增加值之和。

由于健康产业生产和提供的特殊性,需要分别对其中的市场服务总产出和非市场服务总产出进行核算。

(1)市场服务总产出:根据前文所定义的健康产业分类和范围,其中,重点需要确定健康服务业核心层中由政府举办的各类机构所提供的医疗卫生服务,如治疗服务(含康复)、长期护理服务、辅助性医疗服务和预防服务,支撑层中医疗卫生及医疗保险行政管理服务,以及由NGO组织提供的各类服务的服务类型划分。其余产品或服务交易均可认定为市场服务。

对于由公共机构提供的收费性医疗卫生服务,认为所有机构的医疗服务提供具有"市场行为",其价格具有经济意义。我国营利性医院实行市场调节价,根据实际服务成本和市场供求情况自主定价,具有完全的市场行为。非营利性医疗机构实行政府指导价,虽然一些非营利性医疗卫生机构医疗服务价格未完全体现市场价值,低于成本提供,但药品、大型检查等收费则高于成本提供,且财政会对由于政策原因导致的亏损进行补助,非营利性医院医疗收入和政府补助在补偿成本后普遍存在结余。因此,医疗机构提供的治疗服务费用的核算采用基于收入数据核算的原则。

健康产业中市场服务总产出 $= \sum_{i=0}^{n} P_i Q_i$

其中:i为健康产业中各行业的某一项服务;P为该项产品或服务的价格;Q为提供该产品或服务的数量。

(2)非市场服务总产出核算:一般来讲,预防服务是低于市场价格提供。但从我国预防服务提供的实际情况来看,并不是所有的预防服务都是低于市场价格提供,有些预防服务的收费水平是大于其成本的,因此,本研究只将收费水平小于成本的预防服务按照非市场服务核算其总产出。

因此,由医疗卫生机构提供的预防性服务、卫生行政与医疗保险筹资管理服务、以及由NGO组织提供的服务一般采取免费或低收费形式,这些服务均可认定为非市场服务。

一直以来,对于非市场服务的产出核算采用"投入替代法",即按照生产中的成本来估算产出。

健康产业非市场服务总产出 =(经常性业务支出 + 固定资本折旧)

需要注意的问题是并不是只有预防服务机构(如疾病预防控制中心和妇幼保健中心等)才提供预

防服务,医疗机构(如城市医院、县医院、卫生院、社区卫生服务机构、村卫生室)也提供预防服务。在核算经常性业务支出时,需要经过现场调查对各类机构提供每种的非市场预防服务的经常性支出进行测算。

2. 生产法增加值核算

(1)市场服务增加值核算(以治疗服务为例)

医疗服务生产法增加值核算:增加值 = 医疗服务总产出 − 医疗服务中间投入

医疗服务中间投入,又称中间消耗,是指在医疗服务提供过程中作为投入所消耗的非耐用性货物和服务的价值,其内容具体包括医疗服务提供者在服务提供过程中所消耗的原料、材料、燃料、动力等货物,以及运输、邮电、仓储、修理、金融、保险、广告等服务。

1)卫生部门办医疗机构(医院、基层卫生机构)医疗服务增加值核算

总产出计算公式:

总产出 = 机构年度总收入(扣除政府基建和设备购置补助)

数据来源:年度收入数据来自卫生财务年报资料。机构总收入主要是指机构因经营活动产生的收入,不包括政府对机构资本形成上的补助,所以要扣除政府基建和设备购置的补助。

医院中间投入计算公式:

医院中间投入 = 卫生材料费 + 药品费 + 其他费用

基层卫生机构中间投入 = 基层卫生机构医疗卫生支出 − 医疗支出中人员支出 − 医疗支出中非财政资本支出 − 医疗支出中提取医疗风险金 − 医疗支出中其他公用经费中劳务费和福利费 − 公共卫生支出中人员支出 − 公共卫生支出中非财政资本支出 − 医疗支出中其他公用经费中劳务费和福利费

数据来源:数据来自卫生财务年报资料。

2)非卫生部门办医疗卫生机构医疗服务增加值核算

总产出计算公式:总产出 = 全部医院或基层卫生机构或公共卫生机构总收入(扣除政府基建和设备购置补助) − 卫生部门办医院或基层卫生机构或公共卫生机构收入

机构总收入主要是指机构因经营活动产生的收入,不包括政府对机构资本形成上的补助,所以要扣除政府基建和设备购置的补助。卫生统计年鉴无法区分财政对基建和设备的补助,加之外部门此类补助基本很小,所以计算时忽略不计。

数据来源:全部医院、基层卫生机构和公共卫生机构总收入来自卫生统计年鉴,卫生部门办医院、基层卫生机构和公共卫生机构收入数据来自卫生财务年报资料。

由于目前卫生统计年鉴无法得到各类机构的详细支出数据,故非卫生部门办医疗卫生机构中间投入采用推算办法,假定其中间投入与机构支出的比重与卫生部门办医疗卫生机构相同。

中间投入计算公式:

非卫生部门办医院机构中间投入 = 核算年度非卫生部门办医院年度支出 × 核算年度卫生部门办医院中间投入 / 核算年度卫生部门办医院年度支出

非卫生部门办基层卫生机构中间投入 = 核算年度非卫生部门办基层卫生机构年度支出 × 核算年度卫生部门办基层卫生机构中间投入 / 核算年度卫生部门办基层卫生机构年度支出

数据来源:核算年度非卫生部门办医院年度支出根据卫生统计和卫生财务数据计算得到;核算年度卫生部门办医院中间投入和核算年度卫生部门办医院年度支出来自卫生财务年报资料。

(2)非市场服务增加值核算(以预防服务为例)

计算公式:

非市场医疗服务增加值 = 经常性业务支出 + 固定资本折旧 − 中间投入

中间投入计算公式:

公共卫生机构中间投入 = 支出合计 − 基本支出中工资福利支出 − 基本支出中商品和服务支出中的劳务费和福利费 − 基本支出中对个人和家庭的补助支出 − 基本支出中其他资本性支出 − 项目支出中工资福利支出 − 项目支出中商品和服务支出中的劳务费和福利费 − 项目支出中对个人和家庭的补助支出 −

项目支出中基本建设支出 – 项目支出中其他资本性支出

非卫生部门办公共卫生机构中间投入 = 核算年度非卫生部门办公共卫生机构年度支出 × 核算年度卫生部门办公共卫生机构中间投入 / 核算年度卫生部门办公共卫生机构年度支出

医疗机构提供非市场预防服务的中间投入需要通过现场调查,按照提供非市场预防服务和其他服务的实际投入情况将机构总投入进行分摊。

数据来源:卫生财务年报资料、服务提供机构调查数据。

3. 收入法增加值核算(以医疗卫生服务为例)　健康服务业核心层中各类服务收入法增加值均可以按照以下方法进行核算。

增加值 = 劳动者报酬 + 生产税净额 + 固定资产折旧 + 收支结余

(1)劳动者报酬核算

1)卫生部门办医疗机构(医院、基层卫生机构)

劳动者报酬 = 医院劳动者报酬 + 基层卫生机构劳动者报酬

医院劳动者报酬 = 医院业务支出中人员支出

基层卫生机构劳动者报酬 = 基层卫生机构医疗支出中人员支出 + 基层卫生机构公共卫生支出中人员支出

数据来源:数据来自卫生财务年报资料。

2)卫生部门办公共卫生机构

劳动者报酬 = 基本支出中工资福利支出 + 基本支出中商品和服务支出中的劳务费和福利费 + 基本支出中对个人和家庭的补助支出(不含抚恤金、救济费、生活补助和助学金)+ 项目支出中工资福利支出 + 项目支出中商品和服务支出中的劳务费和福利费 + 项目支出中对个人和家庭的补助支出(不含抚恤金、救济费、生活补助和助学金)

3)非卫生部门办医疗卫生机构

由于目前卫生统计年鉴无法得到各类机构的详细劳动者报酬数据,故非卫生部门办医疗卫生机构劳动者报酬数据采用推算办法,假定其劳动者报酬与机构年度支出的比重与卫生部门办医疗卫生机构相同。

劳动者报酬计算公式:

非卫生部门办医院劳动者报酬 = 核算年度非卫生部门办医院年度支出 × 核算年度卫生部门办医院劳动者报酬 / 核算年度卫生部门办医院年度支出

非卫生部门办基层卫生机构劳动者报酬 = 核算年度非卫生部门办基层卫生机构年度支出 × 核算年度卫生部门办基层卫生机构劳动者报酬 / 核算年度卫生部门办基层卫生机构年度支出

非卫生部门办公共卫生机构劳动者报酬 = 核算年度非卫生部门办公共卫生机构年度支出 × 核算年度卫生部门办公共卫生机构劳动者报酬 / 核算年度卫生部门办公共卫生机构年度支出

(2)生产税净额

生产税净额 = 生产税 – 生产补贴

1)假定卫生部门办医疗卫生机构缴纳营业税和销售税等生产税为零,生产补贴为政府补助收入。出现负值后按照"0"处理。

2)非卫生部门办医疗卫生机构生产税为按照业务收入的 8% 收缴。

非卫生部门办医疗卫生机构业务收入 = 非卫生部门办医疗卫生机构总收入 – 非卫生部门办医疗卫生机构财政补助收入

(3)固定资产折旧

1)卫生部门办医院折旧

某一年医院固定资产折旧 = 某一年业务支出中固定资产折旧费

数据来源:医院固定资产折旧费来自卫生财务年报资料

2)卫生部门办基层卫生机构折旧

某一年基层卫生机构固定资产折旧 = 某一年基层卫生机构固定资产原值 × 某一年基层卫生机构

固定资产折旧率

假定某一年卫生部门办基层卫生机构固定资产折旧率与某一年卫生部门办医院固定资产折旧率相同。

某一年基层卫生机构固定资产折旧率 = 某一年卫生部门办医院固定资产折旧 / 某一年卫生部门办医院固定资产原值。

3）非卫生部门办医院、基层卫生机构和公共卫生机构

假定某一年卫生部门办医疗卫生机构固定资产折旧率与某一年非卫生部门办医疗卫生机构固定资产折旧率相同。

非卫生部门办医院、基层卫生机构和公共卫生机构固定资产折旧 = 某一年非卫生部门办医院、基层卫生机构和公共卫生机构固定资产资产原值 × 某一年卫生部门办医疗卫生机构固定资产折旧率

（4）收支结余

计算公式：收支结余 = 年度收入 – 年度支出（不含资本性）

年度收入计算方法同前。

年度支出（不含资本性）= 年度支出 – 资本性支出

医院资本性支出 = 业务支出中其他资本性支出

基层卫生机构资本性支出 = 医疗支出中资本支出 + 公共卫生支出中资本支出

公共卫生机构资本性支出 = 基本支出中其他资本性支出 + 项目支出中基本建设支出 + 项目支出中其他资本性支出

上述为健康服务业核心层的总产出和增加值核算方法。综合来说，健康服务业中其他各行业均可以按照核心层中医疗卫生机构的核算方法核算其总产出和增加值。

而对于健康制造业、健康建筑业和健康农林牧渔业的各行业，需要按照国民经济核算的核算方法核算各行业的总产出和增加值，对于对应国民经济行业时为星号行业的健康产业分类，需要通过现场调查获得分摊参数，分摊得到纳入健康产业范畴内的总产出和增加值。

4. 最终使用核算（支出法） 支出法核算是从最终使用的角度衡量所有健康产业行业在一定时期内生产活动最终成果的方法。最终使用包括最终消费支出（个人消费和公共消费）、资本形成总额及净出口三部分，计算公式为：

健康产业最终使用 = 最终消费支出 + 资本形成总额 + 净出口

最终消费支出部分核算主要考察各类健康产业行业总产出的最终使用，多少被居民个人消费，多少被政府消费，以及资本形成总额和净出口数额。

对于健康产业产品和服务的最终使用来讲，其实质体现为健康服务业的最终使用。对于健康服务业核心层的最终使用核算，主要可以依靠 SHA2011 中的核算结果，根据筹资来源，将政府方案和社会医疗保险承担的费用计入公共消费，其余均可以计入居民个人消费。

资本形成总额指常住单位在一定时期内获得的减去处置的固定资产和存货的净额，包括固定资本形成总额和存货增加。其中，固定资本形成总额指生产一定时期内获得的固定资产减处置的固定资产的价值总额；存货增加指常住单位在一定时期内存货实物量变动的市场价值，即期末价值减期初价值的差额，再扣除当期由于价格变动而产生的持有收益。可以是正值也可以是负值，正值表示存货上升，负值表示存货下降。相关数据可以通过卫生统计或卫生财务年报资料获得；净出口需要调查医疗器械、药品等健康服务业的净出口额。

（五）健康产业核算的账户体系

SHA2011 中提出在对 SNA 和 SHA 进行对接时建议采用 SNA 结构账户，但仍保留 SHA 概念，包括变量和分类的定义，前文已经对 SNA 和 SHA 如何进行对接进行了较为详细的论述。在本研究中，将健康产业核算结果与 SNA 账户对接时，也充分考虑健康产业的特殊性，如健康产业分类是各类服务，而非各产业部门。下面列出的是在以上原则下，本研究提出的健康产业核算的账户体系。

1. 生产账户 运用生产法核算结果能够从产出的角度分析：①产业结构和健康产业贡献率；②健康

产业中各行业的增加值率;③结合投入进行生产效率分析等。

表 1-6　生产账户样表

健康产业分类	总产出	中间投入	增加值
健康服务业			
医疗服务			
治疗服务			
康复服务			
…			
健康管理与促进服务			
政府与社会组织健康服务			
公共卫生服务			
…			
健康保险和保障服务			
健康保险服务			
健康保障服务			
健康养老与长期护理服务			
健身休闲运动服务			
健康旅游服务			
智慧健康技术服务			
药品及其他健康产品流通服务			
其他与健康相关服务			
健康制造业			
医药制造			
医疗仪器设备及器械制造			
健康食品和医学化妆品制造			
体育用品制造			
健康智能设备制造			
健康建筑业			
卫生机构设施建设			
健康农林牧渔业			
中药材种植/养殖/采集			

2. **收入账户** 收入账户是就各产业增加值在不同要素构成项目上的初次分配状况进行分析,表现生产过程中初步形成的经济利益关系。

表 1-7 收入账户样表

健康产业分类	劳动者报酬	生产税净额	固定资产折旧	营业盈余
健康服务业				
医疗服务				
治疗服务				
康复服务				
…				
健康管理与促进服务				
政府与社会组织健康服务				
公共卫生服务				
…				
健康保险和保障服务				
健康保险服务				
健康保障服务				
健康养老与长期护理服务				
健身休闲运动服务				
健康旅游服务				
智慧健康技术服务				
药品及其他健康产品流通服务				
其他与健康相关服务				
健康制造业				
医药制造				
医疗仪器设备及器械制造				
健康食品和医学化妆品制造				
体育用品制造				
健康智能设备制造				
健康建筑业				
卫生机构设施建设				
健康农林牧渔业				
中药材种植/养殖/采集				

3. **最终使用账户** 健康产业最终使用核算结果能够分析:①消费、积累和进出口代表了不同方面对GDP 的需求,最终使用结果能反映不同要素对当期 GDP 的贡献;②分析健康产业的消费水平和消费结构。

表 1-8　最终使用账户样表

健康产业分类	公共消费	个人消费	固定资本形成	存货增加	净出口
健康服务业					
医疗服务					
治疗服务					
康复服务					
…					
健康管理与促进服务					
政府与社会组织健康服务					
公共卫生服务					
…					
健康保险和保障服务					
健康保险服务					
健康保障服务					
健康养老与长期护理服务					
健身休闲运动服务					
健康旅游服务					
智慧健康技术服务					
药品及其他健康产品流通服务					
其他与健康相关服务					
健康制造业					
医药制造					
医疗仪器设备及器械制造					
健康食品和医学化妆品制造					
体育用品制造					
健康智能设备制造					
健康建筑业					
卫生机构设施建设					
健康农林牧渔业					
中药材种植 / 养殖 / 采集					

二、健康产业规模核算的国家层面探索—全国健康服务业规模核算

在健康产业中,健康服务业直接向居民提供健康服务,是居民健康服务的最终消费环节,健康制造业等健康第二、第一产业是为健康服务提供中间产品的上游产业。因此,在全国范围内,如果不考虑进出口情况,由于产业链中增加值累计至最终使用产品和服务的总规模,因此可以粗略地认为健康服务业的总规模即为健康产业增加值之和。

(一)健康服务业核算的基本原则

健康服务业涉及行业多,且存在较多交叉重复情况,数据采集难,因此,为了有效推进健康服务业核算工作,需要重点把握以下几个基本原则:

1. 严格遵循国民经济核算的基本原则和方法。

2. 以《国民经济行业分类》为基础。国民经济行业分类是国民经济核算的依据,是各类健康服务行业常规统计的基础,健康服务业核算需要结合各类健康服务业分类对应的国民经济行业分类采集数据。

3. 严格遵循健康服务业范围和口径,避免数据口径过窄或过宽。

4. 科学性与时效性相结合。兼顾学术严谨性和健康服务业核算时效性,在国民经济核算基本原则下,综合考虑常规统计数据和科学推算数据。

(二) 健康服务业规模初步核算的基本方法和数据来源

对于不同的健康服务行业,其数据统计现状优劣不一,为了科学有效推进健康服务业规模核算工作,我中心以"把握重点、相对准确"为原则,按照不同服务行业采取不同数据来源的方法,开展了2015—2017 年健康服务业总规模初步核算工作,主要数据来源包括:

1. 对于健康服务业主体的医疗服务中的治疗服务、独立医疗辅助性服务,健康管理与促进服务中的政府与社会组织健康服务、公共卫生服务,采用国家级卫生费用核算监测点监测数据,按照功能法卫生费用核算体系,科学核算其规模。

2. 对于医疗服务中的康复服务、健康保险与保障服务、健康旅游、健康养老与长期护理服务、健身休闲运动服务、其他与健康相关服务中的健康科学研究和技术服务等行业统计较为详细,可以直接获取其中与健康相关产品和服务的规模的健康服务业,选取行业统计数据。

3. 对于药品及其他健康产品流通服务等仅有限额以上单位数据的健康服务业,需要结合第三次经济普查数据进行科学推算。

4. 对于健康管理与促进服务中的养生保健服务和健康出版服务、智慧健康技术服务、健康人才培养培训服务等仅有行业整体数据的健康服务业,通过行业其他调查或统计数据进行科学推算。如健康出版服务以图书出版中医学、卫生类图书印张数占比为分劈系数进行推算。

(三) 健康服务业总规模核算结果

1. **健康服务业总规模基本情况**　据初步核算,2017 年,全国健康服务业总规模为 56 668 亿元,比2016 年的 50 538 亿元增长 12.1%;占 GDP 的比重为 6.85%。对照《国务院关于促进健康服务业发展的若干意见》中提出的 2020 年健康服务业总规模达到 8 万亿元以上,以 2017 年总规模为基础,2018—2020 年全国健康服务业总规模年均增速需达到 12.2%,方可实现上述 2020 年 8 万亿的目标。

2. **健康服务业规模结构分析**　2017 年,医疗服务业规模为 33 977 亿元,占健康服务业总规模的60.0%,是健康服务业总规模的主体;药品及其他健康产品零售业规模为 8 922 亿元,占健康服务业总规模的 15.7%;健康管理与促进服务业规模为 4 647 亿元,占健康服务业总规模的 8.2%;健康保险和保障服务业规模为 4 166 亿元,占健康服务业总规模的 7.4%;健身休闲运动服务、健康旅游服务、健康养老与长期护理服务、智慧健康技术服务等融合产业规模合计为 2 999 亿元,占健康服务业总规模的 5.3%;其他与健康相关服务业规模为 1 957 亿元,占健康服务业总规模的 3.5%。

在医疗服务中,治疗服务规模为 33 459 亿元,占比达到 98.5%;康复服务规模为 384 亿元,占 1.1%;独立医疗辅助性服务规模为 134 亿元,占 0.4%。

在健康管理与促进服务中,政府与社会组织健康服务规模为 2 143 亿元,占比达到 46.1%;公共卫生服务规模为 2 018 亿元,占 43.4%;养生保健服务规模为 151 亿元,占 3.3%;健康出版服务规模为 335 亿元,占 7.2%。

在健康保险和保障服务中,健康保险服务规模为 3 875 亿元,占比达到 93.0%;健康保障服务规模为291 亿元,占 7.0%。

在其他与健康相关服务中,健康科学研究和技术服务规模为 751 亿元,占比为 38.4%;健康人才培养培训规模为 1 206 亿元,占比为 61.6%;由于未查到相关数据,健康会展、健康投资与管理等其他未列明与健康相关服务规模此次未核算。

3. **近两年健康服务业发展态势分析**　2015—2017 年,健康服务业总规模年均增速为 13.5%(按当年价格计算,下同),高于同期 GDP 年均增速(9.6%);健康服务业总规模占 GDP 比重从 6.38% 上升到

6.85%,上升了0.47个百分点。分不同服务行业看:

(1)医疗服务业总体保持稳定发展,医疗辅助性服务快速发展。2015—2017年,医疗服务规模由26 849亿元增加到33 977亿元,年增速稳定在12%以上,年均增速为12.5%,占健康服务业总规模的比重稳定在60%左右,主体地位依然突出。其中急救中心(站)、临床检验中心(所、站)等机构提供的独立医疗辅助性服务年均增速为29.8%,远高于健康服务业整体13.5%的平均增速。

(2)健康管理与促进服务业总体发展较弱,公共卫生服务和养生保健服务发展相对较好。2015—2017年,健康管理与促进服务规模由4 346亿元增加到4 647亿元,年均增速仅为3.4%,占健康服务业总规模的比重从9.9%降为8.2%。主要是因为受机构改革影响,政府与社会组织健康服务规模在2016年出现明显下降,且占健康服务业总规模的比重从2015年的5.1%下降到2017年的3.8%。公共卫生服务在2015—2017年的平均增速为10.1%,高于健康管理与促进服务平均增速,但低于健康服务业平均增速。养生保健服务年均增速为13.9%,略高于健康服务业总体增速。

(3)药品及其他健康产品零售持续较快增长。2015—2017年药品及其他健康产业零售规模由6 635亿元增加到8 922亿元,年均增速为16.0%;占健康服务业总规模的比重由15.1%上升到15.7%。

(4)融合产业发展活跃,但也存在不平衡问题。2015—2017年健康休闲运动服务规模由1 168亿元增加到1 695亿元,年均增速达到20.5%;智慧健康技术服务规模由254亿元增加到333亿元,年均增速也达到14.6%;健康旅游服务规模由484亿元增加到582亿元,年均增速为9.7%,且增速呈增长趋势,由2016年的4.3%提高到15.3%。健康养老与长期护理服务发展相对较弱,年均增速仅为3.9%。

(5)对研发和人才培养关注度日益增加。2015—2017年,健康科学研究和技术服务规模由626亿元增加到751亿元,年均增速为9.5%,年度增速由2016年的8.8%上升到2017年的10.3%;健康人才培养培训规模由771亿元增加到1 206亿元,年均增速达到25.1%,年度增速由2016年的19.9%上升到2017年的30.5%。

(6)商业健康保险发展在高速增长后明显放缓。2015—2016年健康保险服务规模从2 179亿元增加到3 702亿元,增速达到69.9%,但2017年增速降为4.7%;占健康服务业总规模的比重在2017年出现下降,由2016年的7.3%降为6.8%。

表1-9 2015—2017年全国健康服务业规模情况表

健康服务业分类	2017年		2016年		2015年	
	规模(亿元)	各行业规模所占比重(%)	规模(亿元)	各行业规模所占比重(%)	规模(亿元)	各行业规模所占比重(%)
健康服务业	56 668.2	100.00	50 538.0	100.00	43 969.1	100.00
一、医疗服务	33 976.6	59.96	30 241.9	59.84	26 849.1	61.06
(一)治疗服务	33 458.9	59.04	29 779.4	58.92	26 453.6	60.16
(二)康复服务	384.0	0.68	349.3	0.69	316.1	0.72
(三)独立医疗辅助性服务	133.7	0.24	113.3	0.22	79.4	0.18
二、健康管理与促进服务	4 646.6	8.20	4 345.4	8.60	4 345.6	9.88
(一)政府与社会组织健康服务	2 142.6	3.78	2 045.3	4.05	2 224.9	5.06
(二)公共卫生服务	2 018.3	3.56	1 826.2	3.61	1 666.4	3.79
(三)养生保健服务	151.1	0.27	132.3	0.26	116.4	0.26
(四)健康出版服务	334.6	0.59	341.7	0.68	337.9	0.77
三、健康保险和保障服务	4 166.5	7.35	3 991.9	7.90	2 476.7	5.63
(一)健康保险服务	3 875.4	6.84	3 701.9	7.32	2 178.7	4.96

健康服务业分类	2017 年		2016 年		2015 年	
	规模 (亿元)	各行业规模所占比重(%)	规模 (亿元)	各行业规模所占比重(%)	规模 (亿元)	各行业规模所占比重(%)
(二) 健康保障服务	291.1	0.51	289.9	0.57	298.0	0.68
四、健康养老与长期护理服务	389.5	0.69	386.8	0.77	360.7	0.82
五、健身休闲运动服务	1 695.0	2.99	1 340.7	2.65	1 168.1	2.66
六、健康旅游服务	581.7	1.03	504.5	1.00	483.7	1.10
七、智慧健康技术服务	333.2	0.59	287.5	0.57	253.6	0.58
八、药品及其他健康产品零售	8 921.7	15.74	7 833.9	15.50	6 634.6	15.09
九、其他与健康相关服务	1 957.5	3.45	1 605.4	3.18	1 397.1	3.18
(一) 健康科学研究和技术服务	751.2	1.33	680.8	1.35	626.0	1.42
(二) 健康人才培养培训	1 206.2	2.13	924.6	1.83	771.1	1.75
健康服务业总产出 /GDP(%)	6.85		6.79		6.38	

三、健康产业规模核算的地方层面探索—青岛市市南区健康产业规模核算

青岛市市南区第三产业规模占全区 GDP 的 90% 以上,同时考虑数据的可得性、协调难度和时间紧迫性,本研究对于青岛市市南区健康产业规模的核算重点将健康服务业中各行业纳入调查和核算范围。需要说明的是,《国民经济行业分类》(GB/T 4754—2017) 为 2017 年 10 月 1 日起实施,而青岛市市南区健康产业核算研究于 2017 年底前完成,因此其健康产业统计分类沿用我中心健康产业统计分类研究初期成果,且核算所用数据仍采用《国民经济行业分类》(GB/T 4754—2011)。

(一) 市南区健康产业规模核算思路

1. 医疗卫生服务经济规模核算

数据来源:全区各类医疗卫生机构的收入和支出总量数据来自于自治区卫生统计直报资料。

各类医疗卫生机构收入和支出总量数据在治疗服务、预防服务、康复服务、第三方辅助医疗、医学美容服务之间的分摊参数来自于抽样机构的现场调查,调查数据包括医疗机构门诊和住院患者就诊信息、医疗卫生机构公共卫生服务收入支出信息等。

2. 经济规模核算

(1)治疗服务(含康复服务):由于在医疗卫生机构中开展的康复服务很难从治疗服务中拆分出来,故在实际核算时,将治疗服务和康复服务和在一起。

治疗服务费用 = 基本支出补助 $_{treat}$ + 项目补助 $_{treat}$ + 医疗收入

其中,基本支出政府补助是医院基本支出补助(包括在职人员经费,离退休人员经费)在医疗服务和预防性服务分摊的结果。

基本支出补助 $_{treat}$ = 基本支出补助 $\times \alpha$

α= 医疗服务的人时数 /(医疗服务人时数 + 公共卫生活动的人时数)

项目补助 $_{treat}$ 是指医疗卫生机构收到的治疗性质的项目,如农村孕产妇住院分娩补助、贫困白内障患者复明。

医疗收入 = 医疗卫生机构业务收入 – 预防服务收入

(2)健康管理与促进服务

1)预防服务:对于各项预防服务,分为两类测算:

类一:当收入 > 支出的 50%,如免疫中的二类疫苗、健康体检、计划生育服务等,采用收入法,即总产

出 = 收入(收费收入 + 政府业务补助);

类二:当收入≤支出的 50%,采用支出法,即总产出 = 支出(医疗业务支出 + 财政项目补助支出)。

2)养生保健服务

经济规模 = 总产出 =7 960 保健服务企业营业收入

3)第三方辅助医疗服务:市南区没有独立的第三方辅助医疗服务提供机构,故未进行核算。

4)医学美容服务:对于医学美容服务,目前仅考虑了机构类型为整形外科医院和美容医院的情况,对于在综合医院中提供的医学美容服务,由于很难得到拆分数据,暂未核算。

医学美容服务总产出 = 整形外科医院总收入 + 美容医院总收入

3. 健康保险和保障服务经济规模核算

(1)数据来源:中国保监会青岛监管局青岛市 2015 年保险业经营情况报表、市南区人力资源社会保障局部门决算表。

(2)经济规模核算

1)健康保险

健康保险经济规模 = 总产出 = 健康保险保费收入 − 理赔支出

2)健康保障:健康保障服务经济规模 = 总产出 = 基本医疗保险、补充医疗保险、大病医疗保险、城乡医疗救助管理事务支出 = 人力资源和社会保障管理事务支出 × 分摊系数

分摊系数 = 青岛市来源法卫生费用核算中医疗保险管理事务支出占人力资源和社会保障管理事务支出的比重(0.10)

4. 健康养老服务经济规模核算

(1)数据来源。市南区统计局 2013 年经济普查数据、青岛市统计年鉴。

(2)经济规模核算

健康养老服务经济规模 = 总产出 = 企业单位营业收入 + 非企业单位支出 =(2013 年 8 414(老年人、残疾人养护服务)营业收入 + 非企业单位支出)× 增长率

增长率 =2015 年老年人与残疾人养护机构年末在院人数 /2013 年老年人与残疾人养护机构年末在院人数

5. 健身休闲运动经济规模核算

(1)数据来源:市南区统计局 2013 年经济普查数据。

(2)经济规模核算

健身休闲运动服务经济规模 = 总产出 = 体育场馆、体育组织、体育用品零售等主营业务收入 × 分摊系数

分摊系数很难得到,并且按照国家统计局对于健身休闲运动服务范围的界定,也是全部纳入,所以本次核算分摊系数设定为 1.0。

6. 健康养生旅游服务经济规模核算 对于市南区来说,其旅游的重点是以康复疗养为主,因此目前将疗养院的收入作为市南区健康旅游服务的经济规模

(1)数据来源。市南区卫生计生统计直报数据。

(2)经济规模核算

健康养生旅游服务经济规模 = 总产出 = 疗养院业务收入

7. 智慧健康信息服务经济规模核算

(1)数据来源:市南区统计局 2013 年经济普查数据、2015 年限上年报数据、青岛市统计年鉴。

(2)经济规模核算

智慧健康信息服务经济规模 = 总产出 = 信息服务企业主营业务收入 × 分摊系数

分摊系数通过企业抽样调查得到。

8. 健康文化服务经济规模核算

(1)数据来源:市南区统计局 2013 年经济普查数据、2015 年限上年报数据、青岛市统计年鉴。

(2)经济规模核算

1)健康出版服务

健康出版服务经济规模=总产出=图书、报刊等出版服务企业主营业务收入 × 分摊系数

分摊系数=国家统计局数据库中 2013 年图书出版中医学、卫生类图书印张数占比(0.024 9)

2)健康影视及其他传媒服务

健康影视及其他传媒服务经济规模=总产出=健康影视及其他传媒服务企业主营业务收入 × 分摊系数

分摊系数暂未得到。

9. 药品、医疗用品及健康相关产品零售服务经济规模核算

(1)数据来源:市南区统计局 2013 年经济普查数据、2015 年限上年报数据、国家统计局数据库。

(2)经济规模核算

1)药品、医疗用品及营养保健品零售

药品、医疗用品及营养保健品零售经济规模=总产出=药品、医疗用品及营养保健品零售企业主营业务收入

2)健康类图书、报刊、音像制品及电子出版物零售

健康类图书、报刊、音像制品及电子出版物零售经济规模=总产出=健康类图书、报刊、音像制品及电子出版物零售企业主营业务收入 × 分摊系数

分摊系数=国家统计局数据库中 2013 年图书出版中医学、卫生类图书印张数占比(0.024 9)

10. 其他与健康相关服务经济规模核算

(1)政府与社会组织健康服务

1)数据来源:卫生计生局部门决算收入决算表、食品药品监督管理局部门决算。

2)经济规模核算

经济规模=总产出=卫生计生局部门决算收入决算表中医疗卫生与计划生育管理事务总收入+食品药品监督管理局部门决算中收入

(2)健康科学研究与技术服务

1)数据来源:市南区统计局 2013 年经济普查数据、2015 年限上年报数据。

2)经济规模核算

经济规模=总产出=健康科学研究与技术服务企业营业收入

(3)健康人才培养培训服务。由于市南区无职业教育和高等院校,人社局组织的培训项目无数据支持,故暂未核算。

(4)健康相关产品批发

1)数据来源:市南区统计局 2013 年经济普查数据、2015 年限上年报数据、国家统计局数据库。

2)经济规模核算

①药品、医疗用品及营养保健品批发

药品、医疗用品及营养保健品批发经济规模=总产出=药品、医疗用品及营养保健品批发企业主营业务收入

②健康类图书、报刊、音像制品及电子出版物批发

健康类图书、报刊、音像制品及电子出版物批发经济规模=总产出=健康类图书、报刊、音像制品及电子出版物批发企业主营业务收入 × 分摊系数

分摊系数=国家统计局数据库中 2013 年图书出版中医学、卫生类图书印张数占比(0.024 9)

(5)健康设备和用品租赁服务

健康设备和用品租赁服务经济规模=总产出=其他机械与设备租赁企业、娱乐及体育设备出租企业、图书出租企业、音像制品出租企业主营业务收入 × 分摊系数

分摊系数暂未取得数据。

（6）健康相关产品仓储、配送

健康相关产品仓储、配送经济规模 = 总产出 = 仓储、配送企业主营业务收入 × 分摊系数

分摊系数暂未取得数据。

（7）其他未列明与健康相关服务

其他未列明与健康相关服务经济规模 = 总产出 = 其他未列明与健康相关服务企业主营业务收入 × 分摊系数

（二）主要核算结果

2015 年,青岛市市南区健康产业规模初步核算结果为 82.40 亿元,占市南区地区生产总值 8.7%。对照《青岛市市南区健康产业发展规划(2016—2020)》中提出的"到 2020 年……全区健康产业经济总量达 135 亿元"的目标要求,要实现此发展目标,按不变价格计算,市南区健康产业总规模年均增速需达到 10.4%。

具体来看,医疗卫生服务业规模为 54.32 亿元,占健康产业总规模的 65.93%,其中治疗服务(含治疗、康复和长期护理)规模为 52.13 亿元,占医疗卫生服务业规模的比重达到 95.96%,占健康产业总规模的比重达到 63.27%;健康管理与促进服务规模为 1.57 亿元,占医疗卫生服务业规模的比重仅为 2.88%,占健康产业总规模的比重仅为 1.90%;医学美容服务规模为 0.63 亿元,占医疗卫生服务业规模的比重仅为 1.15%,占健康产业总规模的比重仅为 0.76%。药品、医疗用品及健康相关产品零售规模为 17.60 亿元,占健康产业总规模的比重为 21.36%。

除医疗卫生服务业和药品、医疗用品及健康相关产品零售外,其他健康产业发展现状并不理想,其中健康保险服务和健康养生旅游服务规模相比较高,规模分别为 6.69 亿元和 2.01 亿元,分别占健康产业总规模的 8.12% 和 2.44%;健身休闲运动、健康行政管理、健康养老服务规模分别为 0.82 亿元、0.69 亿元、0.28 亿元,占健康产业总规模的比重均未超过 1%,分别为 0.99%、0.83%、0.34%。

表 1-10　2015 年青岛市市南区健康产业规模情况

健康产业分类	规模(亿元)	各行业规模所占比重(%)
健康产业	82.40	100
一、医疗卫生服务业	54.32	65.93
（一）治疗服务(含治疗、康复和长期护理)	52.12	63.27
（二）健康管理与促进服务	1.57	1.90
1. 预防服务	1.49	1.80
2. 养生保健服务	0.08	0.10
（三）第三方辅助性医疗服务	0.00	0.00
（四）医学美容	0.63	0.76
二、健康保险和保障服务	6.69	8.12
三、健康养老服务	0.28	0.34
四、健身休闲运动服务	0.82	0.99
五、健康养生旅游服务	2.01	2.44
六、药品、医疗用品及健康相关产品零售服务	17.60	21.36
七、其他与健康相关服务	0.69	0.83
（一）健康行政管理	0.69	0.83
（二）健康人力教育与技能培训	0.00	0.00

（郭锋、张毓辉、翟铁民、万泉）

参 考 文 献

［1］ 胡雪梅.中国国民经济核算体系发展现状及改进建议［J］.首都经济贸易大学学报,2015,7(5):94-98.

［2］ 胡皓.服务产出核算若干问题研究［D］.暨南大学,2011:279-280.

［3］ 周爱华.非市场服务产出核算的理论和方法研究［D］.湖南师范大学,2009:29-36.

［4］ 艾伟强.完整治疗及其产出核算的有关问题研究［J］.现代商贸工业,2010(23):244-245.

［5］ 联合国等国际组织.中国国家统计局国民经济核算司,中国人民大学国民经济核算研究所,译.2008年国民账户体系［M］.北京:中国统计出版社,2012.

［6］ 马伟杭.发展健康服务业促进经济转型升级［J］.卫生经济研究,2013(10):3-5.

［7］ 任秋凤,郭航远.发展健康服务业的探讨［J］.医院管理论坛,2013(10):8-9.

［8］ 任伟.发展健康服务业是促进经济社会转型升级的重要突破口［J］.宏观经济管理,2013(11):6-7.

［9］ 肖月,赵琨,单婷婷,等.构建健康服务业产值预测分析模型的实证研究［J］.中国卫生经济,2014,33(8):44-47.

［10］ 陈德福,车春鹏.国际健康服务业集群发展经验及启示［J］.现代经济信息,2014(22):425-426.

［11］ 宫洁丽,王志红,翟俊霞,等.国内外健康产业发展现状及趋势［J］.河北医药,2011,33(14):2210-2212.

［12］ 申俊龙,彭翔.中医药健康服务业的发展模式与策略探讨［J］.卫生经济研究,2014(8):24-27.

［13］ 任欢.中国学者对健康服务业研究概况综述［J］.经济研究导刊,2014(36):44-45.

［14］ 张艳,王卫红.美、日等国健康产业的发展经验及其对我国的启示［J］.现代商业,2012(13):64-66.

［15］ 王禅,杨肖光,白冰,等.美国健康产业发展及对我国的启示［J］.中国卫生经济,2014,33(012):116-119.

发展健康产业对深化中国医改的意义
和国民经济发展的推动作用

党的十九大提出"实施健康中国战略",并将健康产业作为重要内容予以明确。《"健康中国 2030"规划纲要》提出要"加快转变健康领域发展方式",实现健康与经济社会良性协调发展,并明确要大力发展健康产业,将健康产业培育成我国未来的支柱产业。健康产业强调以健康为核心,动员各方面资源满足人民群众多层次需求,发展健康产业既是推动诸多医改关键领域改革的破题之举,也是转变经济发展方式的战略选择。随着经济社会进入新的发展阶段,一方面城乡居民健康需求不断提升并呈现多层次、多元化特点,另一方面疾病谱变化、医药技术创新、重大传染病防控以及意外伤害、食品安全等各类危险因素交织叠加,这些都加剧了卫生资源供给约束与卫生需求日益增长之间的矛盾。同时,医改进入深水区,触及的深层次矛盾和问题越来越多、难度越来越大,医改与经济社会关联越来越紧密。新时期,卫生健康改革与发展不能再继续依靠增加投入的老路子,必须主动适应经济新常态,转变发展理念和发展模式,转换发展动力,通过结构调整和效益提升走出一条新路子。而发展健康产业既是深化医改的必然要求和重要任务,也是进一步推动国民经济发展的牵引器和推动力,具有重大战略意义。因此,需要针对当前我国卫生健康领域发展形势与问题,分析健康产业对深化医改和推进国民经济发展的作用,实现发展健康产业与深化医药卫生体制改革协同推进,通过扩大有效需求、增加有效供给发展健康生产力,在满足群众多层次多样化健康需求的同时,能够为经济社会转型发展注入新的强大动力。

一、我国卫生健康领域发展形势与问题

(一)资源总量不足且结构不均衡,医疗需求供需矛盾突出

1. 医疗卫生服务需求和供给总量失衡　受经济社会总体发展水平所限,我国医疗卫生资源总量仍然不足。2016 年我国卫生总费用占 GDP 比重为 4.98%,人均卫生总费用为 3 351.7 元(按当年美元平均汇率计算),在 WHO191 个成员国中分别位居第 132 位和第 86 位[1],均低于我国人均 GDP 排位(75 位)。受全社会医疗卫生投入总量及人力培养周期等因素影响,卫生人力资源仍然不足,2018 年每千人口执业(助理)医师数、护士数分别为 2.59 人和 2.94 人[2],远低于 OECD 国家平均水平(分别为 3.5 人和 8.8 人)[3]。

从供需变化看,随着医疗保障制度水平的继续提高、人口老龄化程度的不断加深,医疗服务需求不断释放,医疗服务供给能力却因优质人力资源匮乏和各种体制机制等原因而严重滞后。2009—2018 年入院人数由 0.85 亿增长到 2.55 亿,九年增长了 200%,诊疗人次由 54.88 亿增长到 83.08 亿,9 年增长了

---

① World Health Organization. 全球卫生支出数据库[EB/OL]. http://apps.who.int/nha/database/ViewData/Indicators/en
② 国家卫生健康委员会 .2019 中国卫生健康统计提要[M]. 北京:中国协和医科大学出版社,2019.
③ OECD Statistics.Health Care Resources[EB/OL]. http://stats.oecd.org/Index.aspx？DataSetCode=HEALTH_REAC

51.38%,同期卫生技术人员数增长了72.16%,执业(助理)医师数增长了54.87%[1]。优质卫生技术人员数量并没有与医疗需求同步增加,严重影响服务供给能力。随着全面建成小康社会目标的实现,"十三五"期间群众多层次、多样化健康服务需求将进一步释放,优质医疗卫生资源短缺的问题将进一步凸显,成为影响群众看病就医体验和改革获得感的重要原因。

2. **医疗卫生资源与服务利用向高层级医疗机构集中** 随着医疗保障水平的提高和居民生活水平的改善,居民对优质医疗服务的需求急剧增加。卫生技术人员数量和质量直接决定医疗卫生服务能力,而服务能力则直接决定居民就医流向。医改以来,虽然政府对基层医疗卫生机构基础设施和人才队伍建设进行了大量投入,但总体而言,卫生资源配置与服务需求倒挂的态势并没有改变,特别是基层医疗卫生机构中最薄弱的环节——卫生队伍仍未得到实质性加强,基层服务能力依然薄弱。2009—2018年,县及县以上医院主要卫生资源数量增长和服务量增长均快于基层医疗卫生机构。2009—2018年,乡镇卫生院和村卫生室诊疗人次占比分别从15.98%和28.28%下降到13.43%和20.13%,乡镇卫生院入院人数占比从28.73%下降到15.65%[2]。公立医院集聚最优质资源和技术、基层医疗卫生机构人才短缺和能力不足的局面难以在短期内改变,"强基层"缺乏有效抓手。

资源和服务利用向高层级机构过度集中导致了政府在资源配置和就诊分布上的失控,并由于卫生资源垄断造成市场失灵。县级医院和三级公立医院人满为患,服务供不应求,其本身缺乏改革的动力和压力,公立医院改革各项任务难以取得预期效果;优化资源配置、加强资源整合的任务,也受制于供需失衡问题而难以实现。

3. **医疗卫生服务供给主体单一** 随着我国经济融入全球化的程度不断加深和中高收入人群迅速增加,多元化、高层次健康服务需求增长迅速,高端医疗保健需求规模巨大。2016年我国游客到韩国就医就达12.7万人次[3],保守估计仅上海市高端医疗潜在的市场规模在165亿~185亿元[4]。2018年,民营医院数量占比虽已过半,但床位数占比仅为26.3%、诊疗人次占比仅为14.7%、入院人次占比仅为18.3%[5]。民营医院规模较小、能力有限,还难以成为优质资源的有力补充,更难以与公立医院形成有序竞争,大部分特需医疗仍集中在公立医院,挤占了公立医院基本医疗卫生服务资源,群众日益增长的多层次、多元化健康服务需求难以得到有效满足。

4. **紧缺领域供给明显不足** 2018年,我国65岁以上人口超过1.66亿,占比达到11.9%[6],到2020年将超过12%,80岁以上高龄老人将达到3067万人。随着老龄化程度快速加深,老年健康服务需求快速增长,对医养结合、康复护理等提出更高要求,服务与费用的压力加大。以康复服务为例,2017年国内有康复科的综合医院约3500~4000家[7],康复医院552家,全国600多个城市中一半以上还没有建立独立的康复专科医院,康复医师供给缺口巨大。据国际物理医学和康复联盟统计,欧美、日本等发达国家康复治疗师人数一般为30~70人/10万人口,而我国仅为0.4/10万[8];此外,随着生育政策逐步调整完善,妇产、儿童、生殖健康等相关医疗保健服务的供需矛盾也更加突出。

(二) 服务体系与服务模式碎片化,健康需求供需出现错位

1. **慢性病预防需求与治疗割裂的现状** 在高速的经济增长、迅速城镇化、大规模的人口流动,以及快速的人口老龄化等因素影响下,与生活方式和人口模式转型相关的疾病和危险因素成为最重要的健

[1] 国家卫生健康委员会.2019中国卫生健康统计提要[M].北京:中国协和医科大学出版社,2019.
[2] 国家卫生健康委员会.2019中国卫生健康统计提要[M].北京:中国协和医科大学出版社,2019.
[3] 2017年终盘点·韩国医疗优势榜①:重症治疗世界领先 胃癌生存率2倍美国[EB/OL].https://news.china.com/internationalgd/10000166/20171222/31854740.html
[4] 上海健康服务业发展现状[EB/OL].http://www.istis.sh.cn/list/list.asp?id=11769
[5] 国家卫生健康委员会.2019中国卫生健康统计提要[M].北京:中国协和医科大学出版社,2019
[6] 中华人民共和国国务院新闻办公室.卫健委举行全国护理工作发展情况发布会[EB/OL].http://www.h-ceo.com/zixun/shizheng/2019-05-09/2847.html?from=groupmessage
[7] 数十亿康复市场待激活 外骨骼机器人何时能落地?[EB/OL].https://www.cn-healthcare.com/articlewm/20190329/content-1048613.html
[8] 我国康复医师占基本人群比例约为0.4:10万[EB/OL].http://www.xinhuanet.com/politics/2015-12/16/c_1117485179.htm

康问题。慢性病所导致的死亡已经占到我国总死亡为85%,导致的疾病负担已占总疾病负担的70%。慢性病的有效防治涉及健康教育与行为干预、预防保健、治疗、康复等环节,需要一个连续的、相互衔接的、围绕健康为中心的、以健康"守门人"为基础的服务体系和服务模式。但是,我国医疗卫生服务体系与服务模式的转变滞后于疾病模式的转变,历史形成的医、防体系分设、业务缺乏协作的模式仍未改变,疾病预防控制体系以应对传染性疾病和群体性预防为主,医疗机构以个体疾病诊治为主,针对个体的个性化健康管理与促进服务供给不足。受管理体制和筹资渠道等的影响,医、防机构之间在慢性病防治方面缺乏有效激励机制,防者不能治、治者不管防,防治断裂,割断了慢性病防治的连续过程,造成服务体系难以有效应对日益严重的慢性病高发等健康问题。

2. 医疗卫生服务机构之间缺乏协作 受现有财政补偿不足、医疗机构按项目收费为主的补偿机制影响,病人意味着收入,基层医疗卫生机构与医院之间、各级各类医院之间更多处于竞争关系,机构之间缺乏以提高区域健康水平、让居民少得病、晚得病为共同目标开展协作的激励机制和利益纽带。公立医院依然处于垄断地位且其规模扩张机制难以根除,对基层资源和病人的虹吸效应突出,协作帮扶则多停留在表面、难以深入和持续。

3. 医疗保障与健康服务缺乏融合 从国际经验看,随着全民医保体系的建立,医疗保障应当发挥医疗费用分担者、医疗服务购买者和医疗费用控制者的角色,由此,医疗保障会逐渐成为引导医疗服务行为、调控医疗服务市场的重要力量,进而推动实现资源配置和服务提供的最优化,在控制费用不合理增长的同时有效维护参保人健康。

目前,医保经费已经成为我国医疗机构的主要收入,客观上可以充分利用医保政策和服务购买行为对医疗服务供需双方进行积极引导。但现有基本医保制度只保治疗、不保预防,住院报销比例高、门诊报销比例低的支付制度设计,却难以科学引导居民就医行为。且基本医保资金管理专业化和精细化水平明显不足,在供方支付制度、需方补偿机制、费用增长测算和监管、服务质量改善等方面都需要继续改革和提高,以实现引导和调控医疗服务的作用。商业健康保险虽然近年来发展较快,但占比仍较低,难以形成对医疗服务市场的有效调控。由此造成我国医疗服务市场对供需双方均缺乏有效引导力量和引导机制,难以实现资源有效配置。

(三) 深层次体制机制问题凸显,影响宏观配置效率

1. 医疗服务和医保体系政事不分,缺乏合格市场交易主体 从公立医院管理体制上,医改文件要求"积极探索政事分开、管办分开的多种实现形式。落实公立医院独立法人地位"。目前,政事分开、管办分开并未实现,公立医院仍属于事业单位性质,均具有一定的行政级别,不同隶属关系的公立医院是各级卫生行政部门及其他部门的附属物,有着严格的部门归属、行政级别、拨款渠道,享受不同的资源与政策支持。这种地区和部门的行政性分割是医疗资源难以有效整合、医疗机构难以有效协作的根本体制性原因,同时也是公立医院缺乏提高运行效率、主动控制费用动力的主要原因。在这样的政府与医院关系模式下,医生与医院同样处于行政隶属状态,医生就业体制、管理体制、晋升机制、薪酬体系、考核体系均以行政管理为主,多点执业、薪酬制度改革难以突破。

在基本医疗保险管理体制上,各级基本医疗保险经办机构同样均为事业单位,同样存在政事不分的状况,彼此之间划片经办,彼此之间没有竞争,也没有控费的压力和动力。可见,目前医疗服务和医疗保险经办体系均具有行政管制和垄断经办的特征。行政管制导致医疗机构和医保经办机构均缺乏控费和保质的内生动力,垄断地位导致医疗机构和医保经办机构均缺乏控费和提升医疗服务质量的外部压力。目前,医疗保险仅发挥了医疗费用分担者的角色,而医疗费用控制者和医疗服务购买者的角色缺位。这是服务体系和服务模式难以整合的根源。

2. 医疗服务价格形成机制亟待改革 中国的经济体制整体上已经转变为市场机制,医疗行业亦不可能孤立于市场化环境之外。在医疗领域,依靠行政化的医疗服务定价机制来配置资源,只会损害市场机制的功能,导致供需失衡以及普遍性的暗箱操作。虽然行政化的定价机制可以管制一个个具体服务项目的价格,但却无从管制总体的医疗费用。当行政定价无法补偿医生的市场价值时,"以药补医""以检查补医"就成为必然的选择,而且这种扭曲方式带来的社会成本和患者负担更大,既无效率也不公平。

合格市场交易主体和价格形成机制的不健全,既是医疗服务市场机制难以有效发挥作用、实现资源优化配置的根源,也是造成供需失衡和错位的根源。经济基础决定上层建筑,在市场主体行政化的微观结构下,其宏观管理体制、治理体系、运行机制、监管体系改革必然难以有效推进。

二、发展健康产业对深化医改的意义

(一)增加社会医疗卫生资源,推动供给侧结构优化

1. 增加全社会健康领域总投入 发展健康产业的首要任务是开放市场,增加全社会对健康领域的投入。从卫生总费用核算结果看,加快发展健康产业背景下,社会卫生支出增长迅速,成为卫生总费用总量增加和结构优化的重要拉动因素。2018年商业健康保险和非财政性固定资产投资增速比较突出,商业健康保险保费收入达到5 448.13亿元,比上年增长24.12%;非财政性固定资产投资达到4 730.29亿元,增速为8.03%,二者协同作用,推动卫生总费用构成中社会卫生支出占比达到43.66%[①]。随着健康产业发展相关支持政策陆续出台,商业健康保险和社会资本办医等筹资渠道将得到进一步拓展,推动社会卫生支出保持快速增长,从而持续推动卫生总费用中政府、社会、个人三者结构继续优化。

2. 满足高端服务和短缺领域健康需求 国内外经验表明,单纯依靠公共财政投入与公立医疗机构无法解决健康服务供需之间的深层次矛盾,亟须加快构建一个大中小健康服务机构共生、高中低产业层次兼顾、多种所有制形式并存、产品内涵丰富的健康产业体系[②]。社会办医是发展健康产业的首要任务,通过鼓励社会力量投向老年护理、口腔保健、康复、临终关怀等资源稀缺及满足多元需求服务领域,将极大地增加高端和短缺领域服务供给能力。从健康保障需求看,政府主导的社会医疗保险体系仍处于"低水平、广覆盖"的阶段,且受老龄化和疾病谱变化等因素影响,医保资金平衡压力较大,因此,只能保障群众基本医疗卫生服务需求,并不能满足高端、个性化的健康保障需求。通过发展健康产业,加快商业健康保险发展,可以使企业和个人通过参加商业保险及多种形式的补充保险解决基本医保之外的需求。商业保险机构积极开发与健康管理服务相关的健康保险产品,开展针对不同的市场设计不同的健康保险产品,将满足群众多层次健康保险需求。此外,通过发展医疗责任保险、医疗意外保险,也有助于分担医疗执业风险,促进化解医疗纠纷。此外,通过服务侧的加快发展,也将极大地带动药品、医疗器械等相关支撑产业的发展,引导企业提高创新质量,培育重大产品,满足重要需求。

3. 释放优质资源和增强基层服务能力 由于社会办医发展不足,目前高端医疗服务供给主要集中在公立医院,挤占了公立医疗机构提供基本医疗服务的优质资源。随着社会多元化办医的发展,公立医院特需服务的比例将逐步缩减,高端民营医院将逐步成为特需医疗服务的主要提供者,这将有助于公立医院公共医疗资源回归公益性的本质,更好地满足广大群众基本医疗卫生服务需求。如,上海市将剥离公立医院特需门诊作为医改的重要任务,专门划出浦东和虹桥两块园区用于发展高端医疗,作为集中承接公立医院特需门诊的转移地,同时引进国际高水平综合和专科医疗机构,有效分流公立医院高端服务需求。同时,随着政府放开个体诊所等基层医疗卫生机构设置规划布局限制、实行市场调节的管理方式,在全科医生制度、医师多点执业、分级诊疗、购买服务等协同改革措施共同作用下,基层自我雇佣的个体职业者将日益增多,有助于增加基层服务供给量和提高服务能力。

此外,健康产业的发展,特别是"互联网+医疗"的发展,借助于预约诊疗服务平台和远程医疗系统的搭建,将进一步促进优质医疗资源释放,同时为优质资源的下沉搭建了平台。以江苏省为例,目前江苏省集约式预约诊疗服务平台已与所有二级以上公立医院连线,三级医院号源开放预约率达到85%以上,居民可通过多种形式进行预约;同时,正在建设的省级危重疾病远程会诊系统,依托江苏省人民医院等资源优势,借助移动4G网络,以远程影响诊断、远程会诊、远程监护指导、远程手术指导等为主要内容,实现患者与医务人员、医疗机构、医疗设备之间的互动,使专家随时随地通过网络系统进行远程诊断和现场指导。该系统初期将覆盖110家县级医院,5年内将覆盖720家医院;全省有2/3以上的县(市、

---

① 中国保险监督管理委员会.2018年保险统计数据报告[EB/OL].http://bxjg.circ.gov.cn/web/site0/tab5179/info4132154.htm

② 吴晓隽,高汝熹.发展健康服务业——新时期上海支柱产业营造的必然选择.[J]城市,2008(12):29-33.

区)依托区域内中心医院资源优势,建立区域性检查检验与影响中心,建立集约式远程会诊中心、远程影像诊断中心、远程心电诊断中心,面向辖区内基层医疗卫生机构,开展集中读片、初具诊断报告、远程会诊、双向转诊、医学咨询等业务;此外,通过搭建区域信息平台、共享检查检验结果、支持上下双向转诊等业务,以信息化为纽带促进了医联体建设。目前,全省已有医疗集团40多个,所有基层医疗卫生机构都与上级医院结对成对口帮扶关系,建立稳定的双向转诊、远程会诊和预约服务[①]。可见,信息技术和"互联网＋医疗"的发展,既让群众在家门口享受到优质服务、增强群众对医改的获得感,又带动了基层医疗卫生服务能力的提升,极大地助力了医改"强基层"和分级诊疗制度建设。

4. 有效满足群众非治疗健康需求并控制医药费用增长　随着经济社会发展和人民健康意识的提高,人们对健康咨询、健康体检、健康评估、健康监测以及时干预、健康指导等新兴服务的需求快速增长,以疾病诊断与治疗为主的传统医疗卫生服务越来越难以满足群众日益多元化的健康需求。根据世界卫生组织调查显示,人群中真正健康的只有5%。诊断患病的约20%,75%的人处于亚健康状态[②]。亚健康人群对于健康管理等非治疗性需求、慢性病高风险人群和患病人群对于生活方式指导、疾病风险监测与干预等健康和疾病管理服务,规模十分庞大。传统以治疗为核心的医疗卫生服务,只能被动应对不断增长的慢性病和亚健康需求,使得医疗卫生费用不断上涨。

健康管理与促进范围及其广泛,包括生活方式管理、健康需求管理、就诊服务、疾病管理等。研究显示,仅对疾病人群进行生活方式指导、使其减少和防止不良的生活习惯,将会使高血压发病率下降75%、糖尿病发病率减少50%、肿瘤减少33%、超重和肥胖减少2/3,人们的平均寿命有望延长10岁。世界卫生组织和美国的健康管理统计表明,实行科学、有效的健康管理可以减少50%的死亡率,可以减少1/3的疾病,在美国可以降低90%的医药费[③]。因此,健康管理是花小钱防大病、从源头上控制医药费用增长的有效措施,既能满足群众日益增长的非治疗需求、提高健康水平,又能有效破解医药卫生体制改革所面临的资源与需求、投入与效益矛盾,对整个卫生体系的可持续发展具有十分重要的作用。

(二) 延伸整合健康产业链,推动服务模式转变

加快发展健康产业,有助于通过发挥市场机制作用建立起防与治、医与保、医与养、以及医疗机构之间的协作机制,转变传统以治疗为中心、碎片化的服务模式,形成以健康为中心的、机构间有效协作的健康管理服务模式,实现面向全人群、覆盖全生命周期、系统连续的健康管理与服务,变被动应对疾病为主动预防疾病、变单一作战为协同作战,推动从源头上保障健康、提高卫生发展的可持续性。

1. 通过健康保险推动产业链、服务链整合　健康保险是推动健康产业链整合的核心之一。美国健康保险组织通过管理式医疗实现了前向医疗服务供给和后向付费功能的整合,承担第三方管理、支付、成本控制功能,成为监管医疗费用支出、满足健康需求的杠杆;英国健康管理机构也是以健康保险为核心,整合健康维护中心、疗养院、综合医院等各种医疗服务机构在内的产业联盟。保险资金具有长期性与大体量的特点,同时健康保险自身具有天然的控费动力,因此,健康保险公司可以与医疗机构、体检中心、健康产品厂商等上下游之间形成完整的产业链和运营体系,从而推动健康产业链的整合和价值链的提升。一方面,健康保险公司通过自建医院或协议的方式与医疗机构结成利益联盟,避免医疗机构利用其专业优势推动医疗费用不合理上涨;另一方面,基于大量的个人健康历史数据,健康保险公司帮助参保者有效管理自身健康,在满足其健康教育、健康体检、疾病筛查、健康风险预警与健康生活方式指导等非治疗需求的同时,为病人提供最合适的就诊方案,限制不必要、不合理的医疗需求,并通过预付制等支付方式激励医疗服务机构自我控制成本,从而实现在促进健康素质的同时,有效避免不必要的医疗费用支出,并实现产业经济效益,带动相关健康产业发展。

目前我国健康保险进行产业链整合的趋势已较为明显,如平安保险入驻慈利健康管理机构、鼎辉投资基金注资慈铭体检、美国中经合集团投资美兆集团等。健康保险及其整合发展的健康管理业,有望成

---

①　王咏红."互联网＋":破解医改难题的新机遇.中国卫生,2015,08.
②　李艳芳.浅谈健康管理与健康产业的发展.2010第二届中国老年保健(产业)高峰论坛论文集
③　李艳芳.浅谈健康管理与健康产业的发展.2010第二届中国老年保健(产业)高峰论坛论文集

为从需求侧实现产业模式和服务模式创新、带动产业结构转型升级的突破点。

2. 依托信息化与"互联网+"实现服务精准化、个性化、便捷化 信息化建设不仅能够有效促进信息的共享、资源的流动、成本的控制,增强服务集约化程度和监管的有效性,更能够以新思维、新技术推动服务模式的创新。一方面,可穿戴设备、智能终端等的出现和逐步普及,既为个人做好自我健康管理、形成自主自律的良好生活与行为方式提供了载体,更为个人健康大数据的系统收集、持续跟踪和监测以及在此基础上的健康管理提供了可能。目前,以百度、阿里、腾讯等为代表的互联网公司和以苹果、三星、小米等为代表的智能终端制造商纷纷进入移动医疗健康领域,所看重的就是健康医疗大数据的无限价值。

因此,随着信息化的快速发展,相关的健康医疗大数据将呈指数性的增长,云计算、大数据、物联网、移动互联网这些技术的突破也使得广泛深入的使用健康医疗数据成为可能。这一方面能够实现医学科研、精密诊断和服务管理精细化水平的极大提升,使得医学科研、诊断和服务迎来"精准医学"时代;另一方面,通过互联网技术和大数据的开放共享,各级各类公共卫生机构、医疗机构、养老机构、健康管理机构、护理康复机构、健康保险机构之间可以实现协同开展疾病与健康监测、预警、干预,形成全过程、系统、连续的健康管理与服务,促进健康管理、健康保险等的发展及健康产业上下游之间的融合发展。

此外,信息技术的发展和应用也有助于提高服务利用效率。"春雨医生"和"好大夫在线"等为代表的国内网上问诊平台已经建立,增加了医疗服务利用的便捷性。从辽宁省的实践看,居民只需用手机关注"辽宁卫生计生12320"微信服务号,并绑定本人身份信息,即可实现预约挂号、在线支付、在线候诊排队、检查报告查询、电子病历等移动全流程健康医疗服务,实现便捷就医。据国家卫生计生委统计信息中心副主任胡建平介绍,以辽宁省的统计数据来看,使用居民健康卡后,平均排队次数由4.3次降为1.4次,平均候诊时间缩减23分钟。

(三) 变革卫生体制微观基础,推动治理体系创新

发展健康产业能够牵动全方位改革,可以通过增量改革逐步带动深层次利益格局的调整,从而破解医改体制机制难题。

1. 形成多元竞争的医疗卫生服务体系 鼓励社会办医是发展健康产业的首要任务。目前,民营医院数量占比已经超过50%,床位数、服务量占比也逐步提高。通过社会办医的发展,在有效满足高端和短缺领域服务需求的同时,有助于打破公立医院对人才、技术等核心资源的垄断格局,形成公立医院改革的外部环境和压力,从而对公立医院改革形成倒逼机制,最终形成多元竞争的医疗服务体系。目前,混合所有制医疗机构的探索在各地兴起,公立医院与社会力量合作办医趋势明显。在此基础上,随着健康保险等体系的同步完善,将逐步建立"资金跟着病人走"的支付机制,迫使公立医院提供其服务质量与效率。

此外,社会办医的发展也有助于破解公立医院改革诸多"难题"。如,在建立符合行业特点的人事薪酬制度、建立健全现代医院制度等方面,民营医院人事薪酬制度和管理制度的逐步完善将为公立医院改革提供参照物和坐标系。同时,社会办医的发展及对公立医院垄断地位的打破,也为公立医院和医生的"去行政化"奠定基础,为医、保双方建立平等谈判机制、推进支付方式改革提供了可能。

2. 建立现代健康保险体系和现代医保经办制度 如前所述,商业健康保险的发展是促进健康产业发展的关键。通过商业健康保险的发展,一方面将在保险产品及服务模式等方面对基本医疗健康保险形成竞争,特别是其在健康管理、医疗服务等产业链整合等方面的探索,将极大地提升健康保险产品本身的附加值,对目前只保医疗不保预防的基本医疗保险服务模式形成挑战,从而推动建立以参保人健康为核心、更具成本效益的现代健康保险体系;另一方面,随着商业健康保险的发展壮大,特别是其在效率方面优势的逐步显现,将有可能打破行政化、垄断性的基本医疗保险经办体系,从而建立竞争性的现代医保经办体系,为医疗保险经办机构"去行政化"改革奠定基础,也为医、保双方建立平等谈判机制、推进支付方式改革提供了可能。

3. 推动医疗服务价格形成机制和管理体制改革 通过医疗服务与医疗保险体系打破垄断和去行政化,公立医院将真正成为自主决策的市场主体(而不是行政部门的附属物),现在体制内的医生由"单位人"转变为"社会人",可以自由流动和多点执业,医保经办机构真正成为参保人健康的契约代理人(而不是行政部门的附属物),从而彻底改变医疗卫生体制的微观基础。在此基础上,价格管理体制和价格形成机制上可以真正引入市场机制(目前虽然非公立医疗卫生机构价格也已经放开,但由于医保政策仍要求定点机构必须执行政府指导价,加之公立医院竞争地位强,非公立医疗机构医疗服务价格在实践中并未实现自主定价),符合行业特点的人事薪酬制度将逐步建立,医务人员的工资收入能基本体现其劳动价值,医疗服务的提供与购买真正成为按市场法则办事的市场行为,从而推动建立现代化的健康领域治理体系。

三、发展健康产业对国民经济发展的推进作用

健康产业既是社会事业的重要领域,也是国民经济的重要组成部分,是能够有效拉动宏观经济增长、加快经济转型升级和结构优化的关键领域,因此成为统筹稳增长、促改革、调结构、惠民生、防风险各项任务,培育经济发展的内生动力的重要突破口,成为很多地方政府的战略重点,这是我国当前健康产业发展面临的最大历史机遇。李克强总理在全国卫生与健康大会上的讲话中明确指出,"投资卫生与健康,就是投资生产力、投资未来发展"。发展健康产业,能够增强经济发展的优势和后劲,有力支撑经济长期保持中高速增长、迈向中高端水平。

(一) 发展健康产业是发挥人力资源优势和促进就业的重要手段

1. 发展健康产业是提高人力资本的重要手段　健康投资不仅是一种改善生命质量的消费性投入,更是一种全面保护和提高劳动力素质的生产性投资,是国家最重要的战略性投资。哈佛大学研究指出,亚洲经济发展的奇迹 30%~40% 来源于本地区人群健康的改善。因此,健康投资是把我国十几亿人口压力转化为长期发展优势的前提,改革开放前人民健康水平的大幅度提高正是形成我国"人口红利"的重要基础,对我国取得"经济奇迹"作出了重要贡献。据测算,1950—1982 年中国人口的平均期望寿命从35 岁增加到 69 岁,由此而创造的经济价值共 24 730 亿元,平均每年约 773 亿元,相当于 GNP 的 22%。世界卫生组织宏观经济委员会研究表明,卫生投资将带来高达 6 倍的回报。在当前人口红利缩减的特殊时期,发展健康产业有利于挖掘我国"健康红利"、推动经济增长。

2. 发展健康产业是促进就业的重要抓手　健康产业是一个分工更细化、门类繁多的领域,不仅新开辟了许多就业渠道,提供了大量不同层次的就业岗位,更重要的是提供了大量的就业和创业机会。据测算,目前我国健康护理、基层卫生、公共卫生领域具有提供上千万就业岗位的潜在能力,其中包括:老年人健康护理人员 400 万人,医疗机构护理人员 400 万人,基层医疗机构助理医师和全科医师 160 万人,精神卫生专业人士 30 万人。此外,在口腔保健、药剂、健康管理和营养指导等方面还具有提供数百万就业岗位的潜力。

(二) 发展健康产业是扩大内需的重要途径

健康需求是国内消费需求的重要组成部分,健康需求的释放和满足是扩大居民其他消费需求的重要前提,能够有效拉动社会总需求的扩容。现代医疗卫生服务业作为健康产业的核心层,对拉动内需的作用具体体现在两方面:一是满足需求,引领消费。医疗卫生服务业涉及满足群众的医疗保健需求,包括基本需求和多层次的医疗保健需求;二是释放消费能力。根据 2008 年第三次国家卫生服务调查数据测算,现阶段通过增强卫生保健供给能力和需求能力,可以直接拉动居民健康需求超过 6 000 多亿元,其中基本医疗服务需求 4 000 多亿元,保健需求 2 000 多亿元。同时,我国医疗保健需求规模巨大,携程旅游近日发布的《2016 年在线医疗旅游报告》显示,2016 年通过携程报名参加海外体检等医疗旅游人数是前一年的 5 倍,报告预计 2016 年出境医疗旅游的中国游客将超过 50 万人次,人均订单费用超过 5 万元,是我国出境旅游人均费用的 10 倍左右。医疗服务的不确定性会对居民的消费和储蓄行为造成影响,特别是在缺乏医疗保障的情况下,居民为避免经济风险加强储蓄,或由于已经发生大额卫生支出,从而严重影响对其他产品或服务的消费。研究发现,每 1 元医疗保障方面的财政投入能够拉动 8 元以上的社会消费总额。据此测算,仅 2015 年城乡居民基本医疗保险人均 360 元的财政补助投入就能拉动超过 3 万亿元的社会消费额。

（三）发展健康产业是推动经济转型升级的重要切入点

1. 有助于提高服务业在国民经济中的比重 发展健康产业,满足人民群众基本需求和多层次医疗保健需求,将扩大医疗保健消费在居民消费中的占比,有力提高服务业在国民经济中的比重。在世界一些发达国家和地区,健康服务业已经成为现代服务业的重要组成部分。2016 年,我国全社会用于医疗卫生服务所消耗的资金总额(用卫生总费用表示)占 GDP 的比重是 5.0%,而法国、德国、英国该比重分别为 11.5%、11.1% 和 9.8%,金砖国家中的巴西、俄罗斯、南非分别为 11.8%、5.3%、8.1%,我国医疗卫生服务消费增长空间较大[1]。

2. 有助于培育新的经济增长点 2018 年国际医疗旅游业全球产业规模已经达到 7 643.5 亿美元,年增长速度超过 12%[2],已被多个国家(地区)确定为支柱性产业,成为许多国家促进高端服务贸易出口、增加外汇收入的重要途径;再如,截至 2018 年 9 月末我国移动互联网用户总数保持在 13.7 亿户,移动医疗发展前景广阔[3]。数据显示,中国移动医疗可穿戴设备市场规模已由 2014 年的 22 亿元发展到 2016 年的 228 亿元,预计 2017 年将达 300 亿人民币,市场潜力巨大[4],同时将带动数倍的慢病管理、健康咨询服务及试剂等消费。此外,健康与体育健身休闲的融合发展也极具潜力,体育产业在全球范围内已成为具有一定规模的产业领域,产值接近 2%,体育消费占居民消费额的 3%。从西方发达国家体育产业发展的基本规律来看,体育竞赛表演和体育健身娱乐业作为体育产业的本体产业,其增加值占到体育产业总体的 60%~70%,已成为最具经济活力的领域之一。

3. 有助于有效应对宏观经济周期性回落 健康需求是刚性且不断增长的,基于健康需求的医药卫生产业始终保持稳定增长的大趋势,能够有效应对宏观经济周期性回落。20 世纪 30 年代,经济大萧条期间,健康产业是极少数仍能保持增长的产业之一。2008 年以来,健康产业同样是欧美国家实施反危机措施的主要领域,美国、德国等国经济刺激计划中均将医疗保健领域作为投资重点,将之作为保持或创造新就业岗位的重点行业。

（四）发展健康产业能够有效带动相关产业的发展

健康产业关联产业多、产业带动效应强,研究表明,每 1 元医疗卫生基础设施建设方面的投入可以拉动 3 元社会投资。除上游产业(如药品、医疗器械和卫生材料等先进制造业)和相关支持产业(如建筑、医学科技等)外,健康产业对教育培训、健康信息、健康保险、金融服务、信息咨询服务、法律服务、市场服务、健康人力资源服务等辅助性产业也有直接拉动作用,能够有效推动宏观经济增长。健康产业的发展有利于科技创新,探索不同的健康产业支持形式,如卫生金融、卫生科技服务、法律和信息咨询,包括健康管理和市场营销等。

四、发展健康产业推动深化医改和国民经济发展的具体建议

（一）处理好政府与市场的关系,实现健康事业与健康产业有机衔接

由于健康服务和产品的特殊性,这一领域政府与市场的关系较为复杂,应该根据不同类型服务的属性来划分政府与市场的角色。对于群众基本健康服务需求(公共卫生和基本医疗服务,健康养老等基本健康服务),应当以政府为主导,通过直接组织生产或购买服务(政府直接购买或向需方提供补贴)的方式提供;对于非基本健康服务以及通过购买服务方式提供的基本健康服务可实行市场化运作,由市场发挥资源配置的决定性作用。要积极贯彻落实习近平总书记在全国卫生与健康大会上的指示精神,要正确处理政府与市场的关系,"在基本医疗卫生服务领域政府要有所为,在非基本医疗卫生服务领域市场要有活力"。要实现发展健康服务业与深化医药卫生体制改革的相互协同与促进,必须正确处理基本与非

---

[1] World Health Organization. 全球卫生支出数据库[EB/OL].http://apps.who.int/nha/database/ViewData/Indicators/en

[2] 2019 年国内外医疗旅游行业市场规模现状及发展趋势分析[EB/OL].http://free.chinabaogao.com/gonggongfuwu/201903/032540L4R019.html

[3] 中华人民共和共工业和信息化部.2018 年 9 月份通信业经济运行情况[EB/OL].http://www.miit.gov.cn/n1146312/n1146904/n1648372/c6448610/content.html.

[4] 移动医疗可穿戴设备潜力巨大 2017 或达 300 亿元[EB/OL].https://wearable.ofweek.com/2017-01/ART-8420-5006-30093588.html.

基本、政府与市场的关系,实现健康事业与健康产业的有机衔接。

从国际上看,健康产业(health care industry)本身没有基本与非基本、事业与产业之分,只是客观地描述健康服务和产品提供行业。但我国由于历史原因,对于基本与非基本、事业与产业的划分是重要的理论和实践问题。对于这一问题,李克强总理曾指出,"社会领域既包括义务教育、公共卫生、公共文化、群众体育等主要由政府提供的服务型事业,也包括培训服务、非基本医疗、文化产业、体育健身等主要由市场提供的服务型产业,协调推进经济发展和社会建设,既要维护社会事业的公益性,又要推进社会领域产业的市场化、产业化,积极培育新的增长点"。这一论述首先明确了事业、产业是从服务的"基本""非基本"角度定义,第二是把"基本""非基本"服务特征和政府提供责任结合起来。根据这一思路,从服务上,公共卫生和基本医疗服务等基本健康需求属于"服务型事业",应由政府承担主要筹资和提供责任。居民多样化、高层次医疗卫生服务等非基本健康需求属于"服务型产业",应由市场为主导提供。基本和非基本并非一成不变,随着经济社会发展,基本的范围也将逐步扩大。

全面正确履行政府职能是处理好政府与市场、政府与社会关系的核心环节。发展健康产业,将扩大健康领域市场机制的作用范围,利益主体也将日趋多元化、复杂化,这对加快转变政府职能提出了迫切要求:①应当进一步简政放权,创新管理方式。由以行政手段为主向综合运用法律、行政、经济、科技等多种管理手段转变。特别是在卫生资源配置上,要最大限度地避免用行政手段直接配置各类资源。②应当健全健康产业宏观调控体系。以卫生健康发展战略和规划体系为导向,以财政、税收等经济政策为主要手段,加强经济政策与产业政策的协调配合,增强宏观调控的科学性和有效性。③应当继续加强公共服务和市场监管职能。政府继续在保障群众基本健康服务需求方面发挥主导作用,同时加强市场监管职能,创造良好的发展环境,引导健康服务业规范发展。④应当逐步建立比较完善的政府购买服务制度。将适合市场化方式提供的基本健康服务及其他相关公共管理事项,交由具备条件、信誉良好的社会组织、机构和企业等承担,创新公共服务提供方式。

(二) 医改定位从解决看病就医问题到以增进人民健康,纳入党和政府工作全局

深化医药卫生体制改革的基本目标是建立健全覆盖城乡居民的基本医疗卫生制度,主要解决制约基本医疗卫生服务的体制机制问题。当前,按照全国卫生与健康大会精神和《"健康中国2030"规划纲要》《关于进一步推广深化医药卫生体制改革经验的若干意见》等要求,坚持基本医疗卫生事业的公益性,以公平可及和群众受益为目标把医改推向纵深。在总体思路上应进行如下转变:

1. 按照健康优先发展的要求,树立大卫生、大健康的观念,从以解决疾病的看病就医问题转变为以保障人民健康为中心。特别要以是否有助于解决群众健康问题为根本出发点,处理好近期与远期的关系,既要切实解决群众当前反映强烈的突出问题,更要着眼建立健全符合健康领域发展规律、具有中国特色的基本医疗卫生制度,各项改革政策和措施应更具长期性、战略性。

2. 要把卫生与健康工作纳入全局。按照总书记关于"进健康中国建设,是我们党对人民的郑重承诺。各级党委和政府要把这项重大民心工程摆上重要日程,强化责任担当,狠抓推动落实"的要求,要把健康放在优先发展的战略地位,加强党委和政府对医改工作的领导,由地方各级党政一把手负责,把医药卫生体制改革纳入全面深化改革中同部署、同要求、同考核,将主要健康指标纳入各级党委和政府考核指标,将医改任务完成情况纳入全面深化改革绩效考核和政府目标管理绩效考核。

3. 要加快把党的十八届三中全会确定的医药卫生体制改革任务落到实处,同步推进存量和增量、供方与需方改革,着力推进基本医疗卫生制度建设,以医疗、医保、医药"三医联动"为抓手,努力在分级诊疗制度、现代医院管理制度、全民医保制度、药品供应保障制度、综合监管制度五项基本医疗卫生制度建设上取得突破。

(三) 促进健康产业与国民经济协调发展

发展健康产业在满足群众多元化健康需求的同时,也会推高卫生费用的增长。因此,健康产业规模并不是越大越好,如果费用过高超过国民经济增长的适宜范围则可能增加经济发展的成本,影响经济发展的竞争力和潜力。例如,美国2011年卫生总费用支出占GDP的比例达到17.7%,医疗卫生成为美国联邦政府财政支出中仅次于国防的第二大项目,美国企业为医疗福利所支付的费用比其主要的贸易伙伴多了近3倍,三分之一以上的中小企业因为医疗费用过高而导致亏损,因此,奥巴马政府认为,不断上升的医疗和福利成本是美国长期财政赤字的根源,不断增长的医疗开支已经威胁到美国民众的生活质量和美国经济的根本基础,并呼吁说"美国的医疗体制再不改革,将拖垮整个美国"。要确保健康服务业与国民经济发展相协调,就要重点把握好两个方面:

1. 要优先保障群众基本健康服务需求。把握好其产业属性与社会保障属性的关系,使社会效益与经济效益相结合,在优先保障群众基本健康服务需求的基础上,充分调动社会力量的积极性和创造性,把健康产业发展建立在群众基本健康需求得到更好满足、就医负担有所减轻、求医问药更加便捷、健康素养和健康水平明显提高的基础之上。

2. 要以健康管理和健康促进为重点,创造"绿色GDP"。预防保健服务是最具有成本效果的健康服务,应将健康体检、健康咨询、健康管理、养生保健等预防保健类服务作为健康产业发展的重点之一,确保健康产业在经济社会承受范围内可持续发展。

(张毓辉、王秀峰、王荣荣、翟铁民)

第二部分　专题篇

第一章

我国社会办医发展政策分析与建议

　　社会办医疗机构是我国医疗服务体系的重要组成部分,鼓励和引导社会办医是深化医药卫生体制改革和发展健康产业的重要内容,有利于扩大医疗服务供给、满足人民群众多层次、多样化健康服务需求。近年来,我国出台了一系列政策措施持续推动社会办医健康规范发展,不断为社会办医拓展空间、放宽准入门槛、优化发展环境,已逐步建立起较为全面的政策体系。当前,社会资本对医疗健康领域投资热情高涨,我国社会办医也取得了较快发展,截至 2018 年底,全国社会办医院机构数达 2.10 万个,床位数达到 171.8 万张,执业助理医师 42 万人,占医院机构数、床位数、医师数的比重分别达到 63.5%、26.3%、20.6%,但从民营医院诊疗人次数和入院人数数分别为 5.26 亿人次、0.37 亿人次,分别占医院总服务量的 14.7% 和 18.3%。总体来看,社会办医机构数多,但服务能力不强,医疗技术、学科水平、品牌声誉等方面与公立医院相比存在差距。本研究通过回顾我国鼓励社会办医发展政策,从准入、价格、财政、医保、税收、人才、监管等方面系统梳理了全国及各省社会办医政策,并从政策的设计和执行两个层面分析了当前存在的主要问题,以期为进一步完善社会办医政策措施提供依据,促进我国社会办医持续健康规范发展。

一、我国鼓励社会力量举办医疗机构的政策梳理

(一) 准入政策

1. 机构准入　近年来我国社会办医机构数和床位数的迅速增长,离不开国家和地方逐步放宽的社会办医准入空间。从国家层面政策出台情况来看,2010 年《国务院办公厅转发发展改革委、卫生部等部门关于进一步鼓励和引导社会资本举办医疗机构意见的通知》(国办发〔2010〕58 号)要求设置社会办医疗机构要符合本地区区域卫生规划和区域医疗机构设置规划,同时要求卫生资源配置规划要为社会办医疗机构预留合理空间。2015 年 3 月,《全国医疗卫生服务体系规划纲要》中明确了要按照每千常住人口不低于 1.5 张床位为社会办医预留规划空间,同步预留诊疗科目设置和大型医用设备配置空间,并要求取消对社会办医疗机构数量和地点的限制。2019 年 6 月,《关于促进社会办医持续健康规范发展的意见》(国卫医发〔2019〕42 号)进一步要求对社会办医区域总量和空间布局不作规划限制。同时,我国也在不断放宽对境外资本举办医疗机构的范围和要求,自 2010 年只允许境外资本以合资或合作形式设立医疗机构,2013 年将我国的香港、澳门和台湾服务提供者在内地设立独资医院的地域范围扩大到全国地级以上城市,其他具备条件的境外资本可在中国(上海)自由贸易试验区等特定区域独立独资医疗机构,2014 年上海自贸区取消了外方投资股权比例不超过 70% 的限制,进一步提升医疗领域对外开放水平。具体政策详见表 2-1。

表 2-1　近年来国家层面社会办医准入空间相关政策梳理

文件名称	出台日期	发文机关	内容
《国务院办公厅转发发展改革委、卫生部等部门关于进一步鼓励和引导社会资本举办医疗机构意见的通知》(国办发〔2010〕58 号)	2010 年 12 月	国务院办公厅	非公立医疗机构的设置应符合本地区区域卫生规划和区域医疗机构设置规划。各地在制定和调整本地区区域卫生规划、医疗机构设置规划和其他医疗卫生资源配置规划时,要给非公立医疗机构留有合理空间。需要调整和新增医疗卫生资源时,在符合准入标准的条件下,优先考虑由社会资本举办医疗机构。 允许境外资本举办医疗机构。进一步扩大医疗机构对外开放,将境外资本举办医疗机构调整为允许类外商投资项目。允许境外医疗机构、企业和其他经济组织在我国境内与我国的医疗机构、企业和其他经济组织以合资或合作形式设立医疗机构,逐步取消对境外资本的股权比例限制。
《关于加快发展社会办医的若干意见》(国卫体改发〔2013〕54 号)	2013 年 12 月	国家卫生计生委、国家中医药管理局	在区域卫生规划和医疗机构设置规划中为非公立医疗机构留出足够空间,优先满足非营利性医疗机构需求。新增卫生资源无论何种资金渠道,须按照有关规划要求和标准进行审批。 进一步放宽境外资本在内地设立独资医院的范围,按照逐步放开、风险可控的原则,将香港、澳门和台湾服务提供者在内地设立独资医院的地域范围扩大到全国地级以上城市;其他具备条件的境外资本可在中国(上海)自由贸易试验区等特定区域独立独资医疗机构。合理设定中外合资、合作医疗机构境外资本股权比例要求。
《关于促进社会办医加快发展的若干政策措施》(国办发〔2015〕45 号)	2015 年 6 月	国务院办公厅	各地要定期公开公布区域内医疗机构数量、布局以及床位、大型设备等资源配置情况,并将社会办医纳入相关规划,按照一定比例为社会办医预留床位和大型设备等资源配置空间,在符合规划总量和结构的前提下,取消对社会办医疗机构的具体数量和地点限制。
《国务院办公厅关于印发全国医疗卫生服务体系规划纲要(2015—2020 年)的通知》(国办发〔2015〕14 号)	2015 年 3 月	国务院办公厅	按照每千常住人口不低于 1.5 张为社会办医院预留规划空间。
《国务院办公厅关于支持社会力量提供多层次多样化医疗服务的意见》(国办发〔2017〕44 号)	2017 年 05 月	国务院办公厅	各地要统筹考虑多层次医疗需求,制定完善医疗卫生服务体系规划、医疗机构设置规划、大型医用设备配置规划,完善规划调控方式,优化配置医疗资源,促进社会办医加快发展,凡符合规划条件和准入资质的,不得以任何理由限制。
《关于促进社会办医持续健康规范发展的意见》(国卫医发〔2019〕42 号)	2019 年 6 月	国家卫生健康委、国家发展改革委等 10 个部门	政府对社会办医区域总量和空间布局不作规划限制。各地在新增或调整医疗卫生资源时,要首先考虑由社会力量举办或运营有关医疗机构。

　　从目前各级政府关于社会办医准入空间政策要求来看,大多数省份为本省社会办医预留了约 20% 的床位空间,也有部分地区如上海、重庆、深圳等地在突破医疗机构设置规划约束方面进行了探索。例如,深圳市和重庆市则对取消社会办医规划设置进行了立法探索,深圳市在 2017 年 1 月起实施的《深圳经济特区医疗条例》(我国首部地方性卫生法规)第八条规定"市卫生行政主管部门按照布局合理、规

模适当、层级优化和功能完善的原则,拟定全市公立医疗机构设置规划,经市人民政府批准后向社会公布",这一规定的现实意义是政府只做公立医疗机构的设置规划,而社会办医疗机构则不做设置规划要求,2017 年 6 月,《深圳市医疗机构设置规划(2016—2020 年)》在立法约束下明确提出"取消社会力量办医的机构数量、等级、床位规模、选址距离限制";重庆市也以法规形式对部分医疗机构放开了准入限制,《重庆市医疗机构管理条例》第十条规定"社会资本申请设置三级综合医院、二级以上专科医院、中医医疗机构、康复医院、护理院、以及符合法定条件的执业医师申请诊所,符合医疗机构基本标准的,市、区(县)卫生计生主管部门应当按照程序予以审批",但也提出上述条款以外的医疗机构应当符合医疗机构设置规划和医疗机构基本标准;上海市对社会办医实行按区域、专科、层级分类管理,在 2019 年 1 月出台的《关于优化本市社会办医疗机构设置管理的意见》(沪卫计规〔2019〕002 号)中提出,鼓励发展健康医疗服务业聚集区域,可取消三级医疗机构和特殊独立设置医疗机构以外社会资本办医的机构数量、等级、床位规模、选址距离等限制,对于老年医疗护理、康复、儿科等社会需求大的薄弱专科医疗机构,不做数量、等级、床位规模、选址距离等限制。

2. **设置审批** 近年来国务院及相关部门制定的鼓励社会办医相关政策文件中不断要求各地推进"放管服",简化机构设置审批服务,同时清理取消各项限制审批的不合理规定等。2017 年 5 月,《国务院办公厅关于支持社会力量提供多层次多样化医疗服务的意见》(国办发〔2017〕44 号)明确要求"国家制定社会办医疗机构执业登记前跨部门全流程综合审批指引,各地要出台实施细则,优化规范各项审批的条件、程序和时限"。2018 年 6 月,国家卫生健康委和国家中医药管理局发布的《关于进一步改革完善医疗机构、医师审批工作的通知》提出要对二级及以下医疗机构的设置审批与执业登记"两证合一",进一步简化三级医院的设置审批。2019 年 6 月,《关于促进社会办医持续健康规范发展的意见》(国卫医发〔2019〕42 号)中进一步明确了对简化社会办医疗机构设置审批的具体要求和完成时限,提出"各地要于 2019 年底前出台省、市、县优化社会办医跨部门联动审批实施办法,明确跨部门医疗机构设置申请审批首家受理窗口负责工作机制,明确各审批环节时限要求",以及"各省(区、市)要于 2020 年 6 月底前出台简化不同类型医疗机构设施消防设计审查验收的相关配套政策"。具体详见表 2-2。

表 2-2 近年来国家层面社会办医设置审批等相关政策

文件名称	出台日期	发文机关	内容
《关于进一步鼓励和引导社会资本举办医疗机构意见的通知》(国办发〔2010〕58 号)	2010 年 12 月	国务院办公厅	放宽社会资本举办医疗机构的准入范围,社会资本可按照经营目的,自主申办营利性或非营利性医疗机构。鼓励社会资本举办非营利性医疗机构,支持举办营利性医疗机构。鼓励有资质人员依法开办个体诊所。
《关于加快发展社会办医的若干意见》(国卫体改发〔2013〕54 号)	2013 年 12 月	国家卫生计生委、国家中医药管理局	各地要加快落实非公立与公立医疗机构在设置审批、运行发展等方面同等对待的政策,不得设置法律法规范以外的歧视性限制条件。
《关于促进社会办医加快发展的若干政策措施》(国办发〔2015〕45 号)	2015 年 6 月	国务院办公厅	明确并向社会公开公布举办医疗机构审批程序、审批主体和审批时限。各级相关行政部门要按照"非禁即入"原则,全面清理、取消不合理的前置审批事项,整合社会办医疗机构设置、执业许可等审批环节,进一步明确和缩短审批时限,不得新设前置审批事项或提高审批条件,不得限制社会办医疗机构的经营性质,鼓励有条件的地方为申办医疗机构相关手续提供一站式服务。完善社会办医疗机构设立审批的属地化管理,进一步促进社会办医,具体床位规模审批权限由各省(自治区、直辖市)按照《医疗机构管理条例》自行确定。

续表

文件名称	出台日期	发文机关	内容
《国务院办公厅关于支持社会力量提供多层次多样化医疗服务的意见》（国办发〔2017〕44号）	2017年5月	国务院办公厅	国家制定社会办医疗机构执业登记前跨部门全流程综合审批指引，各地要出台实施细则，优化规范各项审批的条件、程序和时限，精简整合审批环节，向社会公布后实施。积极推进一站受理、窗口服务、并联审批，推广网上审批，进一步优化政府服务。取消无法定依据的前置条件或证明材料，严禁违反法定程序增减审批条件，相关规划和政策要向社会及时公开。吸引境外投资者通过合资合作方式来华举办高水平医疗机构，积极引进专业医学人才、先进医疗技术、成熟管理经验和优秀经营模式。外资投资办医实行准入前国民待遇加负面清单管理，进一步简化优化审批核准事项。
《关于进一步改革完善医疗机构、医师审批工作的通知》（国卫医发〔2018〕19号）	2018年6月	国家卫生健康委、国家中医药管理局	除三级医院、三级妇幼保健院、急救中心、急救站、临床检验中心、中外合资合作医疗机构、港澳台独资医疗机构外，举办其他医疗机构的，卫生健康行政部门不再核发《设置医疗机构批准书》，仅在执业登记时发放《医疗机构执业许可证》。
《关于促进社会办医持续健康规范发展的意见》（国卫医发〔2019〕42号）	2019年6月	国家卫生健康委、国家发展改革委等10个部门	各地要按照党中央、国务院深化"放管服"改革要求，于2019年底前出台省、市、县优化社会办医跨部门联动审批实施办法，明确跨部门医疗机构设置申请审批首家受理窗口负责工作机制，明确各审批环节时限要求。设置20张床位以下或环境影响很小、不需要进行环境影响评价的医疗机构，可实行环境影响登记表备案管理。2020年6月底前，各省（自治区、直辖市）要出台简化不同类型医疗机构设施消防设计审查验收的相关配套政策。试点诊所备案管理。

从地方政策出台及落实情况来看，北京、天津、福建、黑龙江、江西、湖北、广西、陕西、青海、宁夏等地落实国家政策要求，在鼓励社会办医发展的政策文件中按照医院等级和床位规模分类明确了社会办医疗机构的审批部门、审批时限及相关具体要求，如，北京、福建、广西、陕西、青海、宁夏等地在相关政策文件中分别按照机构床位规模明确了社会办医机构的对应审批部门，黑龙江、江西按照医院等级确定相应审批部门，湖北按照床位规模结合医院等级的方式确定相应审批部门，天津按照机构床位规模并结合机构投资额的方式确定相应审批部门。在此基础上，广东和安徽落实国务院相关要求，专门出台了优化社会办医疗机构设置审批工作的实施细则等相关文件，如，2019年5月，广东省发展改革委会同省卫生健康委等8部门联合印发了《关于优化社会办医疗机构跨部门审批工作的通知》，该文件围绕社会反映强烈、跨部门审批中的痛点难点问题提出了十条优化措施，并明确了营利性和非营利性医疗机构的设置审批和执业登记程序，安徽省发展改革委会同省卫生健康委等9部门共同印发《关于印发安徽省社会办医疗机构跨部门审批流程和事项清单的通知》，明确了社会力量申办医疗机构的基本程序，编制了医疗机构工商登记、设置审批、项目备案、执业登记、非营利性医疗机构民办非企业单位登记等5个具体事项办理流程和清单。此外，截至2019年6月底，浙江、贵州和广西3个省份也已发布了优化社会办医疗机构跨部门审批工作文件的征求意见稿。

3. 设备准入　根据2004年《大型医用设备配置与使用管理办法》和2008年《甲类大型医用设备配置审批工作制度（暂行）》，我国对于各级各类性质医疗机构大型医用设备的管理实行配置规划和配置证制度。甲类大型医用设备和新型大型医用设备的配置由医疗机构按属地化原则向所在地卫生行政部门提出申请，逐级上报，经省级卫生行政部门审核后报国务院卫生行政部门审批；乙类大型医用设备的配置由医疗机构按属地化原则向所在地卫生行政部门提出申请，逐级上报至省级卫生行政部门审批。近年来,随着国家进一步鼓励和引导社会资本举办医疗机构相关政策文件的出台,对于大型医用设备的配置、审批等相关要求也逐步放宽。

表 2-3 近年来国家层面关于社会办医设备准入的相关文件

文件名称	出台日期	发文机关	内容
关于进一步鼓励和引导社会资本举办医疗机构意见的通知(国办发〔2010〕58号)	2010年11月	国务院办公厅	支持非公立医疗机构按照批准的执业范围、医院等级、服务人口数量等,合理配备大型医用设备。非公立医疗机构配备大型医用设备,由相应卫生部门实行统一规划、统一准入、统一监管。要求卫生部门在审批非公立医疗机构及其开设的诊疗科目时对其执业范围内需配备的大型医用设备一并审批。
关于下达2011—2015年全国乙类大型医用设备配置规划的通知(卫规财发〔2011〕89号)	2011年12月	原卫生部	优先考虑政府投资装备和非公立医疗机构配置需求。
新型大型医用设备配置管理规定(卫规财发〔2013〕13号)	2013年3月	原卫生部	在医疗机构配置试用基本条件中,要求开展配置试用的社会资本举办医疗机构,相关学科临床诊疗能力应当达到三级甲等医疗机构同等水平。同等条件下优先支持社会资本举办医疗机构和购置资金以财政投入、社会捐赠为主的公立医疗机构。
关于促进健康服务业发展的若干意见(国发〔2013〕40号)	2013年12月	国家卫生计生委、国家中医药管理局	各地要科学制订本地区大型医用设备配置规划,严格控制公立医疗机构配置,充分考虑非公立医院机构的发展需要,并按照非公立医疗机构设备配备不低于20%的比例,预留规划空间。对新建非公立医疗机构可按照建设方案拟定的科室、人员等条件予以配置评审。如符合配置要求,可予先行采购,经组织专家复审并确保相关专业人员落实到位后再正式下达配置规划。
关于促进社会办医加快发展若干政策措施(国办发〔2015〕45号)	2015年6月	国务院办公厅	不将社会办医疗机构等级、床位规模等作为确定配置大型设备的必要前置条件,重点考核机构人员资质与技术服务能力等指标。优化大型设备配置使用程序,简化流程。严控公立医院超常配置大型医用设备;社会办医疗机构配置大型医用设备,凡符合规划条件和准入资质的,不得以任何理由加以限制
关于支持社会力量提供多层次多样化医疗服务的意见(国办发〔2017〕44号)	2017年5月	国务院办公厅	对社会办医疗机构配置大型医用设备可合理放宽规划预留空间,将社会办医疗机构纳入大型医疗设备配置试点范围。
大型医用设备配置与使用管理办法(试行)(国卫规划发〔2018〕12号)	2018年5月	卫生健康委药监局	大型医用设备配置规划应当充分考虑社会办医的发展需要,合理预留规划空间
《关于促进社会办医持续健康规范发展的意见》(国卫医发〔2019〕42号)	2019年6月	国家卫生健康委等10个部门	乙类大型医用设备配置实行告知承诺制,取消床位规模要求。

从地方政策出台情况来看,各省均落实了为社会办医的大型医用设备预留规划空间等要求,其中,大部分地区还明确要为其同步预留20%的设备空间,安徽、江西和湖北提出该比例不低25%,黑龙江则是不低于31%,江苏、江西提出社会资本举办的、以提供特需医疗为主的营利性医疗机构购置大型医用

设备,可不受医用设备设置规划的限制,河南探索在中国(河南)自由贸易试验区内对社会办医疗机构配置乙类大型医用设备实行告知承诺制,黑龙江省将乙类大型设备配置审批权限下放到市(地)卫生计生行政部门审批。此外,青海、广东、江苏等6个省份均明确提出不得将机构等级、床位规模等作为确定配置大型医用设备的必要前置条件,辽宁、江苏、广东、河南4个省份还提出要严格控制公立医院超常规配置大型医用设备,拓展社会办医发展空间。

(二) 价格政策

2010年《国务院办公厅转发发展改革委卫生部等部门关于进一步鼓励和引导社会资本举办医疗机构意见的通知》(国办发〔2010〕58号)明确要求社会资本举办的医疗机构所提供的医疗服务和药品要执行政府规定的相关价格政策。2013年国家卫生健康委在《关于加快发展社会办医的若干意见》(国卫体改发〔2013〕54号)中首次提出要完善财税价格政策,非公立医疗机构医疗服务价格实行市场调节价。2014年国家发改委、卫生健康委和人社部《关于非公立医疗机构医疗服务实行市场调节价有关问题的通知》中再次明确营利性非公立医疗机构可自行设立医疗服务价格项目。

大多数地区执行国家政策要求,规定非营利性医疗机构提供的医疗服务需按照政府规定的相关价格政策制定,营利性医疗机构提供的医疗服务可实行市场调节价。此外,天津、河北、辽宁、山东、浙江、河南7省份规定非营利性医疗机构提供的医疗服务及药品都要执行政府规定的相关价格政策,北京提出非营利性医疗机构提供的特需医疗服务实行市场调节价。

(三) 财政政策

通过梳理近年来我国关于鼓励社会办医的相关政策发现,我国政府主要通过三种方式对社会办医疗机构给予财政支持,具体来看:①政府购买服务:鼓励政府采取招标采购等办法选择符合条件的社会办医疗机构承担公共卫生服务及政府下达的医疗卫生支农、支边、对口支援等任务;②财政补偿:对于社会办医疗机构在执行因遇有突发公共卫生事件时政府下达的指令性任务时,可按照规定获得政府补偿;③政策补助:鼓励各地在房屋建设、设备购置及人员培养等方面,对社会办医疗机构给予积极扶持。

其中,政府购买服务已成为我国财政支持社会办医的主要渠道。2014年,《国家卫生计生委关于卫生计生系统开展政府购买公共服务试点工作的通知》(国卫财务函〔2014〕427号)要求每个省份选择3~5个城市或地区开展政府购买公共服务试点工作,取得经验后逐步扩大试点范围,并将新农合基金经办服务等七大类项目列入首批试点项目目录。2015年,《国务院办公厅印发关于促进社会办医加快发展若干政策措施的通知》(国办发〔2015〕45号)扩大了政策补助范围,提出"将提供基本医疗卫生服务的社会办非营利性医疗机构纳入政府补助范围,在临床重点专科建设、人才培养等方面,执行与公立医疗机构同等补助政策"。2017年,《国务院办公厅关于支持社会力量提供多层次多样化医疗服务的意见》(国办发〔2017〕44号)再次扩大政府购买服务范围,提出"由政府负责保障的健康服务类公共产品可通过政府购买服务的方式提供,逐步增加政府采购的类别和数量"。

在以上各项有关政策支持下,近年来政府对全国社会办医疗机构的财政补助呈快速增长趋势,政府对社会办医疗机构财政补助金额占政府对所有类型医疗机构财政补助金额的比重由2010年的0.28%增长至2017年的0.67%。按当年价格计算,2010—2017年社会办医疗机构财政补助年均增速为33.73%,远高于公立医疗机构年均增速(18.31%),详见表2-4。

表2-4　2010—2017年全国社会办医疗机构的财政补助情况　　　　　　单位:亿元

机构类别	2010年	2011年	2012年	2013年	2014年	2015年	2016年	2017年
医疗机构	1 667.87	2 286.00	2 714.03	3 131.04	3 500.63	4 321.31	4 848.57	5 432.25
非公立医疗机构	4.73	6.69	11.08	16.06	18.11	22.23	32.26	36.18
占比(%)	0.28	0.29	0.41	0.51	0.52	0.51	0.67	0.67

数据来源:2011—2018年度《全国卫生健康统计年鉴》。

从各省政府购买服务政策落实情况来看,截至 2019 年 6 月底,全国共有 28 个省份在鼓励社会办医的文件中明确了政府购买服务范围,主要集中在公共卫生服务、基本医疗服务和支农、支边、对口支援、等任务,自《国务院办公厅关于支持社会力量提供多层次多样化医疗服务的意见》(国办发〔2017〕44 号)文件出台后,各地也逐步将购买服务内容扩大至健康服务类公共服务。

从政府财政补助和政策补助落实情况来看,全国共有 17 个省份(北京、天津、河北、辽宁、江苏、浙江、福建、广东、海南、黑龙江、山西、湖北、四川、云南、江西、广西、青海)明确了要将提供基本医疗卫生服务的社会办非营利性医疗机构纳入政府补助范围,在临床重点专科建设、人才培养等方面,执行与公立医疗机构同等补助政策,其中,北京还将营利性医疗机构也纳入了政府补助范围,福建还规定"社会办医疗机构承担的'三无'病人医疗救治费用,经有关部门核实后,由各级财政给予补助"。

(四) 医保政策

从社会办医的医保定点政策历史沿革来看,国家层面不断加大落实公立医疗机构与社会办医疗机构的医保定点同等待遇政策力度。1999 年《城镇职工基本医疗保险定点医疗机构管理暂行办法》,定点医疗机构必须"严格执行国家、省(自治区、直辖市)物价部门规定的医疗服务和药品的价格政策",但并未对机构经营性质作出要求,即并未将营利性医疗机构排除在定点之外。2010 年,国务院办公厅发布《关于进一步鼓励和引导社会资本举办医疗机构的意见》(国办发〔2010〕58 号)规定"非公立医疗机构凡执行政府规定的医疗服务和药品价格政策,符合医保定点相关规定,政府部门应按程序将其纳入城镇基本医疗保险、新型农村合作医疗、医疗救助、工伤保险、生育保险等社会保障的定点服务范围"。2011 年《关于进一步鼓励和引导社会资本举办医疗机构的意见》进一步明确提出"各地不得将投资主体性质作为医疗机构申请成为医保定点机构的审核条件。要将符合条件的社会办医疗机构纳入医保定点范围,并执行与公立医疗机构相同的报销政策"。2014 年,国家发改委、卫健委和人社部联合制定《关于非公立医疗机构医疗服务实行市场调节价有关问题的通知》,再次明确要求"凡符合医保定点相关规定的非公立医疗机构,应按程序将其纳入职工基本医疗保险、城镇居民医疗保险、新型农村合作医疗、工伤保险、生育保险等社会保险的定点服务范围,并执行与公立医院相同的支付政策"。2015 年,《国务院办公厅关于促进社会办医加快发展若干政策措施的通知》(国办发〔2015〕45 号)再次强调"将符合条件的社会办医疗机构纳入医保定点范围,执行与公立医疗机构同等政策。不得将医疗机构所有制性质作为医保定点的前置性条件,不得以医保定点机构数量已满等非医疗服务能力方面的因素为由,拒绝将社会办医疗机构纳入医保定点"。

各地积极落实关于社会办医疗机构医保定点相关政策要求,均明确要求"符合条件的社会办医疗机构纳入医保定点范围,其与医保管理部门签订协议后,程序、时限、标准等方面与公立医疗机构享受同等对待"。2019 年 6 月,《关于印发促进社会办医持续健康规范发展意见的通知》(国卫医发〔2019〕42 号)针对各地政府落实社会办医中存在的突出问题提出了相关政策举措,要求"不得将医疗机构的举办主体、经营性质、规模和等级作为定点的前置条件,与医保管理和基金使用无关的处罚一律不得与定点申请挂钩。营利性医疗机构使用符合规定的发票,可作为医疗保险基金支付凭证"。

(五) 税收政策

2016 年 3 月,《关于全面推开营业税改征增值税试点的通知》(财税〔2016〕36 号)的附件 3 第一条中规定"医疗机构提供的医疗服务免征增值税",并进一步明确"医疗机构"范围为各类医疗机构,"医疗服务"界定为"医疗机构按照不高于地(市)级以上价格主管部门会同同级卫生主管部门及其他相关部门制定的医疗服务指导价格(包括政府指导价和按照规定由供需双方协商确定的价格等)为就医者提供《全国医疗服务价格项目规范》所列的各项服务,以及医疗机构向社会提供卫生防疫、卫生检疫的服务",即所有执行上述医疗服务价格政策的医疗机构均免征增值税。从房产税、土地使用税和企业所得税来看,《国务院办公厅关于促进社会办医加快发展若干政策措施的通知》(国办发〔2015〕45 号)中对于社会办医疗机构按照营利性和非营利性作出了明确区分,提出"对符合规定的社会办非营利性医疗机构自用的房产、土地,免征房产税、城镇土地使用税;对符合规定的社会办营利性医疗机构自用的房产、土地,自其取得执业登记之日起,3 年内免征房产税、城镇土地使用税。社会办医疗机构按照企业所得税法规定,经认定为非营利组织的,对其提供的医疗服务等符合条件的收入免征企业所得税。企业、个人通过公益性社会团体或者县级以上人民政府及其部门对社会办非营利性医疗机构的捐赠,按照税法规定予以税前扣除"。

然而,目前我国尚没有一部关于非营利组织的专门税收法规,对于包括非营利性医疗机构在内的非营利性组织的各种税收规定分散在许多相关法律法规和规章制度中。现行非营利性医疗机构免税资格认定均以医疗机构《医疗机构执业许可证》上核定的"非营利"性质为准,"非营利"性质核定则需要同时满足财政部、国家税务总局印发的《关于非营利组织免税资格认定管理有关问题的通知》(财税〔2018〕13号)中规定"取得的收入除用于与该组织有关的、合理的支出外,全部用于登记核定或者章程规定的公益性或者非营利性事业""财产及其孳息不用于分配,但不包括合理的工资薪金支出""投入人对投入该组织的财产不保留或者享有任何财产权利""工作人员工资福利开支控制在规定的比例内,不变相分配该组织的财产"等8个条件。

从各省鼓励社会办医的相关文件来看,均提出了要积极落实上述各项社会办医疗机构税收优惠政策的要求,部分地区在落实国家指导性文件基础上加大了税收政策支持力度,例如,福建提出"营利性社会办医疗机构3年免税期满后,恢复征税5年内缴纳的税收地方留成部分,可由同级政府确定给予减半补助";宁夏规定"3年免税期满后对需要继续从税收上加以照顾和鼓励的,可按照规定程序批准减征或免征房产税、土地使用税、车船税和企业所得税地方分享部分";吉林规定"营利性非公立医疗机构3年免税期满后恢复征税,自恢复征税起5年内,地方留成部分先征后返,第6年至第10年减半返还,用于医院建设(包括医疗用房、医疗用品、设备等)费用可以抵扣税费"。

(六)筹融资政策

2010年12月,《关于进一步鼓励和引导社会资本举办医疗机构意见的通知》(国办发〔2010〕58号)提出"鼓励对社会资本举办的非营利性医疗机构进行捐赠,鼓励企业、事业单位、社会团体以及个人等对社会资本举办的非营利性医疗机构进行捐赠,并落实相关税收优惠政策。鼓励红十字会、各类慈善机构、基金会等出资举办非营利性医疗机构,或与社会资本举办的非营利性医疗机构建立长期对口捐赠关系"。2015年6月,《关于促进社会办医加快发展的若干政策措施》(国办发〔2015〕45号)提出"鼓励地方通过设立健康产业投资基金等方式,为社会办医疗机构提供建设资金和贴息补助。鼓励社会办医疗机构以股权融资、项目融资等方式筹集开办费和发展资金。支持符合条件的社会办营利性医疗机构上市融资或发行债券,对接多层次资本市场,利用多种融资工具进行融资;拓宽信贷抵押担保物范围,探索允许社会办医疗机构利用有偿取得的用于非医疗用途的土地使用权和产权明晰的房产等固定资产办理抵押贷款。鼓励社会办医疗机构在银行间债券市场注册发行非金融企业债务融资工具筹集资金,鼓励各类创业投资机构和融资担保机构对医疗领域创新型业态、小微企业开展业务"。2017年5月,《国务院办公厅关于支持社会力量提供多层次多样化医疗服务的意见》(国办发〔2017〕44号)提出"鼓励各类资本以股票、债券、信托投资、保险资管产品等形式支持社会办医疗机构融资。积极发挥企业债券对健康产业的支持作用。加快探索社会办医疗机构以其收益权、知识产权等无形资产作为质押开展融资活动的政策,条件成熟时推广。在充分保障患者权益、不影响医疗机构持续健康运行的前提下,探索扩大营利性医疗机构有偿取得的财产抵押范围"。从目前国家层面相关政策来看,社会办医疗机构融资渠道主要包括抵押贷款、股权融资、债券等金融产品、健康产业投资基金和捐赠四种,具体方式及各省落实情况如下:

1. 关于抵押贷款 1995年《担保法》和2007年《物权法》规定,"学校、幼儿园、医院等以公益为目的的事业单位、社会团体的教育设施、医疗卫生设施和其他社会公益设施财产不得抵押[1,2]"。国家层面从最初的"公益性质的事业单位、社会团体的教育设施、医疗卫生设施和其他社会公益设施财产不得抵押"到"社会办医疗机构的非医疗用途的土地使用权和产权明晰的房产等固定资产可办理抵押贷款,再

---

[1] 中华人民共和国担保法 http://www.gov.cn/banshi/2005-09/01/content_68752.htm
[2] 中华人民共和国物权法(主席令第六十二号)http://www.gov.cn/flfg/2007-03/19/content_554452.htm

到逐步加快探索社会办医疗机构以其收益权、知识产权等无形资产作为质押开展融资活动的政策",不断扩大社会办医医疗机构筹融资范围。从各地政策出台情况来看,天津、河北等7个省份均支持非医疗用途的土地使用权和产权明晰的房产等固定资产以及收益权、知识产权等无形资产可以用于抵押,有部分地区如北京、海南等6个省份资产抵押范围仅限于固定资产,也有部分地区如辽宁、福建等9个省份资产抵押范围仅限于无形资产。

2. 关于股权融资、债券等金融产品 我国鼓励社会办医疗机构以股权融资、项目融资等方式筹集开办费和发展资金,鼓励各类资本以股票、债券、信托投资、保险资管产品等形式支持社会办医疗机构融资。从各地政策出台情况来看,北京、天津、浙江等14个省份支持本省符合条件的社会办营利性医疗机构上市融资或发行债券,对接多层次资本市场,利用多种融资工具进行融资,此外,浙江省还鼓励社会办非营利性医疗机构按规定利用办医结余、捐赠资助以及股权融资、项目融资等方式筹集开办费和发展资金。

3. 关于健康产业投资基金 主要是指通过地方设立健康产业投资基金等方式,为社会办医疗机构提供建设资金和贴息补助。从各地政策出台情况来看,河北、辽宁等10个省份提出要设立健康产业投资基金。

4. 关于捐赠 鼓励对社会资本举办的非营利性医疗机构进行捐赠,鼓励企业、事业单位、社会团体以及个人等对社会资本举办的非营利性医疗机构进行捐赠,并落实相关税收优惠政策,鼓励红十字会、各类慈善机构、基金会等出资举办非营利性医疗机构,或与社会资本举办的非营利性医疗机构建立长期对口捐赠关系。

(七)人才政策

1. 关于医师执业 1999年《医师执业注册暂行办法》提出"医师执业地点在两个以上的管理规定另行制定"。2013年12月,《关于加快发展社会办医的若干意见》(国卫体改发〔2013〕54号)明确要"允许医师多点执业",要求"制定规范的医师多点执业指导意见,……允许医务人员在不同举办主体医疗机构之间有序流动,在工龄计算、参加事业单位保险以及人事聘用等方面探索建立公立和非公立医疗机构间的衔接机制",但政策出台后却未出台医师多点执业的具体办法。2014年11月,国家卫生计生委、发改委、人社部等5部委联合印发《关于推进和规范医师多点执业的若干意见》(国卫医发〔2014〕86号),取消了执业地点数量限制,可以探索实行备案管理的可行性,对医生多点执业实行"合同管理",但仍需与第一执业地点医疗机构"协商一致",条件成熟的地方可以探索实行区域注册。2015年6月,国务院办公厅印发《关于促进社会办医加快发展若干政策措施的通知》(国办发〔2015〕45号),进一步提出推进医师多点执业,鼓励和规范医师在不同类型、不同层级的医疗机构之间流动,鼓励探索区域注册和多点执业备案管理试点。2017年2月,国家卫计委发布了《医师执业注册管理办法》(国家卫生计生委令第13号),明确医师多点执业的合法性和可操作性,医师执业地点修改为"省级或者县级行政区划",医师"一次注册、区域有效",医师在一家主要执业机构进行注册,其他执业机构进行备案,执业机构数量不受限制。

各省按照国家政策,也提出了地方层面的多点执业政策。其中北京、河北、辽宁、山东(有条件的地方探索)、江苏、浙江、福建、广东、黑龙江、吉林、山西、河南、安徽、湖北、湖南、四川、云南、广西、内蒙古、陕西、甘肃、新疆、新疆生产建设兵团等地要求全面实行医师执业区域注册,促进医师有序流动和多点执业。江苏、浙江、安徽、江西、四川还提出要吸引省外医师来省内开展执业注册。福建在2015年出台的《关于加快推进社会办医的若干意见》(闽政办〔2015〕117号)中提出多点执业医师的资质不再与职称挂钩,只要取得执业医师资格并执业注册后,工作经历达到5年以上的,可在设区市范围内多点执业,10年以上的,可在全省范围内多点执业。山西提出医师在签订医疗机构帮扶或托管协议、建立医疗联合体的医疗机构间多点执业时,不需办理多点执业相关手续。黑龙江提出取消多点执业的备案手续。

2. 关于医师执业登记管理 《中华人民共和国执业医师法》和《医师执业注册暂行办法》对医师执业及变更作出了具体规定。根据规定:第一,医师经注册取得《医师执业证书》后必须按照注册的执业地点、执业类别、执业范围执业。第二,医师变更执业地点、执业类别、执业范围等注册事项的,必须到注册主管部门办理变更注册手续。其中,申请变更执业注册事项属于原注册主管部门管辖的,申请人到原注册主管部门申请办理变更手续即可;若申请变更执业注册事项不属于原注册主管部门管辖的,申请人须先到原注册主管部门申请办理变更注册事项和医师执业证书编码,然后再到拟执业地点注册主管部门申请办理变更执业注册手续。第三,医师在办理变更注册手续过程中,在《医师执业证书》原注册事项已被变更,未完成新的变更事项许可前,不得从事执业活动。第四,申请个体行医的执业医师,必须经注册后在医疗、预防、保健机构中执业满五年,并按照国家有关规定办理审批手续。未经批准,不得行医。

2017 年 5 月,国务院办公厅发布了《关于支持社会力量提供多层次多样化医疗服务的意见》(国办发〔2017〕44 号),要求建立医师电子注册制度,简化审批流程,缩短办理时限,方便医师注册。2018 年 10 月,国务院印发了《关于在全国推开"证照分离"改革的通知》(国发〔2018〕35 号),要求医师执业注册时,推广网上业务办理;压缩审批时限,将法定审批时限压缩三分之一;精简审批材料,在线获取核验医师资格证书等材料;对在县级以下医疗机构执业的临床执业医师最多可申请同一类别的三个专业作为执业范围进行注册,在三级医院积极探索专科医师注册制度;公示审批程序、受理条件和办理标准,公开办理进度;推进部门间信息共享应用,加强事中事后监管。2018 年 11 月,国家卫生健康委办公厅、国家中医药局办公室印发了《关于优化医疗机构和医护人员准入服务的通知》(国卫办医发〔2018〕29 号),再次明确了推广网上办理、压缩审批时限、精简审批材料、优化审批条件等要求,进一步优化医护人员准入服务。

(八)产权归属及投资合理回报政策

2004 年财政部《民间非营利组织会计制度》要求"资源提供者不享有该组织的所有权",2007 年《企业所得税法》《企业所得税法实施条例》和 2009 年《关于非营利组织企业所得税免税收入》《关于非营利组织免税资格认定管理有关问题的通知》等也要求"投入人(指除各级人民政府及其部门外的法人、自然人和其他组织)对投入该组织的财产不保留或者享有任何财产权利"。

目前,各地对非营利性医疗机构产权归属和投入人合理回报规定不一,如:云南省为鼓励社会资本办医,允许"出资人可从办医结余中取得合理回报",成都市也规定"民营非营利性医院发生产权变更,允许投资者收回投资",但北京则规定"民营非营利性医疗机构注销时的清算资产应予以捐赠"。2012 年医改"十二五"规划提出要"鼓励社会资本对部分公立医院进行多种形式的公益性投入,以合资合作方式参与改制的不得改变非营利性质",这种情况下如何调动社会资本参与公立医院改制的积极性、如何实现社会资本的合理收益,如何认定社会资本投入公立医院和兴办非营利性医院的产权归属,都成为迫切需要解决的问题。

(九)性质转换和退出制度

社会办医疗机构退出制度的核心是主体退出机制和资本退出机制,包括破产解散时和经营性质转化时(如非营利性医疗机构转为营利性医疗机构)的退出。目前政策中对社会办医疗机构在破产、收购等程序方面缺乏明确的规定。2000 年《关于城镇医疗机构分类管理的实施意见》(卫医发〔2000〕233 号)规定,"非营利性医疗机构的国有资产未经卫生行政部门和财政部门同意,不得自行处置、转移、出租或变更用途;非营利性医疗机构转变成营利性医疗机构,涉及的国有资产,必须经财政部门批准,确保国有资产不流失;从营利性医疗机构中退出的国有资产和非营利性医疗机构解散后的国有资产,经卫生行政部门商财政部门后可继续用于发展卫生事业"。2010 年《关于进一步鼓励和引导社会资本举办医疗机构的意见》(国办发〔2010〕58 号)提出了要完善社会办医疗机构变更经营性质相关政策的要求,规定"社会资本举办的非营利性医疗机构原则上不得转变为营利性医疗机构,确需转变的,需经原审批部门批准并依法办理相关手续;社会资本举办的营利性医疗机构转换为非营利性医疗机构,可提出申请并依法办理变更手续。变更后,按规定分别执行国家有关价格和税收政策"。2012 年,原卫生部印发的《关于社会资本举办医疗机构经营性质的通知》(卫医政发〔2012〕26 号)中提出"社会资本举办的医疗机构,转变经营性质的管理规定另行制订",但至今未见出台。

(十)监管政策

由于医疗行业存在信息不对称、道德风险和公共产品的外部性等市场失灵问题,强化医疗卫生行业监管,一直是深化医改的重要任务之一。2009年,《中共中央国务院关于深化医药卫生体制改革的意见》中明确提出,建立严格有效的医药卫生监管体制是深化医改的重要支柱之一,"十二五"以及"十三五"深化医药卫生体制改革规划中,进一步要求健全医药卫生监管体制,建立严格规范的综合监管制度,《"十三五"深化医药卫生体制改革规划》对医疗卫生综合监管制度建设作出部署,提出了"到2020年,普遍建立比较规范的综合监管体系"的主要目标。2018年5月,习近平总书记主持召开中央全面深化改革委员会第二次会议,审议通过了《关于改革完善医疗卫生行业综合监管制度的指导意见》,会议指出,要准确把握医疗卫生事业发展的规律和特点,转变监督管理的理念、体制和方式,从重点监管公立医疗卫生机构转向全行业监管,从注重事前审批转向注重事中事后全流程监管,从单向监管转向综合协同监管,提高监管能力和水平。该文件则意味着将社会办医疗机构纳入全行业监管范围,也将逐渐加强此前相对薄弱的社会办医疗机构监管力度。

目前,我国已建立国家卫生健康委员会信用信息管理平台,接入42项信用记录。推行负面清单管理,建立"全国非医师行医黑名单""被吊销执业许可证的医疗机构法定代表人和负责人黑名单""被吊销执业证书医师黑名单"和"全国号贩子黑名单"。推动信用监管机制建设,与国务院相关部门签订联合惩戒备忘录,对涉医犯罪人员实施联合惩戒,使失信者"一处失信、处处受限"。为了强化机制建设,规范卫生行政执法行为。健全卫生监督工作制度,出台消毒产品、传染病防治、计划生育等卫生监督工作规范以及无证行医查处工作规范。

监管主体及监管内容 根据相关部门职责及政策文件,对社会办医疗机构的监管主要包括发改、卫生、人社、医保等部门在医疗机构和人员准入、医疗执业行为、医疗质量与医疗安全、医疗服务价格、医保基金等方面的行业监管,以及物价、监督、城管、环境保护等部门的执法检查,具体详见表2-5。

表2-5 我国民营医院行业监管主体及其内容

监管主体	监管内容
发改部门	医院大型建设项目规划审批
物价部门	省级价格部门制定公布实行市场调节价的具体医疗服务价格项目,并合理调整医疗服务价格;市级部门对医疗服务价格进行监督执法
城管部门	户外广告、业务宣传等监督
人社部门	对医保定点医院的医保相关资金的拨付
医保部门	组织制定并实施医疗保障基金监督管理办法;建立健全医疗保障信用评价体系和信息披露制度,监督管理纳入医保范围内的医疗服务行为和医疗费用,依法查处医疗保障领域违法违规行为
民政部门	民办非营利性医院注册登记
工商部门	民办营利性医院注册登记
税务部门	负责民办营利性医院的税收等
药监部门	药品、医疗器械的安全质量监督
卫生部门	医疗卫生整体规划;医疗机构准入、人员执业准入与医疗技术准入的监督执法;医疗服务质量监管

根据相关政策文件,对社会办医疗机构的监管方式主要有三种:①业务指导:政策要求各级卫生行政部门要加强对社会办医疗机构的业务指导,及时向其传达医疗机构管理的有关法律、法规、规章和规定并开展相应培训工作,促进社会办医疗机构及时了解、掌握医疗卫生领域的各项政策和管理要求。②行业自律:充分发挥行业学会对社会办医疗机构的指导和监督作用,不断建立健全有关自律的规章制度,在行业内强化诚信意识,实现自律规范;规范医疗机构投诉管理,接受患者对医疗服务的投诉和质询,促进信息公开,协助政府部门做好对社会办医疗机构的管理工作。③社会监督:鼓励媒体、大大代表与政协委员、广大群众等社会各界积极参与卫生治理,如,上海卫生监督机构在查处"高仿"网站过程中与媒体积极沟通,有效曝光相关机构;宁夏探索邀请人大代表和政协委员参与卫生监督执法;湖北拓宽

了公众参与社会监督的渠道和方式,健全完善公众 12320 医疗服务电话举报受理平台,鼓励公共通过互联网、举报电话、投诉信箱等,反映行政相对人在医疗服务质量、违法违规执业等方面的问题。

二、我国社会办医发展政策问题分析

(一) 社会办医政策体系缺乏法律支撑

1. 我国卫生健康领域基本法尚未出台,现行卫生领域行政法规和标准内容修订完善不及时,在改革发展中积累的一些经验做法,上升到法律法规层面予以固化的进程比较滞后,如在医疗执业许可方面,仍实行对"机构"和"人"的双重许可,限制了医生的自由流动。

2. 国家尽管近年来出台了一系列鼓励社会办医发展的政策文件,但是政策效力不高,目前除国务院《医疗机构管理条例》和《民办非企业单位登记管理暂行条例》属于行政法规外,其余均为部门规章和一般性政策文件,与教育行业相比,既无类似《社会力量办学条例》的统领性行政法规,更无类似《民办教育促进法》等专项立法,而社会办医在接受卫生行政部门行业指导外,在土地划拨、登记注册、财政补偿、税收征缴等环节还涉及多个部门的协调配合,若无法律法规支撑,则很难有效衔接调动各相关部门积极推动政策落实。

3. 尽管政策上已经要求深化实现"非禁即入"原则,但由于缺乏法律所具有的强制保障力,现实中地方政府相关部门选择性执行或选择性不执行的情况都大量存在,如在社会办医疗机构准入方面,研究发现不少地方仍存在地方政府以规划空间为由拒绝批准设立社会办医疗机构,因此有必要再通过立法明确鼓励社会办医发展的政策体系、保障社会办医疗机构应与公办医疗机构享有同等的法律地位和政策待遇。

(二) 政策体系有待健全完善

1. **非营利医疗机构投入人合理回报机制亟待明确**　我国社会办非营利性医疗机构的投资者不拥有资产所有权,对提供医疗服务产生的盈余资产没有分配权;机构终止时,经清算后剩余资产必须继续用于公益事业。这在很大程度上影响到社会资本举办非营利性医疗机构的积极性。目前政策中并未建立对非营利性医疗机构出资者给予合理回报的正当机制,医疗机构"趋利性"的本能使得投入人不得不寻求变相获取回报的方式,而目前法律法规中对于非营利组织产权关系,特别是举办人与组织法律关系并未作出清晰界定,这将导致社会办非营利性机构的实际行为与组织宗旨相矛盾的现象,继而影响到社会和民众对非营利性医疗机构的认知。

2. **性质认定、转换及退出机制存在政策空白**　从国际上来看,在对私立医院的经营行为、财务状况进行审核后,若确认其符合非营利性的相关要求,将对非营利性的服务经营活动记性免税。而我国现行的非营利性医院的免税资格的认定过于简单,就是以《医疗机构执业许可证》上核定的非营利性为准,而对免税资格认定标准和认定程序监管措施等都没有具体规定。此外,目前对社会办医疗机构在破产、收购等程序方面缺乏明确的规定,2012 年原卫生部《关于社会资本举办医疗机构经营性质的通知》(卫医政发〔2012〕26 号)提出"社会资本举办的医疗机构,转变经营性质的管理规定另行制订",但至今未见出台。《国务院办公厅关于改革完善医疗卫生行业综合监管制度的指导意见》(国办发〔2018〕63 号)提出要"探索通过法律授权等方式,利用行业组织的专业力量,完善行业准入和退出管理机制",但至今仍未出台具体措施。由于缺乏明确、稳妥的退出机制和灵活的流转机制,社会资本在进入医疗领域时必定会有所顾虑,出现"一投入就要盈利,一盈利马上又准备退出"的行为,甚至使得一些不规范的私下转让应运而生。

3. **监管机制有待进一步强化健全**　近年来我国社会办医迅速发展,但部分社会办医疗机构存在骗取医保资金、虚假广告宣传、过度医疗、推诿患者等行为,政府对社会办医的监管力度明显不足,监管机制尚未健全,监管合力有待增强,问题具体表现在以下几方面:

(1)多头监管导致管理缺位:对社会办医的监管涉及卫生健康、市场监管、人社、药监、工商等部门,监管力量比较分散,部门间监管职责交叉,由此导致对于社会办医监管存在重复监管或监管漏洞等问题,对于监管的模糊地带,还容易出现相互推诿扯皮现象。

(2) 监管力量薄弱：研究发现，对于合法经营的民营医院来说，都强烈地希望政府部门对违规民营医院进行严格的监管，营造行业健康发展的环境，然而，由于各级卫生监督执法机构人员编制较少，监管力量有限，靠自身很难承担起对全社会医疗服务的监督任务 [1]。

(3) 重事前审批轻事中事后监管：有关部门在对民营医院的准入上有着比较详细的规定，相关审批、核准、校验等比较严格，一旦申办以后，由于量大面广，就很难对其日常经营活动进行监管，一些关键领域就会出现监管空白或监管力度不够等问题，以医保监管为例，民营医院发生违规骗保行为后，政府管理部门多以整改、罚款、返还套保基金、中止一段时间的定点医疗机构服务协议，不足以起到震慑作用。

（三）政策体系内缺乏协调联动，与相关政策衔接不畅

1. 我国社会办医政策体系内缺乏衔接联动　如我国社会办医医疗服务价格政策与医保政策缺乏有效衔接，按照政策有关规定，社会办医疗机构可以实行市场调节价，但医保支付要求"严格执行国家、省（自治区、直辖市）物价部门规定的医疗服务和药品的价格政策"，这使得医疗服务价格实行市场调节价政策形同虚设，而社会办医疗机构对于纳入城镇基本医疗保险目录范围内的药物和服务项目必须执行物价部门统一定价，导致社会办医疗机构不但不可能实现服务高收费，反而相比公立医疗机构更难以弥补成本。

2. 社会办医政策与分级诊疗制度等宏观政策衔接不畅　分级诊疗制度建设是深化医药卫生体制改革的重要内容，主要目标是引导不同级别、不同类别医疗机构建立权责清晰的分工协作机制，以促进优质医疗资源下沉，推动医疗资源合理配置和纵向流动，分级诊疗制度明确了三级医院、二级医院和基层医疗卫生机构的诊疗服务功能定位，然而，2017年近50%的社会办医疗机构为未定级医院，一级及未定级医院达到86%，由于，无法与分级诊疗制度体系内患者实现上下联动、有效对接。

（四）配套措施及实施细则有待进一步明晰

在政策具体执行过程中，除价格政策外，很多配套文件没有出台或更新，造成实际执行往往滞后严重。

1. 部分政策缺乏具体实施办法和操作细则，从政府购买服务来看，目前相关文件中已明确政府可以通过购买健康服务类公共产品方式进行财政补偿，且已经开展了试点探索，但仍然缺乏实质性的政府购买标准及具体操作程序等都相应的配套措施；从医院等级评审制度来看，各地制定出台的社会办医院评审标准大多还只是针对社会办综合医院，社会办专科医院相关评审标准还鲜有出台，且评审标准内容大多仍基于公立医院的特点，如床位配置、科研、信息化建设等方面的要求，不能真正适用于社会办医院，由此导致社会办医无法进入医联体、参与分级诊疗制度建设，患者逐年减少以致影响机构正常运营。

2. 部分配套措施明显滞后，当前社会办医机构出现了很多新的组织形式，举办诉求也逐渐多元化，但有关登记管理、财政、税收、医保等各项具体政策仍执行1994年的《医疗机构管理条例》、1998年《民办非企业单位登记管理暂行条例》、1999年《城镇职工基本医疗保险定点医疗机构管理智行办法》和2000年《关于医疗卫生机构有关税收政策的通知》等文件，文件制订和更新过程远滞后于实践发展。

（五）关键性政策落地效果不佳

1. 医保同等待遇政策难以落实　相关政策已明确提出要规范各类医疗收费票据，非营利性医疗机构使用统一的医疗收费票据，营利性医疗机构使用符合规定的发票，均可作为医疗保险基金支付凭证，同时要细化不同性质医疗机构收费和票据使用与医保基金的结算办法。然而，至今尚未出台不同性质医疗机构收费和票据使用与医保基金的结算办法，"使用符合规定的发票"作为原则性表述，在政策执行中行政自由裁量权过大，在很大程度上为地方提供了规避责任的理由，导致政策难以真正落实。研究发现，我国部分地区公立医疗机构使用行政事业单位收据，社会办医使用税务发票，但医保部门不承认税务发票，造成报销困难。

2. 放宽社会办医准入政策难以落实　国家和很多地方政策文件都提出要控制公立医院数量和规

---

① 黄灵肖，方鹏骞. 我国民营医院行业监管的现状分析与思考[J]. 中国医疗管理科学，2015，5（4），15-18.

模,将社会办医疗机构统一纳入规划并给予合理的发展空间,要在调整和新增医疗卫生资源时优先考虑由社会资本举办等,但近年来我国公立医院规模过快扩张的问题不断突显,包括通过单体规模扩张以及通过建立分院、组建医疗集团等方式,各级政府并未采取具体措施真正落实"严格控制公立医院数量和规模"的政策要求。加之当前医改新政允许公立医院凭借其人才、技术和品牌优势开展特需医疗服务,虽然有"公立医院特需医疗病床不超过10%"的限制,但仍然在一定程度上挤压了社会办医发展空间。

3. 社会办医疗机构人才同等待遇　人才已逐渐成为制约社会办医发展的首要因素。目前,我国社会办医疗机构医生在职称晋升、学术平台等方面政策同等待遇无法真正落实,人才发展规划和职业前景难言令人满意,因此,社会办医疗机构人才主要为年轻医生和退休医生,缺乏中坚骨干那力量,人才质量和人才梯队远远落后于公立医院,虽然近些年来进行了多方面的改革,但情况并未有根本性的转变,大大制约了社会办医疗机构医疗质量的提高,以致难以形成品牌效应和规模效应。2017年2月《医师执业注册管理办法》中提出"区域注册制度"以来,医师多点执业全面推开,虽然医生多点执业区域注册制度为社会办医提供了发展契机,但由于公立医院担心人才流失,往往不鼓励甚至限制医生多点执业,如在技术职称评定方面,评委专家往往多来自公立医疗机构,社会办医疗机构卫生技术人员在评定中明显处于劣势,在学术地位方面,一些高级专家在离开公立医疗机构到民营医院后,很快就会失去其在学会中的一些职务。同时,据了解,部分民营医院趋利性明显,与公立医院承担医务人员培养教育不同,民营医院看重员工已具备的技术水平和业务能力,更倾向于录用有一定经验和专业技能的医疗人才,而对年轻员工的人才培养意识薄弱,中青年医生少有院外进修机会,这也是制约民营医院人才梯队建设的重要因素。

此外,还存在社会办医用水、电、气、热等收费优惠政策难以真正有效落地等问题。国家和地方均已在政策文件中明确要求非营利性社会办医疗机构在用水、用电、用气、用热等方面与公立医疗机构同价,但多数非营利性民营医疗机构业务用房为租赁房屋,租赁房屋在起初登记时为商业用地,因此在未变更登记用地性质前执行商业用地的水、电、气、热收费价格。

三、国际典型国家发展社会办医的经验总结

(一) 健全法律法规体系是推动社会办医发展的根本策略

从国际经验来看,各典型国家社会办医疗机构的持续健康发展,除了国家的扶持政策和公平竞争的外部环境之外,更离不开其健全的法律法规体系。以立法来统领社会办医疗机构的发展,明确社会办医疗机构的功能和地位,做到有法可依,为社会办医疗机构的健康发展提供保障。针对社会办医的准入和监管问题,新加坡修订了私立医院和医疗诊所法案,明确规定任何人都必须严格遵守法案规定,否则将受到严厉的法律制裁。法国在药物管理、医院规划、医疗服务标准的设置以及健康保障等方面,都出台了相关法律法规,对消除就医途径的不公平,提高医疗服务质量有积极作用。

(二) 公平的医保政策是社会办医发展的重要动力

美国政府规定不同所有制形式的医院只要满足社会医疗保险(medicare、medicaid)在特定服务价格及质量方面的要求,则可以与社会医疗保险机构签订合同,成为医保定点医院德国政府规定,被列入州政府医院发展规划的不同所有制类型的医院,有同等资格与政府签订财政补助和社会健康保险合同,进而成为医保定点机构[①]。我国台湾地区实施统一的全民健康保险制度,实行特约就诊制度,在"健保局"核定医疗单位资格的基础上,全台湾所有医疗单位皆可以申请成为全民健保的特约医疗机构且对享受同等支付政策[②]。

(三) 税收激励机制是推动社会办医发展的重要杠杆

美国、法国、英国等国家为鼓励社会力量举办非营利性医院,通常都会出台一系列对投资者的税前抵扣优惠政策。如,美国对非营利医院的所得税免除是税收优惠的主要部分,根据美国联邦国内收入法

---

① 　Busse R, Bluniel M.Germany: health system review.Health Systems in Transition, 2014
② 　赖仁淙, 黄彰晔. 台湾私人医疗体系[J]. 中国医学文摘耳鼻咽喉科学, 2013, 28(4): 181-183

典(Internal Revenue Code)的规定,符合规定的非营利医院,享有免除所得税的资格,这里的所得包括了政府拨款、捐赠收入和服务性收入[①];英国规定捐资向私立非营利性医院捐款可享受所得税和遗产税税前抵扣优惠等等。这些税收政策的优惠或者减免,作为有力的经济杠杆,调动了社会力量捐赠或捐资举办非营利性取立医疗机构的积极性,具有一定的政策导向性和吸引力。

(四) 灵活的人才培养使用机制对社会办医发展至关重要

人力资源是医疗机构的核心竞争力,对社会办医的发展也至为重要。美国、日本、德国等国家在医生经过长期间的学习获得执业资格后,申请或开办私人诊所的手续较我国来看相对简单或门槛较低,同时,用人机制也相对灵活,医生是社会人而非单位人,不必受到类似我国人事管理、编制管理、职称晋升等种种条件的限制。新加坡政府为促进医务人员的有序合理流动,提供了舒适的工作环境、可期的发展空间、同等的职称晋升机会和优厚的福利待遇来鼓励优质医疗资源共享。

(五) 严格有效的监管制度是形成有序竞争格局的必要保障

1. 美、日等国政府在法律、政策和具体措施上对私立非营利医疗机构的经济监管比较系统完善,主要表现在以下几个方面:

(1)切断出资人与医疗机构的利益关系:国外私立非营利性医疗机构的筹资来源中公益性捐赠占了较大比重,美国规定捐赠者捐赠后就与医院脱离关系,但有权对资产的运营和处置进行监督,这样有利于保证非营利医院的利润非分配性。

(2)加强对医疗机构的日常运行管理:国外对私立非营利性医疗机构的运行管理进行监督,重点是确保其提供服务的公益性。如日本对非营利性医疗机构的服务范围作了规定;美国财税部门对非营利性医疗机构的服务进行评估,确保其提供了足够量的公益性服务之后才能享受免税政策。

(3)加强对医疗机构的经济监督:非营利性医疗机构的重要特征就是利润的"限制分配性",因此国外对医疗机构的财务状况审计比较严格,通常要求有严格的医院的财务信息披露制度,以展示准确的财务信息,方便接受社会各界的监督,以保证其剩余用于组织自身的发展[②]。

2. 新加坡也已经形成了多层次、多方位、多领域的医疗监管体系,监管立法主要分为三部分:①监管医疗服务主体,包括对医疗机构监管的立法和对医疗职业监管的立法;②监管医疗服务行为,包括对一般医疗行为立法和对特殊医疗服务行为立法;③其他与医疗服务相关的监管,包括药品监管立法和其他医疗服务领域相关机构的监管立法。完善的法律体系,给医疗市场的监管形成了一个有效地监控系统,确保了医疗服务的公益性。

四、推动我国社会办医高质量发展的对策建议

(一) 建立健全社会办医法律法规体系

建议在《基本医疗卫生与健康促进法》中确立社会办医疗机构在我国医疗卫生服务体系中的地位和功能定位,明确社会办医疗机构在社会保险定点、重点专科建设、职称评定、学术地位、等级评审、技术准入等方面与公立医疗机构享有同等政策待遇,确保各项优惠政策能够有效落实。借鉴深圳《深圳经济特区医疗条例》做法,在立法中明确政府只制定公立医疗卫生机构布局规划,不再对社会办医疗机构做设置规划要求。待条件成熟时,借鉴《社会力量办学条例》和《民办教育促进法》立法经验,推动社会办医专项立法,明确社会办医疗卫生机构的设立条件和程序、相关各方基本责权利和产权归属和财务管理、变更与退出机制等基本政策。

(二) 进一步完善健全社会办医政策体系

1. 建立非营利性社会办医疗机构投入人合理回报机制,具体可参照 2002 年《民办教育促进法》和 2004 年《民办教育法实施条例》,在社会办医专项立法中明确社会办医疗机构取得合理回报的有关规定。

---

① 柏高原,王琳,陈蕾伊,吴小鹏.美国非营利性医院税收法律制度研究[J].中国卫生事业管理,2011(11):841-842

② 周小园.我国社会办医的发展现状及扶持策略研究[D].山东大学,2015.

2. 研究制订全面、严格医疗机构性质转变相关规则,明确各部门监管权、监管内容、转变程序、资产评估方式、资产处置办法等,特别是初始投入、捐赠资产、国有资产的评估和处置方式,充分保护公众利益和公共资产。

3. 制定医疗机构分类管理的具体监管办法,明确各部门监管责任分工、具体监管办法、监管信息部门间共享机制,以及医疗机构违反国家分类管理相关政策的法律责任,确保各项政策得到有效落实。

(三)强化社会办医政策协调联动

社会办医涉及土地、税收、价格、医保和设备等多方面,需要多部门管理,因此要进一步加强政府各相关部门之间的协调联动。全面落实《关于促进社会办医持续健康规范发展的意见》(国卫医发〔2019〕42号)要求,推动各省、市、县于2019年底前出台优化社会办医跨部门联动审批实施办法,明确跨部门医疗机构设置申请审批首家受理窗口负责工作机制。推动各地落实《关于优化社会办医疗机构跨部门审批工作的通知》(发改社会〔2018〕1147号)要求,鼓励各级卫生健康、中医药主管部门要与自然资源、生态环境、消防等主管部门密切配合,对社会办医疗机构提供合理的选址布局咨询服务,避免其反复跑腿或走弯路。

同时,在顶层设计上要加强社会办医政策与相关政策的统筹协调,进一步完善社会办医参与分级诊疗制度建设的顶层设计,推动各地设计和制定适合社会办医疗机构的等级评审制度,鼓励符合条件的民营医院参加医院评审,同时要注意切不可通过降低评审标准来推动民营医院等级评审。

(四)强化政策配套和实施考核,确保重大政策落地生根

尽管国家层面已明确社会办医疗机构在准入空间、医保定点、税收优惠、政府购买服务、技术职称评审、学术环境等方面享受和公立医疗机构同等待遇,但在执行中仍存在诸多问题。因此,应尽快出台相关政策的具体配套措施和操作细则,促进政策落到实处、见到实效,同时还要强化政策执行情况的督导和考核评估,鼓励地方政府积极探索和创新,确保各项鼓励社会办医政策真正落实。

1. 在医保定点资格及支付水平方面

(1)建议医保部门进一步明确社会办医疗机构获取医保定点资格的相关规定,对于何种社会办医疗机构可以取得医保定点资格,设立客观的标准,促使社会办医疗机构能够根据规定和解释进一步改善自身的管理,使其满足取得医保定点资格的条件。

(2)建议政策文件中进一步明确对于同等级别的社会办医院和公立医院应在医保政策上同样的医保政策、同等级别医院执行同等比例报销,并加大对社会办医疗机构医保政策执行的督导力度,确保社会办医疗机构医保平等待遇。

(3)要建立评估签约和退出机制,对于医保报销不良记录、造假、瞒报等违规行为按时限进行评估,对不合格的医疗机构终止协议管理。建立退出机制。

2. 在税收优惠政策方面 要进一步细化其免税资格认定标准、审核认定及受理机关、认定程序、免税收入范围、监管办法及处罚措施等,完善操作细则,使之更加科学、规范,特别是要明确工作人员工资福利开支比例以及最高工资水平。同时强化社会监督和抽查,对有通过关联交易或非关联交易和服务活动,变相转移、隐匿、分配该组织财产等行为的机构,要严格取消免税资格。同时,建议在保障财政可持续发展前提下,进一步延长营利性医疗机构税收优惠期,对完全执行国家规定的收费项目和价格标准的营利性医疗机构在税收上给予适当减免,对投资规模较大的营利性医疗机构,鼓励地方政府延长其免税期限,如参考吉林、福建等地做法,恢复征税起5年内地方留存部分先征后返还,6~10年减半返还等。

3. 在人才发展方面 借鉴国际经验,参考律师、注册会计师的自主执业者做法,推动医师身份从"单位人"向"社会人"转变。全面推动落实医师执业区域注册,促进医师有序流动和多点执业。在职称晋升方面,制定适应社会办医疗机构发展特点的职称评定办法,适当提高中高级、高级职称限额。完善民营医疗机构人员培训政策。在全科医生培训、职业继续教育、职称晋升、行业学会委员选取等方面给社会办医疗机构预留一定比例。此外,还需进一步引导社会办医疗机构加强人才队伍建设,建立吸引人才、培养人才、留住人才的长效机制,否则,就无法扭转人才科研力量等优质医疗资源仍高度集中甚至垄断在公立医院的现实状况[①]。

4. 在政府购买服务方面 应全面总结购买社区公共卫生服务试点开展经验,尽快落实《政府购买服务管理办法(暂行)》(财综〔2014〕96号)要求,研究制定政府购买健康服务类公共产品的指导性目录和具体操作办法,逐步建立起政府向社会力量购买健康服务机制。

(王荣荣、张毓辉、王秀峰、孙昌赫、张婷婷)

---

① 社会办医亟须"质"的突破[N].安徽日报,2019-05-29.http://www.ahnews.com.cn/wangping/pc/con/2019-05/29/578_115412.html

第二章

我国健康管理与促进现状及展望

一、我国健康管理与促进政策的发展历程

我国的健康管理与促进政策经历了 4 个发展阶段,即新中国成立初期(20 世纪 50 年代)围绕防治疾病为主的生物医学模式,20 世纪 70 年代的引入改变行为与生活方式模式,20 世纪 80 年代后健康促进模式的雏形和 20 世纪 90 年代至今的政府和卫生部门主管、社会协调、市场发展的健康管理与促进模式。

(一) 生物医学模式

这一发展阶段主要是新中国成立初期。因为 50 年代的中国,物质条件短缺,百废待兴,社会经济发展程度不高,卫生医疗水平也十分落后,老百姓的健康问题主要是集中在传染病、寄生虫病和性病等问题上,加上人口众多又普遍存在营养不良的身体状况,卫生健康形势十分不容乐观。因此,1950 年的第一届全国卫生工作会议提出了卫生工作"面向工农兵,预防为主,团结中西医"的指导原则。1953 年,全国又发动了"爱国卫生运动",旨在创造有利于健康的自然环境,这对于传染病和寄生虫病的控制发挥了重要作用。之后又在全国建立了面向农村的"三级医疗卫生保健网",增加农村医务人员数量。这一场"爱国卫生运动"主要是受现代健康管理与促进思想影响,充分调动了不同政府部门的配合,深入到不同机关、单位、学校、工厂、社区,在广大老百姓当中广泛地宣传卫生知识和健康知识,让他们明白保证健康的身体需要改善生活环境,养成良好的生活习惯和卫生习惯,比如,消除传染病的中间宿主、改造环境、不要乱丢垃圾、吃饭前要先洗手。应该说,"爱国卫生运动"是我国在经济水平极其落后的时期所实施的较成功的健康促进策略,为初级医疗卫生保健工作奠定了基础,具有重大公共卫生意义,达到了促进健康的目的。

可见,新中国成立初期,我国健康管理与促进的首要内容是以如何防治疾病为主,强调的重点是生物医学模式,针对民众对健康生活的理解和认识不足,更多的是努力创造一种氛围,并宣传健康信息,却并没有对行为方式和生活方式进行积极干预,就是说没有设计具体的健康管理与促进内容,只是一种健康知识的单方面传播。

(二) 改变行为模式

这一发展阶段主要是在 20 世纪 70 年代。当时,我国健康宣传与健康教育的内容已经慢慢超越了生物医学的范围,开始通过教育来改变不良生活习惯和行为方式,引导人民树立健康科学的生活理念。此阶段,健康教育范围已不再局限于卫生知识的传播,而逐渐引导人们重视健康的生活方式,这大大拓宽了健康教育与促进的领域。

(三) 健康管理与促进初级阶段

进入 20 世纪 80 年代后,随着改革开放的不断深入,社会经济急速发展,生活水平不断提高,影响健康的因素越来越多,公众的健康意识日益增强,对于促进健康的相关知识的需求更加迫切。因此,1986 年我国相继成立了"中国健康教育研究所"和"中国健康教育协会",在全国爱卫办设立健康教育处,指导我国健康教育工作的开展,我国健康教育工作也得到了迅速发展。

这一阶段,我国健康教育的政策制定者和部分从事健康教育的专业人员已经深刻认识到个人行为和生活方式对健康的影响,已经意识到健康不仅涉及个人的免疫系统问题,而且受到社会环境、自然环境的影响和制约。各级政府和有关部门逐渐认识到健康促进的重要性,认识到健康教育与健康促进工作不仅是每一位公民不可忽视的内容,更是政府部门尤其是卫生部门所应当承担的一项重要责任和义务,是国家、社会、家庭和个人的共同责任,至此健康促进工作模式的雏形初步形成。

(四)健康管理与促进发展阶段

进入 20 世纪 90 年代,各级政府和相关部门充分认识到健康教育、健康促进与健康管理在医疗卫生事业改革和发展中的重要作用,我国健康管理与促进工作得到了进一步加强。

首先是引进了新的工作模式,由过去的卫生宣传转变为传播与教育并重。其次,健康管理和健康促进工作的目标由过去以疾病为中心的卫生知识传播转变为对不良生活习惯、行为习惯的干预。21 世纪初期,健康管理作为一种新的理念和模式也引入到了我国。再有,将目标人群由过去的疾病易感人群扩大为社区人群。第四,卫生工作的重点也逐步放在了树立和引导公众建立科学、健康的行为方式和生活模式上。

近年来,我国健康教育和健康促进工作又有了新的发展。长期的实践使我国健康教育与健康促进工作逐渐形成了现如今政府主导、卫生健康部门主管、社会协调、市场发展 4 种工作模式。全国健康教育机构近 3 000 所,大部分医学高等院校设置了健康教育专业,培养了大批健康教育专业人才,各类正确行为方式的指导、慢性病的教育和预防取到了一定的成效。这些健康教育和健康促进方案和政策的实施,真正形成了全民健康管理与促进的新格局。

二、健康管理与促进在我国的具体实践

(一)健康管理与促进机构的具体表现形式

从对健康教育、健康促进与健康管理的溯源上可以看出,在我国,健康管理与促进并非是一个全新的事物,它恰恰是当社会经济发展到一定的阶段,政策决策者与居民群体都认识到了促进居民健康的重要性,认识到健康决策、健康环境与每个人的健康休戚相关,认识到主动参与管理与加强环境政策健康治理都是至关重要的,才在原有基础上对这一概念进行了集成创新,赋予其在新时代的独特含义,并外延扩大至一系列的健康管理与促进支撑产业。因此,与原有的健康教育、健康促进,与健康管理体系既有不同又有交叉。由于其本身还处于一个上升发展的阶段,体系建设并不完善,仍处在一个不断探索与发展的阶段。目前,健康管理与促进在我国的发展主要有如下几种形式:

表 2-6 健康管理与促进服务的主要表现形式

形式	面对对象	性质	主要内容与服务形式
专业公共卫生服务机构	群体	政府主导	向民众提供健康教育宣传信息和健康教育资料,开展人群健康监测,进行健康危险因素调查,提供疾病预防、伤害预防等健康指导,还包括室内环境监测、爱国卫生运动等
健康教育机构	群体	政府主导	开展健康传播活动,提高公众健康素养。开展健康危险因素和健康素养监测,开展健康促进与健康教育需求与效果评估
社区卫生服务中心	辖区居民群体,也有部分个性化服务	政府主导	社区服务站集预防、保健、医疗、计划生育、健康教育、康复六位于一体,主要对常见病的诊治,定期开展健康宣教
体检中心的形式	个体	社会主办	以健康体检为主导,检后咨询指导与健康教育讲座为辅助,部分体检中心开展了健康风险评估和健康管理
医院服务的形式	个体	多为政府主导	充分依托医院的综合实力和品牌效应,整合医院强大的专家和设备资源,建立起集健康体检、专家门诊、特需住院、预防保健于一体的综合服务模式
其他服务形式	个体	社会主办	专业的健康管理和健康保险公司,为客户提供与健康保险相关的咨询服务及代理业务,为投保人降低医疗费用

　　具体来看,提供健康管理与促进服务的机构可大致归类为两种:一种是以专业公共卫生机构等为主导的服务提供形式,这种形式主要提供的是面对全体大众的健康管理与促进活动;另一种则是由广大的社区机构、医疗机构、社会团体、企事业单位等提供的多种多样的健康管理与促进服务。

1. 公共卫生专业机构提供的服务形式

　　(1)疾病预防控制机构主导的服务形式:2003 年,我国建立了以疾病预防控制中心为主体的疾病预防控制体系。目前,全国已经建立了国家、省、市、县的四级网络体系,截至 2017 年底(表 2-7),全国疾病预防控制机构总数达到 3 456 个,从业人数达 190 730 人。其中,卫生技术人员数达 142 114 人,其他技术人员数 14 711 人;高级职称者占比为 11.6%,中级职称者为 30.5%,初级职称者为 30.9%,士级职称者为 15.1%。可以看到,一支专业技术人员队伍与网络已经初步建立。

表 2-7　我国主要年份专业公共卫生机构数量变化情况(2010—2017 年)

机构分类	2010 年	2013 年	2014 年	2015 年	2016 年	2017 年
疾病预防控制中心	3 513	3 516	3 490	3 478	3 481	3 456
专科疾病防治院(所/站)	1 274	1 271	1 242	1 234	1 213	1 200
健康教育所(站)	139	169	172	166	163	165
妇幼保健院(所/站)	3 025	3 144	3 098	3 078	3 063	3 077
急救中心(站)	245	312	325	345	355	361
采供血机构	530	538	541	548	552	557
卫生监督所(中心)	2 992	2 967	2 975	2 986	2 986	2 992
计划生育技术服务机构	117	19 238	23 186	20 092	13 053	8 088

资料来源:国家卫生健康委《2018 年卫生健康统计年鉴》

　　从服务内容上来看,目前,疾病预防控制机构在实现了传染病与突发公共卫生事件网络直报与监测的基础上,也开始将重心向全面的健康管理与促进服务转变。

　　目前,已经开展了传染病疫情直报、健康危害因素监测、死因监测等重要公共卫生数据的实时管理,建立慢性病、精神疾病等的监测系统,主要承担计划免疫管理指导、重点人群健康管理指导、膳食营养状况监测、环境健康监测等任务。近年来,随着社会的发展,逐渐从爱国卫生运动向"健康城市、健康社区"方向发展,致力于创造并维护有利于健康的整体环境。

　　由于其肩负政府公共服务职能角色,因此,疾病预防控制机构多承担着区域内群体健康管理与促进方案的制定与执行。但与此同时,各地疾病预防控制在努力维护群体整体健康环境之外,顺应时代要求,也开始探索开展群体性服务与个性化干预相结合的健康管理服务,组建健康管理中心,重点开展职业人群、中小学生和老年人健康管理等[1-2]。

　　(2)健康教育机构主导开展的服务形式:从 1986 年中国健康教育研究所成立至今,我国的健康教育组织经历了分分合合几次改革过程。2001—2002 年,从中央到地方的健康教育专业机构与同级的其他预防医学/公共卫生机构组建疾病预防控制中心。2008 年,随着健康促进工作任务与覆盖面的扩大,以及加大健康知识文化宣传发展的趋势,国家层面上又将健康教育所独立成"中国健康教育中心"。目前,随着各级各地政府对于健康管理与促进活动的重新认识与重视,不少地方也将健康教育机构作为独立机构,单独建制,平行于疾病预防控制机构。

　　目前的健康教育体系主要包括独立的健康教育所(站)和隶属于疾病预防控制中心的健康教育科。

---

　　① 徐勇,程云舫,王瑛薇.疾控中心开展健康管理工作的实践与思考[J].公共卫生与预防医学,2014,25(5):92-94.
　　② 镇重,钟平.疾控机构开展健康管理服务的 RMP 分析——以咸宁市疾病预防控制中心为例[J].临床医药文献电子杂志,2014,(2):168,170.

截至 2015 年,我国独立的健康教育所(站)已有 166 所。与疾病预防控制中心相似,其举办主体仍是以政府举办为主,但仍有 17 所是由社会办或个人举办[①]。

现阶段,我国的健康教育提供的服务主要是监测并指导各地开展健康教育与健康促进工作,开展健康危险因素和健康素养监测,开展健康促进与健康教育需求与效果评估,开展大众卫生科学知识传播活动,向社会提供预防保健的相关知识服务[②-③]。按照目标人群或者场地来分,主要包括学校健康教育、职业人群健康教育、医院健康教育以及社区健康教育。而且,随着基本公共卫生服务均等化程度的提高,社区健康教育已成为当前工作的重点,也成为加强政府主办机构与社会举办机构服务相融合的一个关键节点。

(3)妇幼保健机构主导开展的服务形式:妇幼保健机构是为妇女儿童提供基本医疗服务及公卫生服务的专业机构,是保障妇女儿童健康的主力军。

目前,我国已逐步建立了省、市(地)、县三级妇幼保健机构体系。截至 2015 年,我国共有妇幼保健机构有 3 078 所,其中 3 015 所(3 015/3 078,97.96%)是由政府举办。卫生技术人员总数达 351 257 人,其中,卫生技术人员为 291 361 人,其中高级职称者占 7.2%,中级职称者占 23.2%,师级/助理职称者为 29.4%,士级占 30.3%。

妇幼保健机构在我国医疗卫生领域具有比较特殊的地位。不同地区的妇幼卫生保健院不仅承担了基本医疗服务,还向辖区内妇幼人群提供健康教育、预防保健等公共卫生服务,这对于提高我国妇幼健康水平起到了重要作用(表 2-8)。

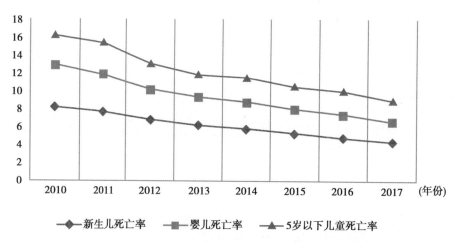

图 2-1　5 岁以下儿童死亡率(‰)(2011—2017)
资料来源:国家卫生健康委《2018 年卫生健康统计年鉴》

表 2-8　孕产妇管理情况及孕产妇死亡率(2011—2017 年)

年份	活产数	建卡率(%)	系统管理率(%)	产前检查率(%)	产后访视率(%)	住院分娩率(%)	孕产妇死亡率(1/10 万)
2010	14 218 657	92.9	84.1	94.1	90.8	97.8	30.0
2011	14 507 141	93.8	85.2	93.7	91.0	98.7	26.1
2012	15 442 995	94.8	87.6	95.0	92.6	99.2	24.5
2013	15 108 153	95.7	89.5	95.6	93.5	99.5	23.2

① 国家卫生计生委 . 2016 年中国卫生和计划生育统计年鉴[M].北京:中国协和医科大学出版社,2016,10.
② 路瑞芳,卞坚强,徐瑜,等 . 福建省基层健康教育机构资源配置现状研究[J].中国健康教育,2011,27(8):622-623.
③ 卫生部 . 卫生部关于印发《全国健康教育专业机构工作规范》的通知(卫妇社发〔2010〕42 号).http://www.moh.gov.cn/zwgkzt/pfyws1/201005/47299.shtml

续表

年份	活产数	建卡率(%)	系统管理率(%)	产前检查率(%)	产后访视率(%)	住院分娩率(%)	孕产妇死亡率(1/10万)
2014	15 178 881	95.8	90.0	96.2	93.9	99.6	21.7
2015	14 544 524	96.4	91.5	96.5	94.5	99.7	20.1
2016	18 466 561	96.6	91.6	96.6	94.6	99.8	19.9
2017	17 578 815	96.6	89.6	96.5	94.0	99.9	19.6

资料来源:国家卫生计生委2018年卫生计生统计年鉴。

在新一轮医药卫生体制改革中,妇幼保健机构定位成具有公益性质的卫生事业单位。因此,其所承担的健康管理与促进工作也主要与现行的基本公共卫生服务与重大公共卫生服务项目密切结合在一起,以基本的孕产妇保健(含婚前保健)、新生儿保健、儿童健康管理、妇女两癌筛查等项目为主,并辅以健康知识讲座和免费发放健康教育材料。

2. 基层医疗卫生机构为主导的服务形式　遍布全国城乡的基层医疗卫生机构是"基本的"健康管理与促进服务提供者。截至2017年,我国基层医疗卫生机构有933 024所,从业人数量达3 826 234人。其中,卫生技术人员数达2 505 174人。其中,社区卫生服务中心卫生技术人员高级职称者占4.9%,中级职称者占24.0%,初级职称者为31.5%,士级占26.6%;乡镇卫生院高级职称者占1.9%,中级职称者占13.4%,初级职称者为29.3%,士级占41.8%。

广大的基层医疗卫生机构主要承担了面向社区的健康管理与促进活动。这主要是以辖区(一般是以社区为基本单位)全体居民为服务对象,对全社区居民的生命全过程进行系统的监控、指导和维护服务,将预防保健、健康教育和疾病治疗结合到一起,落实"小病在社区、大病进医院、康复回社区"的服务模式,真正实现治未病的目标[①]。

基层医疗卫生机构所开展的健康管理与促进活动主要包括:健康知识的传播、健康档案的建立(包括健康风险评估,制定健康干预方案)、"两病"(高血压、糖尿病)患者的管理、儿童保健管理、老年人健康管理、孕产妇保健管理(部分地区往往由医院与妇幼机构共同来承担)、严重精神障碍患者的管理、中医药健康管理等。从设计上来看,覆盖面广,涉及面宽,为广大居民提供了直接而且便宜的服务。但由于这些项目管理都是与现在推行的基本公共卫生服务项目紧密结合在一起的,所以仍是以"保基本"为主。而且随着老龄化的不断加深,以及多层次健康需求的增加,在基层机构以及卫生人力并不会随之明显增加的现实条件下,单纯依赖基层医疗卫生机构满足全民的健康管理与促进服务需求会面临越来越多的挑战。而这也正是社会资本举办主体进入健康管理与促进领域的契机,也是未来多元化、多层次健康管理与服务市场发展的趋势。

3. 医疗机构开展健康管理服务的形式

(1)综合性医院开展健康管理与促进服务:综合性医院一般是依托医院体检中心、康复中心等部门来进行健康管理服务,但目前仍少见有医院专门成立健康管理服务科来从事此项业务。依托综合医院的体检中心或康复中心能够充分运用医院的综合实力和品牌效应,整合医院强大的专家和设备资源,建立起集健康体检、专家门诊、特需住院、康复、预防保健于一体的综合服务模式。而且,通过这种一对一的院内疾病管理或者院外的健康管理服务,又可以增加顾客忠诚度与信任感,提高"客户粘性"。目前,许多医院对慢性病健康管理、病后健康管理进行了实践。

医院体检中心的体检服务分为团体体检、个人体检两种。无论是团体客户,还是个体客户,都遵循如下流程。首先,开具体检报告,针对异常情况和危险因素,提出个体化的健康指导计划。其次,提供健康咨询,可提供一对一的健康咨询并制定健康管理计划(可收费)。再有,检后分流,针对重大疾病患者,开放绿色通道方便尽早就医。

---

① 王晓迪.社区居民健康状况及治未病与健康管理服务需求分析[D].杭州师范大学申请硕士学位论文,2013.

团体体检为社会各个群体提供的大众化体检服务,并提供基本的健康普查和信息反馈,及时有效的发现身体功能的异常状况,帮助受检者了解自己的身体状况,及时调整不良的生活习惯,减少重大疾病的发生。个人体检是面向社会大众的适用范围广泛的服务项目,根据客户的不同需求和消费能力制定了多种不同套餐,并能根据具体情况添加单项检查项目,和专家进行面对面交流,在其指导下对自己的健康进行管理。

(2)体检中心或疗养院等开展服务的形式

1)体检中心:其主要功能主要在于为个人客户或团体客户提供健康体检服务(包括检前评估,定制性体检项目,健康问题解读,以及检后报告解读)。随着外部环境变化与自身业务拓展要求,逐渐形成了包括:基于健康信息、体检信息等多维数据基础上的疾病风险评估与预测服务、医疗服务、家庭医生式服务、慢病管理、咨询与健康教育讲座,甚至健康保险等一条龙式综合性健康管理与促进服务。部分体检中心开展了健康风险评估和专项的健康管理服务。

2)疗养机构:一般设在具有某种天然疗养因子的、自然环境比较清静优美的疗养地(区),以患有某些慢性病或职业病的具有疾病疗养、康复疗养适应证者,或某些特殊职业的人员为主要服务对象。

疗养机构往往集医疗与健康保健功能于一体,一般配备各种生理功能检查设备、物理疗法、体育疗法的设备以及适合使用自然疗养因子(例如矿泉、海水、空气、日光等)的各种设备条件和最基本的诊疗设备。尤其是大型疗养院,拥有丰富的常规体检和康复保健的经验。主要健康管理服务内容包括:健康体检和咨询、健康危险因素的筛查、健康教育和健康促进方案的设计、不良生活方式的纠正等。

目前我国正式批复的疗养机构共170所,其中东部100所,中部31所,西部有39所。其中,公立的为158所,非公立性质的为12所。2017年,全国疗养机构业务收入达393 202万元,其中,医疗收入为205 587万元;总支出为372 020万元。随着形势的发展,现在疗养院也正在向多元化、多层次、综合性、特色化的服务形式转变,康养型、旅居型都成为新的发展热潮,而且中医(民族医药)与民族特色也被越来越多的疗养院融入其管理与服务中,发展理念与服务模式正不断完善并趋于成熟(表2-9)。

表2-9 疗养院医疗服务提供情况(2011—2017年)

	2011年	2012年	2013年	2014年	2015年	2016年	2017年
诊疗人次数(万人次)	247.9	244.6	223.5	235.8	224.5		250.9
入院人数(万人)	48	51	47	43	43		40.7

资料来源:国家卫生计生委2018年卫生计生统计年鉴。

4. 其他服务形式

(1)以养生保健为主要服务提供内容的形式:随着社会发展和亚健康人群的增加,养生保健的需求也越来越多。以养生馆/养生堂/保健馆等为主要表现形式的一些养生保健类机构开始在市场上大量涌现。尤其是在2002—2006年,养生保健行业发展十分迅猛,每年新增企业数十分可观。据初步统计目前全国保健企业至少在10万家以上,吸纳的就业人员1 000多万,而且市场规模扩大的空间依然很大。

这些机构主要为人们提供经络养生、健康保养、饮食养生、香薰SPA、辟谷养生、按摩养生、中医预防养生、减压放松服务等服务项目。很多养生机构都将中医思想结合进去,包括药膳、食疗,还有针灸拔罐、艾草灸疗、推拿按摩等简便适宜中医技术。

值得关注的是,市场上一些保健品企业出于自身业务延展的需要,也将健康管理与促进的理念引入自己的服务中。这些多是通过集健康基础信息评估、产品销售、健康(生活方式)管理、服务粘着为一体,提供的整合型服务。

目前随着多元化养生旅游思想的兴起,目前也发展出一些养生游、候鸟游、中医保健游等特色旅游项目与专门从事这一行业服务的企业。

各地养生保健业的发展,以及他们在健康管理与促进的积极参与,对于繁荣地方经济、丰富人们生活和改善服务客户的健康生活质量起着重要的推动作用。

(2)由健康管理机构等提供的服务形式:从2000年第一家健康管理公司注册后,我国的健康管理业发展迅猛。据不完全统计,截至2011年12月,国内已有健康管理公司约3 000多家。在北京、上海、广州、深圳、重庆、武汉等中心城市,各健康管理公司都蓬勃发展。

目前国内的健康管理公司多数仅涉及产业链的一小部分,比如做体检等数据的信息系统,或偏重健康管理的某个环节,比如营养配方等。也有一些公司在服务和产品设计覆盖了健康管理的各个环节,但仍处于探索阶段。

从发展上来看,目前的健康管理机构也存在着鱼龙混杂的现象,如:①专业服务不规范,难以区分医学级健康管理服务与非医学级健康管理服务的界限,也导致服务人员资质混乱甚至缺乏专业人士。②信息不对称,往往以体检服务来代替健康管理,甚至以体检行为来谋取高额的商业利润。③服务内容与客户局限化。由于绝大多数健康管理机构都属于社会或者个人举办,因此,使其在发展目标客户时基本都定位在中高端收入人群。再加上人们良好健康意识仍处于扶持培养阶段,对于健康管理机构的需求更多体现在帮助提供名医问诊、大病顾问、专业陪诊、健康咨询等方面,健康管理机构并未完全发挥出其应该起到的作用。未来的市场发展与政策引导仍然需要不断加强,从而促进这一服务方式的完善,使其真正起到关口前移,预防为主,提高人们的生命生活质量的作用。

(3)以健康保险公司为载体的服务方式:在我国,健康保险公司是随着健康管理的发展而发展起来的,2005年,我国成立了第一家专业的健康保险公司——中国人民健康保险股份有限公司(简称人保健康)。截至2013年,我国共有4家专业健康保险公司,主要为客户提供与健康保险相关的咨询服务及代理业务,为投保人降低医疗费用。

近几年,保险企业为了有效防止被保险人与医疗机构的道德风险与过度医疗,正积极进入医疗领域,通过托管、并购、自办医院等形式,扩大业务内容,有效控制保费赔付支出。如,阳光保险已经获批筹建医院,新华保险已在全国十几个省份建立健康管理中心,而人保健康也在筹建健康管理公司,平安健康建立了医网、药网和信息网三网合一的线上健康医疗战略规划以及线下自建医生团队进行对接。

(二) 健康管理与促进在我国的重大实践活动

1. 开展国家基本公共卫生服务项目　为解决我国面临的主要公共卫生问题,提高居民获得基本公共卫生服务的公平性和可及性,推动完善基层医疗卫生机构运行新机制,我国于2009年启动了国家基本公共卫生服务项目。国家基本公共卫生服务项目是覆盖范围最大、受益人群最广的一项公共卫生干预策略,是我国政府以人为本、惠民利民的一项重大民生工程,也是新时期落实预防为主工作方针的重大举措。

国家基本公共卫生服务项目随着经济社会发展、公共卫生服务需要和财政承受能力适时调整。随着基本公共卫生服务均等化改革推进,基本公共卫生服务经费逐年增加,由2009年的每服务人口人均15元增加到2018年的55元。同期,基本公共卫生服务内容(通常称为"基本公共卫生服务包")也已经从9大类21项扩展至14大类55项,广大城乡居民免费获得相应的公共卫生服务。在数量上明显增加,在质量上也逐步改进。尤其是部分项目,如孕产妇健康管理、预防接种、0~6岁儿童健康管理等人群服务;高血压患者健康管理、2型糖尿病患者健康管理等疾病管理开始系统化和规范化,城乡居民健康管理和公共卫生服务上了一个新台阶。

2009年国家基本公共卫生服务项目实施以来,工作整体推进,进展迅速。截至目前,已初步建立了系统的国家基本公共卫生服务项目实施、筹资、考核等制度体系,各级政府高度重视,项目资金投入稳步增长,项目组织管理模式高效,各项服务数量和质量达到任务要求。

国家基本公共卫生服务项目成效显著。项目实施使城乡居民免费获得了14类55项国家基本公共卫生服务项目,进一步落实了预防为主的疾病防控策略,使城乡居民健康素养水平、健康状况逐年提升,基本公共卫生服务的公平性、均等化水平大幅度增长,老百姓得到了实实在在的实惠,获得了国际社会广泛认可。此外,国家基本公共卫生服务项目的实施,进一步推动了保基本、强基层、建机制医改任务的落实,保证城乡居民真正享受到基本公共卫生服务,促进了基层医疗卫生服务模式转变,稳定了乡村医生队伍,推进了基层医疗卫生机构健康发展。国家基本公共卫生服务项目的实施彰显了社会公平和正义,提高了民众对党的领导、社会主义制度优越性、可行性、先进性的认可,促进了社会和谐、稳步发展,具有显著社会效益。国家基本公共卫生服务项目实施是中国战略性、科学性、创新性决策。

2. 积极推动爱国卫生运动 爱国卫生运动是将群众路线运用于卫生防病工作的伟大创举和成功实践,是中国特色社会主义事业的重要组成部分。爱国卫生运动始终以解决人民群众生产活动中的突出卫生问题为主要内容,围绕不同时期工作重点,先后开展了"除四害""两管五改""农村改水改厕""卫生城镇创建""九亿农民健康教育行动""城乡环境卫生整洁行动"等一系列活动,受到群众拥护和好评。随着第9届全球健康促进大会的召开,新时期的爱国卫生运动正以健康管理与促进为抓手,以"健康城市"为主题,进行系列部署与活动,以促进实现健康中国的宏伟建设目标。

(1)开展环境卫生整治:改善环境、清洁家园一直是爱国卫生的重要内容。2010年,全国爱卫会组织开展了城乡环境卫生整洁行动。各地结合实际,建设完善环境卫生基础设施,集中开展生活垃圾清运、河沟整治、污水处理、改水改厕、农贸市场改造等活动,城乡不同程度存在的环境"脏、乱、差"现象得到改善,一些群众关心的民生问题得到解决。

(2)推动农村卫生厕所建设:新中国成立以来,党和政府一直致力于解决农村厕所问题。2004年,中央财政设立专项资金,支持农村特别是中西部贫困地区和血吸虫病重点流行地区的改厕工作,2009年将其纳入医改重大公共卫生项目,2004—2013年,中央财政累计投入82.7亿元,各地也同时加大了经费投入力度,全国农村卫生厕所普及率由1993年的7.5%大幅提高到2014年的76.1%。经过多年不懈努力,我国农村改厕工作的健康效益、环境效益、经济效益和社会效益逐步显现,全国特别是中西部农村地区基本卫生条件明显改善,赢得广大群众高度评价。对2009—2011年改厕项目评估显示,项目地区粪—口传播疾病的发病率由37.5/10万降至22.2/10万,其中痢疾、伤寒和甲型肝炎发病人数分别下降35%、25%和37%。

(3)开展卫生城镇创建和健康城市建设:1989年,全国爱卫会启动创建卫生城镇活动,着力推动城镇环境卫生基础设施建设,重点解决旧城区、城中村、城乡接合部、背街小巷、集贸市场、餐饮等与群众生活密切相关的卫生管理问题。截至2015年3月,全国爱卫会累计命名216个"国家卫生城市"、42个"国家卫生区"和679个"国家卫生县城(乡镇)",打造了一批整洁有序、健康宜居的现代化城市。在此基础上,结合WHO提出的健康城市行动战略,积极探索具有中国特色的健康城市建设模式。2007年以来,开展了健康城市试点工作,举办了国际健康城市市长论坛等活动。2013年,WHO向中国颁发"健康(卫生)城市特别奖",充分肯定和高度赞赏所取得的工作成绩。

(4)防制病媒生物:2009年以来,相继出台了全国病媒生物预防控制管理规定和相关标准,进一步规范了病媒生物防制工作。加强病媒生物监测,采取以环境治理为主的综合防治措施,组织开展季节性"除四害"活动,有效控制了病媒生物孳生,预防和减少了流行性出血热、疟疾、登革热等病媒生物传播疾病的发生和流行。

3. 制定实施健康促进规划纲要 为了贯彻党的十六大关于全面建设小康社会的奋斗目标和《中共中央、国务院关于卫生改革与发展的决定》精神,依据世界卫生组织《国家健康促进行动规划框架》,以及当前国际国内健康促进与健康教育发展和加强公共卫生体系建设的需要,在组织农村、城市社区、工作场所、公共场所、学校、医院及突发公共卫生事件等7个方面健康促进应用性研究的基础上,原卫生部于2005年1月12日发布了《全国健康教育与健康促进工作规划纲要(2005—2010年)》,以规范和指导全国健康教育与健康促进工作的开展。

2013年10月31日,原国家卫生计生委发布《健康中国行——全民健康素养促进活动方案(2013—2016年)》,活动第一周期为2013年9月至2016年8月。每年选择一个严重威胁群众健康的公共卫生问题作为主题,围绕活动主题开展健康促进和科普宣传活动。数据显示,2008年,我国城乡居民健康素养水平为6.8%,到2014年上升到9.79%。2014年5月,原国家卫生计生委发布了《全民健康素养促进行动规划(2014—2020年)》,2015年原国家卫生计生委又发布了《中国公民健康素养——基本知识与技能(2015年版)》,涵盖了健康的理念、健康的知识和基本的健康技能,重点增加了精神卫生、慢性病防治、安全与急救、科学就医和合理用药等内容,还增加了关爱妇女生殖健康,健康信息的获取、甄别和利用等方面的健康素养。力图提高公民的健康素养,使公众具备甄别权威健康信息的能力。

4. 实施全民健身计划 从20世纪50年代末到90年代初,我国体育事业的发展可以粗略地分为两个阶段,各阶段有其突出的特点:第一阶段,为国防建设服务(20世纪50年代末到70年代中后期);第二阶段,凸显竞技体育的重要性(20世纪70年中后期到90年代初)。20世纪90年代初,鉴于我国原来的体育体制和运行机制不能适应经济社会发展的需要,原国家体委乘经济体制"改革"之风,借国际体育发展潮流之力,对我国体育体制和运行机制进行了全方位深层次的改革,"建立与社会主义市场经济相适应,符合现代体育运动规律,国家调控,依托社会,有自我发展活力的体育体制和良性循环的运行机制",把增强人民体质、丰富社会文化生活作为发展体育事业的第一要务,弱化它的政治功能。

(1)"十二五"期间全民健身取得的成就:"十二五"时期,国务院颁布了《全民健身计划(2011—2015年)》,县级以上各级地方人民政府颁布了《全民健身实施计划》。随着各级《全民健身计划》和《实施计划》的推行,全民健身运动广泛开展,人民群众的身体素质和健康水平逐步提高。主要表现在:①经常参加体育锻炼的人数比例上升。截至2014年底,全国经常参加体育锻炼的人数比例达到33.9%,比2007年提高了5.7个百分点。其中16岁以上(不含在校学生)城市居民达到19.8%,农村居民达到9.5%,分别比2007年提高了6.7个和5.4个百分点。②城乡居民身体素质有所提高。根据2014年国民体质监测结果,我国城乡居民达到《国民体质测定标准》合格以上的人数比例为89.6%。③覆盖城乡、比较健全的全民健身公共服务体系初步形成。体育场地设施有较大幅度增加,至2015年底,我国人均体育场地面积至少达到1.57平方米;社会化全民健身组织网络基本形成;全民健身活动丰富多彩;全民健身指导和志愿服务队伍不断壮大;科学健身指导服务惠及城乡居民。

"十二五"时期,经常参加体育锻炼人数比例、全国各类体育场地数量和人均体育场地面积、全民健身中心覆盖率、便捷实用的体育健身设施覆盖率以及体育组织覆盖率、获得社会体育指导员技术等级证书的人数、获得社会体育指导员国家职业资格证书的人数等指标均提前或基本完成,但农村社区建有体育健身站(点)覆盖率指标进展滞后,尚未达到《全民健身计划(2011—2015年)》提出的50%以上的目标。

可以认为,《全民健身计划(2011—2015年)》的实施成效明显,初步建立起覆盖城乡、比较健全的全民健身公共服务体系,初步形成了"政府主导、部门协同、全社会共同参与"的全民健身事业发展格局,全民健身成绩的取得对全民健康水平的提高起到了重要作用。

(2)全民健身助力"健康中国"建设:"健康中国"作为国家战略的提出,与习近平总书记以人民为中心的中国梦思想相一致。人民幸福是中国梦的基本内涵和范畴,全民健身是提高中华民族整体素质、实现中华民族伟大复兴的重要内容。2013年8月31日,习近平总书记在沈阳会见参加全国群众体育先进单位和先进个人表彰会、全国体育系统先进集体和先进工作者表彰会代表时强调,发展体育运动,增强人民体质,是我国体育工作的根本方针和任务。全民健身是全体人民增强体魄、健康生活的基础和保障,人民身体健康是全面建成小康社会的重要内涵,是每一个人成长和实现幸福生活的重要基础。

当前我国已经跨越了解决基本温饱的阶段,人民群众对健康的追求更加突出和迫切。推进"健康中国"建设新目标的提出,是党以人为本、执政为民理念的体现,也是促进社会公平,实现发展成果由人民共享,为全面建成小康社会和富强、民主、文明、和谐的现代化国家奠定健康基础。所以,全民健身作为人们健康生活的重要组成部分,有利于以人民群众健康需求为导向,政府提供公共服务满足民众积极参与体育健身的内在需求,为民众树立科学健身理念、形成健康生活方式、追求幸福生活、共享经济社会发展成果服务。

《"健康中国2030"规划纲要》将全民健身提升到了十分重要的位置。全民健身实质是指通过提供资金、法制、教育、科技等条件,保障全体人民实现体育健身的基本权利,并引领实现人民健康的终极目标。全民健身是实现"健康中国"的重要内容之一,它是促进健康的基础手段之一,能够满足群众对于健康的追求,保持强健的体魄,并最终帮助民众达成幸福生活的目标,从而提供了中国梦得以实现的重要的健康人力基础。全民健身行动也是中国走上国际大众体育舞台中心、展示国家实力的需要。WHO研究报告指出,癌症发病率中"生活方式癌"所占的比例高达80%,而这些不良的生活方式包括了如吸烟、嗜酒、肥胖、缺乏有氧运动等。因此,国际奥委会倡导大众体育,成立大众体育委员会,定期举行大众体育委员会的国际会议。国际上,全民健身对于健康的作用日益得到重视,很多发达国家把全民健身纳入国家经济社会发展的总体规划,以此来克服现代高速经济社会发展带来的健康威胁问题。因此,把体育健身的相关指标全面纳入"健康国家"建设是世界各国的通行做法。

全民健康是国家综合实力的重要体现,是经济社会发展进步的重要标志。全民健身是实现全民健康的重要途径和手段,是全体人民增强体魄、幸福生活的基础保障。实施全民健身计划是国家的重要发展战略。2016年6月15日国务院发布了《全民健身计划(2016—2020年)》,为我国未来的全民健身计划明确了任务目标和方向。

三、我国健康管理与促进业发展概况

(一)健康服务业发展概况

1. 健康服务业的发展背景 改革开放以前,我国的健康管理与促进服务主要以健康教育、爱国卫生以及医疗卫生服务为主,由政府部门直接提供。改革开放后,随着经济社会的快速发展,群众的健康需要出现井喷局面,多元化服务需求的趋势也越来越明显,单纯依靠政府财政投入与公立医疗卫生机构已经无法解决资源供给约束与需求增长的深层次矛盾,必须辅以规范化的市场机制和多元化的资本投入,形成公共和私人健康服务产品共同供给的局面[①],才会有利于打破单一供给机制下的发展困局。在这一发展思想指导下,借助我国支持产业发展的契机,社会力量纷纷开始进入健康管理与促进服务业市场,也带动了整个健康服务业的兴起与发展。在2009年新医改后,政府出台了一系列政策来鼓励和引导社会力量进入健康服务市场。2013年10月,《国务院关于促进健康服务业发展的若干意见》(国发〔2013〕40号)中也明确提出要大力发展健康服务业,部署八大任务,并要求广泛动员社会力量,多措并举发展健康服务业。

当前,我国正处于经济社会转型升级的重要时期,宏观大环境的变革与发展为促进健康服务业的发展创造了有利条件。一是在持续深化改革、保障民生的政治社会发展理念指导下,已经形成这样的共识,只有通过大力加快健康服务业的发展,才能满足多元化、多层次的健康需求,这使健康管理与促进的发展具有强有力的社会发展生命力。二是在宏观经济政策发展导向下,由于健康服务业具有高技术、高效益、低耗能、低污染等鲜明特点,成为国家经济结构调整优化的重要内容,是国家的重要战略新兴产业,政策扶持优势明显。三是目前的社会环境变化为健康服务业带来巨大的发展空间与机遇,如工业化、城镇化、人口老龄化以及疾病谱的变化,一方面释放了多种类型、多个层次的健康服务需求,另一方面这种经济社会的发展也使得健康管理与促进逐渐被人们所重视、接受并成为可能。四是金融、物流、信息技术等现代通信技术领域的快速发展,以及基因组学、蛋白组学等生命科学技术领域的技术发展推动了健康管理与促进服务的提供、购买,以及信息共享等方式变革,服务的范围和服务模式不断拓展和创新,也促进了这一产业细分与上下游产业链的发展[②]。

2. 健康服务业的内涵与分类 现代服务业的发展是衡量一个国家或地区经济发达程度的重要标志,而健康服务业是现代服务业的一个重要组成部分。发展健康服务业能够带来巨大的社会效益和经济效益,已经成为现代经济社会发展的新增长点。

《国务院关于促进健康服务业发展的若干意见》(国发〔2013〕40号)中指出,"健康服务业即以维护和促进人民群众身心健康为目标,主要包括医疗服务、健康管理与促进、健康保险以及相关服务,涉及药品、医疗器械、保健用品、保健食品、健身产品等支撑产业"。

可以看出,健康服务业是涉及医药器械、营养保健、金融体育、管理服务等多个与健康紧密相关的生产和服务领域的新兴产业,其覆盖面广,产业链长。从全球范围来看,生物、科技的不断发展提供了技术可能性、老龄化社会与疾病谱变化提供了庞大的消费群体、政府福利支出的加大提供了服务购买可能,这些构成了健康管理与促进行业发展的有利因素,也使其成为医疗产业中的朝阳行业。

---

① 王秀峰,张毓辉. 论发展健康服务业与深化医药卫生体制改革的关系 [J]. 中国卫生经济,2014,33(6):5-7.
② 郑英,张璐,代涛. 我国健康服务业发展现状研究 [J]. 中国卫生政策研究,2016,9(3):6-10.

　　加快发展健康服务业,是深化医改、改善民生、提升全民健康素质的必然要求,是进一步扩大内需、促进就业、转变经济发展方式的重要举措,对稳增长、调结构、促改革、惠民生,全面建成小康社会具有重要意义。

　　健康服务业以维护和促进健康为目的,主要由提供健康服务的消费性服务业和相关生产性服务业组成,是健康产业的重要组成部分,本质是健康产业与服务业的融合。消费性健康服务业是向个人及家庭提供作为最终消费品服务的产业,是健康服务业的核心,主要包括医疗与预防服务、康复与护理服务、健康管理与促进服务等覆盖全生命周期、连续性的健康服务,其需方是个人及家庭消费者。生产性健康服务业,即作为健康服务中间投入的服务,促进健康服务的专业化,从而提高劳动与其他生产要素的生产率,主要包括与健康服务密切相关的生产性服务业,如健康保险、医药技术研发、第三方服务、健康数据及互联网服务等,其需方是健康服务的直接生产部门。同时,以药品、医疗器械、保健用品、保健食品、健身产品为代表的相关制造业作为外延支撑。

　　基于上述分析,广义上可将健康服务业及其相关产业分为4个部分。一是以提供医疗卫生服务、健康管理与促进服务等为主要内容的消费性健康服务业;二是以提供健康保险与保障服务、健康科学研究与技术服务、健康教育服务、健康信息服务、政府与社会组织健康服务等为主要内容的生产性健康服务业;三是以生物医药、医疗器械、保健品、健身产品等健康产品制造为主要内容的相关支撑产业;四是以医疗旅游、体育健身、美容保健、环境监测与治理等其他健康服务的关联产业。

　　健康服务业的内涵外延比较丰富,一般意义上的健康服务业主要包括提供健康服务的消费性服务业和相关生产性服务业。也可根据不同的经济特点将其划分为与健康相关的公共服务业和商业服务业,前者更多是提供公共产品和部分准公共产品的健康服务,后者则更多提供属于私人产品的健康服务。健康服务业基于居民健康需求而形成,随着健康需求的快速增加和日益多元,内涵在不断丰富发展,体系会逐步完善。

　　国家统计局印发的关于《健康服务业分类(试行)》(以下简称"《分类》")的通知(国统字〔2014〕18号)是目前开展健康服务业统计监测的主要依据。该《分类》以《意见》《国民经济行业分类》(GB/T 4754—2011)、《卫生核算体系(2011)》中对健康服务的定义和方法为基础,明确将健康服务业分为4大部分。一是医疗卫生服务,二是健康管理与促进服务,三是健康保险和保障服务,四是其他与健康相关的服务。前三部分是核心内容,包括以维护和促进人类身体健康状况或预防健康状况恶化为主要目的的服务活动;第四部分是与健康服务相关的产业,包括相关健康产品的批发、零售和租赁服务。

　　3. 健康服务业的发展历程　健康服务业围绕着人民群众的身心健康提供服务,一头连着民生福祉,一头连着经济发展。近年来,随着我国经济社会平稳较快发展,人民生活水平显著提升,人人向往和追求健康、美好生活的愿望愈加强烈,健康服务需求快速释放,且呈现出多层次、多样化的特点。

　　在世界一些发达国家和地区,健康服务业已经成为现代服务业中的重要组成部分,产生了巨大的社会效益和经济效益。例如美国健康服务业占其国内生产总值比例超过17%,其他经济合作与发展组织国家一般达到10%左右。比较而言,我国还有很大的发展潜力和空间。但由于现在正处于起步阶段,除产业规模较小、服务供给不足外,我国的健康服务业还存在服务体系不够完善、监管机制不够健全、开放程度偏低、观念相对滞后等问题,供给不足与资源浪费现象并存,需要把握机遇,采取有力措施,促进健康服务业快速协调发展。这不仅是保障人民群众基本健康服务,满足多样化、多层次健康需求,提升全民健康素质的迫切要求,也有利于扩大内需、增加就业,转变发展方式,对改善民生、稳定增长,全面建成小康社会具有重要意义。

　　2013年9月28日,国务院发布《关于促进健康服务业发展的若干意见》(国发〔2013〕40号),明确提出了健康服务业的内涵外延,即以维护和促进人民群众身心健康为目标,主要包括医疗服务、健康管理与促进、健康保险以及相关服务,涉及药品、医疗器械、保健用品、保健食品、健身产品等支撑产业。医疗服务是健康服务业的关键环节和核心内容。健康保险是健康服务业发展的重要保障机制。健康管理与促进主要面向健康和亚健康人群,内涵丰富,发展潜力巨大。支撑性产业涵盖对医疗服务、健康管理与促进、健康保险服务形成基础性支撑及所衍生出来的各类产业,主要包括药品、医疗器械、保健用品、健康食品等研发制造和流通等相关产业,以及信息化、第三方服务等衍生服务。

4. 健康服务业的发展现状　2012 年全球健康产业规模达到 11.82 万亿美元,目前全球健康产业仍呈快速增长态势。尤其是老年人口的增加,带来了强烈的药物需求。根据 WHO 的报告,与全球的年轻病患相比,超过 65 岁以上的老年人群将对全球的处方药市场带来多出 3 倍的处方药消费额。据估测,2025 年全球老年人群将接近 6.9 亿,这也会使得不论在药品、医疗器材(包括大量康复器械、辅具),还是照护服务等相关产业的消费量大幅增加。有专家估计健康服务产业将因二次大战的婴儿潮所转变的老年人口的增加,而带来产业显著的成长,因此,也可以认为国际健康服务产业将是未来十年间最有发展潜力的产业。

作为全球最大的产业之一,全球健康年支出总额占 GWP 总额的 1/10 左右,是全球经济发展的新引擎。2014 年全球健康产业支出为 74 681 亿美元。高收入国家医疗健康支出比例最高,而中低收入国家比例最低,中低收入国家需要加强对健康产业投入(图 2-2)。

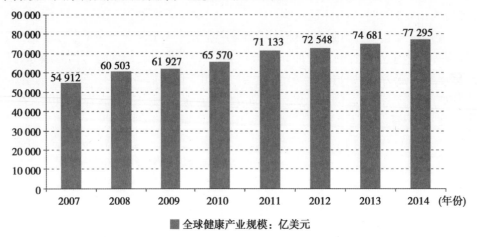

全球健康产业规模:亿美元

图 2-2　2007—2014 年全球健康产业规模走势图
资料来源:2015—2016 年中国大健康产业市场分析及发展趋势研究报告

由于健康服务业在我国尚属一新兴领域,以往国家统计口径中均未纳入。尽管 2014 年国家统计局出台了《健康服务业分类》(试行)标准(索引号:000014348/2013-00004),但对其进行统计核算仍是一件比较繁琐的事情,至今仍未见官方正式统计。因此,利用一些机构的不完全统计,可以管中窥豹,在一定程度上说明这一行业的发展规模与未来发展空间。

根据中国产业信息网发布的《2018—2024 年中国健康服务市场竞争现状及市场前景预测报告》,2014 年我国健康服务产业市场规模约 4.50 万亿元,2016 年则达到了 5.61 万亿元[①]。2010—2016 年间,我国健康服务产业市场规模情况如图 2-3 所示。

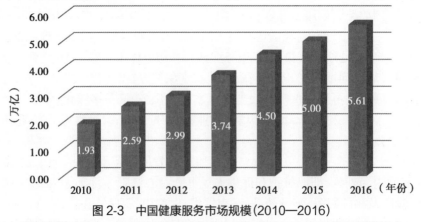

(万亿)　(年份)

图 2-3　中国健康服务市场规模(2010—2016)
资料来源:《2018—2024 年中国健康服务市场竞争现状及市场前景预测报告》

---

① 《2018—2024 年中国健康服务市场竞争现状及市场前景预测报告》[EB/OL]. https://www.chyxx.com/research/201710/577103.html

按照健康服务业的界定分类,可以将我国目前的健康服务产业链分为5大基本产业群(图2-4):一是以医疗服务机构为主体的医疗产业;二是以药品、医疗器械、医疗耗材产销为主体的医药产业;三是以保健食品、健康产品产销为主体的保健品产业;四是以健康检测评估、咨询服务、调理康复和保障促进等为主体的健康管理服务产业;五是健康养老产业。

2009—2014年,中国健康管理服务市场规模由732亿元迅速增长到960亿元,预计到2020年可达到3 177.6亿元(图2-5),增长势头颇为迅速。北京、上海、杭州、大连、长春、重庆、成都等城市均已把健康服务业列入支柱产业,并给予重点扶持,健康服务业在这些城市已初具规模。北京、上海、杭州等地,广大的中产阶层正在形成,他们有相当一部分人愿意每年交纳几万元甚至几十万元来换得更高质量、更加专业的健康管理与医疗服务,而国内众多的公共健康与医疗机构的服务已远远不能满足他们的需求。这一庞大的需求催生了广阔的市场,健康服务业将继互联网行业、生物医药行业、传媒行业和新能源行业等之后成为资本市场新的关注点。

《国务院关于促进健康服务业发展的若干意见》(国发〔2013〕40号)中提出,2020年健康服务业总规模达到8万亿以上,这一行业也被国家定位为兆亿级的战略新兴产业市场。未来,随着国家医药卫生体制改革进一步向纵深发展,鼓励和支持社会资本进入医疗健康行业的政策利好,以及健康管理消费市场增长潜力巨大等因素,必会使健康管理产业成为投资机构竞逐的重点关注领域。

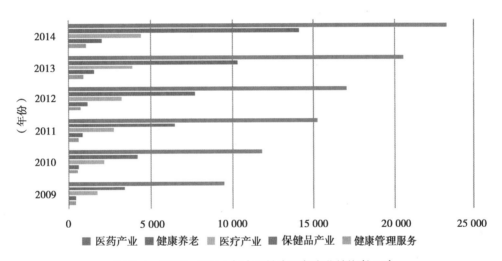

图2-4 2009—2014年中国健康服务产业结构(亿元)
资料来源:《2016—2022年中国健康服务市场运营态势与发展前景预测分析报告》

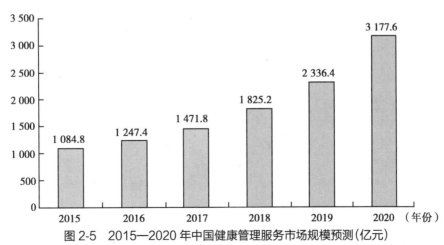

图2-5 2015—2020年中国健康管理服务市场规模预测(亿元)
资料来源:《2015—2020年中国健康服务行业竞争格局及发展前景预测报告》

（二）健康管理与促进业发展概况

1. 健康管理与促进业发展历程 从 20 世纪 70 年代至今，始于美国的健康管理作为一门学科和行业兴起并日趋完善。目前，已经有 7 700 万美国人在大约 650 个健康管理组织中享受医疗服务，9 000 万以上的美国人成为 PPO（优先选择提供者）计划的享用者，这意味着每 10 个美国人中就有 7 个享有健康管理服务。健康管理与促进业的发展对于美国慢性病的有效控制作出了不可忽视的贡献。

在国内，随着人口老龄化的加深、疾病谱的变化，人们也越来越重视慢性病的防控。自 2002 年以后，慢性病防控策略逐步实现了由重治疗向防治结合方向的转变，政府提出了早诊断、早治疗，降低发病率、病死率和病残率的慢性病防治目标。主要面向高危人群和患病人群，重点针对心脑血管病、恶性肿瘤、糖尿病和慢性阻塞性肺病等主要慢性病，关注血压升高、血糖升高、胆固醇升高和超重 / 肥胖等主要危险因素，以及烟草使用、不健康饮食、缺少体力活动和过量饮酒等主要行为危险因素，进行积极与有效的干预。2007 年，原卫生部启动了我国全民健康生活方式行动，号召呼吁通过多途径、多形式、多角度来推动居民养成健康生活方式行为。

2012 年 12 月，国务院新闻办公室发布了《中国的医疗卫生事业》白皮书，指出：伴随中国工业化、城镇化、老龄化进程的加快，居民慢性病患病、死亡呈现持续快速增长趋势。中国现有确诊慢性病患者 2.6 亿人，慢性病导致的死亡占中国总死亡的 85%，导致的疾病负担占总疾病负担的 70%。为了遏制我国慢性病快速上升的势头，保护和增进人民群众身体健康，促进经济社会可持续发展，2012 年 5 月，原卫生部等 15 部门联合发布了《中国慢性病防治工作规划 (2012—2015 年)》，坚持"预防为主、防治结合、重心下沉"的指导方针，以城乡全体居民为服务对象，以控制慢性病危险因素为干预重点，以健康教育、健康促进和患者管理为主要手段，促进预防、干预、治疗的有机结合。规划还强调要充分发挥基层医疗卫生机构的作用，坚持关口前移，深入推进全民健康生活方式，并充分利用大众传媒等手段广泛宣传慢性病防治知识，寓慢性病预防于日常生活之中，促使人们自觉养成良好的健康行为和生活方式。同时，提出要积极营造运动健身环境，要加强群众性体育活动的科学指导，逐步提高各类公共体育设施的开放程度和利用率。

2013 年 9 月 28 日，国务院发布了《关于促进健康服务业发展的若干意见》(国发〔2013〕40 号)(以下简称"意见")，这是我国政府层面首次对健康服务业发展提出的规范性指导文件。《意见》明确指出，要发挥我国传统和特色优势，全面发展中医药医疗保健服务；顺应消费需求和新兴业态发展趋势，支持发展健康体检和咨询、全民体育健身，以及发展健康文化和旅游等多样化健康服务，大力倡导健康生活方式，提高群众预防保健和健身意识，进一步培育健康消费市场；针对健康服务中所需产品供应短板，支持自主知识产权药品、医疗器械、老年人和残疾人用品等的研发制造和应用，大力发展第三方检验、检测、评价等服务，支持发展健康服务产业集群。《意见》还鼓励各地探索直接补助群众健康消费的具体形式，并且要健全基本医疗、工伤等社会保险制度，完善参保人员利用基层医疗服务、康复医疗服务的引导措施。另外，《意见》也明确提出要支持健康知识传播机构发展，培育健康文化产业；充分利用广播电视、平面媒体及互联网等新兴媒体深入宣传健康知识，鼓励开办专门的健康频道或节目栏目，倡导健康的生活方式，提高公民健康意识和健康素养，在全社会形成重视和促进健康的社会风气。

2. 健康管理与促进业发展现状 自 20 世纪 90 年代健康管理与促进的理念被引入国内以来，经过数十年健康工作者的不断传播和研究，这一理念正越来越得到社会各界的普遍认可，市场接受度越来越高。巨大的市场需求与政府的政策支持，再加上宏观社会与政治经济环境的推动，促使健康管理与促进服务在我国如雨后春笋般兴起并蓬勃发展。

2013 年，我国健康服务业市场规模为 1.65 万亿元左右。据不完全统计，2013 年全国健康管理医学服务机构数量由 2005 年的约 2 000 家增加至 10 000 家以上，从业人员近 50 万余人；健康管理非医学服务机构约有 60 万家，从业人员高达 3 000 万人。目前，我国健康管理与促进服务的提供主体主要可以分为传统型的医疗卫生机构和新兴的健康管理与促进机构。其中传统型的医疗卫生机构主要包括医院、基层医疗卫生机构、专业公共卫生机构和其他医疗卫生机构。新兴的健康管理与促进服务机构主要包括健康管理公司和健康保险公司等。不同机构其健康管理与促进服务的侧重点也有所不同。

（1）新兴的健康管理与促进服务机构发展情况：2001 年，国内首家健康管理公司注册成立。同年，中国医师协会成立了医师健康管理和医师健康保险专业委员会。2005年,国家公布了健康管理师这一新职业。经过10多年的探索与实践,我国健康管理学科体系基本形成、健康管理服务市场初具规模、相关产业链逐步建立,尤其是以健康体检为主的健康管理服务机构数量快速增长,发展规模不断攀升。据中华健康管理学会估计,2013全国健康管理医学机构数量已达10 000家以上(其中包括了数量众多的专业体检机构),从业人员近50万人,年体检人次超过4亿;健康管理非医学机构已逾60万家,从业人员3 000万[①]。

1)以健康管理公司/机构为主要表现形式的服务机构,其特点是针对高层次服务人群,所提供产品和服务主要包括全科医生保健、名医看诊、大病顾问、专业陪诊、健康咨询、亚健康管理、慢性病管理、家族病管理、诊所保健服务、体检管理和服务、健康档案管理、健康保险服务以及海外健康体检和治疗服务等[②]。

2)健康保险公司,健康保险是随着健康管理的发展而发展起来的,它们主要为客户提供与健康保险相关的咨询服务及代理业务,为投保人降低医疗费用。从各公司行业发展来看,阳光保险已经获批筹建医院,新华保险已在全国十几个省份建立健康管理中心,而人保健康也在筹建健康管理公司,平安健康建立了医网、药网和信息网三网合一的线上健康医疗战略规划以及线下自建医生团队进行对接。

3)体检中心,主要为个人及团体提供从健检、医疗、家庭医生、慢病管理、健康保险等全方位个性化服务,以健康体检为主导,检后咨询与健康教育讲座为辅助。部分体检中心开展了健康风险评估和专项的健康管理服务。

此外,随着市场需求和亚健康人群的增加,养生馆开始逐渐进入到大众视线,它为人们提供经络养生、健康保健、香薰SPA、辟谷养生、按摩养生、中医预防养生,减压放松服务等服务项目,结合了我国的中医思想,为大众服务。

(2)健康管理与促进类产品发展情况。按照业态分析,健康管理与促进业的支撑产业主要有健康监测穿戴产品、营养与保健食品(饮品)、保健用品等几大类。当然,还包括了传统的医疗与医药产业。限于数据可及性,本文以保健食品和保健用品为例,来说明这一行业目前发展现状。一般而言,保健产业主要由保健食品、保健用品、保健服务组成。其中,保健食品是从20世纪80年代初的发展,已经历自发萌动期(1980—1990年)、高速发展期(1990—1995年)、盘整期(1995—1998年)、新发展期(1998年开始)这4个阶段。而保健用品和保健服务则是伴随保健食品的新发展期应运而生的,它是随着人民群众由吃出健康到穿出健康、用出健康的需求不断发展而自主发展起来的。

健康管理与促进在我国的兴起与快速发展,一方面是我国具有悠久的中医养生文化和丰富独特的养生保健技术,以及国际健康产业和健康管理行业迅猛发展影响的结果;另一方面也是伴随着中国社会经济持续发展、国民物质与精神生活不断改善与提高,健康物质文化与精神需求随之提高的必然结果。

虽然近年来,我国传统中医养生保健得到很大发展,"治未病"的理论思想和文化技术得到了传承与发展,但是系统的理论和技术尚未得到广泛推广,缺乏标准和发展规划,致使养生保健服务没有得到应有的发展。现代的健康管理,由于在中国发展的时间不长,学科理论体系与相关技术方法不够完善,完整的健康管理医学服务模式还没有形成,相关产业规模也比较小,主要以健康体检及相关服务为主,缺乏系统的技术标准和行业规范。

当今世界医学发展趋势是由疾病医学向健康医学转移,以疾病治疗为中心转向健康管理与促进为中心。我国拥有五千多年的非医疗养生保健文化和技术,为建立新型的健康管理与促进奠定了基础。《意见》为建立以中医养生保健为主体,与现代健康管理理论和技术相结合中国特色的新型的健康管理与促进指出了发展方向。

近年来,党和国家出台了《食品工业"十二五"发展规划》《中国老龄事业发展"十二五"规划》《中国慢性病防治工作规划(2012—2015)》等一系列政策。首次将保健食品列入国家《食品工业"十二五"发

①　白书忠.我国健康服务业与健康管理的创新发展[J].健康管理,2015(1):11-14.
②　李林蔚.杭州市域公立医院健康管理服务现状及对策研究[D].杭州师范大学,2016.

展规划》,制定了营养与保健食品制造业的发展方向、主要任务、产业布局和发展目标,提出"到 2015 年,营养与保健食品产值达到 1 万亿元,年均增长 20%;形成 10 家以上产品销售收入在 100 亿元以上的企业,百强企业的生产集中度超过 50%"。

保健用品得到快速全面发展,成为涵盖纺织品的家纺、针纺和饰品的保健功能纺织品,涵盖水机、空气净化器、按摩椅、床、家电等保健功能器械,涵盖特殊用途的化妆品、牙膏等保健功能洗涤用品。据不完全统计,2013 年保健用品营业额已达到 3 000 亿元。有关专家学者预测,随着可穿戴技术的不断发展,健康物联网的建立,未来的保健用品市场将远远超过保健食品。

健康管理与促进带动了保健食品、保健用品、保健服务三大支撑产业发展,市场初具规模。

1) 保健食品产业:保健食品是指声称具有特定保健功能或以补充维生素、矿物质为目的的食品。即适宜于特定人群食用,具有调节机体功能,不以治疗疾病为目的,并且对人体不产生任何急性、亚急性或者慢性危害的食品。

截至 2015 底,我国已批准的保健食品共 16 229 个,其中国产 15 483 个,进口 746 个。2015 年全国保健食品生产企业 2 440 家,产值超过 4 000 亿元[①]。

2) 保健用品产业:保健用品是指不以治疗为目的,用于消除疲劳、调节人体功能,改善亚健康状态、增进健康、降低患病危险因素的各种健康相关产品。包括:保健功能纺织品、保健器械、特殊用途化妆品、性保健品、五官保健用品、其他保健用品等 6 大类。2010 年保健用品销售额达 2 400 亿元人民币。

3) 保健服务产业:保健服务是非医疗的固定的场所,主要以中医养生技术、手法、知识、产品、方案等手段,以一定的行为与方式,提供以达到改善体质、降低疾病风险、促进康复、调整人体功能等目的的一系列服务。2010 年保健服务销售额达 2 000 亿元人民币。

四、我国健康管理与促进发展中存在的问题

经过十几年的发展,在国家政策和社会的大力支持下,我国健康管理与促进已取得明显实效,但仍然存在着一些薄弱环节,和发达国家比较,我国健康管理与促进在发展中仍存在着以下几方面问题。

(一) 健康管理与促进政策尚不完善

从政策的制定、运行、执行与效果评估这整个周期来看,我国的健康管理与促进相关政策体系仍存在内容滞后、指导性不强、欠缺灵活性、缺少有效的监督与评价等问题,也导致这一政策体系影响范围小,影响效力弱。

产生这些政策问题的原因主要有:政策内容滞后主要是由于政府及相关部门重视程度不够、政策研究与科学研究不充分、社会参与度不高。政策欠缺灵活主要是由于这一体系本身的管理制度不健全,难以有效沟通与协调。政策评价效果欠佳与影响范围小,一方面是由于缺乏科学合理的评价体系,另一方面也与健康管理与健康促进有效运营机制不健全有关,政府或相关经费投入不足,队伍建设不完善,评价结果不足以吸引或者引导财政资金的投入与支持。

尤其值得重视的是,支付政策的缺失对我健康管理与促进行业的发展影响巨大,甚至可以说很大程度上阻碍了这一行业的健康发展。我国现行的健康保险或医疗保险制度均属于事后经济补偿,即居民得病且产生医疗费用时才能得到经济补偿,但在购买健康管理服务时却不会得到经济补偿。而且,健康管理服务的支出费用主要是由个人支付,而非健康保险或医疗保险机构支付,并未体现出其社会性。现行的健康保险或医疗保险制度,不利于提升居民购买健康管理服务的积极性,也缺乏利于健康的维护和疾病的早期预防的政府和社会的资金投入。现阶段,健康管理服务产业仍然以体检为主,后续的健康管理服务开发应用缓慢,加之由于缺乏政府的资金引导与制度性保障投入,对于社会资金的投入引导也不顺畅,商业保险机构对健康管理险种的开发同质性太强,竞争力不强,这些都非常不利于健康管理产业的发展。

---

① 工业和信息化部消费品工业司 .2015 年度食品工业发展报告 [M]. 北京:中国轻工业出版社,2015 :110-111.

(二) 理论研究和技术开发相对滞后

我国的健康管理与促进是在近十几年才开始发展起来的,是一个新兴的朝阳产业,目前仍然处于摸索阶段,在健康评估、风险预测、健康维护、服务模式、运行机制方面均存在许多问题,学术理论研究和技术开发研究均相对滞后,即实践应用先行于理论研究,市场反应敏感于政府决策。而健康管理与促进又是一项综合性的交叉学科,目前国内还没有系统的、科学的专业课程体系,从业人员大部分为临床医学、药学或营养学毕业,对个体的健康问题相对熟悉,但对健康的社会决定因素了解不够,缺乏相应的知识和能力,从而造成市场上健康管理知识及服务提供的不规范,生活保健与医疗保健的界限不清,导致出现了健康消费理念与宣传混杂的局面,给居民带来了健康管理投资的误导。而且,在新发传染病不断出现以及慢性病高发的形势下,大数据、云计算等技术手段的发展,对于健康管理与促进人才提出了更高的要求。但是目前我国健康管理服务人才明显匮乏,素质良莠不齐,这与社会对健康管理服务需求的急剧上升形成了明显的矛盾。目前医院普遍缺乏经过健康管理与促进专业化培训的人员,人员知识结构更新不够及时,服务团队不够专业,难以达到健康管理服务的真正要求。专家估计我国至少需要 200 万健康管理服务人才,而目前从业人数仅 10 万余人,缺口非常大。

(三) 公众的认知度和接受度还不高

在美国,从政府到社区,从医疗保险和医疗服务机构到健康管理组织,从雇主到员工,从病人到医务人员,健康管理与促进参与程度非常高,形成了一个良好的健康管理与促进氛围,公众的健康意识也比较强。

而在我国,一方面,从健康管理管理与促进的主要服务对象即居民来说,其健康管理与促进服务的需要很迫切。但尽管公众的健康意识有所提高,希望接受服务的需要旺盛,传统就医问药观念却依旧牢固,公众对健康管理的理解不深刻,更多人关注的重点仍然是身体是否患病及如何治疗,对健康的维护和疾病早期防治重视程度较低,较多的被动就医,较少主动管理健康,例如为预防某种疾病的发生需要先付费进行预防等观念接受度较低。公众对健康管理的意识还不够强,思想还停留在有病治病的状态,更没有形成一个良好的健康管理氛围。健康管理的服务对象相对狭窄,主要集中在经济收入较高的人群当中,而且,即便是这一群体,也同样存在轻预防重医疗的思想,也更多是已患有慢性疾病等富裕人群,更愿意来接受慢性病等生活方式的健康管理服务。另一方面,从健康管理服务的提供主体来说,譬如大型综合性医院内的医护人员,由于其服务对象多为疑难病危重症患者,健康、亚健康人群相对很少,长期所形成的传统医疗服务的理念根深蒂固,对健康、亚健康检测技术与干预手段不熟悉也不易接受,难以在短期内树立健康管理服务的理念。而目前的健康管理师队伍,又多数是短期培训或速成式职业教育而成,知识掌握不够宽泛,多数缺乏医学背景,在与专业医生团队缺乏互动的机制条件下,难以给服务对象提供有效的、有针对性的管理方案。

(四) 健康管理运作机制还不成熟

美国医疗保健机构能够根据客户具体情况设计个性化差异性方案,并可根据客户的实际消费能力制订不同的健康管理计划,各个消费层次的顾客都能得到适合自己的健康管理计划。但在我国,医疗保健产业并未形成明显的消费层次,群众习惯了无论大病小病都要找医生、进医院,这在一定程度上造成了医疗资源的严重浪费,另外也给国民带来较高的医疗消费费用。国家、健康管理公司、消费者、保险公司、医院等相关各方都应该为健康管理进行投资,譬如加强体检与检后健康管理。但我们现在一方面体检公司功利性与商业化色彩浓厚,另一方面基本医疗保险里面不包括年度体检内容,使得体检不能实现常态化,也难以保证质量;二是体检后续工作未能及时跟进,往往只针对体检做体检,对健康危险因素及危险分层不能及时作出评估,缺乏针对检后报告的进一步管理方案设计;三是缺乏有针对性、可操作的处置方案,体检没有发挥出应有的健康效益。基本健康档案还存在不完整、虚假、死档等问题。

(五) 健康管理与促进产业发展存在一定的缺陷和瓶颈

1. 产业定位与内涵不够清晰,政策措施不完善 当前在政策层面上对健康管理与促进产业的内涵、在经济社会发展中的定位,与卫生事业的关系以及发展模式等认识尚不清晰、不统一,这直接影响了相关政策的制定,一定程度上制约了健康管理与促进产业的发展。

健康管理与促进产业,与其他产业领域一样,其本质上具有经济活动的特性,在目标定位、发展规律、资源动员方式、规制与引导策略等方面要遵循市场经济规律,通过市场机制引导产业行为。目前,政府在促进健康管理与促进产业发展的角色和作用还需进一步明确。这一行业的准入、行业技术规范等标准缺乏,不利于政府有效监管。税收、金融、保险等吸纳社会资本投资健康管理与促进产业的相关配套政策尚不健全,也为社会资本投资和经营健康管理与促进服务业带来障碍。

2. 健康管理与促进领域主管部门不明,职责不清 健康服务业,尤其是健康管理与促进产业涉及面广,产业链长,涉及了发改委、工信部、卫生健康委、市场监督管理总局等25个部门。其中,医疗服务业和保险业都有相应的主管部门,唯有健康管理与促进服务业没有明确的主管部门,更不用说监督管理部门了。这直接导致"健康管理与促进"始终在雏形阶段徘徊,健康管理与促进的规划、目标、任务没有责任部门制定,造成市场无序竞争、产业无序发展。支撑产业长期处于自生、自由、放任的发展状态,产品科技含量不高,低水平重复,市场混乱、良莠不齐、竞争无序,产业"小、散、乱"现象十分突出。这既严重影响了"健康管理与促进"及其支撑产业的持续快速发展,也阻碍了其在经济社会发展中发挥应有作用。

健康管理与促进产业缺乏"机构"作为载体,缺少可依据的标准与指导文件。尽管国家下发40号文之后,将健康管理与促进产业新纳入了国家统计目录,2019年又发布了《健康产业统计分类》,但相应配套的规范与标准尚未跟上。另外,政府与企业的科技投入不足,与发展不相适应,有效的健康管理服务供给不足,从事健康管理的专业人才缺乏。上述这些因素,成为影响整个健康服务产业快速发展的短板[①],阻碍了健康服务业良性持续健康快速的发展,影响了经济社会发展方式的转型,难以满足人口老龄化、医疗费用过快增长等经济社会问题对发展健康服务业的迫切需求。

3. 健康管理与促进领域缺乏行业标准与规制 健康管理与促进是健康服务业的主要内容之一,与医疗服务相比,健康管理与促进的服务内容与范围尚不清晰。如何鉴定目前已经形成的健康体质测定、健康咨询服务、医疗保健旅游、养生保健中心、美容中心、社区健康服务中心、社区养老中心(室)等是否归于健康管理与促进机构,以及普遍存在性质不清和分类分级不够明确等问题。

相应的支撑产业也比较模糊。随着公众健康需求的增大,市场上健康管理与促进机构如雨后春笋般冒出来,但由于目前的法律法规对健康管理与促进这类机构的性质、分类、分级管理及其从业人员的资格等方面存在模糊和空白,其支撑产业如保健用品、健康用品等缺少相应的行业标准,监管责任部门又不明确,导致社会上一些健康管理机构良莠不齐,处于无序发展局面。甚至有些机构打着健康管理机构的旗号,打擦边球或有欺诈行为。但由于法律法规、标准、规范和监管部门的缺失,无法处罚,严重损害了消费者权益和健康管理行业的社会声誉,急需规范和引导。

4. 健康管理与促进服务业缺乏完整的产业链和产业体系 完整的健康管理与促进服务业产业链和产业体系,应包括前端、传统和后端产业,以分别实现维持健康、修复健康和促进健康的目的,含服务提供产业、支撑产业和关联产业等内容。目前,我国的健康管理与促进服务业产业链条仍不完整。生产性健康管理与促进服务业仍是以提供传统医疗服务为主,对于前端维持健康和后端促进健康的供给力度不足,如医养结合、健康管理与健康维护领域的发展都较为初步。消费性健康管理与促进服务业及相关制造业对于生产性健康支撑能力不足,尚未形成整合的产业体系。保险业对健康管理与促进服务的覆盖范围也较为有限,对健康需求拉动有限,社会医疗保险对健康服务仅覆盖基本医疗服务,覆盖高端健康管理与促进服务的商业健康保险体系尚未成熟,与发达国家相比,商业保险的深度和密度不足,人群和服务项目覆盖面较窄。对健康管理与促进服务业发挥重要支撑作用的制造业,如医疗康复器械、生物技术、药品、功能性食品饮品等,自主创新和研发能力不足,缺乏核心竞争力和核心技术,对国际产品依赖程度较高[②]。我们独具特色的中医药,在健康管理与促进领域发挥的作用仍然有限,中医保健适宜技术、理论、食药膳等,其开发路程仍然遥远。

5. 机构核心竞争力与满足健康管理与促进需求之间存在较大差距 多数健康管理与促进机构存在规模小、分布零散、核心竞争力不强等问题,尚未形成合理的体系结构和有序的竞争秩序。在行业发展

① 秦小明,周邦勇,郝晓宁.健康服务业:更多关注这个板块[J].中国卫生,2016,02:73-76.
② 我国医疗器械市场现状及趋势分析[EB/OL].(2010-11-05)[2015-06-20].

初期,部分服务与产品的质量不高,甚至出现虚假广告、诱导消费和恶意竞争等现象,不但给民众健康造成不良影响,还使消费者对相关产品和服务失去信任。

人才因素是制约行业竞争力的又一瓶颈。一是我国除专业医生和护士的培养体系较为完善外,健康管理与促进服务业相关的其他学科体系和人才培养模式尚不健全,师资力量缺乏,复合型、应用型专业技术人才供给不足,难以满足发展需要[①]。二是医师多点执业政策尚存在诸多政策障碍,急需的高层次人才难以实现合理流动[②],影响人力资源配置效率,不利于行业整体水平提高。三是由于社会举办健康管理与促进服务机构自身经营性质等原因,造成骨干队伍断层,人才流动性大[③]。

6. 健康管理与促进信息系统处于独立运作,缺乏统筹规划管理　健康管理与促进产业与其他产业最明显的区别是,它对现代信息通信技术的依赖度极高,甚至可以说如果没有现代信息通信技术作为其基本的运行支持平台,就无法实现市场化、规模化的健康管理。美国的健康管理组织把医疗机构、保险机构纳入同一个系统,实现信息资源互享。而当前我国健康管理信息系统存在着系统分割、条块明显、相互独立、业务流程不统一、信息标准研究起步晚等诸多问题。绝大多数健康管理与促进机构都有自己独特的健康管理方法,但并没实现信息资源共享,更没有实现和医疗机构、公共卫生机构、保险机构的对接。美国形成了一个系统的健康管理服务体系,对大众进行全方位的健康管理,而我国健康管理与促进市场鱼龙混杂,各自发展,没有标准化的管理和组织。

五、健康管理与促进的发展趋势及展望

(一) 健康管理与促进在健康服务业发展中的战略定位

我国政府十分重视健康服务业的发展,相继出台了《中国慢性病防治工作规划》《中国老龄事业发展"十二五"规划》《食品工业"十二五"发展规划》《国务院关于加快发展老年养老服务业的若干意见》及《国务院关于促进健康服务业发展的若干意见》等重要文件,以此来推动整个健康服务业的快速平稳发展。

目前,我国健康服务业初步形成了三大板块、五大支撑产业发展格局,其中三大板块为:医疗服务、健康管理与促进、健康保险;五大支撑产业为:药品、医疗器械、保健用品、保健食品、健身产品(图 2-6)。

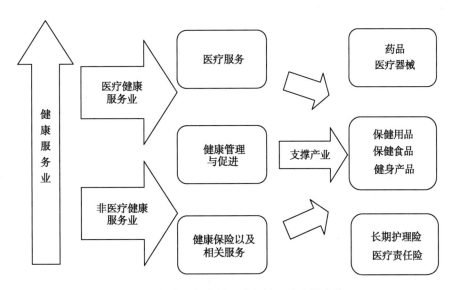

图 2-6　健康服务业的三大板块五大支撑产业

其中,健康管理与促进是健康服务业发展的重中之重。以往以疾病治疗为主体的医疗服务模式已

---

① 任欢. 中国学者对健康服务业研究概况综述 [J]. 经济研究导刊,2014(36): 44- 45.
② 庄一强. 论多元化办医的困境与出路 [J]. 现代医院管理,2013,11 (5):17- 20.
③ 郑英,张璐,代涛. 我国健康服务业发展现状研究 [J]. 中国卫生政策研究,2016,03 :6-10.

经不能适应当前健康发展的需要。人们不满足只是治病,而是追求不生病,进而追求身体的健康完满状态,着力提高生活品质和生命品质,实现健康长寿的终极目标。医学发展的趋势也已从疾病治疗转向健康管理与促进,是预防保健的实际行动。

1. **健康管理与促进是健康服务业的重要组成部分**　健康管理与促进作为健康服务业的重要组成部分,正在占领越来越大的比重,市场份额也在不断增加。近 20 年来,健康管理与促进的三大支撑产业——保健食品、保健用品与保健服务业,从小到大,从品种单一到数量种类极大丰富,从服务模式单一到多元化、多层次、多手段,三大支撑产业初具规模,建成了科研、生产、销售、服务全产业链,推动了整个健康管理与促进的发展。2010 年中国保健食品、保健用品、保健服务产业销售额达 7 000 亿元人民币,并每年以 20%~30% 的速度递增。尽管健康管理与促进产业有了长足的发展,但目前的健康管理与促进支撑产业的投入还远远不足,产品供给不足。

随着社会经济的进一步发展,以及人们健康意识的不断提高,未来的健康服务业格局必将发生改变,健康管理与促进在健康服务业所占比重将会越来越大,并最终占据整个健康服务业的最大比重,在维护和促进健康方面将会发挥更加巨大的作用(图 2-7)。

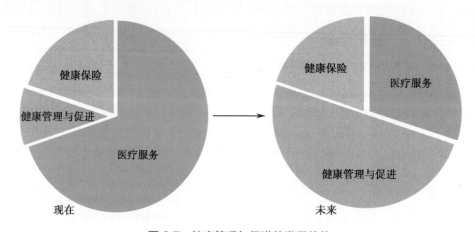

图 2-7　健康管理与促进的发展趋势

2. **健康管理与促进市场潜力巨大,各国均在积极推动**　近年来,伴随着工业化、城镇化的发展,人们生活方式发生了巨大的改变,疾病谱也由以往传染性疾病为主演变为慢性病为主,慢性病已经成为 21 世纪威胁人类健康的主要问题。目前,慢性病在所有疾病负担中的比重约为 60%,预计到 2020 年,发展中国家约 80% 的疾病负担将来自慢性病。

WHO 发布的健康公式(100% 健康 =15% 遗传 +17% 环境 +8% 医疗 +60% 的生活方式)可以看出,我们无法或很难去改变遗传及环境因素,临床医疗也是治标不治本,而且即便这样其对健康的贡献率也还不到 10%。故要保障健康,最重要且最容易实现的就是改变人们的生活方式,通过摒弃、改变不良生活行为方式,对健康的贡献可达到 60%。这一研究意义重大,也成为健康管理与促进得以推行的重要指导思想。因为以往的实践与研究已经证实,通过健康管理与促进,能有效地改变人们的生活方式,健康管理与促进的重要性不言而喻。目前,各国正在抓紧制定和实施"国家健康促进"计划,健康管理与促进行业成为优先发展方向。所以说,健康管理与促进未来的发展潜力巨大,我们也应该抓住机遇,大力发展我国的健康管理与促进产业。

3. **我国是慢性病高发大国,健康管理与促进潜力巨大**　慢性病是一种极易被忽略却危害巨大的疾病,随着经济的快速增长,我国慢性病也到了高发期。2012 年,全国 18 岁及以上成人高血压患病率为 25.2%,糖尿病患病率为 9.7%,与 2002 年相比,患病率呈上升趋势。40 岁及以上人群慢性阻塞性肺病患病率为 9.9%。根据 2013 年全国肿瘤登记结果分析,我国癌症发病率为 235/10 万,肺癌和乳腺癌分别位居男、女性发病首位,十年来我国癌症发病率呈上升趋势。2012 年全国居民慢性病死亡率为 533/10 万,占总死亡人数的 86.6%。心脑血管病、癌症和慢性呼吸系统疾病为主要死因,占总死亡的 79.4%,其中心脑血管病死亡率为 271.8/10 万,癌症死亡率为 144.3/10 万(前 5 位分别是肺癌、肝癌、胃癌、食管癌、结直肠癌),慢性呼吸系统疾病死亡率为 68/10 万。标化处理后,除冠心病、肺癌等少数疾病死亡率有所上升外,多数慢性病死亡率呈下降趋势。

另外,我国每年医保参保者门诊费用较上年都有较大幅度的增长,主要归因于慢性病及其并发症的迅速增长所带来的医疗费用攀升,这给家庭、公共卫生服务系统和公共财政带来了巨大压力。所以为遏制住慢性病的高发病率和高死亡率,降低城乡居民的医疗负担,必须对生活方式进行干预,对国民的健康进行切实有效的管理与促进。

4. 人口老龄化的挑战加速健康管理与促进的发展 新中国成立以来,我国人口结构经历了"成年型——年轻型——成年型——老年型"的转变。目前,我国正经历着快速的人口老龄化和老年人口高龄化。60 岁以上老年人数量已超过 2 个亿,占总人口的 14.9%。这一比例明显高于 10% 的联合国传统老龄社会标准。根据全国老龄委 2013 年预计,未来 20 年我国将进入老龄化高峰,平均每年增加 1 000 万老年人。

老龄化社会对我国健康行业带来了巨大的挑战。首先老年人是一个特别容易患病的群体,随着人口老龄化的加剧,他们对医疗保障的需求将会急剧增长,老年痴呆、帕金森综合征等老年性疾病随之增多,慢性病及癌症的患病几率较年轻人群也有更大的比例,其消耗的卫生资源是全国人口平均消耗卫生资源的 119 倍。因此,要解决老龄化的健康问题,亟须对他们进行健康管理与促进,管好慢性病、管好危险因素,从而管好健康。其次,重视健康老龄化,实现长寿与健康并存,生存的质与量的统一,延长生物学年龄的同时,提高长寿者的生命质量,而这些也需要对老年人的健康进行管理。故老龄化在给我国带来巨大压力的同时,也给我国的健康管理与促进行业带来了新的发展机遇。

5. 健康管理与促进是保证经济可持续发展的需求 健康是我国可持续发展中的重要资源,其在我国的经济起飞中起了不可替代的作用。研究表明,我国国力强大的主要原因除了改革开放,稳定的大环境之外,一个不容忽视的因素就是我国巨大的、健康的、年轻的人力资源。健康的人力是生产力的主体,是生产力发展的基础和重要的决定因素,是国家和民族生存和发展的最基本的要素和最可贵的资源。社会经济增长和健康有密切的联系,两者相互依存。一方面,经济的增长促进了生活水平的提高,生活水平的提高带来了人们的健康;另一方面,国民身体的健康也促进了国家的经济增长,两者缺一不可。但我国在经济发展的同时却并未重视对人力的健康投资,我们已经用 20 年的健康牺牲支撑着中国的经济起飞,现如今,某种程度上吃了健康老本的经济靠什么维持可持续发展? 所以说,想保证经济的可持续发展,必须保障国民的健康,这就在一定程度上促进了我国健康管理的发展。

(二) 健康管理与促进服务的需求巨大

国民的健康资源是可持续发展的根本,加强健康资源的管理是我国可持续发展的当务之急。我国能否实现可持续发展的关键是能否解决国民的健康问题。健康管理与促进是可持续发展的最佳选择,可以充分发挥个人和整个社会的积极性,源源不断地提高国民的健康水平[①]。我国目前正处于人口老龄化,"未富先老";慢性疾病患病率迅速上升,疾病经济负担严重;医疗费用急剧上涨,个人、集体和政府不堪重负这些严峻形势下,健康管理的实施显得迫在眉睫。在我国,人们一直以来习惯了"生病就医"的医疗模式,在尚无明显症状的情况下对自己的健康状况不重视,甚至不了解。国家实施的基本医疗保障制度只能满足最基本的医疗需求,而且只有生病之后方能使用,只保治、不保防,防与治相分离,当人们处于"亚健康"状态以及"高危"状态时,社会医疗保险不能提供任何解决方案。由此可见我们缺少一个防患于未然的健康管理体系,即找出隐藏的可能引起疾病的危险因素,加以预防和干预。虽然在国内也有一些医疗机构打出"健康管理与促进"的旗帜,但大都还停留在体检的范畴,少数健康管理公司进行了一些健康管理的实践,但大多定位于高端客户。一些企业也开始出钱请医疗机构体检,但仅停留在体检这一步,没有提供体检以外的诸如健康评估、健康干预、跟踪随访等更进一步的服务。"国内的疾病预防针对的只是流行病,卫生资源的合理利用有待改进,对于高风险人群关键是改变不利于健康的行为(比

---

① 黄建始. 中国的可持续发展离不开健康管理 [J]. 疾病控制杂志,2006,10(3):215-218.

如吸烟),需要经常提醒他们改变不利于健康的行为,仅靠科普手段是不够的,有提醒、干预的市场服务提供是好事情"①。而健康管理与促进是针对全体人群进行的管理与干预,包括健康人群、亚健康人群和"慢性病"人群。对一般人群可以进行健康教育;对高危人群可以进行非药物治疗的个体化指导,如生活方式管理,需求管理等;对患病人群可采用专项疾病管理,健康促进等服务。健康管理应分阶段逐步在人群中推广。可以先在健康险投保者、高收入职业人群、法定性体检人群(各类从业人员、职业接触者、慢性病调查者等)等3类人群中重点推行。这样让这些人群先健康起来,从而产生健康示范效应,以便进行逐步推广②。

(三) 健康管理与促进业发展方向与展望

健康管理与促进在我国尚处于起步阶段,如何促进健康管理与促进事业的顺利发展,还有大量的工作要做,业已开展的工作中有待进一步加强的方面也很多。随着人口老龄化进程的加快,平均期望寿命的延长,慢性病的增加,国民维护和改善健康需求的日益增长,现有的医疗卫生服务模式已不能满足国民的健康需求,新兴的健康管理与促进服务将有非常广阔的发展前景。

1. 发展健康管理与促进业要遵循产业经济的一般规律　加快健康管理与促进服务业的良性发展,一是要科学分析日益增长和多层次的健康需求,充分结合健康服务具有人力资源密集、服务与消费同时进行、地理区域限制等服务业的特点,按照健康服务需求的不同提供相应的产品和服务。二是要充分发挥市场机制作用。进一步改革阻碍健康管理与促进业发展的体制机制,通过市场竞争促进健康管理与促进业资源配置的高效与合理;通过引导产业融合,培育新型健康管理与促进业态,创新健康管理与促进服务模式,推动健康管理与促进业向"关口前移"的健康促进与管理、"重心下沉"城乡社区、高端医疗护理康复服务等领域拓展。三是要加强相关产业支撑体系建设。加强药品、医疗器械、功能性食品饮品用品等,产品制造业的发展,为健康管理与促进业发展提供重要物质支撑;加大研发投入,强化科技创新支撑,加强生物技术等生命科学的发展,为精准健康管理提供支撑;加大人才培养力度,推进信息技术、生物技术等新兴技术在健康管理与促进业中更广泛的应用。四是促进健康管理与促进业集群化建设。在经济发达的都市圈,提供良好的产业发展环境,建立以医疗服务机构、研发机构和企业为核心的"医研企"协同创新的健康管理与促进业集群,推动科学合理的产业聚集,促进经济发展和健康服务双赢。

2. 健康管理服务将在健康体检的基础上延伸完善　常规的健康体检服务是以疾病的检测、判别、鉴定标准为核心技术,以医院或独立的体检机构为服务载体,以发现健康问题、疾病预警和提出解决健康问题的建议为主要服务内容,以医疗机构为解决发现问题的后期保障展开的。从服务的功能上讲,常规的健康体检服务属于发现健康问题、解决健康问题型的服务,并且服务往往是一次性和非连续性的,这样的服务模式已经落后于市场的需求。当前我国的体检行业分布在医院、疗养院、门诊部和健康体检中心内,各机构的人员、设备、管理水平参差不齐,另外受服务利益等因素的影响,存在普通设备重复设置、高端设施利用率不高、服务质量参差不齐、服务机构之间在体检价格恶性竞争、信息结果互不沟通、检验结果互不相认、数据混乱、更改数据甚至数据造假等诸多的问题。

不少体检机构已经意识到这个问题,并开始在传统常规体检业务的基础上,增加后续健康评估与干预的服务内容。健康体检机构正在试图通过引进健康管理内容实现服务升级、市场转型并获得生存与发展。但如何增加健康评估服务内容、如何使其具有权威性、如何解决后续的健康维护服务、如何建立共用的资讯资料系统成为了新的阻碍。这样的局面必然会带来对于健康管理理论的完善、健康管理标准的建立、健康管理的宣传教育、健康评估技术、健康评估专用设备、健康管理专属人才培养、健康维护服务、新型的健康会员服务机构建立、健康资讯资料管理与服务系统、健康产品的产销等的庞大需求,也带来巨大的商机。同时也会为健康管理理论、标准、评估技术、维护技术、资讯服务技术的拥有者提供快速的成长机遇和巨大的产业扩张与利润空间。

3. 加强政府在政策规制等方面的主导作用　由于健康管理与促进业的行业经济特性和福利属性

①　关键.中国健康管理:市场前瞻与价值分析[J].中国卫生产业,2005(11):71-73.
②　郑庆梅.试论健康管理[J].现代预防医学,2007,34(8):1504-1505.

等,防范市场失灵、发挥政府作用十分重要。政府要更好发挥在健康管理与促进业的政策规制、规划布局、准入、标准规范制定和行业监管等方面的主导作用,认真履行完善健康管理与促进业的监管体制和调控机制、建立健全服务标准体系、保障规范有序发展等方面的职责;要切实遵循"以人为本"的原则,把维护人民健康权益放在第一位,将不断增加健康服务、特别是基本公共卫生服务供给作为政府的重要职责和工作重点,加强健康管理与促进服务中公共产品、准公共产品的提供,切实防止将发展健康管理与促进业作为减轻政府负担的措施。但可以弱化政府作为健康服务直接生产者的角色,遵循成本效益原则,选择效率较高的生产者提供健康管理与促进服务,为公私机构公平竞争创造良好的市场环境。

4. 充分发挥市场机制优势,推动服务提供主体的多元化　市场机制在优化资源配置、激发行业活力、优化产业结构等方面具有独特优势。健康管理与促进业作为健康服务业的重要组成部分,也应遵循市场规律,并充分利用供求、价格、竞争、风险等市场机制,来促使整个健康管理与促进业紧密围绕居民全生命周期的健康需求,从核心的健康服务和产品提供向支撑产业、关联产业的融合拓展;通过集群互动发展的产业模式,形成以满足多样化、个性化健康需求为目标的,能够系统、全程、连续满足健康需求的服务体系和产业格局。一些经济发达地区可结合自身优势大力发展非基本的、多层次的健康服务,发展多种健康管理与促进业态,促进经济结构转型升级。

健康管理与促进既包含大量的基本的公共服务,又包含了众多内容丰富的非基本服务,因此,应该鼓励其服务提供者向包含公共部门、私人机构、非营利组织等多元化主体的方向发展,构建服务直接生产者、服务的组织安排者、消费者等合理分工的新型服务提供机制。积极探索"公私合作"健康服务提供方式,提供不同属性的健康服务,促进供方市场的多元化和多样化。对于纯公共产品性质的健康服务,可由政府举办的公立医疗卫生机构代替政府履行提供义务,也可通过政府购买社会的服务向居民分配;对于准公共产品属性的健康服务,可通过居民自行购买、政府提供补贴的方式,按市场原则购买所需产品或服务;对于私人消费属性的健康服务,政府除向弱势群体提供部分补贴外,严格按照市场原则进行交换[①]。

5. 健康管理与促进要结合健康保险业务　现行"医保"制度主要是对患病的参保人给予事后经济补偿,降低患病带来的损失,但是并不能减少和避免疾病的发生,导致的后果就是患者越来越多,并且越来越倾向于无论大病小病都要到大医院去治疗,这也加剧了"看病难、看病贵"。而医疗保险方的则将主要精力都放在了治病(尤其是在后期)费用的控制上,不重视或者忽视了前段预防与公共卫生服务的费用投入。预防、控制慢性生活方式疾病必须以预防为主,防治结合。医疗保险制度也必须彻底改变重治轻防,只保治、不保防,防与治分离的局面。保险不仅是治疗疾病的风险管理,更应该是产生疾病风险的控制。国家应尽快研究健康保险转型,从事后支付医疗费用的疾病医疗保险,发展到防治结合的健康保险制度[②]。甚至要鼓励发展和健康管理与促进相结合的健康保险业务。在美国,健康管理公司是伴随着保险业的发展应运而生的,健康管理公司的服务对象是大众,而直接客户是健康保险公司。最典型的代表——美国健康维护组织(HMO),为 17 个州的 800 万国民提供健康和疾病管理服务,包括系统的健康保险业务。从国际健康产业发展的历程来看,健康保险公司要实现业绩和利润的提升,必将要进入健康管理领域。据美国霍普金斯医学会的统计,由于健康管理公司的出现,健康保险公司的直接医疗开支降低了 30%。另一方面,兼营健康保险业务对健康产业自身来说也有重要作用,将解决健康管理服务消费支付的"瓶颈"问题,推动健康管理服务产业快速发展。根据我国现有的健康保障运行体系和国家的财力情况,解决措施之一就是加紧构建健康保险与健康管理密切结合的健康保障体系,进而从根本上激活健康保险与健康管理两大领域的市场运用和各自的事业发展,实现健康费用利用的最大化,提高全民的健康生活品质[③]。

6. 健康管理与促进服务将与信息技术实现互动与双赢　健康管理与促进服务与其他服务有一个最

① 代涛. 健康服务业内涵、属性分析及政策启示 [J]. 中国卫生政策研究,2016,03 :1-5.
② 陈建勋,于文龙,马良才,等. 健康管理的理念和实践 [J]. 中国公共卫生管理,2006,22(1):7-9.
③ 戴云云,何国平. 健康管理在中国的发展现状趋势及挑战 [J]. 中国预防医学杂志,2011,12(5): 452-454.

明显的区别是它对现代信息技术的依赖度极高。健康管理与促进服务的出现将为现代信息技术的发展开拓出一个新的发展方向和巨大的市场需求空间。同时现代信息技术的进步也将直接影响健康管理的服务模式、服务品质、服务效率、服务成本以及服务规模等。

随着国家健康管理资料相关标准的建立和国家健康信息资料中心的建设,健康相关数据与资料资源将会成为国家最重要的核心资源和公共资源,它将促使国家健康产业协调发展,并引导健康管理服务产业向集约管理、精准服务、产业联合、规模发展的方向运行。这些海量信息也必然带来对于大数据存储、运算与分析能力要求的提高。因此未来健康资讯系统标准的建立、健康资料与通信业务、健康管理服务机构资讯管理系统平台的开发、个人健康档案、个人以及机构健康资料库、健康产品与服务电子商务系统的建设与资料有效运用等方面,均有巨大的需求空间和商业机会。

7. 健康管理与促进服务将为祖国传统医学的发展开拓新领域　在我国应该建立具有中国特色的健康管理与促进服务,依托祖国传统医学文化,丰富健康管理与促进服务的新内涵、创新服务模式与内容、研究产业运行规律和发展机制,只有这样才能够使发源于国外的健康管理与促进服务避免水土不服并在中国大地上良性发展。

两千多年前的《黄帝内经素问·四气调神大论》中,"圣人不治已病治未病,不治已乱治未乱,此之谓也……"已经孕育着"预防为主"的健康管理思想。中医"治未病"是中医学预防为主、注重养生思想集中体现,这种以人为本的整体观,与现代的健康管理与促进理念高度契合。同时,中医学的辨证论治思维则能客观描述和评估健康状态的变化过程,而不是局限于现代医学对疾病危险因素的评估。因此,中医在整体上对个人的健康状态进行衡量,是真正意义上的个体化健康管理,将"治未病"的内容与健康管理的各流程相结合,是具有中国特色的健康管理与促进。随着健康管理与促进服务业的发展,中国传统医学将在健康维护、康复、调理、养生等方面实现创新,中国传统医学的加盟将使健康管理与促进最重要的一个环节——健康干预变得内涵丰富、实用、有效和强大,使得健康管理与促进的效果、效率、效益出现质的飞跃。因此,将祖国传统医学向健康管理与促进领域发展,能带动建设各类健康调理维护中心的空间与商机。

(郝晓宁)

第三章

互联网在健康管理中的应用需求研究

健康是促进人的全面发展的必然要求,是经济社会发展的基础条件。近年来受工业化、城镇化、人口老龄化、疾病谱变化、生活方式以及生态环境变化等因素影响,我国存在亚健康人群增长迅速,新旧传染病形势严峻,慢性病发病快速上升等诸多健康问题[1][2],疾病的经济和社会负担逐渐加重,医疗费用不断上涨。慢性病导致的死亡人数占到全国总死亡的86.6%,18岁及以上成年人的高血压患病率达到25.2%,糖尿病患病率达到9.7%,同时慢性病导致的疾病负担占总疾病负担的近70%[3]。与此同时,随着社会经济发展和人们收入水平、文化程度的提高,人们的健康意识不断增强,大家越来越关注和重视自己的健康,健康需求也从单一的疾病治疗逐步覆盖到疾病预防、保健和健康促进各个方面。

国家和政府高度重视人民健康需求,为全面开展健康管理工作、实现全民健康的目标出台了一系列政策。2012年卫生部发布《健康中国2020战略研究报告》提出当前"应适应国民健康需要,转变卫生事业发展模式,从注重诊疗到预防为主、防治结合转变,实现关口前移。"2016年,中共中央、国务院发布的《"健康中国2030"规划纲要》提出要"立足全人群和全生命周期两个着力点,提供公平可及、系统连续的健康服务,实现更高水平的全民健康。要惠及全人群,不断完善制度、扩展服务、提高质量,使全体人民享有所需要的、有质量的、可负担的预防、治疗、康复、健康促进等健康服务。要覆盖全生命周期,针对生命不同阶段的主要健康问题及主要影响因素,确定若干优先领域,强化干预,实现从胎儿到生命终点的全程健康服务和健康保障,全面维护人民健康"。

21世纪是信息化的时代,随着移动互联网、物联网、云计算、大数据等互联网技术的快速发展,"互联网+"与多个传统行业的深度融合,为人们带来了极大的便利,改变了人们的工作和生活方式,也为健康管理服务开展带来新的契机。有别于传统以疾病治疗为主的医疗服务,健康管理更加注重疾病的预防和健康促进,涉及个人的全生命周期,是一个长期的、连续的、系统的过程,而互联网技术能够实现个人健康信息长期、全面、系统的收集、整合和分析,为个人的全方位、全生命周期的健康管理提供技术基础。

为进一步将互联网技术应用到全人群、全生命周期、全方位的健康管理服务中,使全体人民享有所需要的、有质量的、可负担的预防、治疗、康复、健康促进等健康管理服务,探索研究政府部门、医疗卫生机构以及居民对健康管理工作监管、提供和利用中的互联网应用需求十分必要。

一、健康管理概述

随着居民健康需求逐渐从简单的医疗服务需求向预防保健、治疗、康复、健康促进等全面健康服务

---

① 孟仲莹,杜兆辉.实践社区健康管理提升社区健康水平[J].中华全科医学,2011,09(7):1101-1102.
② 张拓红.人口老龄化对健康服务体系的影响[J].北京大学学报:医学版,2015,47(3):380-383.
③ 中华人民共和国国家卫生和计划生育委员会.中国疾病预防控制工作进展(2015年)[J].首都公共卫生,2015,9(3):97-101.

需求转变,健康管理作为面向全人群、全方位、全生命周期的健康服务模式得到快速的发展。美国、芬兰、日本等国家根据对健康管理的不同理解相继开展了不同形式的健康管理服务,经过几十年的发展,健康管理已经成为各国健康医疗体系中一个重要部分。

(一) 健康管理相关概念

1. 健康管理 健康管理尚无统一的、公认的定义,目前国内使用最为广泛的健康管理是陈君石、黄建始(2007)在《健康管理师》中的定义。

健康管理是对个体或群体的健康进行全面监测、分析、评估、提供健康咨询和指导以及对健康危险因素进行干预的全过程。健康管理的宗旨是调动个体和群体及整个社会的积极性,有效地利用有限的资源来达到最大的健康效果。具体做法是为个体和群体(包括政府)提供有针对性的科学健康信息并创造条件采取行动来改善健康[①]。

2. 健康危险因素 个体从健康状态到疾病状态会经历低危险状态、危险状态、早期改变、临床症状、疾病。在形成疾病之前,如果采取针对性干预措施,能够有效阻断、延缓甚至是逆转疾病的发生和发展过程;在疾病治疗和康复过程中,亦要采取针对性治疗或康复指导来治愈、缓解或控制疾病[②]。健康管理覆盖个体从健康状态到疾病状态的整个历程,是对个体或人群的健康危险因素进行全面管理的过程。健康危险因素是指对人的健康造成危害或不良影响,进而导致诸多疾病(多为慢性病)或伤残的因素。

健康危险因素是多方面的。1974 年,布鲁姆(Blum)提出生物遗传、社会和自然环境、行为与生活方式及医疗卫生服务是影响健康的主要因素。在布鲁姆的模型中,环境对健康的影响最大,而医疗卫生服务的影响最小。1991 年,WHO 提出健康影响因素的权重分配:生物遗传、社会和自然环境、行为生活方式和医疗卫生服务因素分别占 15%、17%、60% 和 8%,行为生活方式成为健康的主要危险因素[③]。J.Michael McGinnis(2002)提出健康的主要决定因素生物因素(基因、家族史等)、社会和自然环境、个人行为方式和医疗服务对健康的贡献率分别为 30%、20%、40% 和 10%[④]。

健康的危险因素在生命早期和生命过程中会产生累积风险。从流行病学的视角来看,疾病与先天遗传因素及后天环境因素、尤其是成年时期的不良生活方式有关。不过,越来越多的研究显示,传统的健康危险因素在预测个体的患病风险方面能力有限,一些慢性疾病的形成、发展无法完全由其当前或成年期的健康危险因素来解释,个体疾病状况同样与母亲孕前期、孕期、围产期、青少年期等一系列早期生命历程中的健康危险因素相关。胎源假说观点(Barker DJ,1986,1989,1993)认为[⑤⑥⑦],妊娠期营养不良是低出生体重、成年期心脏病和代谢性疾病早期重要的病因。随着研究的深入,专家依据胎源假说提出了"健康与疾病的发育起源假说[⑧](developmental origins of health and diseases,DOHaD 理论),该理论认为,成年期慢性病的患病风险,可因孕期母亲的健康状况导致胎儿的适应性改变而引起,子宫内环境会影响日后的疾病发生,如胎儿在子宫内对营养不足的适应与出生后高营养环境的不匹配引起肥胖及代谢异常。Elder Jr 等人[⑨](Elder Jr,2007)等人从危险或促进因素的累积效应出发提出生命历程理论。在生命历程视角下,个体的健康状况是生物、行为、心理、环境及其他社会保护因素和危险因素复杂互动的

---

① 陈君石. 健康管理师 [M]. 中国协和医科大学出版社,2007.

② 罗飞. 健康管理问题研究 [D]. 河南大学,2015.

③ 黄奕祥. 健康管理:概念界定与模型构建 [J]. 武汉大学学报(哲学社会科学版),2011(6):66-74.

④ Mcginnis J M, Williamsrusso P, Knickman J R. The case for more active policy attention to health promotion.[J]. Health Affairs, 2002, 21(2):78-93.

⑤ Barker D J P, Osmond C. Infant mortality, childhood nutrition, and ischaemic heart disease in England and Wales [J]. Lancet, 1986, 1(8489):1077-81.

⑥ Barker D J P, Winter P D, Osmond C, et al. Weight in Infancy and Death from Ischaemic Heart Disease[J]. Lancet, 1989, 2(8663):577-80.

⑦ Barker D J P, Godfrey K M. Fetal Nutrition and Cardiovascular Disease in Adult Life[J]. British Medical Bulletin, 1993, 341(8857):938-41.

⑧ Gillman M W. Developmental origins of health and disease.[J]. New England Journal of Medicine, 2005, 353(17):1848-1850

⑨ Daaleman T P, Jr E G. Family medicine and the life course paradigm.[J]. Journal of the American Board of Family Medicine, 2007, 20(1):85-92.

结果。生命历程理论关注胎儿、婴儿、少年儿童、青少年等每个阶段危险因素的累积对健康的影响，既重视个体生命早期发生的关键时期，也强调生命过程中累积的风险，如长期一段时间慢性压力的累积与适应[①]。

传统的疾病治疗仅仅针对某一病征提供相应的医疗服务，而健康管理不仅仅针对已经出现的健康问题，还对潜在影响健康的健康危险因素进行干预；健康管理通过对影响个人或群体健康的危险因素进行长期、系统、连续的监测、评估和干预，可以有效消除或减少健康危险因素对个体健康的影响以及生命过程中健康危险因素的累积风险，从而维护和促进全生命周期的健康。

本研究认为，健康管理具有以下特征：①健康管理是有组织的、有针对性的、连续的、循环往复的过程，它的前提是健康危险因素监测、关键是健康评估、核心是健康干预；②健康管理的关键技术是信息技术，健康管理各环节都需要利用信息技术进行分析、决策和管理；③健康管理的目的是变被动就医为主动预防，维护、巩固和促进个体和群体健康，提高人的生命质量。

（二）健康管理必要性

1. 健康管理有助于降低慢性病患病率，减轻疾病经济负担　当前我国心脑血管病、恶性肿瘤等慢性病已成为主要死因，慢性病具有病因复杂、病程长、难以治愈等特征，是一类与不良行为和生活方式密切相关的疾病，据世界卫生组织报道，多数慢性病的发生与吸烟、缺乏运动、不合理膳食、酗酒等不良生活方式有关，这些不良生活方式会引起血压升高、超重/肥胖、高血糖、高胆固醇等代谢生理变化，长此以往易使人们患高血压、糖尿病等慢性病[②]。发达国家的健康管理实践证明，健康管理在预防、保健、健康促进方面效果显著，可以有效提高人们健康意识、健康知识知晓率和治疗依从性，改变人们不良的生活方式，显著降低心脑血管疾病等慢性病的发病率和死亡率，提高慢性病控制率，减轻慢性病带来的经济负担[③]。

2. 健康管理有助于防治亚健康状态，防止其向疾病状态转变　由于现代生活节奏加快、竞争压力增大、不良生活方式和环境恶化等原因，中国亚健康人群的比例不断增加。处于亚健康状态会不同程度地影响工作效能、生活和学习质量；严重的亚健康状态甚至会影响健康寿命，造成早病、早残。传统的医学模式只能区分健康状态与疾病状态，对介于健康和疾病之间的亚健康状态，则无法明确的提供预防和治疗措施。健康到亚健康再到疾病是一个动态不间断的过程，亚健康到健康是可逆的，而亚健康到疾病则几乎不可逆，一旦亚健康转为疾病，会对身体造成极大的损害，且需要支付大量的医疗费用。因此，早发现、早控制亚健康状态，在病变的初期就得到有效的预防性治疗，就能够防止亚健康状态演变成疾病，促使亚健康逆转恢复健康。健康管理通过监测个体的健康状况和健康危险因素，能够及早预防和发现亚健康状态，及时控制亚健康状态向疾病状态的转变，促进其向健康状态转变，改善亚健康人群的健康状态[④⑤]。

（三）国内外健康管理服务开展形式

美国的健康管理服务主要由专业健康管理机构提供，称为"管理式医疗保险模式"。专业健康管理公司作为第三方服务机构与医疗保险机构合作，直接面向个体需求，提供系统专业的健康管理服务，变被动的疾病治疗为主动的管理健康，其中以健康维护组织（HMO）为主。HMO通过收购、自营医院及招聘医生形成自己的医院集团，个人向保险公司缴纳保费成为其参保会员，保险公司会要求参保会员指定一位医院集团内的医生成为其家庭医生，负责其日常保健服务和医疗服务。参保会员在看病时除需付少量规定的自费项目外，其余都由保险公司负担，医院或诊所不再向参保会员收取任何费用。因此，为减少医疗费用、降低成本，HMO强调向参保会员提供健康管理服务，以提高参保会员的整体健康水平[⑥]。

20世纪70年代，芬兰在北卡累利阿省开展针对心血管疾病风险因素的干预项目，该项目以社区为

① 陶芳标. 生命历程理论整合于孕前和孕期保健研究与实践 [J]. 中国公共卫生, 2013, 29(7):937-939.
② 胡春松, Jun-Yan Hong, 胡大一. 早预防是心血管疾病最好的治疗 [J]. 中华高血压杂志, 2014,22(6):501-503.
③ 李晔, 丁丽敏. 健康管理及其意义 [J]. 医院管理论坛, 2009, 26(4):48-50.
④ 崔杰, 高超. 基于"治未病"思想浅探健康管理对亚健康人群的意义 [J]. 医学理论与实践, 2016, 29(4):446-448.
⑤ 陈建勋, 马良才, 于文龙, 等. "健康管理"的理念和实践 [J]. 中国公共卫生管理, 2006, 22(1):7-10.
⑥ 徐静, 钱东福. 国外全科医生的薪酬支付方式探讨 [J]. 中国卫生人才, 2015(1):28-30.

基础,通过改变自然和社会环境,干预人们的行为方式,引导人们选择健康的生活方式,切实改变了该省居民的生活方式,降低了居民心血管疾病的发病风险。此后逐渐将健康管理项目扩大到其他慢性病风险因素干预,并推广到其他省份,逐步在全国建立了"通过改变人群生活习惯、发挥基层社区卫生服务组织的预防功能、从源头上降低疾病危险因素"的健康管理模式。这种模式不仅改善了人口健康状况,有效预防了慢性病发病,提高了其生命质量,而且还大大提高了医疗资源的利用效率[1]。

日本的健康管理主要由国家制定方针政策,各社区医疗机构负责制定具体实施目标和活动内容,让全民参与健康运动,提倡国民制订全年健康计划,包括健康体检、健康测定、运动指导、心理健康咨询、营养指导、保健指导等。日本的健康教育贯穿整个健康管理的过程,通过健康知识的教育,在居民中普及常见病、传染病和多发病的预防知识,让人们了解生活和健康、职业与健康、环境与健康之间的关系,唤醒人们的健康意识,使人们主动参与其中,引导人们自觉克服一些不良的生活习惯[2]。

英国的健康管理服务主要由全科医生提供。全科医生是经过全科医学专业培训、在皇家医学会注册的医师,是临床技能全面的基层医疗保健人才,其占全国医生总数的50%左右。英国的全科医生在提供服务时需要同卫生行政部门和社区居民签订合同,卫生行政部门从全科医生那里为大众购买初级卫生保健服务,并通过合同的形式对全科医生提供的服务进行管理,全科医生则向签约居民提供初级卫生保健服务。全科医生在英国的医疗体系中起着至关重要的守门人作用,为社区居民提供健康宣教、疾病预防、康复、计划免疫、妇幼保健等全方位的医疗和保健服务,对提高居民的健康水平,满足居民的健康服务需求等起到了重要的作用。

我国借鉴了发达国家先进的健康管理经验,相继出现了由基层医疗卫生机构提供的社区健康管理服务[3],针对社区居民(主要是慢性病患者),如"知己健康管理"[4]和"4CH8"健康管理模式[5];由专业健康管理公司提供的健康管理服务,主要针对中高端收入人群;由大型公立医疗机构体检中心提供的体检前中后期健康管理;由公立医院提供的院前、院中、院后健康管理服务;由互联网公司提供的多方位、多领域的互联网+健康管理服务,如健康数据记录和监测(木木健康APP)等[6]。

(四)健康管理发展存在的问题

国内许多学者对当前健康管理工作进行了分析和评价,提出当前健康管理发展存在健康干预、健康指导等与健康危险因素监测环节脱节、健康信息化发展不足、健康教育服务开展力度不足等问题。

1. 健康干预、健康指导等与健康危险因素监测环节脱节 朱丽娜(2012)[7]、解月娇(2015)[8]等人提出,目前我国健康管理发展尚处于初级阶段,健康管理服务大多尚处于健康体检和健康档案建立的阶段,对健康的评估、干预等开展力度和深度不够,难以为居民提供连续的健康管理服务;健康干预、健康指导等服务也存在与健康危险因素监测脱节的现象,导致健康管理效果和效率低下。

2. 健康信息化发展不足 胡俊峰(2013)[9]、张民(2015)[10]等人提出,虽然近年来居民电子健康档案发展迅速,但目前仍有很多社区的健康档案缺乏信息化管理;电子健康档案、电子病历、健康体检报告等记录居民健康信息的平台存在信息孤岛,居民所有健康数据,未能实现整合医生难以获取居民长期的、全方位的健康数据,无法正确判断居民所有健康危险因素,无法针对性地开展健康管理服务。

3. 健康教育服务开展力度不足 季铁鑫[11](2016)等人提出,目前健康教育覆盖内容不全面,健康

① 金彩红.芬兰健康管理模式的经验[J].中国卫生资源,2007,10(6):312-313.
② 刘晓莉.日本预防控制慢性病新型健康管理模式的研究及启示[D].重庆医科大学,2010.
③ 张玉,马安宁,蔡伟芹,等.国外家庭医生制度对我国社区健康管理的启示[J].社区医学杂志,2011,09(19):5-6.
④ 朱清,袁琦,王群.知己健康管理在慢性病管理中的应用[J].中国初级卫生保健,2010,24(7):81-82.
⑤ 鲍勇.社区健康管理"4CH8"模式理论与实践研究(待续)[J].中华全科医学,2013,11(8):1495-1496.
⑥ 张艳丽,吴先迪,褚纳贤,等.我国健康管理模式发展现状[J].公共卫生与预防医学,2014,25(1):78-80.
⑦ 朱丽娜.HOPE模式视角的杭州市余杭区糖尿病社区健康管理现状与对策研究[D].杭州师范大学,2012.
⑧ 解月娇,卢建华.借"他山之石"发展中国健康管理事业[J].医学与哲学,2015,36(17):71-73.
⑨ 胡俊峰,罗凤基,孔浩南.慢性病健康管理研究进展[J].慢性病学杂志,2013(7):526-529.
⑩ 张民,刘虹宏.重庆市沙坪坝区慢性病健康管理工作现状[J].中国社区医师:医学专业,2014(23):154-154.
⑪ 季铁鑫,卢舒奕,王丹.哈尔滨市慢性病社区健康管理调查研究[J].中国初级卫生保健,2016,30(10):37-39.

教育形式单一,许多居民难以获取想要的健康知识。比如,农村老年人由于文化程度较低,获取知识的能力不足,对于宣传栏、宣传海报、小册子等形式提供的健康知识难以理解和接受,也就起不到应有的效果。

二、互联网+健康管理服务概述

互联网+健康管理服务是指运用互联网、物联网、云计算、大数据等先进的信息化技术,通过智能手机等移动终端向居民提供的疾病健康教育、健康信息采集、健康风险评估、健康指导、动态跟踪反馈等健康管理服务。互联网技术是向全人群提供全方位、全生命周期的健康管理的技术基础,"互联网+"与健康管理的深度融合,有利于充分发挥互联网的优势,解决健康管理工作开展过程中遇到的难题,提高健康管理服务的效果和效率。

(一)互联网应用于健康管理中的优势

1. **打破时空限制** 健康管理是一项长期的、系统的、连续的过程,"互联网+"能够打破时空限制,提高健康管理服务的可及性和可获得性。居民可以通过电脑或移动终端接受健康教育、健康评估、健康指导以及向医生在线咨询等健康管理服务,医生们也可以通过电脑或移动终端向居民提供相应的健康管理服务,相较于线下健康管理服务,节省了大量人力、物力以及时间成本。

2. **解决信息不对称问题** 信息不对称是当前医患矛盾的主要根源之一,也是当前医患产生信任危机的主要根源之一。同样地,如果在健康管理服务开展过程中无法解决信息不对称的问题,则可能出现医患之间不信任的情况,导致居民不支持或不理解健康管理服务。"互联网+"健康管理借助云平台,可以实现将居民个人健康信息、医生信息、诊疗信息等内容存储在云端,居民、医生等可以通过相应的权限获取云平台的信息,减少医患之间信息不对称的问题。

3. **全面收集、整合以及分析健康信息** 当前居民的个人健康信息分布在很多信息孤岛中,未得到有效利用,而健康管理的基础是健康信息的全面收集。如无法实现健康信息的全面收集,健康评估、健康指导等健康管理服务的开展就难以取得应有的效果。"互联网+"能够打破信息孤岛,实现各平台信息的互联共享,有助于个人健康信息全面、系统的收集、整合和分析,推动健康管理向深处发展,达到对全人群、全方位、全生命周期的健康管理。

4. **提高健康管理服务质量和效率** 数据分析与评估是健康管理的关键环节,健康评估的准确性会影响健康管理服务开展的效果,医生获取的健康信息完整性及医生本身的能力均会影响健康评估的准确性,因此仅由医生本身对居民进行健康评估,其准确性难以保障。"互联网+"健康管理在实现居民健康信息全面收集、整合并形成大数据的基础上,借助大数据技术处理海量的健康数据,发现蕴藏的规律和关联关系,建立的适合我国不同地区或人群的健康评估模型、疾病筛查模型等,结合医生的评估,有利于提高健康评估的准确性,为下一步开展健康指导、健康教育提供信息支撑。互联网已经逐渐融入到居民生活中,智能手机、电脑等设备已经成为多数人生活中必不可少的一部分,借助互联网平台还能够更好地开展健康指导、跟踪服务、健康教育等工作。通过互联网开展健康指导、健康教育等服务不仅能够提高居民接受程度,而且还能够有效提高医务人员的工作效率。

5. **满足个性化健康管理需求** 随着人们健康意识逐渐提高,越来越多的人开始意识到健康的重要性,对健康管理服务的需求越来越高,部分居民开始寻求"私人定制"的健康管理服务,希望有专属的健康管理师为自己提供健康评估、健康干预等服务。"互联网+"健康管理服务的发展,可以实现居民和医生、健康管理师等的实时互动,满足其个性化健康管理服务需求。

(二)互联网+健康管理发展现状

近年来,我国许多地区及医疗机构积极探索开展互联网+健康管理服务,建立微信公众号、微信群、QQ群、手机APP等平台,初步实现预约挂号、居民检查报告信息查询、健康教育等服务开展;许多互联网公司也在逐渐加入到健康管理服务行业中来,创建许多手机APP,提供健康监测、在线咨询、健康教育等多方位、多领域的健康管理服务。

从服务人群来看,互联网+健康管理服务主要有健康人群健康管理服务、亚健康人群健康管理服务、疾病高危人群健康管理服务、疾病人群健康管理服务等;从服务类型来看,互联网＋健康管理服务主要有健康监测类服务、健康评估类服务、健康指导类服务、健康教育类服务、查询类服务以及在线咨询类服务等。

但是,目前互联网＋健康管理服务开展的力度和深度还不够,各项法律法规或行业规范尚未形成,监管主体和职责不明确、缺乏资格准入、审核和监管机制、缺乏信息安全政策、健康信息难以互联共享、健康知识真假难辨、手机 APP 质量参差不齐等问题降低了服务质量和效率,难以满足居民所有的健康管理需求。高质量、高效的互联网＋健康管理服务应该是以需求为导向的个性化健康服务,准确、科学、系统的为居民提供健康管理服务[1][2][3]。

因此,本研究从政府部门、医疗卫生机构和居民对互联网应用在健康管理中的应用需求出发,分析各方对互联网在健康管理中的应用需求内容,分析影响需求的因素,为我国发展互联网＋健康管理服务提供建议。

三、互联网＋健康管理服务需求分析

互联网＋健康管理服务不仅仅需要满足居民的使用需求,还需要满足服务监管方、服务提供方的工作需求。互联网＋健康管理平台或服务的需求方主要包括政府部门、医疗卫生机构以及居民,明确各方的定位和需求有利于高质量、高效的开展互联网＋健康管理服务。

(一)各地区互联网＋健康管理平台建设现状

1. 厦门市　建立市民健康信息系统平台,实现了医疗卫生资源的互联互通、患者就诊信息区域共享,初步为厦门市居民建立动态、实时的终身电子健康档案。该平台目前已接入了 22 家公立医疗机构、29 家民营(行业)医院、38 个社区卫生服务中心／卫生院、272 个标准化村卫生室、12 个部队卫生队、14 个公共卫生机构,基本实现区域内不同体制、不同类别的医疗卫生机构间的信息系统互联互通,实现居民门诊、住院、体检、妇幼、社区、疾控、血液等信息的有机整合,满足个人保健、卫生统计、查询分析、临床科研、行政管理等方面的需求。

搭建基于以云计算技术为基础的,承载公立医院信息系统、区域卫生信息系统、公共卫生信息系统和健康云等医疗相关应用的数据中心——厦门健康医疗云计算平台,依托该平台建立统一的健康管理服务平台,满足了各类健康管理终端的接入和数据的对接,实现了身高、体重、体温、血压、血糖、心电、腰围、血氧、肺功能、骨密度、人体脂肪测量、血脂检测仪、动脉硬化、运动等 14 项健康管理终端指标的收集,并及时向社区、医疗机构推送。

建设厦门市卫生信息微信平台(美丽厦门·智慧健康),为市民提供微信预约、个人的健康档案、检查检验结果、儿童计划免疫接种、妇幼保健信息、床位使用信息、专家介绍查阅等服务。

2. 武汉市黄陂区　通过区域卫生信息化建设,目前建成了区级数据中心,实现全区电子病历数据库、电子健康档案数据库、全员人口库及卫生健康资源管理库的集中存储,实现区域内中医医院、人民医院及 24 家基层医疗机构医疗卫生信息的互联互通共享互认,为健联体内部居民健康管理提供数据支撑。

建立医卫平台,实现公共卫生服务与基本医疗服务信息联动,建立与临床信息互通共享、动态连续的电子健康档案,并实现中医医院、人民医院的体检、诊疗记录进入健康档案。

依托电子健康档案系统,建立了移动互联网＋糖尿病管理平台,实现了全科一体机、携康自助体检机、移动云端血糖监测设备与电子健康档案的无缝衔接,相关检测数据实时进入健康档案。

3. 泸州市叙永县　泸州市正在建设全市人口健康信息平台,对接省、市、县级医院和疾控、计生等系统平台,实现省平台、市平台和区县平台的互联互通和标准化对接,满足市卫健委对全市医疗卫生业务

① 蔡耀婷,李芸.智能手机在个人医疗健康管理服务领域的应用现状和发展前景 [J].护理研究,2016,30(13):1549-1552.
② 曾斐,朱菊平.健康管理过程中的信息化平台探索 [J].卫生软科学,2011,25(6):372-374.
③ 徐倩,赵文龙.移动医疗 App 研究现状及启示 [J].医学信息学杂志,2015,36(9):8-13.

的区域医疗卫生监管需求。

建立全县健康信息分析统计平台,实现对县域内居民所有体检信息的收集,统计分析全县居民健康状况、慢性病患病率、控制率等情况,发现群体健康危险因素,为政府部门科学管理和决策提供依据;泸州市正在建设人口健康信息平台,可以实现对医院和基层医疗机构医疗服务信息、公共卫生服务信息的统计分析。

(二) 各方在互联网＋健康管理服务开展中的定位

1. 政府部门　政府部门在互联网＋健康管理服务开展中的定位应为:政策制定方和监管方。

主要负责制定互联网＋健康管理服务的组织机构建设、各相关单位职责和分工协作机制、资格准入、经费投入以及信息安全等相关政策,为互联网＋健康管理服务的开展提供制度保障;负责区域内全人群的健康危险因素监测、分析、评估,明确当地互联网＋健康管理服务开展工作目标、工作内容和工作计划,建立相关绩效评价和考核机制,对互联网＋健康管理服务进行监管。

2. 医疗卫生机构　医疗卫生机构在互联网＋健康管理服务开展中的定位应为:服务提供方。

疾病预防控制中心主要对健康管理机构或团体进行技术支持和业务指导以及对居民开展健康教育。妇幼保健院主要负责妇女和儿童妇幼保健、基本公共卫生服务、健康教育等工作。县级及以上公立医院负责向体检人群提供健康体检以及体检后健康评估、健康指导、健康咨询以及健康教育健康管理服务;向慢性病患者提供疾病治疗、健康评估和健康指导等服务;向大众提供健康教育服务;为基层医疗卫生机构健康管理工作的开展提供技术指导和培训。基层医疗卫生机构负责向机构覆盖范围内的居民提供健康体检、健康监测、健康评估、健康干预、健康教育、跟踪随访服务等健康管理服务。

3. 居民　居民在互联网＋健康管理服务开展中的定位应为:服务利用方。

居民是互联网＋健康管理服务的利用方,接受由医疗卫生机构等单位提供的公共健康管理或个性化健康管理服务或利用健康管理APP进行自我健康管理。作为服务利用方,可以根据自身的使用需求和使用偏好选择互联网＋健康管理服务类型和内容,进而利用不同类型和内容的互联网＋健康管理服务学习健康知识、改变不良生活方式、充分利用医疗资源等,满足自我健康管理的需求。

(三) 各方在互联网＋健康管理服务开展中的应用需求分析

1. 政府部门

(1)互联网＋健康管理平台应用现状

1)厦门市:通过市民健康信息系统平台,可以实现居民在各级各类医疗卫生机构中的门诊、住院、体检、妇幼、社区、疾控、血液等信息的收集和有机整合,满足政府部门开展卫生统计的需求。

通过健康医疗云计算平台,实现了身高、体重、体温、血压、血糖、心电、腰围、血氧、肺功能、骨密度、人体脂肪测量、血脂检测仪、动脉硬化、运动等14项健康管理终端指标的收集和及时向社区、医疗机构推送。

正在探索利用大数据技术对市民健康信息系统进行归档、分析,实现快速统计分析疾病谱、医疗费用等功能。

2)武汉市黄陂区:通过医卫平台,实现公共卫生服务与基本医疗服务信息联动,建立与临床信息互通共享、动态连续的电子健康档案;依托电子健康档案系统,建立了移动互联网＋糖尿病管理平台,实现了全科一体机、携康自助体检机、移动云端血糖监测设备与电子健康档案的无缝衔接,相关检测数据实时进入健康档案;实现中医医院、人民医院的体检、诊疗记录进入健康档案。

通过建设区级数据中心,实现全区电子病历数据库、电子健康档案数据库、全员人口库及卫生计生资源管理库的集中存储。

3)泸州市叙永县:正在建设全市人口健康信息平台,将能够实现省、市、县级医院和疾控、计生等公共卫生机构信息互联互通,同时也可以实现对医院和基层医疗机构医疗服务信息、公共卫生服务信息的统计分析,满足市卫健委对全市医疗卫生业务的区域医疗卫生监管需求。

建立全县健康信息分析统计平台,实现对县域内居民所有体检信息的收集和统计分析。政府部门可以通过该平台分析全县居民健康状况、慢性病患病率、控制率等情况,发现群体健康危险因素,为政府部门科学管理和决策提供依据。

(2)对互联网+健康管理平台的应用需求

1)实现各级各类医疗卫生机构居民健康信息和居民日常健康信息的收集:健康信息的全面收集是开展健康管理服务的基础,也是建设人口健康信息大数据的重要工作。政府部门的需求主要包括以下三个方面:制定统一的数据格式标准,提升数据兼容性;加强各系统之间的互通互联,提高数据共享范围;实现各级各类医疗卫生机构居民健康信息和居民日常健康信息的收集和整合,建设居民健康信息大数据。借助互联网平台,收集和整合各级各类医疗卫生机构中居民就诊信息、住院信息、用药记录、公共卫生服务信息(计划免疫、随访、健康教育、体检等信息)等健康信息,并探索连接可穿戴设备等智能化数据采集产品收集居民日常健康信息。

> 厦门市卫健委分管健康管理工作的领导:由于数据标准不同造成部分居民健康数据在不同医疗机构的卫生信息系统中名称、单位、采集途径、采集内容等方面存在差异;部分数据由于系统不兼容等原因无法上传至市民健康信息系统,如住院信息仅能在市民健康信息系统中看到出院小结,其他信息看不到;"糖友网"、"高友网"中已经建立了相应的与远程血压或血糖监测仪等可穿戴设备的衔接平台,准备在部分地区进行试点,看这种远程监测和数据收集的方式是否可行、可推广。
>
> 武汉市黄陂区卫健委信息科主任:我们建立了区级数据中心,各医院、基层医疗卫生机构的居民诊疗信息、住院信息、用药记录、公共卫生服务信息等实现了数据共享,但部分垂直上报系统(如疾控部门的传染病上报系统)的数据未能收集;老年人体检信息直接上传到武汉市体检系统中,我们每年统一从武汉市系统中要到体检信息,虽未实现实时更新体检信息,但也收集到了这部分信息。
>
> 泸州市叙永县卫健局负责信息平台建设的人员:四川省统一建立了人口健康信息平台,但目前只采集了2家医院的数据;基层医疗卫生机构信息系统并未统一,给居民健康信息收集带来了困难。

2)实现人口健康信息大数据和健康管理工作数据的分析:人口健康信息大数据和健康管理工作数据的分析能够为政府部门制定政策和开展健康管理工作监管提供依据,政府部门需求主要包括以下两个方面:利用大数据分析技术,对人口健康信息大数据进行统计分析,实现对整合的健康大数据深层挖掘分析与处理,包括各种指标数据和医疗活动中的关键医疗行为信息,并利用数据可视化等方式展示,更清晰、有效地发挥数据的作用;建立健康管理服务工作信息统计平台,实时监督各级各类医疗卫生机构的健康管理服务工作开展情况,分析各医疗卫生机构开展健康教育、健康体检、跟踪随访服务等健康管理服务的工作次数和工作内容等数据。

> 厦门市卫健委分管健康管理工作的领导:目前市民健康信息系统仅仅起到了储存健康数据的功能,尚未实现健康数据统计分析和评估功能,厦门市正在探索通过大数据技术对采集的市民健康信息进行统计分析,方便卫生部门了解各人群、各地区的健康状况及特点,利于卫生部门开展分人群分地区的健康管理工作。
>
> 武汉市黄陂区卫计委信息科主任:借助信息化平台收集各医疗机构的工作信息,并纳入绩效考核系统。

3)实现政府部门科学决策和工作监管:通过对人口健康大数据分析,协助政府部门了解不同人群和不同地区的总体健康状况、主要健康危险因素、疾病谱、次均医疗费用、健康教育普及率、慢病控制率、治疗率和规范管理率以及健康状况差异和特点,明确未来健康管理服务开展的重点,利于政府部门针对性的开展分人群、分地区的健康管理工作,科学制定相关政策。

通过对健康管理工作信息的分析,科学制定绩效考核制度、监督管理制度,满足对政府部门对区域健康管理工作监管需求。

> 厦门市卫健委分管健康管理工作的领导:需要增加通过健康信息数据评价健康结果的功能,方便卫生部门对健康管理工作进行监督,制定并实施合理的绩效考核制度。
>
> 泸州市叙永县人民医院李院长:通过对全县47万居民体检信息的分析统计,我们很容易查看全县常见病患病率、治疗率和控制率,了解不良生活习惯的地区分布,发现人群的健康危险因素,进而为政府或医疗机构制定政策或修改工作计划提供决策依据。

2. 医疗卫生机构

(1)互联网+健康管理平台应用现状

1)厦门市:厦门市开发了基层卫生信息系统云平台,全市38个社区和乡镇卫生院统一使用。通过该平台,基层医务人员可以查看居民在厦门市市民健康信息系统中的个人健康档案,包含居民在医院及基层医疗卫生机构的就诊、服药、检查、住院、体检、随访等信息。同时,该平台还建立了高友网和糖友网的慢病患者入网管理、家庭医生签约人群管理等工作的相应模块,方便医务人员向慢病人群、签约人群开展健康管理工作。

厦门市开发建设用于家庭医生签约的手机APP,为家庭医生开展签约服务提供互联网平台。

开发建设用于三师共管的手机APP(厦门i健康),为医生和入网慢病患者提供医患交流、患者健康指标监控、随访干预及管理、健康教育等多项互联网+健康管理服务。同时,三师共管团队同入网管理患者建立微信群、QQ群等平台,方便日常的医患交流,实现在线咨询、健康教育等功能。

2)武汉市黄陂区:武汉市黄陂区医疗机构探索建立"互联网+慢病管理"平台,推动慢病患者的全程健康管理。设立糖尿病、高血压、脑卒中等15个干预门诊,干预门诊实行信息化管理,建立相应软件系统,医生可以查看门诊就诊患者的基本信息、干预、跟踪、随访记录及就诊患者去向等。

人民医院、区中医院针对体检人群建立微信群、QQ群等,提供体检前、体检中、体检后服务。

部分社区卫生服务中心或乡镇卫生院也建立微信群、QQ群等在线交流平台,方便医生与患者交流,开展在线咨询和在线健康教育服务。

3)泸州市叙永县:建立微信群、QQ群等在线交流平台,县级专家、乡镇医生、居民等均在其中,居民可方便快捷地在群中向医生提问,医生会及时进行反馈。

部分社区卫生服务中心或乡镇卫生院建立微信公众号,由该机构人员负责推广和普及疾病预防、养生保健、疾病康复等健康知识,加强对居民的健康教育工作。

(2)对互联网+健康管理平台的应用需求

1)实现对各级各类医疗卫生机构居民健康信息的共享:借助互联网技术,实现各级各类医疗卫生机构信息系统的互联互通,实现居民健康信息在各级各类医疗机构的数据共享,保障医务人员更全面地了解居民健康信息,提高健康管理服务准确性,减少重复录入工作量。

> 泸州市叙永县某乡镇卫生院医生:当前医院HIS、LIS系统等平台的数据与基层医疗卫生机构的数据无法实现共享,居民在不同医疗机构之间的就诊信息无法互联互通,健康管理服务也就难以真正实现连续性。

2)实现健康评估、健康指导等服务智能化提供:借助互联网技术,建立基于大数据的健康评估模型及疾病筛查模型,协助医务人员开展健康评估工作,分析存在的健康危险因素,并对不同人群进行分类,针对不同人群自动生成健康评估报告和健康指导意见,向居民提供个性化健康管理服务。

泸州市叙永县某乡镇卫生院医生：将体检信息录入电脑后，通过大数据分析技术协助医生进行健康评估，自动生成健康评估报告和健康指导意见，及时将健康体检评估报告反馈给医生和居民。一方面，向医生及时反馈慢性病高风险人群、及时跟踪人群的信息；另一方面，如果慢性病患者的血压 / 血糖等指标不正常时，及时提醒患者前往医疗机构就医。

3) 实现健康管理服务智能化，提高服务提供效率

第一，健康数据采集更加智能化，一是实现体检过程中自动将数据上传至体检信息系统，减少医务人员手动录入的工作量和可能的录入误差；二是实现远程血糖 / 血压等监测仪数据实时上传到居民电子健康档案系统。

第二，健康指导更加智能化，借助手机 APP 为居民建立健康危险因素干预计划、疾病康复计划或慢性病管理计划，及时提醒医务人员开展健康体检、跟踪随访、健康指导等健康管理服务，并实时将居民体检、随访信息上传至居民健康信息系统中。

第三，使用微信、QQ 等聊天软件，给医务人员和偏远、交通不便或行动不便居民提供及时沟通平台；根据不同居民的疾病类型或使用需求，微信、QQ、手机 APP 等平台向居民自动推送健康知识，协助医务人员开展在线健康教育服务。

厦门市集美区某社区卫生服务中心健康管理师：对于互联网应用有以下需求：首先实现智能化采集健康数据，一方面能够实时将病人在家测量的血糖 / 血压值上传到系统平台；另一方面居民健康数据(体检、各项检查等数据)能够自动录入系统平台，减少人工录入的工作量。第二是自动提醒健康管理服务开展，比如系统平台可以自动提醒需要接受随访的患者前来接受随访或提醒全科医生 / 健康管理师进行上门随访。第三，当前通过微信群、公众号、QQ 群、手机 APP 等多个平台，提供在线咨询、健康教育等服务，对于医务人员来说很麻烦，希望建立统一的健康管理服务提供平台向居民提供在线咨询、健康教育、预约转诊、信息查询等服务。

武汉市黄陂区人民医院健康管理师：随着互联网时代的到来，越来越多的人开始使用智能手机、电脑等设备，互联网平台已经成为绝大多数中青年人士获取知识的手段，部分老年人也逐渐利用互联网平台获取知识。因此，利用互联网技术传播健康知识是落实健康管理的重要手段之一。

泸州市叙永县某乡镇卫生院医生：开发医务人员易于开展健康管理工作和居民易于接受健康管理服务的软件，协助医务人员开展健康管理服务。通过大数据分析技术协助医生进行健康评估，自动生成健康评估报告和健康指导意见，及时将健康体检评估报告反馈给医生和居民。及时向医生反馈慢性病高风险人群信息；慢性病患者的血压 / 血糖等指标不正常，及时提醒其前往医疗机构就医，并将该患者情况及时反馈给相关医生。通过软件设置工作计划，及时提醒医务人员开展跟踪随访、健康教育等健康管理服务；加强居民和医务人员互动，结合微信、QQ 等聊天软件，提供居民和医务人员的在线咨询平台；根据不同居民的健康状况，软件定期向居民推送有针对性的健康信息，进行在线健康教育。

(四) 主要结论

不同地区的互联网＋健康管理平台应用现状不同，政府部门、医疗卫生机构和居民互联网＋健康管理应用需求各有侧重。应用现状和主要应用需求如下：

表 2-10　政府部门、医疗卫生机构、居民对互联网 + 健康管理的应用现状和应用需求

对象	应用现状	应用需求
政府部门	1. 健康信息管理平台：①厦门市市民健康信息系统平台实现各级各类医疗卫生机构中的门诊、住院、体检、妇幼、社区、疾控、血液等信息的收集和有机整合；通过健康医疗云计算平台，实现了身高、体重、骨密度、动脉硬化等 14 项健康管理终端指标的收集。②武汉市黄陂区建设区级数据中心，实现全区电子病历数据库、电子健康档案数据库、全员人口库及卫生健康资源管理库的集中存储；健联体内部公共卫生服务与基本医疗服务信息联动和共享，建立与临床信息互通共享、动态连续的电子健康档案；建立移动互联网 + 糖尿病管理平台，实现全科一体机、携康自助体检机、移动云端血糖监测设备与电子健康档案的无缝衔接。③泸州市叙永县正在建设的全市人口健康信息平台，将能够实现省、市、县级医院等医疗机构和疾控、计生等公共卫生机构信息互联互通。 2. 健康信息分析平台。①厦门市在探索利用大数据技术对市民健康信息系统进行归档、分析，实现统计分析疾病谱、医疗费用等功能。②泸州市叙永县建立全县健康信息分析统计平台，实现对县域内居民所有体检信息的收集和统计分析，了解全县居民健康状况，为政府部门科学管理和决策提供依据。	①实现各级各类医疗卫生机构居民健康信息和居民日常健康信息的收集；②实现人口健康信息大数据和健康管理工作数据分析；③实现政府部门科学决策和工作监管。
医疗卫生机构	1. 居民健康信息管理平台。①厦门市各级各类医疗机构实现与市民健康信息系统互联，医务人员可以通过相应的信息平台查看和管理居民所有的健康信息。②武汉市黄陂区健联体内部医防信息共享，其医务人员可以查看居民的公共卫生服务与基本医疗服务信息。 2. 健康管理 APP。厦门市开发建设多个手机 APP（如，厦门 i 健康），为三师共管工作、家庭医生工作开展提供互联网平台；建设厦门市卫生信息微信平台（美丽厦门·智慧健康），为市民提供个人的健康档案、检查检验结果、儿童计划免疫接种、妇幼保健信息、专家介绍查阅等服务。 3. 其他沟通交流平台。各地区医疗卫生机构医务人员通过微信群、微信公众号、QQ 群等沟通交流平台，向居民提供在线咨询、健康指导、在线健康教育等服务。	①实现对各级各类医疗卫生机构居民健康信息的共享；②实现健康评估、健康指导等服务智能化提供；③实现健康管理服务智能化，提高服务提供效率。
居民	1. 厦门市居民可登陆市民健康信息系统，查看包含自己门诊、住院、体检、妇幼、社区、疾控、血液等信息的个人健康档案，了解自己长期以来的诊疗记录、用药记录、体检报告等健康信息。 2. 各地区通过健康管理 APP、微信、QQ 群等交流平台向居民提供在线咨询、健康知识教育、健康指导、跟踪随访、健康信息查询、医院 / 医生信息查询、健康指标监控等功能。	各类别健康管理服务需求程度由高到低依次为：健康教育类、信息查询类、健康评估类、沟通联络类、健康指导类和健康监测类。 ①老年人护理和家庭急救知识教育位列健康教育类服务首位；②医院 / 医生信息查询位列信息查询类服务首位；③体检结果分析位列健康评估类首位；④向医生在线咨询位列沟通联络类首位；⑤制定儿童免疫接种计划服务位列健康指导类首位；⑥血压 / 血糖 / 心率监测服务位列健康监测类首位；⑦居民更希望由大医院医生提供互联网 + 健康管理服务；⑧居民更倾向于接受视频或图文结合方式的健康教育。

四、政策建议

(一) 互联网 + 健康管理平台应用现状

1. 厦门市 居民可登录市民健康信息系统,查看包含自己门诊、住院、体检、妇幼、社区、疾控、血液等信息的个人健康档案,了解自己长期以来的诊疗记录、用药记录、体检报告等健康信息。

居民可通过健康管理 APP、微信群、公众号、QQ 群等交流平台实现在线咨询、健康知识教育、查询医院 / 医生信息、接受健康指导、查询个人健康档案、健康指标监控、接受随访干预等功能。

2. 武汉市黄陂区 居民可通过健康管理网、微信群、公众号、QQ 群等交流平台实现在线咨询、健康知识教育、查询医院 / 医生信息、接受健康指导等功能。

3. 泸州市叙永县 居民可通过微信群、微信公众号、QQ 群等在线交流平台,实现在线咨询和健康知识教育等功能。

表 2-11 居民可利用的健康管理平台及功能

	类别	厦门集美	武汉黄陂	泸州叙永
平台	健康信息系统	√		
	健康管理网		√	
	健康管理 APP	√		
	微信平台	√	√	√
	QQ 平台	√	√	√
功能	查看个人健康档案	√		
	医院 / 医生信息查询	√	√	
	健康知识教育	√	√	√
	在线咨询	√	√	√
	健康指标监控	√		
	接受随访干预	√		

(二) 居民的互联网 + 健康管理应用需求分析

为了解居民对互联网 + 健康管理服务的应用需求,本研究调查了样本地区居民的需求意愿、6 大类 28 项互联网 + 健康管理服务的应用需求(5 是非常需要,4 是需要,3 是一般,2 是不需要,1 是非常不需要)等内容。其中,75% 的被调查居民认为有必要开展互联网 + 健康管理服务,各类别健康管理服务需求程度由高到低依次为:健康教育类、信息查询类、健康评估类、沟通联络类、健康指导类和健康监测类。

1. 老年人护理和家庭急救知识教育的需求位列健康教育类服务首位 健康教育类服务需求由高到低依次为:老年人护理和家庭急救知识教育、疾病防治知识和药品知识教育、保健养生知识教育、运动 / 健身知识教育、医疗卫生政策宣传和解读、妇幼健康管理知识教育以及心理健康知识教育。居民对于健康教育类服务的需求普遍较高,除心理健康知识教育服务外,其他 6 项健康教育类服务的需求在 28 项互联网 + 健康管理服务的排名在前 10 位,老年人护理和家庭急救知识教育的需求不仅位列健康教育类服务首位,还位列所有 28 项服务的首位。

2. 医院 / 医生信息查询的需求位列信息查询类服务首位 信息查询类服务需求由高到低依次为:医院 / 医生信息查询、个人电子健康档案查询。其中,医院 / 医生信息查询的需求位列所有 28 项服务的第 8 位,排名较高。

3. 体检结果分析的需求位列健康评估类服务首位 健康评估类服务需求由高到低依次为:体检结果分析、疾病筛查和患病风险评估、健康状况评估、疾病康复 / 慢性病控制评估和中医体质 / 心理测评。其中,体检结果分析的需求不仅位列健康评估类服务首位,还位列所有 28 项服务的第 3 位,需求排名较高。

4. 向医生在线咨询的需求位列沟通联络类服务首位　沟通联络类服务需求由高到低依次为：在线向医生咨询服务、和心理咨询师在线交流、和病友在线交流。其中，在线向医生咨询的需求不仅位列沟通联络类服务首位，还位列所有 28 项服务的第 4 位，需求排名较高。

5. 制订儿童免疫接种计划服务位列健康指导类服务首位　健康指导类服务需求由高到低依次为：制订儿童免疫接种计划、制订个性化体检方案、制订慢性病管理计划、制订个性化膳食、运动等生活处方和制定特需人群康复和护理计划。

6. 血压 / 血糖 / 心率监测服务位列健康监测类服务首位　健康监测类服务需求由高到低依次为：血压 / 血糖 / 心率监测、生活环境监测、饮食记录、运动记录、睡眠记录和女性健康信息记录。居民对于健康监测类服务的需求排名较低，6 项健康监测类服务的需求排名位列所有 28 项服务的 23~28 位。

7. 居民更希望由大医院医生提供互联网＋健康管理服务　从服务提供方看，有 75% 的居民希望大医院医生提供互联网＋健康管理服务；其次是专业健康管理师和乡镇卫生院医生，分别是 169 人、168 人，占总人数的 35.4%、35.1%。

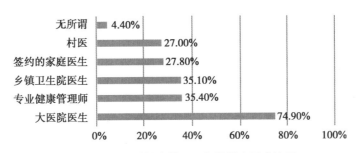

图 2-8　居民对健康管理服务提供方需求情况

8. 居民更倾向于接受视频或图文结合方式的健康教育　从健康教育方式看，大多数居民倾向于接受视频或图文结合的方式健康知识教育。

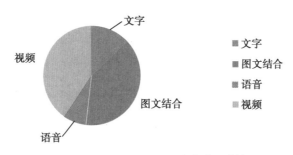

图 2-9　居民对健康知识教育方式需求情况

（三）互联网＋健康管理政策建议

1. 完善互联网＋健康管理服务相关政策法规、行业规范　针对当前互联网＋健康管理服务相关政策法规不健全、行业规范不统一的问题，建议相关政府部门出台关于互联网＋健康管理服务的监管提供主体和职责定位、经费投入、人员资格准入、监督机制、绩效考核机制、信息安全、隐私保护等政策，为发展互联网＋健康管理服务提供政策支撑；出台相关行业规范，解决系统不兼容、数据标准不统一的问题，实现各级各类医疗卫生机构居民健康信息的互联互通和数据共享，建立人口健康信息大数据。

2. 建设健康管理平台和相应软件，开展互联网＋健康管理服务　针对当前互联网应用于健康管理中的需求较高的现状，政府部门应从政府部门、医疗卫生机构和居民的互联网应用需求出发，投入建设相关健康管理平台和软件，满足各方的互联网应用需求。同时，制定相关政策和措施，鼓励社会资本建设相关健康管理平台和软件，积极参与互联网＋健康管理服务的提供，满足不同人群的多样化健康管理需求。

3. **实现智能化健康评估,鼓励各地区建立健康风险评估模型** 随着互联网技术的发展,大量的健康数据将会被收集和存储,并进一步整合成健康信息大数据。制定相关政策和措施,鼓励相关单位利用健康大数据开发适合全国或地区居民的健康风险评估模型、疾病筛查模型等,实现健康评估服务智能化提供。

(苗艳青、李孜)

第四章

2018 年度医养结合监测数据结果

一、医养结合机构发展情况

2018 年,医养结合机构各类机构数量较 2017 年都有一定增长,医养签约的数量增长也较快,增长幅度为 115.26%。开设老年人绿色通道的医疗机构数增长 79.72%。

表 2-12　医养结合机构 2017 年和 2018 年对比情况

项目	年份		增幅
	2017	2018	
医养结合机构总数	3 673	3 839	4.52%
医养签约总数	11 803	25 407	115.26%
开设老年人绿色通道的医疗机构总数	46 833	84 166	79.72%

(一) 医养结合机构数量

医养结合机构数量前五名的省分别为山东省(632)、江苏省(357)、河北省(257)、湖南省(233)、河南省(203)。其中增幅最大的前五名省为山东省(301)、湖南省(140)、江苏省(137)、河北省(73)、福建省(64)。

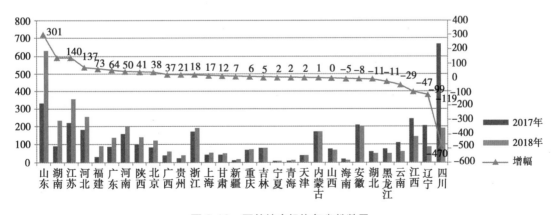

图 2-10　医养结合机构各省份数量

1. 医养结合机构举办类型　目前从医养结合机构形式来看,仍以"养办医"为主。提供医疗护理服务的养老机构的数量即"养办医"数量比提供养老护理服务的医疗卫生机构数量"医办养"高近一倍,试点市中"养办医"比"医办养"机构数量超过一倍多。

表 2-13　医养结合机构形式

项目	提供医疗护理服务的养老机构的数量(个)	提供养老护理服务的医疗卫生机构数量(个)	机构差额
省级	2 540	1 299	1 241
试点市	979	429	550

医养结合机构中"养办医"大于"医办养"的差额前五名的省为江苏省(193)、安徽省(130)、北京市(119)、河北省(107)、山东省(106)。"医办养"大于"养办医"的省只有两个省,分别为河南省(13)和山西省(30)。

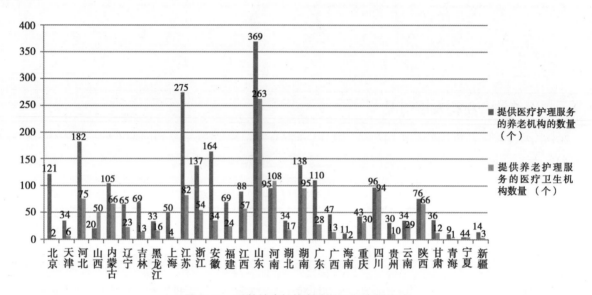

图 2-11　医养结合机构各省份不同类型构成

除天津、上海、海南、云南、青海、宁夏、新疆 6 个省市外,其余省市不同等级医疗卫生机构均设置医养结合机构。其中,基层医疗卫生机构占比最高为 46%,一级、二级、三级医疗卫生机构占比依次降低。

表 2-14　各省医养结合机构中医疗卫生机构等级情况

名称	三级医院数量(个)	二级医院数量(个)	一级医院数量(个)	基层医疗卫生机构数量(个)
北京	1	2	13	65
天津	0	1	26	9
河北	1	38	77	118
山西	2	19	62	52
内蒙古	3	18	81	64
辽宁	5	9	24	17
吉林	1	11	12	42
黑龙江	8	16	21	2
上海	0	0	7	30
江苏	2	37	86	174

续表

名称	三级医院数量(个)	二级医院数量(个)	一级医院数量(个)	基层医疗卫生机构数量(个)
浙江	1	15	46	58
安徽	2	21	31	124
福建	2	7	12	54
江西	2	19	62	52
山东	13	90	189	208
河南	6	47	74	52
湖北	2	18	12	10
湖南	3	34	52	47
广东	3	22	23	68
广西	6	12	16	19
海南	0	2	2	9
重庆	3	17	21	21
四川	8	27	38	68
贵州	1	6	15	9
云南	0	25	16	8
陕西	3	20	49	53
甘肃	4	7	6	14
青海	0	5	3	2
宁夏	0	3	3	1
新疆	0	4	6	3

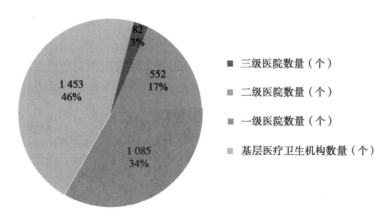

图 2-12 医养结合机构中医疗机构各等级数量及占比

纳入医保定点机构合计 2 168 家,占所有医养结合机构的 56.47%,其中医保定点机构数量排名前五名的省为山东省(424)、江苏省(244)、安徽省(128)、浙江省(125)、河北省(124)。医养结合机构中纳入医保定点机构占比最高的前五名为青海省(80%)、江西省(76%)、宁夏回族自治区(75%)、重庆市(74%)、云南省(70%)。

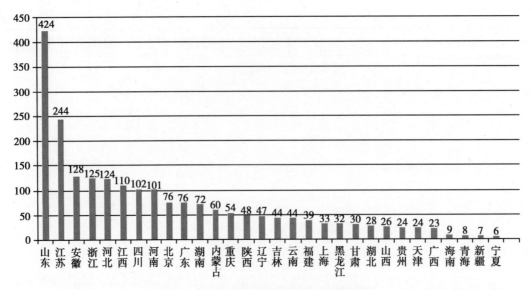

图 2-13 纳入医保定点医养结合机构数量

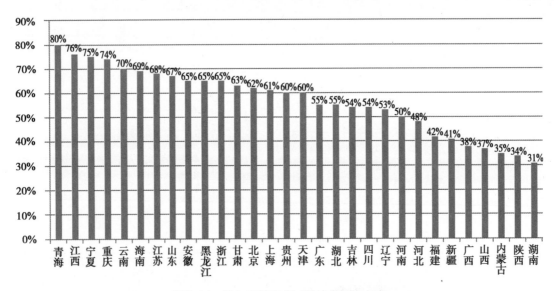

图 2-14 纳入医保定点医养结合机构占比

2. 试点市医养结合机构情况 2018 年,90 个试点市医养结合机构总数为 1 408,医养签约的数量为 7 674 对,开设老年人绿色通道的医疗机构数为 29 478 家,开设老年人绿色通道的医疗机构增幅比较大 (113.93%)。

表 2-15 医养结合机构情况

项目	2017	2018	增幅
卫生机构总数(个)	201 246	208 707	3.71%
医养结合机构总数(个)	1 228	1 408	14.66%
医养签约的数量(对)	4 354	7 674	76.25%
开设老年人绿色通道的医疗机构数(个)	13 779	29 478	113.93%

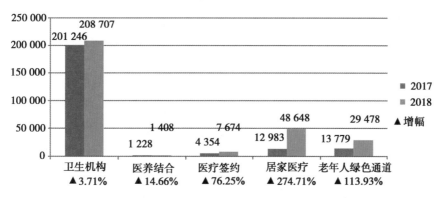

图 2-15　医养结合机构情况图

(二) 签约机构情况

开展签约服务的机构数排名前五位的省为浙江省(6 015)、山东省(2 941)、四川省(1 833)、福建省(1 513)、辽宁省(1 380)。

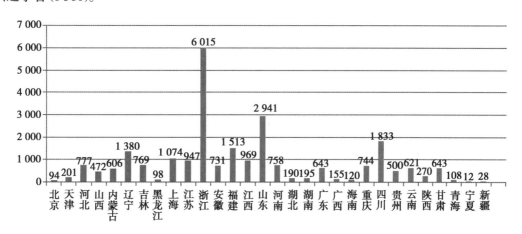

图 2-16　签约机构情况

(三) 开通预约就诊绿色通道情况

开展预约就诊绿色通道的前五名的省为江西省(26 545)、上海市(5 144)、广东省(4 424)、辽宁省(4 398)、河南省(4 338)。

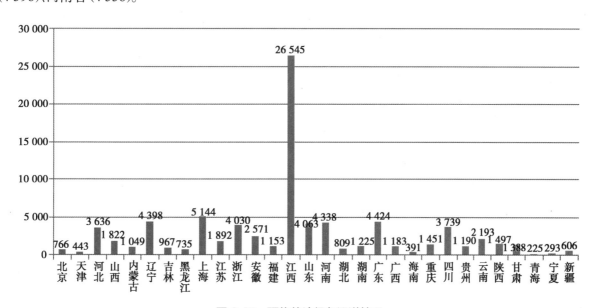

图 2-17　预约就诊绿色通道情况

二、医养结合人员情况

(一) 机构人员构成情况

医养结合机构人员增长 29.89%,其中医疗卫生机构人员增长比养老机构人员增长快,分别为 35.26%、21.94%。增长最快的为养老机构中的护理员(护工),增幅为 43.31%。

表 2-16　医养结合机构人员构成

项目	2017 年	2018 年	增幅
医养结合机构人员数(人)	260 044	337 777	29.89%
医疗卫生机构人员数(人)	155 259	210 001	35.26%
养老机构人员数(人)	104 785	127 776	21.94%
医疗卫生机构管理人员及其他人员数(人)	37 713	52 543	39.32%
管养老机构管理人员及其他人员数(人)	58 692	61 719	5.16%
养老机构护理员(护工)人数(人)	46 093	66 057	43.31%

(二) 机构人员培训情况

医养结合机构培训共计 169 305 人,较 2017 年增长 76.63%。其中培训人次排前五名的省为山东省(45 001)、广东省(33 288)、河南省(11 160)、北京市(10 858)、四川省(9 706)。

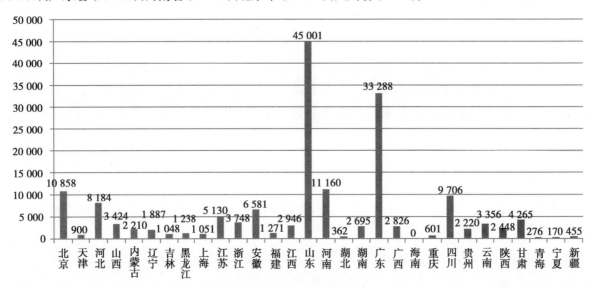

图 2-18　机构人员培训情况

三、医养结合床位情况

(一) 床位总数分布情况

2018 年医养结合机构床位总数为 897 391 张,比 2017 年增长 33.32%,其中医疗机构总床位数为 259 468 张,增长 38.12%,养老机构总床位数为 637 923 张,增长 31.46%。

表 2-17　医养结合床位数

项目	2017 年	2018 年	增幅
医养结合机构床位总数(张)	673 110	897 391	33.32%
医疗机构总床位数(张)	187 849	259 468	38.12%
养老机构总床位数(张)	485 261	637 923	31.46%

试点市床位总数分布情况　2018年试点市医养结合机构床位总数为367 184张,增幅为26.88%;其中医疗机构总床位数为93 732张,增幅为31.41%;养老机构总床位数为273 423张,增幅为25.38%。

表2-18　试点市床位变化情况

项目	2017年	2018年	增幅
医养结合机构床位总数(张)	289 404	367 184	26.88%
医疗机构总床位数(张)	71 330	93 732	31.41%
养老机构总床位数(张)	218 074	273 423	25.38%

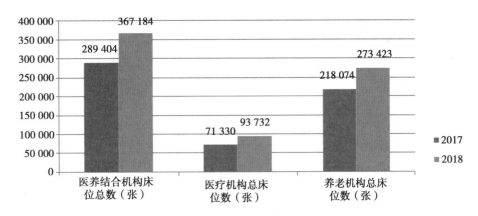

图2-19　2017年和2018年医养结合床位变化情况

医养结合机构床位数前十名的试点市为青岛市、杭州市、烟台市、广州市、苏州市、南京市、朝阳区、威海市、石家庄、西安市,其中山东省3个,江苏省2个;其中前九名均处于东部地区,只有西安市为西部地区城市。

表2-19　医养结合机构床位总数前十名试点城市

城市	省份	医养结合机构床位总数(张)	医疗机构总床位数(张)	养老机构总床位数(张)
青岛市	山东省	28 133	5 967	22 166
杭州市	浙江省	23 510	5 890	17 620
烟台市	山东省	23 426	3 504	19 922
广州市	广东省	21 057	2 226	18 831
苏州市	江苏省	16 927	9 385	7 542
南京市	江苏省	10 833	2 807	8 026
朝阳区	北京市	10 322	463	9 859
威海市	山东省	9 968	1 588	8 380
石家庄市	河北省	9 413	1 994	7 419
西安市	陕西省	9 382	5 111	4 271

(二)医疗和养老床位对比情况

医养结合机构床位数排名前五位的省为山东省(138 160)、江苏省(87 044)、浙江省(75 376)、四川省(52 207)、广东省(45 076)。除福建省医疗机构大于养老机构床位数,其余省份养老机构床位均大于医疗机构床位数。

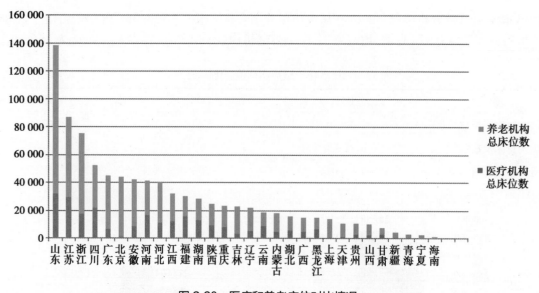

图 2-20　医疗和养老床位对比情况

四、医养结合政府保障情况

(一) 各省出台支持政策情况

北京市出台了关于医养结合服务、信用管理、取消行政审批、补贴运营等政策,还出台了培训、居家养老情况报告等相关制度;甘肃省出台了提升养老院质量、对毕业生到养老服务的助学贷款办法等相关制度;贵州省出台医养结合工作及养老院服务质量建设行动的相关制度;黑龙江省出台了健康老龄化的行动规划。

表 2-20　各省出台支持政策情况

省份	2018 年新出台政策
北京市	北京市民政局 北京市卫生和计划生育委员会关于印发《养老机构与医疗机构医疗服务协议(示范文本)》的通知(京民福发〔2018〕30 号)
	关于印发《北京市养老服务机构信用信息管理使用办法》的通知(京民福发〔2018〕419 号)
	《北京市养老服务机构监管办法(试行)》(京民福发〔2018〕412 号)
	《关于做好养老机构内部设置医疗机构取消行政审批实行备案管理工作的通知》(京卫医〔2018〕35 号)
	关于印发《2018 年北京市家庭保健员培养工作方案》的通知(京卫基层字〔2018〕7 号)
	《关于报送推进居家养老健康服务工作情况报告的请示》(京卫老年妇幼〔2018〕27 号)
	关于印发《北京市养老机构运营补贴管理办法的通知》(京民福发〔2018〕411 号)
甘肃省	《关于开展 2018 年养老院质量专项行动暨"百院万床"改造提升计划的通知》(甘发民〔2018〕86 号)
	甘肃省教育厅、甘肃省财政厅、甘肃省民政厅、甘肃省卫生健康委关于印发《甘肃省普通高等学校毕业生到养老服务机构服务学费及国家助学贷款代偿暂行办法》的通知(甘教资助〔2018〕11 号)
贵州省	《关于印发 2018 年贵州省医养结合工作要点的通知》(黔卫计办发〔2018〕29 号)
	《省民政厅等部门关于做好 2018 年养老院服务质量建设专项行动的通知》(黔民发〔2018〕13 号)
黑龙江省	省健康老龄化行动计划(2018—2020 年)通知(黑卫家庭规发〔2018〕39 号)
湖南省	十三个部门联合印发《关于印发湖南省老龄化行动方案(2018—2020 年)的通知》
	湖南省民政厅 湖南省卫计委关于印发《营利性、非营利性养老医疗机构设立筹备指导意见书》的通知
	省直十三个部门关于印发湖南省健康老龄化行动方案(2018—2020 年)的通知

续表

省份	2018 年新出台政策
江苏省	《关于开展医养结合机构医疗卫生管理专项检查的通知》(苏卫办家庭〔2018〕9 号)
	《关于开展家庭医生预约上门服务的指导意见》(苏卫基层〔2018〕9 号)
宁夏自治区	老龄办《关于进一步加强健康养老服务工作的实施意见》(宁卫计发〔2018〕58 号)
山东省	《山东省人民政府办公厅关于印发山东省创建全国医养结合示范省工作方案的通知》(鲁政办字〔2018〕28 号)
	《山东省卫生计生委关于开展创建全国医养结合示范省重点工作监测评估的通知》(便函)
山西省	山西省人民政府办公厅关于印发山西省深化医药卫生体制改革近期重点工作任务的通知(晋政办发〔2018〕109 号)
四川省	四川省人民政府办公厅关于印发四川省医疗卫生与养老服务相结合发展规划(2018—2025 年)的通知(川办发〔2018〕78 号)
天津市	《关于加强我市养老服务评估工作的意见》(津民发〔2018〕52 号)涉及医养结合服务评估工作
浙江省	《浙江省人民政府关于印发浙江省富民惠民安民行动计划的通知》(浙政发〔2018〕22 号)
	中共浙江省委办公厅 浙江省人民政府办公厅印发《关于全面推进县域医疗卫生服务共同体建设的意见的通知》(浙委办发〔2018〕67 号)
	浙江省地方标准《医养结合机构基本服务规范》

(二) 各省保险制度出台情况

目前,已经出台省本级长期(医疗)护理(照护)保险制度的省份为重庆市、甘肃省、湖南省、吉林省、山东省、上海市、四川省(其中,部分省份是省级层面出台的职工长期护理保险制度),开展长期护理商业保险的省份为北京市、湖北省、江苏省、甘肃省、四川省。其他形式的老年护理保险产品的省份为辽宁省、陕西省、重庆市、江苏省。

(郝晓宁)

第五章

我国远程医疗应用现状及问题

远程医疗借助远程手段开展医疗服务。随着科技发展，"远程"的手段不断变化,因此远程医疗的概念也是动态发展的,目前世界各国、组织对远程医疗的定义尚未达成共识。美国远程医疗协会(American Telemedicine Association, ATA)对远程医疗的定义为"通过远程通信的技术手段,跨越地理距离,提供医疗健康服务和传输医疗信息,包括使用互联网、无线设备、卫星或电话等媒介的、各类别的、广泛的医疗服务。"与美国相比,我国远程医疗起步较晚,但近几年我国远程医疗发展较快。在 2014 年发布的《国家卫生计生委关于推进医疗机构远程医疗服务的意见》(国卫医发〔2014〕51 号)中,将远程医疗服务定义为"一方医疗机构(以下简称邀请方)邀请其他医疗机构(以下简称"受邀方"),运用通信、计算机及网络技术(以下简称信息化技术),为本医疗机构诊疗患者提供技术支持的医疗活动。医疗机构运用信息化技术,向医疗机构外的患者直接提供的诊疗服务,属于远程医疗服务。远程医疗服务项目包括:远程病理诊断、远程医学影像(含影像、超声、核医学、心电图、肌电图、脑电图等)诊断、远程监护、远程会诊、远程门诊、远程病例讨论及省级以上卫生计生行政部门规定的其他项目"。

依托信息技术开展远程医疗服务,是提升基层医疗水平,解决偏远地区看病难问题的重要途径。远程医疗作为对传统医疗服务模式的补充,技术优势明显,应用领域明确,有助于优质医疗资源下沉到基层,实现医疗服务与健康管理的真正融合。因此,国家在 2016 年出台的一系列政策中将远程医疗定位为医疗服务供给侧改革的创新举措。与此同时,我国各级医疗服务机构初步具备了提供远程医疗的硬件设施和技术能力,在国家政策引导下,远程医疗正在成为实现分级诊疗制度建设的关键步骤。可以预见,未来远程医疗将有巨大的发展空间,利用远程通信和信息数字化技术充分发挥优质医疗资源的潜能,解决百姓就医刚需。

一、我国远程医疗发展现状及典型案例

我国在远程医疗领域起步较晚,直到 20 世纪 80 年代末,我国才开始进行研究性远程医疗试验探索,90 年代中期开始进行实用性远程医疗系统建设与应用,东部地区的医院开始探索省级医院和县级医院点对点的远程医疗。进入 21 世纪后,我国远程医疗建设应用快速发展,2010 年和 2011 年,国家规划和组织实施了两期区域性远程医疗试点项目建设,范围覆盖了 12 家部属(管)综合医院、22 个中西部省(区、市)和新疆建设兵团的 500 家县级综合医院和 62 家省级三甲综合医院,并依托省级大型医院建立远程医学中心。到目前为止,22 个省份建立了省级远程医疗平台,覆盖 1.3 万家医疗机构、1 800 多个县(含所有的国家级贫困县)2017 年远程医疗服务总例次超过 6 000 万。

远程医疗在我国经历过以下几种发展模式:

1. 一对一模式 早期的远程医疗模式是患者通过相关电话卫星专线光缆、大型远程医疗设备等设备设施与医生联系进行诊疗。该模式受设备设施条件限制,若无较好的条件或无法保证远程医疗的准确性。

2. 一对多模式 随着互联网技术的普及,越来越多的医院、机构采取基于互联网的远程医疗模式。

借助互联网技术实现数据文字、语音、图像于一体的双向远程医疗。实现一位患者可同时接受多位医生进行远程会诊,大大增加了远程医疗诊断结果的准确率。

3. 多对多模式 通过远程医疗实现了针对患有如艾滋病、乙型肝炎等疾病人群进行的群体远程会诊。在患病人群内有良好的氛围,有利于患者在远程会诊时有良好的沟通。

4. 平台对平台模式 随着远程医疗的发展,国家、医院以及企业均纷纷开展远程医疗会诊平台的建设。通过平台对平台的模式,实现国家—医院—企业间相互指导,相互连通的局面,最大程度利用卫生资源。

5. 智能模式 科技发展日新月异,人工智能、量子通信、智能穿戴设备等新技术层出不穷。远程医疗借助物联网等技术可实现数据实时传输、实时诊断,让医生及时发现患者潜在的问题。

总的来说,我国远程医疗系统建设已经度过了局域性研究试用的第一阶段,正处于区域性集团化建设应用的第二阶段,并将向跨域性一体化协同应用的第三阶段逐步过渡。现有的远程医疗模式主要包括国家远程医疗中心模式、"医联体+互联网模式"、跨区域专科联盟模式等。下文将以近年来在远程医疗模式探索走在前列的中日友好医院远程医疗中心、河南国家远程医疗中心、宁夏石嘴山互联网医院、北京儿童医院为代表进行介绍。

(一) 中日友好医院远程医疗中心

中日友好医院1998年成立远程医疗中心,于2012年10月经国家卫生计生委批复,设立国家卫生计生委远程医疗管理与培训中心(原卫生部办公厅〔2012〕960号),其远程医疗网络覆盖32个省、2 790多家医院、60多个学科领域、12个国家级临床重点专科。该中心将远程医疗与培训相结合,以扩大优秀学科影响力、促进基层学科建设为宗旨,在全国范围内建立专科医联体和区域医联体,推进分级诊疗模式,促进患者就近看病和分级就诊;建立远程医疗业务管理规范、远程医疗质量控制规范、远程医疗运营机制等管理体系,成为行业示范模式。

目前通过远程医疗信息管理平台,统一管理与应用基于软视频的远程会诊、高清视频终端会诊、3D手术远程示教直播和远程教育培训等系统,采用数字专线、国际VPN线路和互联网等多种接入方式,开展了临床会诊、影像会诊、病理会诊、教学培训、3D手术示教、多学科病例讨论与查房、学术会议等多种远程医疗活动,其中3D远程手术示教应用处于国际领先水平。在远程医疗业务流程、医疗质量管理、运营机制等方面进行了有益探索。

(二) 河南省远程医疗系统

河南省是我国典型的人口大省和医疗服务大省,卫生资源总量不足且分布不均,基层卫生资源匮乏,尤其是优质卫生资源严重匮乏,导致了基层地区尤其是一些偏远地区看病乱、看病贵、看病难等问题,在我国医疗卫生事业发展上具有典型代表性。

河南省远程医学中心始建于1996年,原为河南省远程会诊中心。2010年12月,经河南省卫生厅批准更名为河南省远程医学中心,是我国最早成立并实际运行的远程医学中心之一。2014年12月,为适应远程医疗和医疗卫生信息化发展的需要,落实河南省人民政府实施远程医疗科技惠民工程的工作部署,河南省科学技术厅、河南省卫生和计划生育委员会、河南省财政厅联合发文(豫科〔2014〕199号),批复建设河南省远程医学中心及省内19家市级分中心。2018年5月28日依托郑州大学第一附属医院设立的"河南省远程医学中心"设置为国家远程医疗中心。

中心主要依托郑州大学第一附属医院进行建设。目前已经形成了"省中心—省辖市分中心—县中心站—乡镇服务站—基层服务点"联动的五级远程医疗服务体系,建成了以数据交换平台为主、视频会议系统为辅的两级联动远程医疗综合服务平台。

河南省远程医疗体系形成了省级中心、省辖市分中心两级平台构架并得到了政府主管部门的行政性确认,由省级中心负责全省远程医疗系统的技术、监管、专家库建设、业务调度等全局性工作;由省辖市分中心负责所辖区域内远程医疗业务的日常开展和配合省中心开展区域内业务调度、专家库建设等工作;县级医疗机构作为河南省远程医疗服务基层的中枢,其主要面向基层开展常见病诊断,并向省辖市和省级中心申请疑难疾病诊断协助;乡镇、村、社区等医疗机构、养老服务机构则面向所在片区开展服务,并适时开展向上级医疗机构的帮扶申请。

河南省远程医疗系统的建设以独立的各级医疗机构为主体,以国家分级诊疗的要求为指引,以虚拟的组织构架推动具体的医疗协同业务开展,既包括省内远程医疗平台的互通,也与省外医疗平台甚至上级医疗平台相互协作,具有联网医院数量多、性质复杂、规模不一、联网设备多样、互通困难、服务内容多、业务系统多等特点,其建设是个复杂项目协同创新的过程。

(三)宁夏回族自治区"互联网＋医疗"体系

宁夏地处西北内陆,医疗条件相对较差,医疗资源不足,西海固地区甚至还存在因病致贫、因病返贫的现象。针对以上现象,宁夏积极探索"互联网＋医疗",推动分级诊疗,解决群众看病难、看病贵的问题。

2015 年 2 月,国家发展改革委办公厅、国家卫生计生委办公厅发布《关于同意在宁夏、云南等 5 省开展远程医疗政策试点工作的通知》,要求其充分利用信息化手段,促进优质医疗资源纵向流动,宁夏将建设覆盖全区的"国家—自治区—市—县—乡"五级分级远程医疗服务体系,进一步推动宁夏远程医疗发展。

2016 年 5 月,宁夏发布了"省院合作"远程医疗政策试点信息化建设项目实施方案,要求在已有卫生信息化和宁夏基层远程会诊系统的建设基础上,建立宁夏远程医疗服务体系二级中心 7 家,与前期建设的"卫生云"一期宁夏远程医疗服务系统无缝对接,形成全区两级部署的宁夏远程医疗总构架。

宁夏互联网医联体是在公立医疗机构上搭建的医联体,比如石嘴山市第二人民医院(下简称"二院")为中心医院,覆盖周边的下属医院。其模式为"1+3+X",即 1 个石嘴山市互联网医联体综合服务中心作为中转枢纽,以三县区 3 家市级综合医院为中心打造 3 个互联网医联体,连接各自区域内基层医疗机构,从而延伸覆盖全市"X"个基层卫生服务点。

基于互联网和 AI 技术,微医打通了医联体内医院的 HIS、LIS、PACS 系统连接,能够满足自治区、市、县、乡甚至村等五级医疗机构的连接需求,实现远程诊疗、电子病历 / 检查检验报告 / 影像资料共享、在线医嘱、电子处方、远程培训等医疗服务。同时,向上可连接微医平台的 2 700 多家全国重点医院和 7 400 组专家团队、22 万名专家资源,实现优质医疗资源下沉基层。

(四)以北京儿童医院为代表的专科联盟远程医疗体系

医疗机构之间以专科协作为纽带形成的联合体。在区域内或者跨区域,根据医疗机构优势专科资源,以一所医疗机构特色专科为主,联合其他医疗机构相同专科技术力量,形成区域内若干特色专科中心,提升解决专科重大疾病的救治能力,形成补位发展模式。横向盘活现有医疗资源,突出专科特色。以北京儿童医院儿科专科联盟为代表。

北京儿童医院于 2013 年牵头成立了北京儿童医院集团,通过组建跨省医联体,构建全国儿科医疗服务网络,带动全国儿科整体水平提升,推进儿科分级诊疗体系建设,引导患者合理就医。北京儿童医院集团所属的 20 家省一级成员单位均已建立起本区域内医疗联合体,共计覆盖 1 098 家基层医疗机构,一张全国儿科四级医疗服务网络初见规模,初步构建起"首诊在基层、复杂病例远程会诊、疑难急重患者转诊无障碍"的联动服务模式,患者就医获得感明显提升。

2014 年 7 月北京儿童医院正式成立了远程会诊中心。目前,除常规远程会诊外,还开展了远程影像会诊、远程教育、远程会议、远程床旁会诊、远程义诊等多元形式的远程服务。北京儿童医院远程会诊中心服务于集团 20 家成员医院,对成员医院所属医联体单位、北京市儿科综合服务平台单位、以及对口支援、医疗托管等所有具备远程医疗技术设备和拥有远程医疗服务需求的儿科机构开放,拓展了儿科分级诊疗网络的深度和广度。

申请单位提交患者病历资料及完整影像资料后,通过北京儿童医院远程会诊中心审核即可进入专家预约流程,在平台上,申请会诊医疗机构可清晰看到预约会诊的专家信息和时间,会诊结束后符合条件的患者可享受转院绿色通道,待患儿进入康复期后再经平台转回申请医疗机构,实现"双向转诊、上下联动",增加患者就医便利性。

二、国际远程医疗发展现状

(一) 美国

美国是开展远程医疗研究较早的国家,并取得了显著性成果。目前,远程医疗服务不断拓展医疗服务的覆盖面,从满足特殊行业(宇航、军事)需求、到医院间远程会诊、再到近几年兴起的在线远程医疗服务,就医可及性、使用便利性不断提高进而降低整体的医疗费用;从应对急重病例扩展到处理发作性的和慢性的病例;从医院和卫星诊所的应用扩大到家庭和移动设备的运用。

克利夫兰诊所与连锁药店 CVS 的分钟诊所(Minute Clinic)合作提供远程医疗服务资源。分钟诊所的专职护士先对患者的病情进行初步判断,再决定是否需要与克利夫兰诊所全科医生进行远程视频。工作日期间,发起远程申请之后,5 到 10 分钟就会接通克利夫兰诊所的医生。用户需要为远程诊疗付费 50 美元。此次合作,American well 作为技术提供方参与其中。

USC 南加州大学附属的 Keck 医学中心推出的 USC 虚拟诊所(virtual care clinic)是美国首家也是规模最大的互联网医院。虚拟诊所利用人工智能、全息影像等先进技术,在网络信息安全公司、用药监测公司和视觉效果公司等多方配合下,打造高质的远程视频问诊服务。患者在手机端看到的医生不再是医生本人,而是经过数字化采集后形成的虚拟医生。利用人工智能和大数据技术或将解决医生短缺的难题。

梅奥医学中心整合医疗资源,建立规模化远程医疗服务体系,同时,也制订了远程医疗运行管理方法、远程医疗实践规则、质量监管和辅助技术开发应用规则等。现在,以"远程技术"为核心的医疗服务正向纵深拓展为以"垂直疾病领域"和"远程技术辅助医疗服务"为核心的服务平台发展。比如,居家远程 ICU 患者监测、远程康复和远程影像中心等辅助医疗服务平台。作为规模化发展的远程医疗服务机构平台,梅奥医学中心收集了大量远程医疗服务数据,包括负责远程医疗服务医生们的建议和咨询信息、交流时间信息,以及远程医疗服务的效果等数据。利用这些大数据信息归纳和分析远程医疗实践的综合效绩,以及不足之处。

(二) 欧洲

欧洲各国受地理位置近、国家间合作紧密等因素影响,在远程医疗服务上呈现出跨国、跨地区间的优势互补合作、深度合作特点。比如瑞士和德国之间开展了传输静态图像的远程冷冻切片医疗服务;西班牙建成了连接欧洲大陆的静态图像传输系统等。同时,欧盟布局建设了一批新一代集成远程医疗系统和合作项目,更进一步推动了整个欧洲地区远程医疗系统和传统医疗体系的集成共享。

欧盟研发计划资助的远程医学诊断 ReMeDi 项目取得进展。此远程诊断机器人具有压力、湿度和温度传感器,能捕获医生触诊时可以获得的信息。通过机器人,医生与患者电话交谈的同时,还可以显示患者超声检查的情况。该系统允许医生对患者进行远程初步评估,决定是否将其转送医院或进行某些治疗等。

欧盟另一个远程医学项目 United4Health(U4H)研究是可以用于远程诊断治疗的技术。患者通过领取相应设备监测生命体征,并将数据发送回医院。例如,慢阻肺患者可通过视频咨询医生,大大减少了患者就医奔波的时间,节约了大量医疗资源,患者的满意度超过 90%。该项目对此类进行远程自我监测的小组与常规组进行了对比,前者死亡率、住院时间和总床日数均有下降。

(三) 新加坡

新加坡在远程医疗的发展上也迈出了重要一步。对于在心脏病领域屡见不鲜的冠心病、心肌梗死事件,新加坡政府通过在所有救护车上都配备远程医疗设备,救护人员能把院外病人的心电图(ECG)传输到最靠近能够实施冠脉介入手术医院的急诊部,这样心脏团队在病人到达之前就能准备就绪,随时开始抢救,减少等待时间,为挽回宝贵生命赢得了时间。

(四) 墨西哥

墨西哥在全国范围构建远程会诊平台。在低收入国家和基础设施有限的地区,远程医疗应用主要用来连接卫生保健提供者与专家、转诊医院和医疗中心。墨西哥的远程医疗起步于 20 世纪 80 年代末、

90 年代初,和世界上许多发展中国家一样,墨西哥面临着医疗发展水平整体落后、医疗资源分配不均等问题。

墨西哥卫生部下属专门机构——全国卫生系统先进技术研究中心于 2000 年正式开展全国远程信息医疗发展计划。该计划分为 3 个侧重点:远程会诊、远程医疗教育、建立全国范围内的病人信息库。除了政府重视,这一发展也得到了医院以及企业的大力支持。墨西哥最大的电信公司斯利姆集团旗下的非营利性组织斯利姆健康发展中心也推出了一项针对孕妇和新生儿的健康项目。这一项目利用该集团的网络平台,通过相关设备将其在全国建立的诊疗中心接入网络,从而对当地孕妇进行实时监控和产前检查,并将数据传输给专业的医师监控分析,对化验结果进行远程分析和评估。目前,该项目已经在墨西哥全国 12 个州建立了 30 个母婴接待中心,由该集团赞助的高水平医疗团队累计提供了 72 万项医疗服务,81 万名妇女和婴儿从中受益。

三、存在的问题

虽然发展远程医疗的必要性已经得到了不少国家及地区的充分认可,但在现实的应用中尚存在大量的技术、管理、法律和社会等各方面的问题,需要远程医疗系统各利益相关方在协同合作的环境下解决。当前远程医疗的安全有序发展需要解决以下几大问题:

(一) 远程医疗标准规范有待进一步完善

远程医疗是信息的交流,这就需要有相关的信息标准、技术标准等来支撑。目前政府部门对远程医疗尚未建立一个比较完善的标准化体系:远程系统建设缺乏统一的医疗规范和技术标准、各家医院远程系统信息传输的通信信道不同、应用软硬件不一致、远程医疗质量安全的管理规范缺失,使得医疗信息不能有效共享,要实现全国远程医疗单位的开放性交互式联网较为困难,对远程医疗业务大规模开展造成了一定影响。此外,现在国家对远程医疗项目还没有统一收费标准和劳务补偿规定,主要由开展远程医疗的单位自主定价,缺乏较为合理的定价依据,医疗机构调整变动价格较为随意,导致患者就诊时对远程医疗的收费存在疑虑,这将不利于远程医疗的普及和发展。

(二) 远程医疗的相关法律法规仍然缺失,责任界定模糊

远程医疗的开展需要对相关主体的责任、义务进行清晰界定。当前,我国尚无健康医疗数据安全、隐私保护、反基因歧视等法规。远程医疗分级化不明显,上级和基层的服务责任模糊,上级与基层的沟通还需完善。

(三) 信息安全与隐私保护存在挑战

远程医疗面临着信息安全与隐私保护的挑战。医疗专业人员和不同辖区之间进行信息的转移、传输、存储和数据分享时,可能造成患者隐私泄漏。并且,由于所使用的远程通信系统较复杂,有可能出现运行故障,引起软硬件故障,以致造成信息的丢失;或将增加患者的发病率或死亡率,医疗服务提供者也会连带责任风险。

(四) 基础设施与技术投入有待加强

建立与实现远程医疗的过程中还存在着基础设施障碍。首先,大多数偏远农村地区没有足够的远程通信基础设施。由于存在着地域和技术的限制,县乡地区往往不能满足人民的健康需求,医疗问题不能得到及时与有效的解决。其次,远程医疗系统建设缺乏统一的技术标准,信息系统的互联互通困难,我国很多偏远农村由于没有合适的通信技术,光缆或其他形式的通信设施,无法享受远程医疗所带来的好处,从而难以发挥跨地域、大范围、广协同的整体效应,限制了远程医疗发挥更大的作用。

(五) 专业人才和远程医疗意识的缺失

我国远程医疗专业人才匮乏。目前除了少数专业第三方服务机构培养了一部分专职人才外,医疗机构内远程专职队伍建设寥寥无几。不少医疗机构只有一两名兼职人员,并无远程医疗专职人员,医疗信息化人才队伍建设薄弱,缺乏跨专业复合型的工程人员。此外,相应的医护人员面对远程医疗这一先进技术缺乏具体的认识和概念,对新的医学技术和新的医患关系难以适应和接受,或者没有时间去学习这项新技术,使物不能尽其用。

(六) 远程医疗评估体系缺乏

我国远程医疗评估体系尚未搭建,远程医疗应用的安全性、有效性、效益等缺少专业的研究和评估,相应的评估体系需进一步得到确立和加强;远程医疗评估的标准、规范和操作指南还处于薄弱环节,开展远程医疗应用评估指标体系的研究还存在着困难。

(七) 远程医疗模式有待完善

多数远程医疗信息系统实现的功能不全,国家和省级卫生行政管理部门业务监管手段欠缺,远程医疗服务仅提供了点对点初级业务功能,不能满足深度应用需求。由于缺乏医疗风险控制机制,伴随着远程医疗的深入开展,基层医疗机构患者数量将会增加,所看疾病的复杂程度也会相应提高,医疗风险也随之增大。一旦产生医疗纠纷,最直接的场所就是基层医疗机构,而基层医疗机构承担医疗风险的能力较低,没有相应的医疗风险防控措施,会使得基层医务人员使用远程医疗的积极性下降。为此,应加大考核力度,加强监督指导。在省级医院和基层医院建立第三方考核制度,通过第三方评估机构对派出医院、地方政府、派驻医院在组织领导、政策举措、工作成效等方面进行考核。

四、相关建议

(一) 健全和完善远程医疗法规和标准规范

健全远程医疗法律法规和规范标准,完善医疗责任划分和认定的相关法规,明确远程医疗服务过程中的知情同意、隐私保护、法律关系和法律责任认定等,落实每个环节的责任人并进行实名制登记。加强远程医疗质量监管,开发远程医疗服务相关的医疗责任险,降低远程医疗服务过程中因诊断、操作等产生的医疗风险。通过建立行业门槛标准,拒绝非法、无资质或缺少手续资质的医疗机构。严厉打击虚假宣传,夸大治疗效果等误导患者的宣传模式,切实保障患者利益。

(二) 建立并完善信息安全保障体系

首先应通过安全评估来清晰地了解当前的安全现状和面临的安全风险;其次针对现状进行整体和良好的解决方案设计和规划;最后,建立合适的安全日常维护体系。

此外需要将信息安全和个人隐私保护等问题放在重中之重。要严格防范医疗数据泄露风险,从信息安全保障机制、预警机制着手,提高安全监管能力,对远程医疗系统进行定期的运行检测和安全评价,防止出现临时故障、诊疗数据传输过程中部分丢失、患者疾病档案信息泄露导致隐私权遭受侵犯等问题,完善远程医疗服务的诊疗制度并严格要求执行。

(三) 建立健全远程医疗监督机制

完善政府监管主导、第三方参与、医疗卫生机构自我管理、社会监督为补充的多元化综合监管体系。引导和规范远程医疗机构建立内审制度,加强自查自纠,强化医务人员法制意识,提高依法执业能力。严格核实远程医疗机构和专业人员是否具备相关专业技术;合理、谨慎地选择远程治疗设备;专业人员应当熟悉设备的操作程序、性能、患者安全和设备的应用局限性,在提供服务前应制订相应的实施方案。制定符合机构的绩效评估、法规或认证要求的系统性绩效管理流程。根据远程项目所在地区政策法规和行业规范,在合同或协议中对有关各方进行行政监管、临床诊疗、远程技术和伦理道德约束。

(四) 建立基于医联体的远程医疗服务模式

以远程医疗系统为依托,建立基于医联体的服务模式,促进优质资源共享和实现医疗服务均等化,通过各级远程会诊平台之间的互联互通和资源共享,促进上下级医院数据流动,有效加强基层医疗机构能力,在医联体内实现远程医疗全覆盖,提高疑难重症救治水平。打破"以疾病为中心"的传统服务理念,基于医联体的远程医疗服务采用"以人民健康为中心"服务模式,将医护人员、医院的基础设施和医疗资源等因素也加入服务模式建设当中,通过派遣专家、专科共建等措施推动优质医疗资源下沉,提升基层服务水平,把上级医院和下级医疗单位连接起来,在远程专家和基层医护人员之间实现双向沟通交流,提高基层卫生医疗技术水平,解决"看病难,看病贵"的社会问题,达到患者对医疗机构的期待。需要以患者有规模的需求为导向,完善运营模式,注意经营效益,使远程医疗既让患者少花钱,又使医院降低医疗成本、提高效益。发挥三级公立医院作用,利用技术帮扶、人才培养等手段,强化基层医疗卫生机构健康守门人能力,实现基层首诊。利用信息化的手段,建立县域影像、检验、心电、病理诊断中心和消毒供应中心,实现县域范围内医疗资源的共建共享,逐步实现"基层检查,医院诊断"的模式。

(五)加强人才培养和增强远程医疗意识

建立完善远程医疗专业人才培养体系。要突出社会需求导向,加强人才需求预测,统筹行业发展和人才培养总体规划。基层医院应组织医务人员参加必要的远程医疗相关知识、技术的学习和讨论,了解远程医疗多功能的作用及其与基层医院生存和发展的关系,了解远程医疗给患者带来的便利等等,积极提高临床医务人员的认识,更新观念,消除对远程医疗的抵触感,获得使用远程医疗为患者服务的知识和技能。支持互联网医学教育,鼓励国家重点专科在保护隐私的情况下开放科内会诊、案例资源,同时积极探索全科提供医疗服务的互联网医疗会诊服务模式。这样既解决了基层医疗机构辅助科室人才缺乏的困境,又提高了医疗质量,同时也减少了财政支出。

(六)加强远程医疗评估和明确远程医疗责任

加强远程医疗相关法律法规和政策的研究工作,探索构建评估指标体系,明确评估对象、评估内容,围绕远程医疗的质量、效用、成本、安全、风险等不同维度研究建立初步评估指标体系和评估办法。进一步加强研究成果政策转化和实践转化,创新性地研究制定相应的评估和保障体系,结合我国当前远程医疗发展现状,有针对性地开展我国远程医疗应用评估指标体系构建的研究,深入研究建立远程医疗大数据的评估方法,推广远程医疗大数据应用项目的评估和认证。同时,明确化远程医疗责任,远程医疗要做到分类,明确划分好上级与基层的责任界限,在上级医院和下级医院形成完好的沟通体系。

(七)合理规范远程医疗服务收费标准

当前国家对远程医疗项目还没有统一收费标准和劳务补偿规定,主要由开展远程医疗的单位自主定价,缺乏较为合理的定价依据,医疗机构调整变动价格较为随意,导致患者就诊时对远程医疗的收费存在疑虑。同时,是否将远程医疗相关服务纳入医保报销范围,仍是需要探讨的问题。若不能解决上述问题,这将不利于远程医疗的普及与发展。

(八)加大对远程医疗领域的资金投入

政府及相关的卫生行政部门应鼓励远程医疗的开展及其推广,加大在资金、设备等方面的支持,使医院远程医疗设施兼容性好、稳定性强,确保远程医疗会诊的质量。为了规划和建设远程医疗支持设施,应完善网络基础覆盖程度,加大资金投入开发和研究新型远程医疗终端设备和软件。

(游茂、王海星、田雪晴、吴运情、廖子锐、周茂辰、尹锦锋、李园)

参 考 文 献

[1] 时占祥,程龙,等.远程医疗实践国际规范与指南[M].北京.中国人口出版社.2017.

[2] 韩炜.远程医疗——医学服务新模式[J].中国临床医生杂志,2000,28(12).

[3] 戴芳胜,王晓玲,郑颖.远程医疗会诊平台在宽带互联网上的实现方案[J].计算机工程,2001(01):112-113+127.

[4] 苏展豪,王毅,译.老年和残障医保人群的远程医疗应用情况更新(节选)[J].四川医学,2015,(z1):30-32.

[5] 李昕梅,肖亚茹,汤优佳,张雪晖.远程医疗平台运营中的相关法律问题研究[J].中国卫生事业管理,2016,33(04):283-285.

[6] 吴豪,刘运成,郑重,等.军民融合远程医疗物联网的构建[J].中国数字医学,2017,12(01):38-40+71.

[7] 桂成,周典,杨善发,等.美国远程医疗的发展及其对我国的启示[J].中国农村卫生事业管理,2015,35(07):878-880.

[8] 姚远,尚国伟,费晓璐.远程医疗信息系统中数据质量控制的研究[J].中国医疗设备,2017(7).

[9] 杜红波,吕群蓉,邹小明,等.第三方远程医疗模式的伦理困境和对策[J].医学与哲学(A),2018,39(03):32-33+97.

第六章

国际远程会诊服务在我国发展的
现状、问题与建议

一、国际远程会诊产生的背景

随着全球经济一体化进程加快,全球资源共享已经逐步成为世界趋势。医疗资源全球化,尤其是发达国家优质医疗服务的辐射区域逐步拓展。与此同时,随着中国城镇化步伐的逐步加快,人民生活水平、收入水平的提高,中国国民可自由支配的个人开支的持续增长,消费者的生活方式朝更高质量的方向转变。中国居民的消费理念日渐成熟,消费需求稳步提高,出境习惯和境外消费理念也随之逐步形成。社会环境、消费理念的变化促使了中国居民对于个人健康投资理念的调整和变化,越来越多的中国居民开始尝试并习惯通过各种方式和渠道利用丰富的海外资源满足个人健康需求。

习近平总书记明确了新时代的卫生与健康工作方针,在全国卫生与健康大会上提出了"没有全民健康,就没有全民小康"的重要论断,并指出:完善健康医疗服务体系,推进健康医疗大数据应用。李克强总理进一步明确要求要发展智慧健康产业,并指出健康服务业在改善民生,提高老百姓获得感上的必要性。我国在政策层面对医疗市场化的条件逐步放宽,鼓励并支持社会资本参与医疗服务,健康产业市场化医疗服务逐渐崛起。为了促进和规范互联网医疗健康服务,提高远程医疗服务的普及性和安全性,国家相继出台多项政策和指导意见,大力推进我国远程医疗技术的快速发展,扶植相关产业。

随着市场需求不断增长和医疗科技的不断发展,远程医疗得以实现的条件逐渐成熟。依托于互联网的新技术兴起,出现了更加快捷、有效和安全的技术,从而带来就医平台的升级。国际远程会诊作为更为高效率、低成本的海外医疗资源获取方式在国内迅速发展,并对现阶段的医疗服务模式产生了极大的冲击和影响。

(一) 中国居民对海外医疗服务的市场需求

根据 2015 年世界医疗旅游大会上海峰会公布的数据,2013 年全球医疗健康旅游的产值已经达到了4 386 亿美元,约占全球旅游经济产业的 14%。而近年来在美国、英国、德国、新加坡、日本等医疗技术发达国家的医疗机构,出现了越来越多的中国面孔。

目前,中国境内寻求海外高端医疗服务和优质医疗资源的诉求主要集中在两个方向。

1. 针对复杂和疑难病情获取国际先进的诊疗方案和技术 这类需求多为受国内医疗技术及药物政策限制而无法满足诊疗需求的重症、疑难病症患者。相较于国内一线城市紧张的医疗资源,受众更倾向于开始在全球范围内寻找该领域的顶尖专家以及最佳治疗手段。

2. 结合自身经济实力与身体状况获取更个人化的医疗保健服务 这类服务的主要受众与旅游度假爱好者重合度高,国内市场需求大。由于服务项目本身与医疗关联度较低,此类服务模式的可复制和可操作性相对更强。

　　根据以上两个方向的发展,海外医疗目前的业务范围主要分为重医疗产品和大健康产品两个领域。其中重医疗产品以癌症治疗、生育辅助为主要服务内容,其特点是基于海外相较于国内更为先进的医疗技术水平,患者结合自身的经济能力和个人病情定制医疗服务方案。由于产品定制化程度及技术水平要求较高,其市场基数相对有限;而大健康产品以海外体检、医美整形、血液活化等为主要服务内容,主要以健康或者亚健康人群为目标客户,海外服务与旅游一体的服务体验和高性价比是使其在中国快速发展的主要因素。由于服务路径简单,门槛要求较低,客户市场基数较大,服务得以迅速发展。根据相关统计,目前市场上提供重医疗和大健康产品的海外医疗服务公司已发展到近千家,并持续保持增长趋势。(表2-21)

表2-21　中国海外医疗行业受消费者青睐的服务提供商

分类	机构名称	服务特色	优势
医疗转诊	盛诺一家	重症国外转诊,定制化医疗级体检	合作医院数量大,年转诊患者上千人
	美域健康	赴美就医服务	美国当地项目
	春雨国际	赴美就医、赴泰就医、赴日就医	互联网服务平台
	杭州五舟	出国看病、远程会诊	杭州当地服务机构
	艾诺美康	重症国外转诊	深圳当地服务机构
医学美容或医学旅游	优翔国际	瑞士抗衰老、日本健康旅游,泰国疗养	医旅结合,健康医疗旅游开创者
	朴厚方舟	日本医疗,日本体检	日本合作医院最多
	携康长荣	德国医疗,日本体检	肿瘤质子,重离子治疗
专家会诊	惠每医疗	美国梅奥诊所会诊以及转诊服务	专注单家医院
	MORE Health 爱医传递	重症国际会诊,员工重症福利;排名1%的权威专家	中美合作医院数量大,中国平安保险,大都会保险海外服务提供商
生殖医学	茵特里国际	干细胞,抗衰老,试管婴儿服务	亚洲医疗资源丰富
	医羽	泰国试管婴儿	海外试管婴儿转诊平台

(二) 国际远程会诊服务在我国发展的政策环境

　　远程会诊,就是利用电子邮件、网站、信件、电话、传真等现代化通信工具,为患者完成病历分析、病情诊断,进一步确定治疗方案的治疗方式。上级医院专家会同基层医院的患者主管医生,通过远程技术手段共同探讨患者病情,进一步完善并制定更具针对性的诊疗方案。远程会诊在危急重症治疗方面存在很大的优势,一是避免了患者由于诊断、治疗不及时或不准确导致的抢救或治疗失误,同时切实减轻了患者由于疾病带来的身心压力和精神负担,是提高危急重症患者生存质量的一种重要手段。

　　为推动远程医疗服务在我国的发展,原卫生部、原国家卫生计生委的等部门牵头制定相关文件及管理规范。自2012年起,《卫生部办公厅关于印发〈远程医疗管理规范(试行)〉的通知》《国家卫生计生委关于推进医疗机构远程医疗服务的意见》(国卫医发〔2014〕51号)、《国家卫生计生委办公厅关于印发远程医疗信息系统建设技术指南的通知》(国卫办规划发〔2014〕69号)、《国家发展改革委国家卫生计生委关于组织开展省院合作远程医疗政策试点工作的通知》(发改高技〔2014〕410号)等文件相继印发。2016年,习近平总书记在全国卫生与健康大会上进一步明确了新的健康与卫生工作方针,为以人民健康为中心的理念落实奠定基础,特别是提出了"没有全民健康,就没有全民小康"的重要论断,并指出:完善健康医疗服务体系,推进健康医疗大数据应用。李克强总理在全国卫生与健康大会上明确要求,发展智慧健康产业"是我国经济社会发展的需要,也是抓住财富制高点的重大历史机遇。"《国务院办公厅关于促进和规范健康医疗大数据应用发展的指导意见》(国办发〔2016〕47号)明确了国家制定的关于远程医疗服务在我国发展的具体实施方案。

　　党中央、国务院多次强调我国实施大数据战略的重要性和必然性。习总书记指出,要推进"互联网＋

医疗"等服务形式,让百姓少跑腿、数据多跑路,不断提升公共服务均等化、普惠化、便捷化水平。李克强总理强调,要加快医联体建设,发展"互联网＋医疗",让群众在家门口能享受优质医疗服务。随着"互联网＋医疗健康"服务新模式新业态不断涌现、蓬勃发展,健康医疗大数据加快推广应用,为方便群众看病就医、提升医疗服务质量效率、增强经济发展新动能发挥了重要作用,但也遇到一些新情况,需要及时加以规范引导。2018年,《国务院办公厅关于促进"互联网＋医疗健康"发展的意见》(国办发〔2018〕26号)通过健全和完善"互联网＋医疗健康"的服务和支撑体系,更加精准对接和满足群众多层次、多样化、个性化的健康需求。以"智慧"方式化解"看病烦"与"就医繁",将优质医疗资源和优秀医生智力资源跨时空均衡配置,并实现新时代大健康管理模式。

二、国际远程会诊的定义与分类

(一) 现阶段关于国际远程会诊的主流定义

目前开展国际远程会诊服务的医疗及服务机构,对于国际远程会诊的界定较为统一,即当患者个人在罹患重大疾病或遭受意外伤害并已经获得诊断(也就是第一医学意见)的基础上,由于病情复杂无法确诊,或治疗效果不佳时,通过远程会诊的手段将患病情况提交给国际知名专家,以寻求诊疗建议的一种服务方式。由于与发达国家在药物研发、使用及诊疗技术上的差距,一些在国内治疗条件和诊疗手段较为有限的疾病通过国际远程会诊由国际专家提供第二诊疗意见(second opinion)而取得了有进展的治疗效果。

目前寻求国际远程会诊服务的患者主要集中在重症、疑难病及罕见病患者中。这一类的患者主要存在以下几种情况:①疾病复杂,国内医院无法提出确切的诊疗方案,导致患者难以作出决定;②在国内多家医院获取了多个诊断或治疗方案,需要听取国际专家意见选取最适合患者本人的方案;③对于目前接受的治疗方案及效果不满意,需要寻求国际先进的治疗技术和已经在国外上市获批使用的药物;④罹患在国内外均没有标准治疗方案的罕见疾病,需要通过中外专家会诊了解最新的临床试验;⑤已经具有赴海外就医的基本意向,需要对海外的医疗服务模式有更为直观的了解。

(二) 国际远程会诊的服务流程

目前在各服务机构开展的国际远程会诊服务,首先会协助患者进行关于病情的综合分析与评估,随后由专业的工作团队对患者的病例、病理报告及与病情相关的各类资料进行整理汇总和翻译,并结合患者需求在合作的海外医疗机构筛选知名专家,在医患双方均达成一致后,将患者的病情资料通过线上系统上传提供给外方专家。外方专家通过文本内容梳理、分析患者的病情,并在与国内患者的治疗团队在预约时间内通过开展会诊讨论后提出针对患者的诊疗建议供患者及其医疗团队参考。国际远程会诊按照会诊内容分类,可以分为文字会诊和视频会诊;按照提供材料分类,可以分为病理会诊、影像会诊和综合会诊;按照参与医生分类,可以分为单学科会诊、多学科会诊和双医院会诊。整个服务流程有1~2周,平均费用在3 000~15 000美元。

(三) 国际远程会诊服务的模式分类

在开展国际远程会诊服务的机构中,一部分作为中介式服务机构,与国内外医疗机构签订合作协议,结合患者的诊疗需求进行匹配服务;一部分机构依托于自身的高端医疗集团及实体医院开展有针对性的患者服务;还有一部分是依托自身医疗集团的医生资源,向世界各国患者提供互联网诊疗的虚拟医院。

除了在服务流程上的共性,现有的国际远程会诊服务由于其服务对象、服务目的的不同,可以根据机构类型进行以下分类。

1. 跨境医疗中介服务机构　这类服务机构通过海外就医转诊的方式向患者展示国际上更为先进、人性化的医疗服务模式,为患者提供更全面的就医选择。这类机构作为媒介渠道为患者接受国际远程会诊服务提供服务渠道、医生资源及协助开展各个环节的辅助工作,其本身并不具备提供诊断治疗的条件。但已与以美国为主的发达国家的知名医疗机构建立了长期的合作关系,并具备业务能力和专业水平达标的服务团队,帮助患者完成前期评估、材料翻译、会诊预约、跟踪服务等国际远程会诊的整体流程。主要代表机构包括盛诺一家、麻省国际、春雨国际等。但在实际的流程操作中,根据机构自身商业目的和服务定位的不同,服务机构的性质和服务内容也存在很大差异。

2. 依托中国境内实体医院的海外转诊服务机构 此类服务模式主要集中在高端医疗服务机构、私立医院的重症/癌症诊疗中心。在向本院患者提供放/化疗,私人医疗咨询服务的同时,结合患者病情及个人诉求开展国际远程会诊服务。具体分为开展远程会诊业务的中国医疗机构和在中国建立转诊中心的外国医疗机构。中国医疗机构的主要代表是以新里程美家为支持的新里程肿瘤医院,以和睦家医疗集团作为支持的和睦家启望肿瘤医院等。外国医疗机构的主要代表是梅奥诊所在中国的转诊机构惠每医疗。

中国的这类机构以实体医院高端的医疗服务模式、资源及其与国内外知名专家的签约合作,已经具备了稳定的行业知名度和影响力,并发展了相对稳定的服务对象。成熟的医疗集团运营模式决定了机构已经具备使用较为成熟的在线服务系统,而其高端医疗服务的定位以及医疗人员团队国际化的职业经历与学术背景进一步保证了国际远程会诊服务各环节的专业性、可及性,以及视频过程中的沟通的准确性。

利用国际远程会诊的平台,医疗集团内部实体医院的医生也获得了与国际一流专家交流、学习的机会,同步提高自身的业务能力与水平。国际远程会诊服务机构也通过实体医院之间的合作互通更全面地了解海外医生的业务能力和水平。在实体医院作为基础上开展的国际远程会诊服务,通常作为实体医院"以患者为中心"服务宗旨的亮点,既满足了患者在本院内获取国际诊疗方案的诉求,同时丰富了医疗机构的服务模式并进一步提升其商业竞争力。

在中国建立转诊中心,为中国患者直接提供远程会诊服务的美国医疗机构,则利用其丰富的医疗资源,先进的科研水准和临床经验,为患者提供第二诊疗意见,并通过会诊服务,实现客户赴美就医的转化,吸引中国患者赴美就医。国际远程会诊服务向患者提供第二诊疗意见是国外专家根据患者的病案信息进行的经验性分析,不具备法律效力,作为辅助资料为患者国内的主治医生提供专业建议。

3. 第三方国际医疗服务机构(非中介) 这类机构拥有大量的医生资源,直接签约并雇佣医生,为医生购买执业保险,为患者提供完整的治疗方案和随访服务。相较于实体医院和中介服务机构,这类机构的体量和服务人群可以实现规模性增长。

对于这类机构,制定更为完善的服务流程,获取有市场竞争力的医疗资源,激励参与会诊的医务人员积极性等都是需要深入探索的内容。此类医疗机构更注重国际合作方的医生资源及专业排名,同时与国内各三甲医院建立专业合作,确保国际远程会诊服务不是基于医生个人,而在是机构与机构之间开展。并为平台双方机构的医生购买相应医疗事故责任险,以确保双方医生在平台进行的所有医疗行为及服务接受法律保护,对患者、医生提供足够的支持和保障。这类服务机构通过在线平台对医疗技术和资源进行了有效的整合,并可以实现多国用户的在线全链条医疗服务而不仅仅是进行中介环节,因此被称为"国际虚拟医院"(Global Virtual Hospital)。

为优化服务质量,提升服务效率,此类服务机构会投入更多精力用于会诊平台的建设,满足用各类使用需求,包括:上传并随时查阅个人电子病历、实时追踪医生诊断进程、在翻译协助下与国际专家进行视频问诊等功能;确保双方患者、医生的使用体验;并为每位患者配备专门的案例经理(Case Manager)负责整个服务流程,与患者共同收集相关资料,并同步开展资料的翻译整理工作。在保证获取所有资料之后,美方医师会针对患者病情进行分析,并指出明确的时间轴,中、美双方在预约时间开展视频会诊对患者的病情进行约 1 小时的治疗方案讨论。美方医生结合患者病情对诊疗方案提出符合双方意见的诊疗建议,建议涉及整个治疗期间细节的用药、放化疗、手术等详细的内容,并在会诊后的 3~6 个月进行复诊及回访,根据患者的临床表现调整治疗方案。

按照机构注册所在地,这类机构分为国内互联网跨境服务机构,和海外互联网跨境服务机构。前者在中国市场中处于缺失状态,市场上并没有具有规模的互联网跨境医疗平台。后者主要代表机构包括 Teladoc 和 MORE Health 爱医传递。其中 Teladoc 专注于美国医疗市场,在 2015 年成为全球首家 IPO 上市的虚拟医院。MORE Health 爱医传递专注于美国及中国市场,尤其是重症治疗领域。

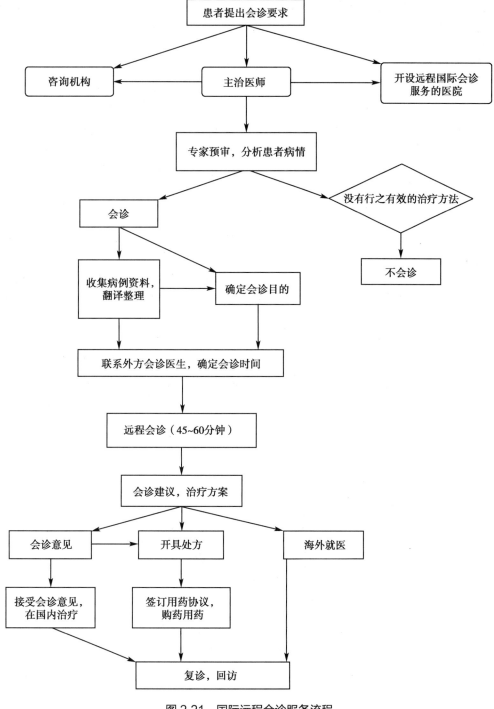

图 2-21 国际远程会诊服务流程

三、国际远程会诊发展现状及意义

远程医疗是医疗大健康行业增长最快的领域之一,许多医疗机构正在进行基础设施建设。各类远程医疗运营商和技术服务商彼此兼容并提供综合解决方案,目的是更有效地提供远程医疗服务技术平台。此外,远程医疗服务商已经开始和具有国际视野的医疗机构合作,将远程医疗服务传播到国外,扩大远程医疗服务市场,创造更多收入。根据行业权威机构的市场调研报告分析,预测到 2021 年底,全球远程医疗的市值将超过 660 亿美元。

（一）国际远程会诊是全球远程会诊机构的发展方向

在需求方面,随着全球一体化进程加快,全球老龄化加快,慢性疾病患病率上升,紧急医疗事故对医疗资源的需求整合等因素在推动国际远程会诊市场的迅猛增长。据统计,2016的远程医疗市场价值为205亿4 000万美元,按照现有的发展速度,在全球范围内国际远程会诊市场预计将以14.8%的年增长率在2024年之前蓬勃发展。预计到2024年底,远程医疗市场价值预计将增加619亿9 000万美元。结合2018年的市场分析(图2-22),从地理因素上看,精细化的医疗服务需求和逐渐提高的患者意识将使北美洲在全球远会诊疗市场的预测中将占据较大的市场份额;医疗成本上升和慢性病患病率上升等因素将推动欧洲国际远程会诊市场的增长;而由于人口持续增长、医疗保健服务逐步改善等因素亚太地区则有望创下全球远程会诊市场增长最快的纪录。由于技术发展相对完善,操作可行性强,在中东、印度、中国等国家高端医疗需求大,市场发展前景好。

供给方面,国际远程会诊也是发达国家医疗市场扩展的需求。医疗技术先进的发达国家已经开始逐步拓展国际远程会诊服务的市场辐射。在2017年,通过对美国100多家医院、专科诊所及相关组织的高级管理人员的调查显示,各远程会诊机构对扩大海外市场的兴趣都在飙升。通过远程会诊技术,为持续快速增长的海外市场患者提供专业知识与支持,在医学咨询、第二诊疗意见、放射学和病理学诊断等适于开展远程操作的领域进行服务,美方专家通过远程支持查看数字图像和诊断信息,并提供建议,以此扩展国际市场成为了他们的主要发展策略。

目前只有22%的机构已经,或正在提供国际远程会诊服务,32%的机构表示有兴趣在未来开展相关服务。在计划提供国际远程会诊的机构中,超过80%的机构已有在三年时间内推出国际远程医疗服务项目的明确计划(见图2-23、图2-24)。一些服务提供商在调查中表示,未来还将通过远程技术将持有美国医疗执照的海外专家与美国国内患者进行沟通联系,使国际远程会诊服务惠及本国患者。

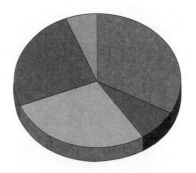

■北美 ■拉丁美洲 ■欧洲 ■亚太 ■中东和非洲

图2-22 2016年全球五大洲远程医疗市场份额
来源:Research Nester

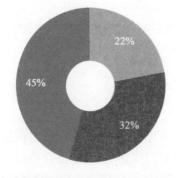

■已开展 ■尚未开展但有意向 ■未开展

图2-23 美国远程医疗机构提供国际服务的现状

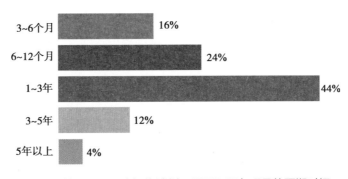

图 2-24　美国远程医疗机构计划开展国际服务项目的预期时间

(二)国际远程会诊在我国的发展现状及优势

1. 寻求海外医疗资源——中国城镇化发展的结果　我国的经济水平稳步发展,城镇化进程持续加快。随着供给侧结构性改革深入推进和消费升级加快,支持服务业发展政策不断完善,服务业持续保持较快增长态势,现代服务业发展势头强劲,服务业企业营业收入增长加快,市场预期继续向好。伴随着市场化进程,具备高学历、家庭规模小、压力大以及高收入等特点的城镇化家庭逐渐增多。预计到 2020年,中国城镇化率将从现在的 55% 提升到 60%。届时,将有超过 8 亿的城镇人口。至 2022 年,有 75%的城镇家庭将成为中产阶级。这意味着随着他们变成城镇居民有了就业机会和增加收入机会,这些人变成了新的消费主力军。与此同时,可自由支配的个人开支的持续增长也使消费者的生活方式朝更高质量的方向转变。新型城镇化更会着眼于可持续的发展,随着人民生活水平的提高、收入水平的提高,将进一步催生中产阶级的崛起和消费需求的提高。消费者开始逐步追求高品质、安全以及可靠的产品,而价格对于中产阶级来说已经不再成为左右其选择的因素之一。

城镇化的加速发展也逐渐影响我国疾病谱产生变化。人口老龄化、环境污染、慢性病蔓延以及生活习惯改变多重原因的作用导致了癌症病人数量的持续上升。这与中国国民逐渐改变生活方式,适应不规律生活习惯如吸烟、酗酒、不健康的饮食习惯和缺乏合理运动等密切相关。由于中国人口基数大,中国患癌症人口的攀升直接影响全球癌症负担的加剧。根据 CONORD 统计数据显示,国内总体癌症 5 年生存率为 30% 左右,距离发达国家达到了 70%~80% 的水平还有很大的差距(图 2-25)。

Country	Breast Women	Colorectal Men	Colorectal Women	Prostate	Average
United States	83.9%	59.1%	60.2%	91.9%	73.8%
Canada	82.5%	55.3%	58.9%	85.1%	70.5%
Australia	80.7%	56.7%	58.2%	77.4%	68.3%
Austria	74.9%	52.7%	55.1%	86.1%	67.2%
Germany	75.5%	50.1%	55.0%	76.4%	64.3%
Sweden	82.0%	52.8%	56.2%	66.0%	64.3%
Netherlands	77.6%	53.6%	55.1%	69.5%	64.0%
Iceland	79.0%	49.5%	54.0%	69.7%	63.1%
Japan	81.6%	61.1%	57.3%	50.4%	62.6%
Finland	80.2%	52.5%	54.0%	62.9%	62.4%
Italy	79.5%	50.7%	52.7%	65.4%	62.1%
Norway	76.3%	51.1%	55.3%	63.0%	61.4%
Spain	77.7%	52.5%	54.7%	60.5%	61.4%
Ireland	69.6%	46.0%	50.0%	62.8%	57.1%
Portugal	72.2%	46.5%	44.7%	47.7%	52.8%
UK	69.7%	42.3%	44.7%	51.1%	52.0%
Denmark	73.6%	44.2%	47.7%	38.4%	51.0%
Switzerland	76.0%	N/A	N/A	N/A	N/A

图 2-25　各国癌症五年存活率,CONCORD

一方面,由于国内新兴诊疗手段并未全面铺开,一些已经在欧美国家普及的新药和新疗法尚未在中国被批准上市或广泛使用,许多重大疾病依旧在国内难以获得有效医治。另一方面,由于我国人口基数大,使得即使发病率很小的疾病,在国内都有数量可观的患者群体以及相应的就医需求。与此同时,随着国内人口结构变化和老龄化程度的加深,癌症发病率和死亡率也在逐步上升,而国内优质医疗集中,患者数量与医疗机构和医生数量上的不对称又一步加重了国内"看病难,看病贵"的问题。综合以上原因,直接导致了经济条件允许的国内癌症患者选择赴美国等发达国家寻求治疗。满足重症患者的刚需,使其更好地获得境外医疗资源,也为海外医疗机构(的国际办事处)、跨境服务医疗机构和互联网平台提供了新的发展机遇和挑战。

2. 国际远程会诊的优势——突破海外就医局限 如前所述,目前跨境就医服务内容多以境外转诊和国际远程会诊为主。相比境外转诊来说,国际远程会诊有比较明显的优势。以目前提供境外转诊服务最为成熟、权威的盛诺一家为例,其每年的转诊量稳定在300~400例,且在较长时间并不会出现爆发性的数量增长。对于中国的患者市场进行分析,其主要原因包括以下几个方面:①海外就医的成本较高。以盛诺一家较为成熟的服务水平为标准,除了病人本身的治疗费用,海外就医的经济支出还包括家属陪同成本,异地生活成本费用,签证及交通费用等。②境外就医的可操作性低。需要求助海外医疗资源的多为疑难病症和重症患者,患者本身的身体情况接受长途的飞行劳顿本身就存在一定风险。而且在疾病严重性较高的情况下,通过海外医疗机构妙手回春的概率本身就不高,而患者对异国环境的适应能力有限,文化、气候、生活等原因还可能干扰到病人的治疗和心理状况,对于大部分人来说操作上会有难度。③境外医疗机构接受患者容量受限。能满足患者治疗需要,与国内跨境服务机构合作的国际顶级医院,在全球范围内都是患者竞相争取的医疗资源,医院规模、医生数量上的限制在一定程度上限制了机构接受更多海外患者的意愿。④服务机构的患者来源受限。国内大部分重症患者都在医院渠道里,而由于缺乏有效的合作和交流机制,并受业务收入的影响,国内的医疗机构在推荐患者到海外去就医方面缺乏主动性。⑤跟踪服务不到位。患者赴海外接受治疗通常是一次性服务行为,而在手术、治疗后的追踪与持续治疗无法得到有效保障,但这些都是患者治疗和恢复过程的关键。此外,患者在回国后有任何问题,很难向手术执行的国外院所进行有效咨询。⑥缺乏有效的患者权益保护。境外消费是一种以消费者自愿流动为前提形成的贸易形式,一般不是政府法律监管的重点。我国目前尚无专门针对医疗服务部门的相关重要法规。消费者在国外往往处于语言不通、孤立无援的弱势地位,治疗期间患者权益的无法有效维护。

相较于海外就医、转诊服务所需要的人力和经济成本,以及办理签证等手续的较长时间周期,国际远程会诊服务可以在较短时间,通过较少的费用支出获得专业、国际化的诊疗意见。目前中国在癌症、罕见病治疗上的局限,很大一部分原因是国外治疗方案及其及相关技术、药物没有获取国内的准入资质的条件制约。对于患者来说,通过国际远程会诊获取第二诊疗意见一方面让患者更全面地了解了自己的疾病以及国际最主流的治疗方式,使之更有信心地参与到治疗过程中。另一方面有效降低误诊率快速获取治疗方案,节省就医时间和费用。

同时,通过与海外药房签订合作协议,在药品来源上相较海外代购、仿制药更大地保障了患者的用药安全。通过为参与会诊的中外医生购买医疗责任保险、签订药品使用和诊疗方案使用的协议,在经济、法律等各个方面保障了医生的利益。国内的医务工作者通过与国际一流专家的交流开拓了个人的业务视野和工作思路。

四、中国对外国际远程会诊的意义

随着国内医学技术的快速发展,中国对外国际远程会诊也逐渐增多。目前中国对外国际远程会诊服务涵盖心脏病学、皮肤科、神经病学、骨科、紧急护理、妇科学和其他学科服务。除了为中国患者提供更加高品质、个人化的医疗服务,满足日渐拓展的市场需求之外,在技术条件、人才资源满足的前提下,大力发展国际远程会诊服务,有助于推动中国医疗服务品牌在国际市场的影响力提升,从而实现中国医疗技术、医疗文化的对外传播和推广,增强国民对我国医疗服务的自信心。使用国际远程技术,不仅可以更高效、便捷地为发展中国家、"一带一路"沿线国家患者提供服务,输送先进的医疗技术,开展对外医疗援助活动,更可以为中、外双方医生创造更多交流、合作、培训的机会,在助推先进技术引进中国的同时,推动中国医疗卫生服务走出国门。

在对外援助方面,通过国际远程会诊对"一带一路"沿线国家开展技术帮扶,充分彰显中国医疗界履行国际人道主义义务的时代使命,并对中国向"南南"国家、其他"一带一路"沿线国家的医疗援助提出了可借鉴的路线与形式。目前,以云南省远程可视医学诊疗中心为代表的医疗服务机构已经开始通过远程技术协助边境地区医院开展对外医疗援助服务。云南省内医院通过远程中心提供的技术支持,与缅甸、老挝等国家以汉语言为主要交流语言的边境地区开展一对一帮扶。会诊内容多以我国专家提供治疗意见、指导救治方案、建议转诊进行进一步检查等为主,不涉及明确的诊断方案及治疗处方的开具,会诊时长约 20~30 分钟。除了基本的医疗援助作用之外,外方医院通常会组织本院医生、医学院学生对会诊过程进行全程观摩及学习。远程会诊系统的使用有效地提高了缅甸、老挝当地一线医务工作者的救治水平和效率,并受到卫生部门负责人及医学进修生的称赞。

在国际影响力方面,国际远程会诊为中国先进医疗水平、传统中医药文化的对外输出提供了新的可能。例如政府 2013 年在中国最南端的海南省开设博鳌乐城国际医疗旅游先行区,推出被业界称为"国九条"的优惠政策,打造世界级医疗服务产业群。在政策的大力支持下,尚未在国内上市的国际新药、新设备、新疫苗可以在博鳌乐城先行落地使用;境外医师通过简单的手续即可实现区域内执业。利用试点区域的技术、设备、药物及人才优势,不仅可以更大范围地服务中国患者人群,留住有境外就医意向的中国患者,更可以通过国际远程会诊的服务模式对印度、东南亚地区国家的产生吸引力,以国际化的医疗服务水平服务全球患者。再如,中国中医科学院广安门医院国际部作为试点单位,已完成对外国复诊病人的远程咨询、国外医疗机构向我方发起远程会诊、我方向国外医疗机构发起远程会诊、双方互转病人等四种跨境医疗模式的运行,实施跨境病例 10 人次,有效地扩大了内分泌科、心血管科、消化科、肿瘤科等重点科室的海外影响。并计划进一步面向海外市场提供中医药的远程医疗、远程咨询、第二诊疗意见、跨境处方等服务,与亚洲、阿拉伯、非洲等多个国家建立合作关系。

五、海外医疗、国际远程会诊服务机构典型案例分析

以下案例均基于 2018 年调研结果。

(一)跨境医疗中介服务机构案例

盛诺一家　盛诺一家 2011 年成立于北京,在上海、广州、杭州、深圳有四家子公司,是国内较大的出国看病全程咨询与服务机构。目前,盛诺一家与哈佛大学医学院附属波士顿儿童医院、梅奥诊所、MD 安德森癌症中心等 20 多家美国、英国、德国、日本的一流医院建立了正式转诊合作关系。相比于其他境外就医中介机构,盛诺一家只专注于严肃医疗如各类癌症、神经系统疾病、心脑血管疾病、罕见病等,不介入抗衰老、美容、赴美产子等医疗项目。

(1)境外就医及远程会诊情况:盛诺一家公司的服务团队由专业医学人员、专业医学翻译和海外旅行专家、国外资深律师等共同组成。首先,盛诺一家专业的医学团队对患者进行初步的筛选,通过对其病情的分析、患者经济情况的评估以及国内患者主治医生的建议与患者签订协议及《风险告知书》,由专业的医学翻译对患者的病历进行翻译,国外的中国医师进行梳理后反馈到国外医院。其次,盛诺一家根据自己的专家库,给予患者以建议,根据患者的最终意见确定国外的医生。另外,在美国波士顿、美国梅奥诊所、美国约翰霍普金斯大学医学院、德国海德堡、英国伦敦、韩国首尔等地建立了客户服务中心,为患者到上述地区就医提供当地接机、住宿安排、翻译等全面服务。

盛诺一家目前并没有远程会诊的相关案例。

(2)现阶段问题及未来展望:盛诺一家目前每年的转诊量在 300~400 例,跟同行相比属于较高水平。然而盛诺一家表示,未来能够爆发增长的可能性极低,这背后的原因包括以下几个方面:第一,成本问题。出国就医面临极高的治疗成本,除了病人本身的治疗费用,还包括家属陪同成本、异地生活成本费用。第二,境外就医的可操作性低。大部分重症患者身体虚弱,不适合长途跋涉,而且在疾病严重性较高的情况下,通过海外医疗机构妙手回春的概率本身就不高,而文化、气候、生活等原因还可能干扰到病人的治疗和心理状况,对于大部分人来说操作上会有难度。第三,境外医疗机构接受患者容量受限。目前与盛诺一家合作的 10 多家国际顶级医院,在当地也都是紧缺资源,受医院规模、医生数量等的限制,他们也没有办法都没有意愿接受更多的患者。第四,中介获取病人困难。大部分重症患者都在医

院渠道例,然而中国的医院并没有太大动力将病人推荐到海外去就医,因为这将会直接影响到医院的收入。

因此期待境外就医人数的爆发式增长是不现实的,基于病人自身原因和经济承担能力等的限制,选择境外就医的人群增长速度会受到限制。对于仅靠境外就医这点来吸引患者,将会是镜花水月。对于国内医疗机构来说,将病人送出国意味着流失很大一部分医务费。考虑到目前面临的困难,盛诺一家下一步的计划是成立一个上亿的基金,将国外的先进服务、治疗技术和医疗管理经验引进来,让患者足不出户享受到国际一流的优质医疗。

(二) 依托中国境内实体医院服务机构案例

1. 和睦家启望肿瘤医院 和睦家医疗启望肿瘤中心位于北京市朝阳区,是一所以面向国内外肿瘤患者开展业务,提供咨询、筛查、诊断及放、化疗等医疗服务的民营医疗机构。中心业务用房四层(地上、地下各两层)面积约2 800平方米。目前该中心全职业务人员16人,其中医生3名(肿瘤内科、放疗科)、护士6名。除集团核心全职医疗团队人员外,中心与北京大学肿瘤医院各专科专家长期保持长期合作模式,开展多学科会诊(MDT)诊疗模式。

(1)国际远程会诊开展情况:启望肿瘤中心秉承和睦家医疗"以患者为中心"的办医宗旨,提供多学科团队密切合作的医疗服务模式。面对肿瘤患者希望获取海外诊疗建议、接受境外医生诊疗的需求,中心会尽力配合并提供条件。在过往的案例中,患者多通过盛诺一家等中介服务机构寻求海外就诊服务。根据患者接受服务后提供的反馈以及市场的整体反应,这种就诊模式存在一定的弊端。一是海外就诊就医成本过高,患者经济负担重;二是一部分海外就医的患者自身的客观情况不适合或是不需要寻求境外诊疗,不经前期评估而直接寻求中介进行出境诊疗使患者难以获得满意的治疗效果,同时会给接收的海外医院、医生带来不必要的工作压力。过往案例的经验和市场发展的需求都让以和睦家为代表的医疗服务机构和医疗服务中介机构调整服务模式和运营思路,将视角投放在国际远程会诊这一服务领域。

启望肿瘤中心基于患者获取境外诊疗建议的个人需求,在整合医疗资源,保证服务质量的前提下,以降低服务费用为目标初步开展了远程会诊服务模式。目前远程会诊以视频问诊、咨询为主要形式,会诊前国内、外双方医生首先就患者病情进行病案文本、病例报告、影像资料、现有诊疗方案等完整信息的交互,视频会诊由患者中方的主诊医生与患者同时与境外相关学科专家进行病情讨论。

(2)现阶段问题及未来展望:由于中心的远程会诊服务刚刚开展,目前的境外专家资源还在扩展阶段。由于现阶段的境外咨询医生是原和睦家医生团队的专职医疗人员,境内、外双方在提供咨询诊疗服务时仍然统一使用和睦家医疗集团的内部系统,境外专家仅提供诊疗建议,不涉及药物处方的开具。因此目前的服务模式规避了信息安全、药物准入资格等多个风险问题。和睦家高端医疗服务的定位以及医疗人员团队国际化的职业经历与学术背景也保证了视频会诊的准确性。由于地域时差和境外医生个人时间的限制,和睦家目前远程会诊业务仅开展约3例,会诊服务的提供主要根据患者个人提出的诊疗服务需求,在中国境内获取国际化、最适宜本人病情的诊疗方案,避免就诊过程中不必要的资源和时间浪费。

随着业务范围的拓展,和睦家已与相关医疗服务机构签署合作协议,目前该中介机构已经协助开展了医生层面的学术交流,并将在合作中根据和睦家的需求提供美方的肿瘤专家资源。同时,和睦家计划将以往合作的境外专家、团队统一纳入境外远程会诊的专家资源,逐步形成远程会诊的合作机制。

2. 新里程肿瘤医院 北京新里程肿瘤医院位于北京市丰台区,是新里程医院集团与北京大学肿瘤医院联合设立的,按照国际医疗标准建立并运营的肿瘤专科医院,将国际先进的管理模式与北大肿瘤医院先进的诊疗模式相结合,依靠北京大学的品牌优势、国内外的优势医疗资源,努力打造国内领先,国际一流的肿瘤国际化诊疗服务平台。北京新里程肿瘤医院一方面引入北大肿瘤医院的医疗技术和诊疗模式,另一方面引入台湾长庚医院的管理模式,秉承"尚德厚爱精诚至尊"的服务理念,为患者提供高品质的医疗服务。

(1)国际远程会诊开展情况:新里程医院集团依托实体医院与新奥美嘉医疗中心合作,为患者提供国际远程会诊服务。现在北京、河南、山东等地均开设了国际远程会诊中心。目前已与美国、英国、德国、法国和日本等国家的医院集团和医院国际部建立了合作关系,通过视频和文字的形式开展国际远程会诊服务,并采取医疗机构对医疗机构的方式支付会诊费用。现在北京新里程肿瘤医院每月开展 10~20 例远程会诊服务,服务对象大致分为两种,一种是晚期癌症患者,已确诊但没有很好的诊疗方案;另一种是已在多家医院就诊,但各医院诊疗方案不一致,无法确定治疗方案。

(2)国际远程会诊服务流程:北京新里程肿瘤医院有专业的临床医生为患者提供前期诊疗、国际远程会诊、后期诊疗方案的实施与随访等一系列的医疗服务。患者提出会诊需求后,医院会根据患者的病情推荐会诊的国外医生。会诊前,患者的主治医生会与患者进行详细沟通,帮助患者理清思路,确定会诊目的、会诊方式与内容,收集并整理病例资料(此过程需 1~2 天左右);随后请在国外就医的华人医生翻译患者的病历资料(此过程需 1 天左右),并预约会诊医生(约 7 日内预约成功),患者主管医生和会诊医生会对患者的病情进行详细交流(如有需要,病历翻译医生可从旁协助)。会诊时由患者、患者的主治医生、病历翻译医生和会诊医生通过视频的方式,共同就患者的病情进行讨论,并认真详细解答患者的所有疑问。

(3)现状及未来发展:目前,北京新里程肿瘤医院将国际远程会诊服务作为一项业务亮点,为有需要的患者提供会诊服务。除此之外,还定期邀请国际知名专家以视频的方式与当地医生进行学术交流,现已开展肺癌、乳腺癌、儿童脑瘤等疾病的医学科普与学术交流,了解医疗技术、诊疗方案等方面的最新信息。现阶段医院开展的国际远程会诊服务基本上是提供第二诊疗意见,不涉及开具药物处方。在病历资料的交互方面,是使用的国外医生认可的、满足 HIPAA 要求的云平台传输病例资料,保证了患者的信息安全。

随着新里程医院集团的扩大,北京新里程肿瘤医院将与集团内医院紧密联合,整合医院资源,实现集团内医生共享,开展医院间的远程会诊;并且积极与国外医院加强交流活动,聘请国外专家到本医院进行学术交流。

3. 中国中医科学院广安门中医院国际部

(1)背景介绍:2014 年 4 月商务部、国家中医药管理局等十四部委联合发文把广安门医院纳入"中医药服务贸易'先行先试'骨干企(事)业单位",为了探索服务贸易模式,发展跨境远程医疗服务成为国际医疗部的重点工作之一。2015 年,结合李克强总理在第十二届全国人大三次会议上提出的"互联网 +"行动计划。广安门医院院领导班子把互联网 + 医疗作为本院的医疗发展方向之一,并且同时探索互联网远程医疗面对"国内"市场和面对"国外"市场提供中医药医疗服务的两条道路。

(2)国际会诊开展情况及探索过程:通过参加 2014 年由国家中医药管理局主办第一届"国际医疗暨健康旅游研讨会",与同类型医疗机构、商业保险公司、旅游公司、媒体以及美、日、俄等国家共同开展关于国际医疗服务模式的探讨,以及远程医疗跨境服务的可行性及困难,国际部在随后的几年对国际远程会诊与国内远程会诊在硬件设备上的需求差异进行充分类比,并筛选多家公司提供的技术方案后,采购了符合国内远程会诊使用流程,同时兼顾国际医疗要求的设备。

2015—2017 年,国际医疗部对符合中医特色远程会诊的医疗流程及文件进行了积极探索,选取符合使用要求的远程会诊平台,并积极与美国和日本的医疗机构 / 集团达成国际医疗战略合作意向,举办多场中日、中美互相拜访、参观和研讨,此后与多家已达成合作意向的日本医院签署三方合作协议。

目前,广安门医院在国际远程会诊服务领域如下:①完成符合双方国家的法律要求合跨境远程会诊的流程、文件和价格设计;②寻找到符合中、美、日等多国医疗认证的技术设备;③完成包括对外国复诊病人的远程咨询、国外医疗机构向中方发起远程会诊、中方向国外医疗机构发起远程会诊、双方互转病人等四种跨境医疗模式的试运行。已完成跨境病例 10 人次,其中 7 例为境外复诊患者,1 例为日方患者转诊前咨询,2 例为中方患者提出中外双方会诊需求。服务有效地扩大了内分泌科、心血管科、消化科、肿瘤科等重点科室的海外影响。在 2018 年第五届京交会上,广安门医院中医国际远程会诊服务及系统、国际远程会诊服务模式受到广泛关注。基于与美、日两方合作产生得有益影响,目前已经有亚洲、阿拉伯、非洲等多个国家有意向与广安门医院建立中医的国际远程合作。

广安门医院在国际远程会诊服务开展中遵循以下基本要求:①服务过程满足合作方国家关于医疗信息、医疗服务法律法规的所有要求;②服务基于会诊双方机构层面的有效沟通,以医疗行为准则对服务的有效流程进行规范化管理;③定期开展人才交流与人才培养,确保服务全程语言及专业交流的准确性。

(3)发展中存在的问题:由于会诊设备需进一步完善,收费标准仍需进一步明确细化,广安门医院国际部的远程会诊服务目前仍处在试运行阶段,并未面向全市场广泛宣传并正常开展。在发展中机构负责人表示,虽然已有部分案例证明现有服务模式和流程的可行性,但在第三方的平台进行信息交互对本院的信息安全仍存在一定风险。同时,目前国际医疗部的定价权虽然参照特需服务进行管理,但是仍然与市场要求相差甚远,不利于提成、分成,有碍进一步扩大商业合作。

为了真正安全地、商业化的、实效地实现广安门医院面向海外市场提供中医药的远程医疗、远程咨询、第二诊疗意见、跨境处方等服务,院方希望通过购买设备和技术,搭建以医院为中心的"中医药远程会诊平台",建立独立的国际医疗部,并获得更有效的政府资金支持。

(三)第三方国际医疗服务机构案例

1. MORE Health 爱医传递 MORE Health(爱医传递)是 2011 年成立于美国硅谷的医疗服务供应商。与一般提供信息咨询服务的医疗中介不同的是,MORE Health 作为"虚拟医院"(Virtual Hospital)在美国具备和医院、诊所的等医疗机构一样提供医疗服务的资质。在同时符合美国 HIPPA 法案和原国家卫生计生委发布的远程医疗文件相关要求的前提下,为国内患者提供中美两国医疗机构间的远程会诊服务,以达到为患者寻求更好的治疗方案,改善患者治疗效果,推动中美两国医疗技术学习交流的目的。

MORE Health 提供的医疗服务在技术上以其自主研发的会诊平台为基础,在资源上整合了美国高端的医疗机构,并与国内各大三甲医院建立合作,通过两国医疗机构间的远程单学科会诊和多学科会诊(MDT)模式服务患者客户。

(1)MORE Health 服务模式:作为完整的医疗服务提供商,MORE Health 提供的国际远程会诊服务在自主研发的平台上完成患者筛选、病例翻译与传输、医疗机构间的线上会诊。海外医生在确保患者隐私的前提下结合病案、影像、病理资料进行诊断并远程开具符合美国法律,会诊双方达成一致的处方。会诊结束后进行 3~6 个月的复诊和随访,根据药物反应和患者及时反馈调整诊疗方案。在服务模式的各个环节保证了医疗服务的质量和效果。

(2)医生:与高水平机构及专家签约合作。MORE Health 目前已与美国各大国际知名的医疗机构(杜克大学医院、美国麻省总医院、加州大学旧金山分校医疗中心、希望之城、丹娜法伯癌症研究院等)建立了合作关系,同时与国内各三甲医院建立专业合作。确保国际远程会诊服务不是基于医生个人,而在是机构与机构之间开展。对国际远程会诊有需求的通常是重大疾病、罕见疾病的患者,这类患者的诊疗诉求在于更国际化、更个性化,更精准化的治疗方案和技术,以及海外专家对病情不同角度的专业意见,因此远程会诊对美方医生的专业水平有更高的要求。美国的医学专家受医疗机构制约小,相较于医疗机构的国际部并不能保证为患者预约特定专家或最高水平专家的情况,MORE Health 可根据患者情况为患者邀请到最适合的权威专家。在美国专家的筛选上,MORE Health 目前直接签约的 700 余位美方专家基于美国对于不同医疗领域的官方排名,签约各领域前 1%(Top 1%)的专家,并保证在一周内完成预约流程,以确保高效满足服务范围涵盖各类重大疾病、罕见病的诊疗诉求。

为保护中、美双方参与会诊医生的职业权益,MORE Health 为平台双方机构的医生购买美国医疗事故责任险,以确保双方医生在平台进行的所有医疗行为及服务接受法律保护,对患者、医生提供足够的支持和保障。在 2016 年至今开展的 7 000 余例案例中,没有出现医疗纠纷及医疗事故。同时,约 75%的患者通过远程会诊修订了原有的治疗方案,约 30% 的案例颠覆了原有的诊断意见或者治疗方案。

(3)技术:自主研发的国际联合会诊平台。MORE Health 云端国际联合会诊平台历经三年的自主研发,通过 FDA 认证,严格遵守美国《健康保险流通以及责任法案》(HIPAA),可供多名、多国医疗专家流畅地沟通、共同为患者用户进行联合会诊。平台分为医生端和用户端,为医生和用户便捷地使用平台、顺畅地读取和交流相关医疗信息提供了强有力的保障。平台同时开发了相应手机应用,方便用户与医生在移动端随时、随地查阅最新相关资讯。

医生可通过平台安全地互发信息、通过内嵌的视频会议软件与用户面对面交流、合理利用间歇时间为用户进行疾病诊断、制定治疗方案并开具处方。经过 FDA 认证并基于浏览器的医学影像传输浏览系统使医生无需下载软件便能轻松查阅 CT、PET、MRI 等多种医学影像资料。

用户可以通过平台体验多种医疗相关服务,包括:上传并随时查阅个人电子病历、实时追踪医生诊断进程、在翻译协助下与国际专家进行视频问诊等功能。平台兼具电子病历系统功能,用户可利用平台长期保存个人医疗资料、进行慢性病管理。国际化的中英文电子病历也可以对选择出国就医(或在国际旅行时需要在当地就医)的用户提供极大的便利。

(4)流程:确保各个环节优质高效。目前 MORE Health 的客户渠道主要有三种:一是患者通过商业宣传途径了解到相关服务后主动寻求 MORE Health 相关服务;二是 MORE Health 通过中方合作的医疗机构获取客户资源;三是对国际远程会诊服务模式较为了解的主治医生向患者进行推荐。MORE Health 遵循的服务原则是接受服务的患者一定要有其主治医生配合整个会诊服务的全部流程,配合提供相应资料和信息。如果患者就诊的医疗机构 / 医生并未与 MORE Health 签订合作协议,MORE Health 会向患者推荐与之有合作的医生参与到整个会诊服务的各个环节。

1)前期病例筛选:在 MORE Health 云平台的帮助筛选下,美国的医疗专家会选择符合其专业领域和治疗意向,且通过提供诊疗意见能够对病情有实质性帮助的的患者案例。在正式接受服务之前,MORE Health 会通过对患者病情的初步了解,向患者及其国内的主治医生免费提供前期咨询并出具会诊建议书,包含目前国际上关于该患者病情最前沿的研究进展以及相关权威专家及其所在医院治疗特色介绍。

2)资料收集与翻译:与患者正式签约后,每一个患者都会有专门的案例经理(case manager)负责整个服务流程,与患者共同收集相关资料,并同步开展资料的翻译整理工作。为保证翻译内容的严谨准确,并符合美国医生的阅读习惯,通常资料翻译的完成要经过四个环节——即首先由平台的翻译工具进行初步翻译,随后由公司同时具备医学背景和语言水平的翻译对结果进行第一轮人工校对,接着将英文翻译件发美国,由医生所在机构的华人住院医对资料进行更符合美国医院思维的修订后,发回国内再次进行文字校对。翻译环节全程由公司的医学官进行质量监控,并利用平台在平均约24~48个小时时间内完成。

3)视频会诊与回访:在保证获取所有资料之后,美方医师会针对患者病情进行分析,并指出明确的时间轴,中、美双方在预约时间开展视频会诊对患者的病情进行约 1 小时的治疗方案讨论。视频会诊前期各项工作在五个工作日内完成,远程视频会诊时间多数为北京时间的早上(美国下午),单学科会诊参与者为中方医生一名,美方医生 1~2 名,多学科会诊(MDT)为中方医生一名,美方医生 3 名及以上,其中一名为 leading physician(主诊医生)。美方医生结合患者病情对诊疗方案提出符合双方意见的诊疗建议,建议涉及整个治疗期间细节的用药、放化疗、手术等详细的内容。并在会诊后的 3~6 个月进行复诊及回访,根据患者的临床表现调整治疗方案。

4)费用收取:相较成本较高的境外医疗服务,MORE Health 国际远程会诊服务,在相对可及的收费标准里通过多学科会诊为患者寻求最合适的诊疗方式。在药品服务环节,MORE Health 只收取相应服务内容的费用,并不通过药品抽取利润。

(5)未来发展及困境:目前中国的癌症、罕见病病人大多集中在几个大型城市,医院集中在地市级医院。MORE Health 已经与中国多个城市的三甲医院合作开展远程会诊服务。未来的计划重点在中国的二线城市如成都、武汉、南京、长沙进行布局,建立区域性诊疗中心,以疏解北、上、广等大城市医院的压力。由于 MORE Health 云平台在技术层面实现自主扩容,最多可允许一百万用户同时在线,在存储处理能力上有足够的发展空间,目前需要国内相关政策的支持,以实现服务能力的提升和覆盖面的拓展。在推动分级诊疗,优质医疗资源下沉的同时,MORE Health 的平台资源也可以利用国际远程会诊的技术把海外优质资源引进国内,把国内优质资源辐射到海外国家。

目前,国际远程会诊的推广受到以下几个条件的制约:一是缺乏相应的管理意见对服务各个环节进行规范,对不利于良性发展的机构进行合理管控。关于患者医疗数据安全、信息流通保障没有相应的保护机制;服务机构与参与会诊合作的国内医生及机构之间的合作关系没有详细的界定,远程会诊能否属于公立医院可推广的服务项目无法明确。二是由于国际远程会诊没有纳入医保报销范围。虽然相较于境外医疗,国际远程会诊对于患者的经济压力较小,但目前无法支付服务费用而需要海外先进医疗技术的患者仍占很大比例。三是中国的医疗机构缺乏类似美国"医疗事故责任险"一类的医生保险制度对参与国际会诊的医生进行合理的职业保护。

同时对于中国远程会诊的发展,目前国内的远程会诊将重点放在了设备配置上,远程会诊的实际效用并没有完全发挥出来。由于工作强度和压力大,加上相应费用较低,中国医生参与远程会诊的积极性有限。在中国远程医疗及远程会诊方面,除了基础的技术和设备保障,目前没有建立足够的激励机制,鼓励并辅助医生参与远程会诊,与国内外相关领域的专家开展讨论与交流。

2. 云南省远程可视医学诊疗中心

(1)中心概况:云南省远程可视医学中心由云南山澜图像传输科技有限公司作为第三方进行服务运营并承担各项具体工作。该中心于 2007 年被云南省原卫生计生委定位为远程医疗服务"省中心",是经云南省原卫生计生委批准的云南省唯一一家非营利性远程医疗机构,也是由省委、省政府重点扶持建设的新型医疗项目。在技术层面,2000 年进入云南的远程可视医疗及 PACS 系统就由山澜集团首创并研发生产。目前,集团已开发包括会诊管理系统、病历资料采集、远程急诊、远程影像诊断、远程病理诊断、远程监护、远程手术示教、远程教育、数字资源共享、双向转诊及远程预约多个子系统的医院信息化系统。在医疗资源方面,山澜集团远程医疗服务覆盖和整合了北京、上海、广州、昆明、内蒙古、广西、安徽以及海外的 2 000 多家医院,医学专家 6 800 余名、优秀医生 76 800 余名。截至目前,云南省的远程医疗服务已覆盖 16 个州市、129 个县市区的 182 家医疗卫生机构,累计完成 225 万例远程医疗服务。

(2)国际远程会诊开展情况:在云南省远程可视医学诊疗中心技术支持下,云南省边境地区医院对位于边境地区的缅甸、老挝等国医院开展远程会诊。作为其的帮扶单位,云南省内医院承担向缅甸、老挝等医疗水平相对落后的国家提供教学资源、技术及人力支持的政治任务。通过远程技术为边境地区患者提供诊疗意见、为当地医生提供救治建议也在具体开展帮扶的业务范围内。

(3)国际远程会诊流程:以普洱市人民医院为例,其定期向缅甸佤邦人民医院、老挝封杀第市人民医院开展远程咨询与帮助。由于地处中缅、中老边境地区,当地人多以汉语作为主要交流语言,当地医生通常会在云南省进行深造学习或执业进修,因此双方医生在语言交流及诊疗信息沟通上并不存在很大困难。在当地医生对患者救治出现问题时,会向省远程诊疗中心发起会诊请求,并在线提供患者病例资料、个人信息扫描件等,由普洱市人民医院确定会诊时间、参与医生后,双方在约定时间对患者的治疗方案进行讨论。会诊时长约为 20~30 分钟,除会诊全程由远程诊疗中心参与并进行技术监控外,发起方由患者的主治医生参与会诊全程,医院负责人、当地进行进修的医生会对会诊全程进行旁听观摩,接收方除参与会诊的专家外,医院远程医疗中心负责人会协助保障会诊的有效开展与进行。除了对本院患者开展定期的治疗会诊外,远程系统还可用于对当地突发自然灾害、意外事故医疗救援进行快速指导,定期开展远程医学培训等帮扶项目的开展。

(4)国际远程会诊开展的困境和问题:由于缅甸、老挝等国家、地区医疗水平有限,一些必需的治疗设备和药品缺乏,存在涉及病情重要指标的辅助性检查无法及时操作、救治必需的药品无法及时供给等情况。同时,由于当地医生救治经验相对不足、医院硬件设施及环境局限性等原因,会诊内容多以我国专家提供治疗意见、指导救治方案、建议转诊进行进一步检查等为主。

目前针对缅甸、老挝等国家开展的远程会诊服务属于边境地区医院的帮扶项目。以普洱市人民医院为例,针对佤邦地区的远程会诊由普洱市人民医院提供全套设备及网络环境,并不收取对方患者、医院的任何费用。省卫生部门对目前相关的帮扶工作没有相应的政策及资金支持。当地卫生部门表示,在对外开展国际医疗援助方面进一步的推广仍需要国家层面的政策支持。

六、国际远程会诊服务在我国现阶段存在的问题

国际远程会诊服务的发展存在医疗卫生服务和健康产业两种属性,需要医疗卫生政府部门和市场部门同时对其进行监管和扶持才有助于其良性发展。现阶段国际远程会诊服务的信息统计及案例数据仅由提供服务的有关机构自身掌握,国内整体市场的潜在需求和发展路径缺乏直观的数据支持,而如何在满足市场需求的前提下保障患者、医生、医疗机构以及运行机制和整个医疗服务行业的有序也存在以下几个方面的问题:

(一) 缺乏国际远程会诊的相关法律法规

虽然我国颁布过远程医疗会诊的相关规章制度,如《国家卫生计生委关于推进医疗机构远程医疗服务的意见》(国卫医发〔2014〕51号)、《国家卫生计生委办公厅关于印发远程医疗信息系统建设技术指南的通知》(国卫办规划发〔2014〕69号)及2018年国务院办公厅印发的《关于促进"互联网+医疗健康"发展的意见》,其中对远程医疗会诊作出了相关的规定,但仍缺乏对国际远程会诊的法律法规来规范和约束远服务中的不规范行为。在国际远程会诊中,申请会诊方、接受会诊方、国际远程会诊服务机构以及患者的责任认定与责任承担不明晰,法律关系与法律责任尚不明确,国际远程会诊中医疗纠纷发生后缺乏明确的裁定标准。

(二) 国际远程会诊的标准化问题

目前政府部门对国际远程会诊服务尚未建立一个比较完善的标准化体系,无论从软件系统、收费标准等方面都有所欠缺,国际远程系统建设缺乏统一的医疗规范和技术标准。

1. 医疗信息不能共享　面对患者需求,为增强市场竞争力国内外医疗机构、国际远程服务机构重复开发软件,由于系统无法兼容,信息传输的通信信道不同、应用软硬件不一致等原因,使得医疗信息不能有效共享。一些有明确指标要求的信息,例如影像资料、病理切片扫描等不能保证完整、快速传达,有可能直接影响诊断结果。因此,加强远程医疗网络系统管理,实现互联互通互享,国际远程医疗设备技术评估标准化问题亟须解决。

2. 收费标准不统一　国际远程会诊服务的收费方式也与传统方法有所不同,现在国家对国际远程会诊服务还没有统一收费标准和完善的补偿机制,主要由开展国际远程会诊服务的医疗机构或国际远程服务机构自主定价,缺乏较为合理的定价依据,医疗机构调整变动价格较为随意,导致患者会诊时对远程医疗的收费存在疑虑,这将不利于国际远程会诊的普及和发展。

(三) 缺乏完善的国际远程会诊监管制度

1. 国际远程服务机构的监管　目前为止,我国对国际远程会诊的规定还处于空白期,监督管理也缺乏相应的措施,容易造成行业内的混乱。对于国际远程服务机构的资格申请与审查、执业规则及监督管理没有相应的标准规范,在具体要求和内涵界定上缺乏一个比较完善的评价体系。

2. 医疗信息监管　国际远程会诊跨系统需与医院信息系统(hospital information system,HIS)、医学影像存档与通信系统(picture archiving and communication systems,PACS)、放射信息管理系统(laboratory information systems,LIS)整合,跨医院与平台整合,跨国家与异地互联互通,在电子环境下,病历资料极易被篡改,资料的完整性、安全性不能得到保证,因此更要依靠标准。

(四) 患者信息资料的安全问题

国际远程会诊依靠远程通信、计算机及网络技术在云端进行信息存储和传递,数据信息的安全是保护患者个人信息及隐私的基础,一旦发生如因患者资料本身不全或采集失误、信息传输故障或遗漏等造成的专家的误诊或漏诊,计算机网络感染病毒或遭到"黑客"攻击导致的患者病情和隐私的泄露时,责任具体由哪一方承担,或多方承担时各自承担的比例,都还没有明确的法律规定。

(五) 缺乏完善的激励机制

作为国际远程医疗会诊重要的主体之一,提供会诊的专家参与程度和投入程度影响着国际远程会诊的发展和质量的提高。国际远程会诊因为要配合国外医生的时间,很多需要在非工作时间开展,从而增加了国内会诊医生的工作量。另外,国内医疗机构对参与会诊的医生缺乏相应的激励机制和权益保

障措施,往往导致国内很多医生对于参与国际会诊缺乏积极性和主动性。

(六) 国际远程会诊缺乏有效的推广途径

目前,国际远程会诊应用推广率不高。①从医生方面,中国医生自身业务繁忙,常常没有时间和动力去了解和参与国际会诊,因此,中国医生主动与国外专家进行远程会诊的动力较小。②从患者角度,由于对国际远程会诊流程、服务特性的不熟悉以及语言与费用问题,导致他们虽然有国际会诊的需求,但是却没有很好接受会诊的途径。③对国际远程医疗服务机构来说,目前国内缺少对此类型服务机构的明确定义及相关准入要求,导致医生、患者对服务机构的信赖度收到影响。以上原因都导致我国的国际远程会诊没有有效的、大面积的发展。

(七) 缺乏参与服务全程的专业人才

由于国际远程会诊服务对参与医生的医学外语水平、相关专业知识要求较高,但是目前,我国国际远程会诊服务专业人才匮乏。除了少数专业第三方服务机构培养了一部分专职人才外,医疗机构内远程专职队伍建设寥寥无几。不少医疗机构只有一两名兼职人员,并无国际远程医疗专职人员。医疗信息化人才队伍建设薄弱。没有专业人才,服务就缺少监督指导,国际远程医疗就不能发挥其应有的作用,患者问题也不能得到切实的解决。

(八) 国际远程会诊评估体系缺乏(医疗健康服务安全和质量的管理标准不明确)

我国国际远程会诊服务评估体系尚未搭建,国际远程会诊应用的安全性、有效性、效益等缺少专业的研究和评估,从而无法衡量国际远程会诊服务的质量。

七、国际远程会诊服务在我国良性发展的建议

目前国际远程会诊服务在我国的发展还处在摸索阶段。将国际远程会诊服务的年度开展情况纳入医疗卫生服务总调查,从服务机构及服务提供方获取最详尽的数据资料纳入卫生统计,了解市场的发展趋势和整体需求,有助于对国际远程会诊服务进行更为清晰的市场及行业定位,同时行业政府部门和市场部门也可以明确进行有针对性的监管。作为医疗服务提供体系下的一种服务模式,需要完善与服务内容、管理机制、信息安全、技术与收费标准有关的法律法规,为我国"互联网 + 医疗健康"的发展作出应有的贡献。

(一) 明确国际远程会诊的定义

国际远程会诊是一个动态发展的概念。随着"互联网 + 医疗健康"的发展,需要确定国际远程会诊的服务内容,界定服务范围,明确哪种疾病通过国际远程会诊可以达到更好的治疗效果,哪些疾病不宜采取国际远程会诊。

(二) 完善国际远程会诊的法律法规

完善适合我国国际远程会诊的法律法规,研究制定医疗健康数据的确权开放、流通交易和责权保护等方面的法律法规,明确国际远程会诊中各方的权责,为处理医疗纠纷提供法律依据,避免医疗事故发生后产生的纠纷、推诿现象,切实保护国际远程会诊供需双方和患者的利益。

(三) 健全国际远程会诊的监管制度

1. 完善资格准入制度 加强国际远程会诊服务监督工作,在现有的远程会诊资格准入与审核制度上,细化实施细则,明确国际远程会诊申请方和提供方的准入资格、执业规范,严格把控医疗机构、国际远程服务机构和从业人员的资格审核制度,建立行业门槛标准,拒绝非法、无资质或缺少手续资质的医疗机构和国际远程会诊服务机构,对获批的医疗机构和国际远程服务机构实行定期和不定期的复审制度。

2. 建立卫生健康信息标准和规范 建立统一规范的国际远程会诊标准体系,包括数据结构、信息分类编码、压缩传输存储等技术标准和规范,规范国际远程会诊的基本功能、业务流程。

3. 健全监管机制 所有开展国际远程会诊服务的医疗机构和互联网医疗服务的平台,需要及时将数据向特定的平台进行推送、传输和备份,卫生健康行政部门将通过监管的端口对国际远程会诊进行动态的监管,保障国际远程会诊服务依法依规的开展,确保医疗质量和安全。

4. 制定合理的收费标准、补偿机制和保险制度　卫生、物价、保险、电信等多部门协同制定国际远程会诊服务项目目录和收费标准,明确哪些国际远程会诊服务可以纳入医保,以及相较于传统问诊服务的报销比例的不同。完善医疗保障体系,在基本医疗保险的基础上吸收商业医疗保险,以减轻患者负担。开发国际远程医疗服务相关的医疗责任险,降低国际远程会诊服务过程中因诊断、操作等产生的医疗风险。

5. 完善安全管理机制

(1)健全信息安全管控机制:严格落实国家网络安全的等保制度、分级保护制度,加强远程医疗网络系统、平台以及关键信息基础设施和数据应用的安全防护,定期开展信息安全的隐患排查、监测以及预警,切实保障整个系统能够安全的运行。

(2)确保个人隐私安全:要严格执行信息安全和医疗健康数据保密的规定,建立完善个人隐私保护体制,严格管理患者和用户的信息,特别是对于像基因、生物的这样一些特别重要的信息,要特别加以严格管理。

(四) 建立国际远程会诊的风险防范制度

任何与疾病相关的咨询与医疗活动都不可避免的伴随着风险,国际远程会诊因其特殊性产生医疗风险的几率更大,因此,需要制定科学有效的国际远程医疗风险防范制度,避免不必要的医疗风险。在日常工作中加强各个工作环节的管理,责任落实到位,做好医疗风险防范工作。医疗风险发生后风险处理部门应积极介入,做好对患者及家属的安抚及赔偿工作,把各方的损失降低到最小。

(五) 加强国际远程会诊的激励机制

作为国际远程医疗会诊重要的主体之一,提供会诊的专家参与程度和投入程度影响着国际远程会诊的发展和质量的提高。国际远程会诊多在医生非工作时间展开,建议将国际远程会诊的工作量算入医生的日常工作量内,并纳入医院的绩效考核,将绩效考核结果与奖金或绩效工资挂钩,提高医务人员的积极性。

(六) 加强人才培养

建立完善国际远程会诊服务专业人才培养体系,根据国际远程会诊服务要求,有针对性地培养具有医疗信息、医学英语等方面知识的专业人员。

(七) 探索国际远程会诊评估体系

建立国际远程会诊服务评估体系,结合我国当前远国际远程会诊发展现状,有针对性地开展我国远程医疗应用评估指标体系构建的研究,探索构建评估指标体系,明确评估对象、评估内容,围绕大数据应用的质量、效用、成本、安全、风险等不同维度研究建立初步评估指标体系和评估办法。

参 考 文 献

[1] 尼尔森 . 深刻认识中国经济发展新常态,揭示中国消费五大趋势[EB/OL]. http://www.spgykj.com/newsshow.php?id=11531,2016-02-16.

[2] CONORD.Cancer survival in five continents:a worldwide population-based study.The Lancet Oncology.Volume 9,Issue 8,August 2008,Pages 730-756.

[3] Global Telemedicine Market Analysis & Opportunity Outlook 2024[DB/OL].https://www.researchnester.com/reports/global-telemedicine-market-analysis-opportunity-outlook-2024/84.

[4] 王潇雨 . 到美国治癌症,去韩国整容,出国看病要小心哪些"套路"?[N]. 健康报 .2018-08-02(5).

[5] 裴炯华 . "医学第二建议"接轨海外医疗[N]. 医药经济时报,2015-07-20(12).

[6] 刘涌 . 海外医疗迈入 2.0 时代 三路军团竞争市场[N].21 世纪经济报道,2015-08-25(23).

[7] 廖生武,刘天峰,赵云,等 . 欧美发达国家远程医疗服务模式对我国的启示[J]. 中国卫生事业管理,2015,31(10):730-732.

[8] 赵杰,蔡艳岭,孙东旭,等 . 远程医疗的发展现状与未来趋势[J]. 中国卫生事业管理,2014,30(10):739-799.

[9] 孙愉婷,周立业."互联网+"背景下我国移动医疗的机遇与挑战[J].卫生软科学,2017,32(1):27-30.

[10] 时占祥.2018年国际远程医疗的最新趋势是什么(一)[EB/OL]. http://www.sohu.com/a/247445222_387205,2018-08-16.

[11] 廖生武,刘天峰,赵云,等.欧美发达国家远程医疗服务模式对我国的启示[J].中国卫生事业管理,2015,31(10):730-732.

（游茂、孙越、孙昊明、张娜、张玲）

第七章

商业保险机构参与基本医疗保险
经办服务机制研究

商业保险机构参与基本医疗保险(医保)经办服务,是中国特色社会主义制度不断完善、国家治理体系和治理能力现代化水平不断提升、全社会发展活力和创新活力不断增强的重要体现之一。在政府"放管服"背景下,城镇职工基本医疗保险(城镇职工医保)、城镇居民基本医疗保险(城镇居民医保)、新型农村合作医疗(新农合)和城乡居民基本医疗保险(城乡居民医保)等基本医保制度初创和发展进程中,均有商业保险机构借助专业优势、科技创新、监管网络和人力资源,参与其经办服务,初步探索了体制机制建设路径,形成了一批具有示范效应和推广价值的典型模式,在改善基本医保的经办效率、增进参保人员便利、为政府事务性工作减负等方面取得了一定成效,但与此同时无论在政府还是商业保险机构层面,仍然存在一些困惑和难题,有待进一步研究应对。

在政府购买公共服务和基本医保经办服务社会化的国际图景下,相应的理论和国际经验可以为国内开展该项工作提供指引,并作出警示。政府购买公共服务的承办方在一般意义上是非营利的组织机构,但在结社革命异化进程中,营利性机构也来分一杯羹。此种情形在基本医保经办服务社会化领域亦有体现。国际上营利性保险机构参与基本医保经办服务的实践少之又少,初步文献研究结果显示,绝大多数社会医疗保险国家立法禁止营利性保险机构参与基本医保经办服务,仅能提供补充性的商业健康保险产品,只有荷兰将基本医保全面交由营利性保险机构经办;在其他制度类型国家中,也仅有瑞士、美国和英国将全部或部分基本医保服务交由营利性保险机构承担。这也恰好说明了公共服务的承办主体在名正言顺意义上应具有非营利性质。

有鉴于此,本项"商业保险机构参与基本医疗保险经办服务机制"专题研究追根溯源,将"商业保险机构"放大为国际上"私营保险机构"[①]的概念,通过文献回顾开展理论和国际经验研究,通过政策梳理寻找依据、发现不足,通过查阅官方统计资料开展全面调查,赴河南省、青海省、江苏南京、太仓、江阴、贵州六盘水等地开展典型调查,综合以上研究结论开展规范性分析,召开研讨会和进行专家咨询完善研究设计和结论提炼,由政府购买公共服务的机制入题,学习国际上相对成熟的机制和可尽量避免的教训,梳理国内商业保险机构参与基本医保经办服务的现状,并对该领域的战略选择和体制机制建设出谋划策。

一、理论研究:政府购买公共服务

(一)元理论:政府购买公共服务

1. 政府购买公共服务的源起与承办方的性质　研究社会机构和市场主体参与公共服务提供问题,须从社会和国家的关系开始理顺。"国家—社会二元化"曾是宪政民主体制得以存续的基石。在西方法治传统之

---

①　私营保险机构:包括社会自治机构(非营利性,如基金会)和商业保险机构(营利性,如商业保险公司)。

下,社会成长先于国家成长,从而与国家相脱离。在不同的社会契约论之下,社会成员让渡出全部、大部分、或是小部分私权利,赋予政府形成公权力。政府遵循法治规则行使公权力,对公民的私权利进行保障;私权利对政府履职进行牵制,限制公权力对私权利的侵犯。公共服务即是政府行使公权力,筹集和调动社会资源,向公众提供市场机制无法提供的国防、社会保障、教育等公共产品,用以满足公共需要的过程[①]。

在"国家—社会二元化"之下,经济生产和社会分配中,存在公权力机构和私权利机构,其中私权利机构有营利性与非营利性之分,从而产生三个部门:第一部门(公权力机构)、第二部门(私立营利机构,即企业)和第三部门(私立非营利机构,即社会组织)。第一部门是天然的公共服务的生产或提供者,与公共服务的非营利性质一脉相承,非营利的第三部门在前结社革命[②]时代,在不同国家即籍由不同缘故参与公共服务的生产或提供。在意大利、德国、荷兰和智利等地,很早便有宗教组织为弱势群体提供各种形式的社会救助;在美国、英国等地,偏好有限政府的政治意识形态导致政府在某些领域公共服务职能缺失,出现了一些社会组织来补足缺失;在南非、印度等地,民族解放运动使支持社会组织的政治势力掌权,社会组织迎来很好的发展空间;在法国、意大利等地,人们对政府的低反应性心灰意冷,转而寻求更灵活的以结社产生的社会救助形式[③]。由第一部门和第三部门参与的公私结盟在缓慢地发展着。

公私结盟的飞跃性进展,换言之,第三部门广泛参与公共服务的提供,是在结社革命之后。20世纪后期,现代福利国家危机、发展中国家的发展模式危机、世界性的环境危机、社会主义危机等"四个危机"和中产阶级革命、通信革命等"两个革命"催生第三部门在全球范围内骤然崛起,广度、深度、速度令人咋舌,史称"结社革命"[④][⑤]。政府依靠第三部门/社会组织承办政府出资的公共服务已成为通行做法,甚至政府资助已成为社会组织经费的主要来源,社会组织也成为政府资助的公共服务的主要载体[⑥]。

第二部门加入公私结盟,在公共服务领域分一杯羹源于结社革命的异化。19世纪末期以来,城市劳工阶级及其政党受左翼社会思潮指引,为生产资料的社会化和国有化而抗争;企业逐渐从小工业向大工业转型为资本家寡头集团,寻找拓展市场的新机会[⑦]。与此同时,财政不堪重负,在减负放权的同时,寻求社会资本、社会力量参与公共服务。在此背景下,第一部门、第二部门和第三部门之间产生了微妙变化。①在第一部门和第二部门之间,国有资产以股份制改造等方式,向企业改制。诸多国家的铁路、通信等公共资产,从第一部门向第二部门转移。②第二部门开始承担企业社会责任。企业社会责任作为当前国际普遍认同的理念,要求企业在创造利润、为股东利益负责的同时,承担对消费者、员工、社区和环境等方面的责任。③企业部分资产非营利化。企业将盈利的一部分拿出来,成立公益基金。④非营利组织企业化运作。"社会企业"兴起,通过企业化行为、商业化方式提供公共服务,不像传统非营利组织一样依赖社会公共资源的注入,而是靠自身经营所得,即"为公益而赚钱"[⑧]。⑤社会组织和企业合体。有的企业的社会事业部"一套班子两块牌子",对内是职能部门,对外是独立的社会组织,具有独立的品牌、使命、项目和工作架构[⑨]。营利性的第二部门越来越多地进入本应以非营利方式运作的政府购买公共服务视野。

至此,政府购买公共服务,即是政府将原本由政府直接提供的公共服务事项转交给具有资质的私立组织来履行,以期实现改善财政资金使用效率、降低公共服务供给成本、维持或改善公共服务质量等多重目标。

2. 政府购买公共服务的主要形式 政府购买公共服务,在有的国家又被称作"公共服务外包",尽管后者在外延上小于前者。购买形式主要有以下几种:

(1)合同购买:合同购买是政府购买公共服务最典型的做法,以至于在一些语境下有的国家将政府购

---

① 冯华艳. 政府购买公共服务研究. 北京:中国政法大学出版社,2015:32-33.

② 结社:意指个体集结成社团.

③ 王浦劬,萨拉蒙[美]. 政府向社会组织购买公共服务研究——中国与全球经验分析. 北京:北京大学出版社,2010:207.

④ 史柏年. "全球性结社革命"及其启示. 中国青年政治学院学报,2006,3:57,58,59.

⑤ 萨拉蒙[美]. 田凯,译. 公共服务中的伙伴——现代福利国家中政府与非营利组织的关系. 北京:商务印书馆,2008:261,274.

⑥ 王浦劬,萨拉蒙[美]. 政府向社会组织购买公共服务研究——中国与全球经验分析. 北京:北京大学出版社,2010:200.

⑦ 黄基泉. 西方宪政思想史略. 济南:山东人民出版社,2004.

⑧ 闫家伟,邬斌,李爽,等. 磨合的空间——转型背景下的社会公共领域发展及其趋势. 上海:上海交通大学出版社,2014:50.

⑨ 闫家伟,邬斌,李爽,等. 磨合的空间——转型背景下的社会公共领域发展及其趋势. 上海:上海交通大学出版社,2014:68.

买公共服务笼统称作"购买合同"。此种合同通常伴随竞争性招投标程序,有过程指标合同和绩效指标合同之分,前者如规定提供日托的人/日、疗养院护理的人/日,后者如规定学生掌握某个知识体系的成功率。绩效指标合同会辅以绩效激励,在完成或超额完成绩效目标时有奖励措施[①]。

(2)预算拨款:政府从总体预算中向公共服务承办方拨款,如德国、中国香港的分类财政补贴,以及匈牙利、韩国的政府拨款补助。在德国历史上,政府对福利机构的主要支持形式就是预算拨款,采取直接补贴和整笔拨款的形式,支持此类组织的运作[②]。

(3)税收优惠:如在美国、匈牙利,政府对承办公共服务的组织机构采取整体减免组织机构税收、减免承办公共服务部分的税收、延期缴税等方式,进行税收优惠[③]。

(4)贷款及贷款担保:国家从资本市场筹集的资金为资产有限的承办方提供贷款,或通过向商业银行为承办人提供贷款担保,使其获得低息贷款。如英国创建"未来建设者"组织,利用4亿英镑国家资金,资助非营利组织技术和设施。通过非营利组织偿还的资金,"未来建设者"组织对其他的非营利组织提供银行贷款[④]。

(5)提供办公场所:如在德国、法国、中国香港,存在政府向公共服务承办方免费提供办公场所的做法。

3. 政府购买公共服务的双方角色　尤其在第二部门参与政府购买公共服务语境下,Loney 早在1988年便对双方角色进行了阐述。

政府主要承担七个角色:①市场引导者,制定相关标准并以公权力敦促市场主体遵守;②托底保障者,为弱势群体构筑保障网;③购买者,代表公共服务受益人向承办方购买服务;④补助者,向承办方付费;⑤规约者,制定服务标准、规章制度、服务品类、依职权受理申请、审核并授予承办方相应资格;⑥协调者,在承办方之间促进信息流通、提供相关建议、避免重复浪费、弥合不同承办方的服务差距;⑦风险的最终承担者,在承办方运营困难时及时补位,保障受益人权益[⑤]。

承办方则发挥以下功能或拥有以下特征:①通过竞争提高效率、降低成本;②增加所承办服务的多样化和消费者的选择性;③允许更多偏好的存在;④提供服务时实现更多创新;⑤自律;⑥不受官僚体系约束从而具备更多灵活性;⑦运用营销技巧获得更大的市场活动空间;⑧利用市场机制整合分散的资源[⑥]。

4. 政府购买公共服务的过程与框架　政府购买公共服务一般有界定购买内容,确定购买对象,选择购买形式,确定支付方式,确定购买价格,对承办方开展绩效考核,对承办方开展市场准入、服务质量和价格监管等过程[⑦]。如采用公开招投标形式,英国的八阶段框架为:①制订采购计划;②确定采购总负责人和配备律师、会计师或审计师;③律师起草并在制定刊物上公布信息;④接受咨询;⑤按标准确定合格供应商名单;⑥招标或直接采购;⑦按照合同监督供应商完成服务;⑧独立审计。美国的八环节为:①制定统一的单据形式;②开发招标公告和表述格式;③对招标工作人员统一定位;④详细制定招标采购操作规程;⑤确定合格供应商名单;⑥招投标;⑦服务追查;⑧进行采购审计和管理审计[⑧]。

5. 政府购买公共服务中的几项最新共识

(1)购买合同由过程指标合同向绩效指标合同过渡。初始各国大多采用基于过程指标的合同,因难以衡量指标完成情况、监管成本过高等因素,之后越来越多地转向采用基于绩效指标的合同[⑨]。

---

① 王浦劬,萨拉蒙[美].政府向社会组织购买公共服务研究——中国与全球经验分析.北京:北京大学出版社,2010:212.
② 王浦劬,萨拉蒙[美].政府向社会组织购买公共服务研究——中国与全球经验分析.北京:北京大学出版社,2010:211.
③ 王浦劬,萨拉蒙[美].政府向社会组织购买公共服务研究——中国与全球经验分析.北京:北京大学出版社,2010:213-214.
④ 王浦劬,萨拉蒙[美].政府向社会组织购买公共服务研究——中国与全球经验分析.北京:北京大学出版社,2010:214 页.
⑤ Martin Loney,The State or the Market,Cambridge:Policy Press,1998.转引自姚蕴慧:社会福利民营化的再省思,载《通识研究集刊》,2004,5:39-52.
⑥ Martin Loney,The State or the Market,Cambridge:Policy Press,1998.转引自姚蕴慧:社会福利民营化的再省思,载《通识研究集刊》,2004,5:39-52.
⑦ 储亚萍.政府购买社区公共卫生服务的合肥模式研究.合肥:安徽大学出版社,2014:28-36.
⑧ 上海金融学院城市财政与公共管理研究所.政府购买公共服务:理论、实务与评价.北京:中国财政经济出版社,2015:37.
⑨ 王浦劬,萨拉蒙[美].政府向社会组织购买公共服务研究——中国与全球经验分析.北京:北京大学出版社,2010:212.

（2）竞争性招投标方式日益被证明不是政府购买公共服务的最有效方式，反而政府和承办方之间的合作和信任关系有助于效率提升。例如，契约双方良好合作关系的构建逐渐被英国政府所重视[1]。从英国地方政府公共服务绩效管理经验看，通过"强制性竞标"方式实现的交易契约，因交易成本高、竞争市场不足、中标方员工士气低落等原因，非但效率低下，而且累及所购买的公共服务的质量，故被重视社区参与、培育服务型政府、构建伙伴关系的"最佳价值"关系契约所取代[2]。信任的建立有助于降低监管成本[3]，双方"彼此相信对方会为自己带来正向结果，而且对方不会采取自己所不预期的负面行动"[4]。这也正是非营利机构参与政府购买公共服务的优势所在，与营利性机构相比，非营利机构更能与政府建立广泛的信任关系[5]。

（3）在成本和质量方面，其一，澳大利亚的一项荟萃分析表明，国际范围内政府购买公共服务机制似仅能以更低成本维持现有的公共服务质量，很难实现公共服务质量提升[6]；其二，政府即便以降低成本为出发点，也不宜在竞争性招投标中采用最低价中标机制[7]。

（二）派生理论：精明买家、网罗责任

作为元理论的政府购买的公共服务理论可以派生出另外两个理论，对实践进行指引。

1. 精明买家理论 诸多案例表明，外部购买并不一定改善公共服务绩效。国际市县管理协会（ICMA）数据表明，尽管有 96% 的政府至少对一项公共服务实施外包，但在 1992 年至 1997 年间有 88% 的政府至少将一项外包的公共服务转向内部生产——表示有一部分购买公共服务改革并未实现预期目标，政府被迫终止购买合同转向原有的内部生产[8]。因此政府必须首先变成一个"精明买家"，才能利用外部购买实现公共服务的有效供给。政府成为"精明买家"可以从以下方面下功夫：一是明确界定各方责任、明晰沟通流程；二是在拟订合同条款等环节与潜在的承办方充分协商；三是开发明确的实体性和流程性指南以供各方参考；四是学习其他国家或地区、其他部门的购买经验和技巧，以及本部门先前的经验教训，从而趋利避害；五是加强信息系统建设来监测承办方绩效；六是与中央政府沟通是否、如何突破"红线"，从而保障购买的有效性[9]。

2. 网罗责任理论 前文已阐述政府在购买公共服务中所应承担角色。将服务外包出去以后，政府并非就此脱身，而是要在市场失灵、发生突发状况等导致公共服务断档、严重不足等情形之下，作为受益人权益的最终托底人，承担起网罗责任，从而保证公共服务供给的连续性，保障受益人合理、合法、合规享受公共服务。

二、国际经验研究：国际上商业保险机构参与基本医保经办服务的做法、启示与警示

（一）主要做法

1. 国际上基本医保经办机构性质概览 从卫生系统整体绩效排名前 50 位的部分国家看，少数国家

---

① Colin Provost, Marc Esteve.Collective action problems in the contracting of public services：Evidence from the UK's Ministry of Justice.Journal of Strategic Contracting and Negotiation,2016,3（2）:227-243.

② 黄源协. 从"强制性竞标"到"最佳价值"——英国地方政府公共服务绩效管理之变革. 公共行政学报,2005,（15）:131-163.

③ 张琼玲,张力亚. 政府业务委外经营管理及运作过程之研究——以台北市政府社会局为例. 华岗社会科学报,2005,19：31-60.

④ 林隆仪,李水河. 关系品质在服务外包对组织绩效的影响效果之研究——以交通部暨所属机关为例. 台湾管理学刊,2005,（1）:75-100.

⑤ Eva M.Witesman, Sergio Fernandes.Government Contracts With Private Organizations：Are There Differences Between Nonprofits and For-profits?.Nonprofit and Voluntary Sector Quarterly,2012,42（4）:689-715.

⑥ Graeme Hodge.Contracting Public Sector Services：A Meta-Analytic Perspective of the International Evidence.Public Policy and Private Management Symposium.2010,57（4）:98-110.

⑦ 林隆仪,李水河. 关系品质在服务外包对组织绩效的影响效果之研究——以交通部暨所属机关为例. 台湾管理学刊,2005,（1）:75-100.

⑧ 詹国彬. 需求方缺陷、供给方缺陷与精明买家——政府购买公共服务的困境与破解之道. 经济社会体制比较,2013,（5）:142-150.

⑨ Sara Bennett, Anne Mills.Government capacity to contract：health sector experience and lessons.Public Admin.Dev.,1998,18：307-326.

由第二、三部门的组织机构参与基本医保经办服务,大多数国家政府自办基本医保经办机构(表2-22)。

表2-22　世界主要国家医保经办机构设置情况

国家[1]	医保经办机构性质	总体卫生体系绩效排名[2]	国家	医保经办机构性质	总体卫生体系绩效排名
法国	非营利组织	1	哥伦比亚	政府机构	22
意大利	政府机构	2	瑞典	政府机构	23
新加坡	政府机构	6	德国	非营利组织	25
西班牙	政府机构	7	以色列	非营利组织	28
奥地利	非营利组织	9	芬兰	政府机构	31
日本	政府机构	10	澳大利亚	政府机构	32
挪威	政府机构	11	智利	政府机构	33
葡萄牙	政府机构	12	美国	政府机构、商业保险公司	37
希腊	非营利组织	14	古巴	政府机构	39
荷兰	商业保险公司	17	新西兰	政府机构	41
英国	政府机构	18	克罗地亚	政府机构	43
爱尔兰	政府机构	19	泰国	政府机构	47
瑞士	商业保险公司	20	捷克	政府机构	48

注:

1. 表中的国家为《2000年世界卫生报告》中总体卫生体系绩效排名前50名的部分国家,这些国家总体卫生体系绩效排名较好,同时关于医保制度管理经办的资料相对完备。

2. 各国总体卫生体系绩效排名取《卫生体系:改善绩效(2000年世界卫生报告)》的排名结果。

资料来源:周弘(2011),WHO(2000),孙东雅、范娟娟(2012),陈文辉(2013)

在社会医疗保险型国家,基本医保大多或由政府的经办机构承担,或由非营利性的基金组织承担。在法国、奥地利、希腊、德国和以色列等国家[①],政府通过雇主、雇员、税收等多种渠道筹集起来的基本医保资金,交由非营利的基金会运作。前文已述这些国家非营利机构参与公共服务的制度背景各不相同。如德国社会组织发展兴盛,有立法规定,公共服务优先由社会组织承担,仅在没有社会组织承办公共服务的领域成立政府机构"补缺"。在德国,国家负责立法和政策调控,不参与基金会的运作。国家鼓励基金会之间互相竞争,主要体现在:一是参保人自由选择投保基金会,一般每3年选择一次,并可以在基金会之间转换。二是鼓励小规模、地方性基金会兼并,以形成更大规模的风险池。三是允许各基金会以特色服务、附加项目作为竞争手段。

在绝大多数社会医疗保险型国家,营利性的专门商业健康保险公司或有健康保险业务的商业保险公司,仅可以提供补充性的商业健康保险,不能参与基本医保经办服务。初步文献研究显示,目前在社会医疗保险型国家,仅发现荷兰将基本医保资金交给商业保险公司运作的先例。

在其他基本医保制度类型国家,目前也仅发现瑞士和美国分别将全部和部分基本医保资金交由商业保险公司运作,英国引入商业保险公司对国民健康服务体系进行管理。

2. 商业保险公司全面参与基本医保经办服务的做法

目前完全由商业保险公司经办基本医保的国家有瑞士和荷兰。

瑞士于1996年将基本医保交由商业保险公司运作,公共卫生局负责监管。商业保险公司在确定保费上有一定的自主权,但不允许拒保。国家引入风险调剂机制,平衡不同公司参保人特征不同导致的患

---

① 周弘.50国(地区)社会保障机构图解.北京:中国劳动社会保障出版社,2011.

病风险和预期医疗支出差异。基本医保业务以非营利方式进行运作,故商业保险公司一般会设立一个非营利的支部,专门开展这项工作[①]。制度运行二十年来,面对保费不断攀升的状况,国内左右翼势力对是否逆转当初这一决定较量不止[②]。

荷兰于2006年将基本医保交由商业保险公司运作,政府角色从直接提供服务转换为保障市场运营:一是出台近800部法律法规,规范医保筹资、医疗服务、待遇支付等各环节的详细标准和经办流程[③]。二是制定宏观政策,如确定基本医保缴费额度,参保人不分年龄、性别、收入、健康状况,保费基本一致;设立风险平衡基金,调剂各商业保险公司因承保对象年龄、性别、健康状况等个体差异而引起的财务风险等;建立绩效评价指标体系,健全医疗卫生信息披露制度,引导民众对商业保险公司进行选择等[④]。三是建立组织机构保障制度运行,如建立健康保险委员会以确定服务包,建立健康服务管理局以促进市场正常运转,以及建立健康服务督查局以保证基本医保制度的医疗服务质量[⑤]。商业保险机构按照政府规定的基本医保缴费额度收取保费,不得对参保人区别对待和拒保。对于承办的基本医保服务项目,商业保险机构可与医疗服务提供方通过谈判来定价。2012年前后约34%的医疗、护理服务和15%的初级保健项目由商业保险公司通过市场机制定价,56%的医疗、护理服务、85%的初级保健服务和100%的长期护理项目由政府定价,另有10%的疑难杂症等未规定定价主体[⑥]。荷兰将基本医保交由保险公司经办的初衷之一是遏制上升的医疗成本,但运行几年发现费用增速并未得到控制[⑦]。

3. 商业保险公司部分参与基本医保经办服务的做法

部分由商业保险公司经办基本医保的国家有美国和英国。

美国的基本医保制度由医疗救助(Medicare)、医疗照顾(Medicaid)、军人军属医保(MHS和TRICARE)和联邦雇员健康福利(FEHBP)构成,分别覆盖老年人群、贫困人群、军人军属,以及联邦雇员,由政府机构承担四项制度的经办服务工作,同时通过税收优惠等措施,鼓励商业保险公司参与经办服务。商业保险公司以更低的保费来提供与政府经办机构相同或更大的服务包[⑧]。尤其是2003年立法,有资格参加Medicare的投保人可以不选择政府提供的A或B服务包,而是选择商业保险公司设计的Medicare Advantage计划[⑨]。

为弥补整体医疗资源的不足,英国政府推行"国民健康服务政府外包服务采购(FFSC)",允许国内外有资质的商业保险公司为国民健康服务体系提供管理服务,中标公司包括美国的多家知名保险公司,所购买的服务有:一是评估现有医保制度的问题和前景,对未来发展提出建议;二是直接提供医疗服务;三是审查医疗服务流程、规范医疗行为并控制医疗成本;四是利用保险公司现有信息平台分析数据,加强绩效管理[⑩]。

(二) 主要启示

从为数不多的商业保险机构参与基本医保经办服务的国际经验看,有以下几个理念值得提倡:

1. 竞争 私营保险机构参与基本医保经办服务的市场竞争方式可以是以更低保费来提供与政府经办时同等的服务包;或者以同样保费提供更大的服务包,如德国各基金会在保费统一的前提下,以特色服务和附加项目来竞争参保人。

2. 衡平 这些国家均建立基本医保风险调剂机制,用以对抗商业保险机构因承保对象个体差异而

① 孙嘉尉,顾海.国外基本医疗保险体系中的商业参与——兼论公共物品供给.社会保障研究,2013,4:92.
② Fowler J.,Swiss Reject Switch from Private to State Health Insurance.(2014-09-28)[2018-9-9]https://news.yahoo.com/public-versus-private-swiss-mull-health-system-shift-073917245.html;_ylt=AwrBJSAxZihUJXUA8YHQtDMD
③ 孙东雅,范娟娟.荷兰医疗保险制度改革研究.中国医疗保险,2012,5:67.
④ 孙东雅,范娟娟.荷兰医疗保险制度改革研究.中国医疗保险,2012,5:67.
⑤ 陈文辉.我国城乡居民大病保险发展模式研究.北京:中国经济出版社,2013:44-45.
⑥ 孙东雅,范娟娟.荷兰医疗保险制度改革研究.中国医疗保险,2012,5:68.
⑦ 孙东雅,范娟娟.荷兰医疗保险制度改革研究.中国医疗保险,2012,5:67.
⑧ 陈文辉.我国城乡居民大病保险发展模式研究.北京:中国经济出版社,2013:36.
⑨ 陈文辉.我国城乡居民大病保险发展模式研究.北京:中国经济出版社,2013:35-36.
⑩ 陈文辉.我国城乡居民大病保险发展模式研究.北京:中国经济出版社,2013:41.

导致的财务风险不均衡;设立专门机构监管医疗服务质量等,确保不因服务外包而发生医疗服务质量下降的情形。

3. 隔离　因营利性机构参与公共服务提供在本源上存在正当性缺失,故商业保险机构参与基本医保经办服务的这部分非营利运作的业务,应与公司常规的营利性业务隔离开来。前述瑞士经验便是在商业保险机构下专门设立一个非营利的支部开展该项业务,尽量避免沾染公司常规业务的营利习气。

(三) 主要警示

之所以并没有太多商业保险机构参与基本医保经办服务的国际经验,是因为此种做法本就欠缺正当性,绝大多数社会医疗保险型国家是立法禁止营利性的商业保险机构参与基本医保经办服务的。

对于允许商业保险公司参与基本医保经办服务的国家,制度背景各不相同。瑞士和荷兰经济能力高,美国是一个非常市场化的体系,英国面临严重的福利危机,对照中国的情况,均缺少可借鉴的价值。

从商业保险机构参与基本医保经办服务的绩效看,似与预期目标存在相当差距。美国经验表明在 Medicare 制度中,与政府机构自行经办相比,保险公司经办的成本更高。一项美国的研究称,1985—2012 年间,商业保险公司经办 Medicare,与政府经办相比,已令国家多开支了 2 826 亿美元[1]。英国经验表明,在国家健康服务体系中引入私有化机制后,为削减成本,曾一度出现聘请能力不足的"便宜"医务人员导致投保人利益损失的情况。荷兰经验表明,将基本医保交由商业保险公司经办,并不能实现遏制医疗费用上涨的初衷。瑞士经验表明,当初将基本医保交由商业保险公司经办,是优是劣、是否推翻重来,一直处于政治议程之中,并无定论支持此种做法确实得当。

相反,国际经验显示,政府购买基本医保服务经办的对象主要是非营利机构。一项美国研究称,在美国国内商业保险机构股份化改造进程中,与已改造的商业健康保险公司相比,非营利的健康保险机构将更多保费收入用在了投保人待遇支付上,同时管理性开支占比较小[2]。可见,与非营利组织的服务社区理念一脉相承,其运作的健康保险计划给予了投保人更多的福祉。不过在中国语境中,目前在基本医保经办领域是缺失此类机构的。现有的基金会、民办非企业等组织机构不足以开展此项业务,故商业保险机构补位实属无奈之举。是为警示。

三、国内实践梳理:商业保险机构参与基本医保经办服务的主要情况

(一) 法律法规与政策依据

当前国内商业保险机构在以下法律法规与政策框架下参与基本医保经办服务:

1. 政府购买公共服务相关法律法规

(1)政府采购法及其实施条例:商业保险机构参与基本医保经办服务,属于政府向商业保险机构购买基本医保经办服务,受《政府采购法》约束。

《政府采购法》第二条规定,政府采购是指各级国家机关、事业单位和团体组织,使用财政性资金采购依法制定的集中采购目录以内的或者采购限额标准以上的货物、工程和服务的行为。采购指以合同方式有偿取得货物、工程和服务的行为,包括购买、租赁、委托、雇用等。服务指除货物和工程以外的其他政府采购对象。《政府采购法实施条例》明确,政府采购法第二条所称服务,包括政府自身需要的服务和政府向社会公众提供的公共服务。

《政府采购法》规定政府采购有公开招标、邀请招标、竞争性谈判、单一来源采购、询价五种方式并规定"公开招标应作为政府采购的主要采购方式"。公开招标、竞争性谈判和询价均需三家以上投标主体参与竞争,专家进行商务标、技术标综合评审。邀请招标和单一来源采购则不受投标主体数量限制。

(2)招标投标法:按照政府采购法要求,政府向商业保险机构购买基本医保经办服务时,采取招投标方式遴选服务提供对象。

---

① Hellander I., Himmelstein D.U., Woolhandler S.Medicare Overpayments to Private Plans, 1985-2012 : Shifting Seniors to Private Plans Has Already Cost Medicare US$282.6 Billion.Int J Health Serv, 2013, 43 (2):305-319.

② Johnson SR., Nonprofit Health Insurers:The Story Wall Street Doesn't Tell.Inquiry, 2003, 40 (4):318-322.

《招标投标法》规定,大型基础设施、公用事业等关系社会公共利益、公共安全的项目,必须进行招标;招标人采用公开招标方式的,应当发布招标公告;必须进行招标的项目公告应当通过国家指定的报刊、信息网络或其他媒介发布;招标公告应当载明招标人的名称和地址、招标的项目的性质、数量、实施地点和时间以及获取招标文件的办法等事项。

(3)合同法:经由政府采购、招标投标确定的中标者,与政府签立基本医保经办服务合同,开发合同条款时应充分遵循《合同法》的要求和规定。

《合同法》第二条规定,合同的内容由当事人约定,一般包括以下八要素:①当事人的名称或者姓名和住所;②标的;③数量;④质量;⑤价款或者报酬;⑥履行期限、地点和方式;⑦违约责任;⑧解决争议的方法。当事人可以参照各类合同的示范文本订立合同。

基本医保经办服务合同属格式合同。《合同法》第三十九条规定,采用格式条款订立合同的,提供格式条款的一方应当遵循公平原则确定当事人之间的权利和义务,并采取合理的方式提请对方注意免除或者限制其责任的条款,按照对方的要求,对该条款予以说明。格式条款是当事人为了重复使用而预先拟定,并在订立合同时未与对方协商的条款。

(4)政府购买服务管理办法:财政部、民政部、工商总局《政府购买服务管理办法(暂行)》(财综〔2014〕96号)第十四条将社会保险服务纳入政府购买服务范畴,商业保险机构在性质上属于第六条规定的服务经办/承办主体,因此该项工作在总体上受该办法约束、指导。

除去与政府采购法、招标投标法、合同法相交叉的内容,该办法在购买方式和程序上的规定主要有两点值得注意。一是按规定程序确定经办/承办主体(商业保险机构)后,购买主体(政府)应当与承办主体签订合同,并可根据服务项目的需求特点,采取购买、委托、租赁、特许经营、战略合作等形式。也就说,商业保险参与基本医保经办服务,并非仅有"委托"这一种形式。二是经办/承办主体不得转包。

(5)政府采购供应商投诉处理办法:商业保险机构提供政府购买的基本医保经办服务时,其合法权益除有上述法律法规保障外,另有《政府采购供应商投诉处理办法》作出专门保障。

《办法》规定,商业保险机构作为政府采购供应商,认为采购文件、采购过程、中标和成交结果使自己的合法权益受到损害的,应当首先向采购人、采购代理机构提出质疑;对采购人、采购代理机构的质疑答复不满意,或者采购人、采购代理机构未在规定期限内作出答复的,在答复期满后15个工作日内向同级财政部门提起投诉。财政部门收到投诉书后,在5个工作日内进行审查。经审查,对投诉事项作出处理决定。

2. 商业保险机构参与基本医保经办服务主要政策依据 2009年之前,商业保险机构参与基本医疗保险服务工作主要处于地方自发探索阶段,保监会、原卫生部等部委制定下发的相关政策文件数量较少,文件内容以规范各地做法,引导有条件的地区稳妥试点为主。保监会先后于2005年和2008年下发了《关于完善保险业参与新型农村合作医疗试点工作的若干指导意见》(保监发〔2005〕95号)(已于2014年8月12日废止)和《关于保险业参与基本医疗保障管理工作有关问题的通知》(保监发〔2008〕60号),在总结各地实践的基础上对商业保险机构参与新农合基本保障经办服务工作的意义、形式、基本原则等作出了规定。原卫生部等七部门在2006年下发的《关于加快推进新型农村合作医疗试点工作的通知》(卫农卫发〔2006〕13号)则提出,"要按规定解决合作医疗经办机构的编制,同时要支持保险公司参与合作医疗业务服务的试点"。

2009年,中共中央、国务院作出了《关于深化医药卫生体制改革的意见》(以下简称《意见》),《意见》明确规定,要"加快建立和完善以基本医疗保障为主体,其他多种形式补充医疗保险和商业健康保险为补充,覆盖城乡居民的多层次医疗保障体系","在确保基金安全和有效监管的前提下,积极提倡以政府购买医疗保障服务的方式,探索委托具有资质的商业保险机构经办各类医疗保障管理服务",从而将建设多层次的医疗保障体系和委托商业保险机构经办各类基本医疗保障服务列入国家关于医药卫生体制改革的总体部署,使这项工作从地方的自发探索上升为国家的宏观战略规划。2012年国务院印发的《"十二五"期间深化医药卫生体制改革规划暨实施方案》(国发〔2012〕11号)在委托经办的基础上进一步提出"积极探索利用基本医疗保险基金购买商业大病保险或建立补充保险等方式,有效提高重特大疾病保障水平",从而明确了利用基本医疗保险基金和商业保险机构等多方力量提高重特大疾病保障水平的改革方向,拓宽了商业保险机构参与基本医疗保障经办服务的领域。

为贯彻落实中共中央、国务院的工作部署,2012 年,原卫生部、国家发改委等部门先后制定下发了《关于商业保险机构参与新型农村合作医疗经办服务的指导意见》(卫农卫发〔2012〕27 号)和《关于开展城乡居民大病保险工作的指导意见》(发改社会〔2012〕2605 号),对在新农合经办服务工作中发挥商业保险机构作用的必要性、基本原则和工作要点作出原则性规定。

对于商业保险机构参与该项工作的具体形式,保监会 2009 年下发的《关于保险业深入贯彻医改意见积极参与多层次医疗保障体系建设的意见》(保监发〔2009〕71 号)规定,"商业保险机构经办基本医疗保障管理服务,以委托管理模式[①]为主,在条件具备、风险可控的前提下,保险公司可以探索以保险合同方式[②]经办基本医疗保障服务"。

此外,国家下发多个文件指引、规范商业保险机构承办大病保险服务。此项工作主要受 2012 年发改委等六部门《关于开展城乡居民大病保险工作的指导意见》(发改社会〔2012〕2605 号)、2015 年国务院办公厅《关于全面实施城乡居民大病保险的意见》(国办发〔2015〕57 号)和国务院医改办等八部门《关于做好 2016 年城乡居民大病保险工作的通知》(国医改办发〔2016〕2 号)指导、规范。《指导意见》规定,城乡居民大病保险是基本医疗保障制度的拓展和延伸,是对基本医疗保障的有益补充,是建立健全多层次医疗保障体系,推进全民医保制度建设的内在要求;城乡居民大病保险基金从城镇居民医保基金、新农合基金中提取,实行地市级统筹或省级统筹;在具体运行中,城乡居民大病保险实行政府主导与市场机制作用相结合,政府负责制定基本政策,商业保险机构以保险合同形式承办,承担经营风险,自负盈亏。三份文件共同明确了政府在制定政策、组织协调、监督管理等方面的职责,提出了"坚持政府主导,专业运作"的基本原则,即政府负责基本政策制定、组织协调、筹资管理,并加强监管指导。利用商业保险机构的专业优势,支持商业保险机构承办大病保险,发挥市场机制作用,提高大病保险的运行效率、服务水平和质量。并同时对商业保险机构购买大病保险的方式、大病保险招标投标与合同管理、商业保险机构的基本准入条件以及监管等作出规定。

(二) 面上情况

从基金规模和覆盖人口看,商业保险机构基本医保经办和大病保险承办业务[③],在 2010—2015 年间累计管理医保基金约 380 亿元[④],2017 年管理各类医保基金 265.38 亿元[⑤],2014 年覆盖基本医保参保人 5 874 万人[⑥]。

从业界估算的市场占有情况看,中国人寿在基本医保经办业务中的市场占有率超过 90%,人保财险次之,人保健康、太平洋寿险位列其后,其他商业保险机构所占市场份额微乎其微。

从各制度的具体情况看,官方统计资料(1998—2017 年《中国保险年鉴》)显示商业保险机构自 2003 年新农合制度推行方才进入基本医保经办领域[⑦],后渐次扩展至城镇居民医保、城镇职工医保、工伤保险、生育保险等制度。参与新农合经办服务的占绝大多数。

截至 2016 年底,官方统计有中国人寿、人保健康、太平洋寿险、新华人寿、中华联合等商业保险机构,在河南、江苏、山东、广东、天津、贵州、福建、北京、四川等 9 个省级单位的 140 余个新农合统筹地区参与经办服务工作。中国人寿在宁波宁海、河北石家庄、浙江衢州、贵州钟山、河南开封,人保健康在安徽南

---

① "委托管理模式"不承担基金风险,为"经办"之意。
② "保险合同方式"承担基金风险,为"承办"之意。
③ 受统计口径所限,无法单独计算基本医保业务规模。
④ 闫建军.中国健康保险研究报告 2017——健康保险发展的逻辑.北京:中国金融出版社,2017:198.
⑤ 国家卫生健康委."十三五"深化医药卫生体制改革规划中期评估报告.北京,2018.
⑥ 闫建军.中国健康保险研究报告 2017——健康保险发展的逻辑》,北京:中国金融出版社,2017:198.
⑦ 个别地区在国家建立新农合制度之前,其农村合作医疗制度便引入了商业保险机构经办机制。如江苏江阴于 2001 年便由太平洋保险经办农村合作医疗业务,延续至今。

陵、浙江建德参与城镇居民医保经办服务。中国人寿、人保财险[1]在青海全省,人保健康在广东湛江,6家保险公司在安徽25个统筹地区参与城乡居民医保经办服务。中国人寿在河南开封、人保健康在辽宁锦州、平安养老在湖南益阳参与城镇职工医保经办服务。中国人寿在河南开封参与工伤保险、生育保险等其他社保制度经办服务(表2-23)[2]。

不排除有未纳入官方统计的情况。实际开展此项工作的地区及参与的商业保险机构或有遗漏。此外,调研发现河南、贵州有地区将贫困人口医疗救助经办服务也交由商业保险机构运作,此类情形亦未纳入官方统计。

表2-23 商业保险机构参与基本医保经办服务的分布情况

	新农合	城镇居民医保	城乡居民医保	城镇职工医保	其他(备注)
2003					四川(中国人寿,成都市非城镇户籍从业人员综合社会保险[住院医疗])
2004	河南(中国人寿,新乡) 江苏(太平洋寿险,江阴) 江苏(新华人寿,扬州) 山东(中国人寿,青岛城阳)				
2005	山东(中国人寿,青岛开发区) 广东(佛市三水、番禺)				
2006	天津(中国人寿,武清)				
2007	天津(人保健康,津南) 广东(太平洋人寿,佛山禅城) 贵州(中国人寿,六盘水钟山) 江苏(4家保险公司,22个地区) 福建(3家保险公司,18个区县)	宁波(中国人寿,宁海) 河北(中国人寿,石家庄)		辽宁(人保健康,锦州)	
2008	河南(中国人寿,洛阳、安阳) 福建(17个区县) 天津(武清、宝坻、北辰、蓟县) 江苏(太平洋寿险,无锡)	浙江(中国人寿,衢州)			
2009	天津(人保健康,津南)	安徽(人保健康,芜湖南陵) 贵州(中国人寿,六盘水钟山)		湖南(平安养老,益阳)	
2010	江苏(太平洋人寿,江阴) 福建(太平洋人寿,晋江)		广东(人保健康,湛江)		
2011	北京(人保健康,平谷)				
2012	河南(中国人寿,郑州) 江苏(中国人寿、太平洋人寿、新华人寿、中华联合,15个区县)	浙江(人保健康,建德)	青海(中国人寿,格尔木、互助)		

---

① 人保财险与中国人寿共同经办青海城乡居民医保,年鉴未列出。

② 2010—2015年,综合统计商业保险机构的基本医保经办和大病保险承办业务,新农合统筹地区数由104个增加为165个,城镇基本医保统筹地区数由70个增加至82个。引自:闫建军.中国健康保险研究报告2017——健康保险发展的逻辑.北京:中国金融出版社,2017:198.

续表

	新农合	城镇居民医保	城乡居民医保	城镇职工医保	其他(备注)
2013	河南(中国人寿,郑州新增4个区县) 四川(中国人寿,德阳) 贵州(中国人寿,六盘水六枝特区、盘县、水城县)				
2014	福建(9个区县)		青海(中国人寿,西宁市)		
2015	江苏(25个统筹地区) 福建(7家保险公司,80个区县)		广东(人保健康,湛江) 安徽(6家保险公司,25个统筹地区) 青海(中国人寿,格尔木、互助、黄南、果洛)		
2016	北京	河南(中国人寿,开封)	青海(全省)	河南(中国人寿,开封)	河南(中国人寿,开封,城镇职工医保、城镇居民医保、工伤保险、生育保险全部委托;6地市62个区县)*

注:

* 调研发现新农合也在河南开封委托商业保险机构经办基本医保制度之列,河南驻马店开展了中国人寿经办城镇居民医保服务工作,年鉴均未列出。

资料来源:根据1998—2017年《中国保险年鉴》整理。

(三) 主要动因与历史变迁

1. 主要动因　从前述政策依据看,商业保险机构参与基本医保经办服务,较承办城乡居民大病保险服务,后者具有一定的政策性和强制性,而前者具有更多的自发性。从调研情况看,与商业保险机构承办城乡居民大病保险服务的普遍性相比,商业保险机构参与基本医保经办服务的确具有偶发性。主要动因无外乎以下几方面:

(1)从政府角度出发,希望商业保险机构参与进来的原因,首当其冲是补充当地政府基本医保经办资源。从前述官方统计资料看,商业保险机构自2003年新型农村合作医疗(新农合)制度推行方才进入基本医保经办领域,主要在新农合政府经办资源配置不到位的地区参与此项工作。参与城镇职工基本医疗保险(城镇职工医保)和城镇居民基本医疗保险(城镇居民医保)的不多。其二是出于当地医药卫生体制改革(医改)总体部署。如在青海全省、贵州六盘水四县区,因医改部署,分别要求商业保险机构全面参与城乡居民基本医疗保险(城乡居民基本医保)服务、全面参与新农合及大病保险经办和承办服务。其三是当地基本医保基金出现透支情况,政府对商业保险机构在杜绝人情报销、投入医保智能审核系统以规范控费等方面寄以希冀。从河南开封经验看,商业保险机构参与进来的首年,基本医保基金确实从透支转为盈余。

(2)从商业保险机构角度出发,愿意接受以非营利方式运营基本医保经办业务的原因,其一是社会效益。调研所至商业保险机构均表示,承担企业社会责任、树立企业品牌形象是参与此项工作的首要考虑。而且当其业务员以开展政府业务为由接触客户时,具有使命感和自豪感。其二是经济效益。经济效益不体现在以基本医保经办业务本身盈利上,而是体现在以下方面:首先,帮政府把好基本医保赔付关,商业健康保险产品赔付就少花钱;其次,各家以基本医保经办业务为依托,开发了城镇职工、城镇居民、新农合、企业员工补充保险、健康保险等产品,并与当地基本医保管理部门、企业等规模签订衍生产品合同,获得了盈利;再次,多年累积基本医保费用数据和管理经验,有助于商业健康保险产品开发;最后,基本医保经办服务中与医院紧密合作、为客户建立绿色通道等,有助于商业健康保险产品的客户宣传。

2. 历史变迁 2003 年以来,商业保险机构参与基本医保经办服务,从新农合起步,曾在历史上涌现出"新乡模式""郑州模式""番禺模式"等一系列商业保险机构经办新农合的典型模式,并逐渐扩展至其他制度。然而时移世易,旧的典型模式有的归于失效,有的经历升级,还另外出现了一些新模式。

模式波动的最大影响因素是随着新农合和城镇居民医保二保合一为城乡居民基本医保,相当数量的地区将其移交人力资源社会保障(人社)部门管理,致使商业保险机构"补充当地政府基本医保经办资源"这一首要动因发生变化。变化导致以下三种情形。因调研地区基本医保经办资源配置、政府基本医保管理人员观念和商业保险机构能力等方面存在差异,三种情形之间会有冲突。

(1)诸如江苏连云港等先前因经办资源不足而向商业保险机构购买新农合经办服务的地区,现在经办资源相对充足,于是无需再行购买。这类地区有的是人社部门本来经办资源配置就充足,有的是卫生部门的新农合经办人员一并移交至人社部门使得经办资源更加充足,故人社部门认为无需再向商业保险机构购买基本医保经办服务。

(2)有的地区卫生部门的新农合经办人员因没有正式身份故而无法移交、因个人或其他因素决定不移交等缘故,未移交给人社部门。像"郑州模式"这类将卫生部门的新农合经办人员安置在商业保险机构工作,特色是"换机制不换人"的模式,在制度整合时这部分人员大多回归了卫生部门,商业保险机构派出更多人力补位,故"郑州模式"的核心机制即失效了。

(3)无论卫生部门的新农合经办资源是否移交人社部门,因新农合经办资源本就不足、新农合经办工作繁重,故人社部门在经办时感到力不从心。社会上甚至有声音预判人社部门在接收新农合后,会开始考虑从商业保险机构购买城乡居民医保经办服务。青海二保合一至人社部门后,的确将全省城乡居民医保服务委托中国人寿、中国人保经办。除城乡居民医保参保人基数小、全省政策统一等因素导致管理较好操作,以及全省医改总体部署外,经办资源力有不逮的确是青海引入商业保险机构参与经办的重要原因之一。

国家医保局的成立是一个新风向,现下及未来一段时期的情况仍待观察。

(四) 主要做法与典型模式

1. 按服务性质 商业保险机构参与基本医保经办服务,较承办城乡居民大病保险服务,政策框架对于前者的提倡模式是不承担基金风险的委托管理模式,即"经办";对于后者的提倡模式是承担基金风险的保险合同方式,即"承办"。

调研发现与政策倡导一致。自始至今,除极个别特例外,各地商业保险机构参与基本医保经办服务均为委托管理模式,不承担基金风险,基金仍然放在政府财政专户,不移交至商业保险机构。

不过确有特例存在。

(1)以人保健康探索的委托管理与保险合同相结合的做法,以"平谷模式"和"湛江模式"为代表。北京平谷区政府将新农合筹资总额的 50% 划交人保健康,双方各承担 50% 的赔付责任。基金支出超过当年筹资额时,政府按照筹资额的一定比例向人保健康追加保费。年度赔付有结余时,扣除人保健康前期赔付亏损和投入成本,剩余部分作为调节资金滚存至下年度。基金支出未超过当年筹资额的一定比例时,政府按照节约部分的 25% 奖励人保健康[①]。人保健康在广东湛江将原城乡居民医保基金中的全部财政补助和 85% 的个人缴费不动,拿出 15% 的个人缴费购买大额医疗补助保险,并根据参保人缴费档次不同,将城乡居民医保报销限额由原来的 1.5 万元分别提高到 3.5 万元和 6.5 万元[②]。

---

① 平谷区卫生局.平谷区创新"共保联办"模式的实践与思考.绿谷杂志,2013,11.

② 广东保监局.保险业服务全民医保的"湛江模式".中国医疗保险,2010,3;58-59.

(2)以贵州六盘水市钟山区为代表的将基本医保基金划拨商业保险机构的做法。当地自 2007 年实施新农合制度、从中国人寿购买新农合经办服务起,一直按月将新农合基金预拨到中国人寿贵州六盘水分公司的新农合支出专户,新农合基金从该专户向医疗卫生机构结款、向异地就医和外伤等不能在医疗卫生机构即时结报的参合人报销。实际操作中较政府自行经办新农合的统筹地区,钟山区的结款效率确有提升,结款周期大幅缩短。医疗卫生机构每月 10 日申报新农合资金垫付情况,商业保险机构经审查后于当月月底拨付到位,审查完毕一家机构即行拨付。当地结款所发生每笔 0.7 元的银行结算费等成本也由中国人寿承担,2017 年贵州六盘水市中国人寿经办新农合的银行结算费规模约为 5 万元。

2. 按服务层次　各地主要根据经办资源短缺程度等因素,将基本医保相关制度的经办服务整体交由商业保险机构,或仅将一些案件审核、医疗费用调查工作交由商业保险机构。

整体经办多为新农合业务,也有少数城镇居民医保、城乡居民医保和城镇职工医保业务。

部分经办的主要是依托商业保险机构在本地尤其是外地的网点,开展城镇职工医保和城镇居民医保的异地就医核查、外伤调查,以及工伤保险、生育保险的医疗相关调查等。有的是按次购买调查服务,有的是打包购买。

3. 按覆盖制度　各地医改统筹部署安排、政府财政能力和服务外包理念、商业保险机构能力等不同,商业保险机构参与基本医保经办服务所覆盖的制度也不尽相同。有以下几类代表情形:

(1)以河南洛阳、开封为代表的"多项社会保险经办合一"模式。洛阳先后将贫困人口医疗救助(医疗救助)、新农合、城镇居民医保、城镇职工医保、工伤保险和生育保险交由中国人寿经办。开封除医疗救助外,其余社会保险制度亦是如此。两地新农合和医疗救助是整体经办,其余制度是部分经办。

(2)以贵州六盘水、青海全省为代表的"新农合 / 城乡居民医保 + 大病保险"模式。在多数同时开展商业保险机构参与基本医保经办服务、承办城乡居民大病保险服务地区,两项工作是分别运作的。大病保险招投标多在省级或地市级层面运作,新农合 / 城乡居民医保经办招投标多在区县级层面运作;国家保险监督部门对于大病保险业务有专门的考核框架,基本医保部分则无此约束。实际运作中基本部分和大病部分的报销、数据等不连贯,给管理造成不便。在医改总体部署下,贵州六盘水将新农合和大病保险一并交由中国人寿经办和承办,青海将全省城乡居民医保和大病保险交由中国人寿、人保财险经办和承办,在参保人管理、医疗卫生机构巡查、费用控制等方面形成了合力。此外,贵州六盘水医疗救助和精准扶贫报销也交由中国人寿经办,并实现基本医保、大病保险、医疗救助、精准扶贫"一站式结算"。

(3)最为常见的"单项制度经办服务模式"。前文已述多为新农合经办服务,其他制度经办服务也有涉及。不再予以赘述。

4. 按参与程度　在整体经办模式下,有商业保险机构正常参与和深度参与之分。

绝大多数地区属"正常参与"模式,即商业保险机构在政府确定好的基本医保政策框架下,以理赔报销为核心开展经办服务,并由此衍生出医疗卫生机构巡查、医保信息系统建设、数据统计分析、安排或借调工作人员在社保服务大厅等部门开展工作等服务。

实行"深度参与"模式的地区不多。太平洋寿险在江苏江阴的新农合 / 城乡居民医保经办服务是其典型模式。自 2001 年当地推行农村合作医疗(2003 年接续为国家层面推行的新农合)以来,卫生部门没有新农合经办资源,太平洋寿险补位,其无锡分公司医保合作部和江阴市医疗保险业务管理中心是一个机构两块牌子,实际上担负新农合经办机构职能,参与宣传发动、筹资缴费、统筹补偿方案和支付方式改革方案(尤其最新在部分医疗卫生机构实施北京版 DRGs)的数据测算、方案制定与调整,支付方式改革谈判,医疗卫生机构监管,理赔报销,新农合统计报表编制与报送,相关信息系统开发及运行维护等全程经办服务工作。基本医保基金仍然放在政府财政专户,并且不由太平洋寿险承担基金风险责任。

5. 按参与时机　商业保险机构参与基本医保经办服务的时机有两种情况。

(1)在基本医保制度推行之初便参与进来,充实基本医保经办资源。新农合经办服务多属此类情况。

(2)在基本医保制度推行一段时间之后才参与进来。一种情况是在贵州六盘水,青海全省,河南除新乡、洛阳等地,因医改总体部署,中途由商业保险机构参与新农合 / 城乡居民医保经办服务。另有情况是在前述"部分经办"模式下,在城镇职工医保等制度中,逐步将案件审核、医疗费用核查(尤其是异地就医案件和费用)等耗时耗力、政府经办机构难以开展,商业保险机构却可以借助其外地网点和灵活运用人力开展的事务性工作委托给商业保险机构。

6. 按附加服务　专业健康险公司会在基本医保经办过程中,融入健康管理服务。如人保健康在广东湛江即开展为基本医保参保人建立医疗档案、开展医疗保健知识讲座、提供全国性合作医疗服务网络等服务[①];在江苏太仓[②]还针对少儿肥胖、糖尿病等开展健康社会决定因素相关干预;在北京平谷联合区卫生局、疾控中心举办专题讲座、健康大讲堂,并组建慢病俱乐部,提高农民健康意识和保健水平[③]。

7. 按进入形式　因商业保险机构参与基本医保经办服务没有政策强制性,相当数量的地区在国家文件作出相关倡导性规定之前便开展了此项工作,因此起初进入此领域时,并不一定采用招投标方式。如江苏江阴等地区由始至今未采用招投标方式;贵州钟山等地区最开始没有招投标,之后跟随所在六盘水地市统一安排进行了两个周期的招投标。也有地区一开始就进行了招投标。在招投标机制下,公开招标(多数地区)、竞争性谈判(河南郑州等)、询价(青海全省等)方式都有出现,不排除调研未至地区存在邀请招标、单一来源采购方式。

8. 按委托费用给付方式　总体看来,政府对于购买基本医保经办服务的费用安排,大致经历了由从基本医保基金中计提管理费到医保部门或财政另行出资支付管理费、由单纯支付管理费到预算拨付工作经费或二者结合的转变。

因各地财力与管理部门理念、经办难易程度各不相同,管理费水平即存在较大差异,从零管理费[④],到占基金1%(河南洛阳、新乡)、1.8%(河南安阳)至更高比例,从每参保人每年0.5元(贵州六盘水,最初为1元)、0.67元(河南郑州)、1.1元(河南新乡)至6.2元(青海西宁)不等。当前绝大多数地区管理费已不从基本医保基金中支出。江苏江阴每年向参与基本医保经办的商业保险机构支付20万元管理费,并通过财政预算拨付每工作人员约6万元工资,实报实销办公经费。各地弥合商业保险机构经办服务成本的方式和额度不一而足。

在同时承担基本医保经办、大病保险承办的地区,有时政府对两项制度的管理成本通盘考虑。有的基本医保管理费不足、大病保险管理费充足(如贵州六盘水),有的则相反(如青海),意即通盘统筹使用。

(五) 取得的主要成效

商业保险机构参与基本医保经办服务十五年以来取得了良好成效。

1. 借助体制创新和科技创新,改善基本医保经办效率和基金使用效率。

(1)借助体制创新提高基本医保基金使用效率。商业保险机构作为专业保险机构、参与此项工作的市场主体、作为公共服务经办人的准社会主体,优势均得以发挥。商业保险机构发挥精算与分析特长,借助各地分公司与营业部网点资源,在基金管理、异地就医费用核查等方面发挥了专业优势。商业保险机构作为市场主体,尽管竞争机制在现阶段体现得不甚明显,但其在节约成本方面有天然秉承的惯性和后天赋予的动机,能够通过杜绝人情报销、履行严苛的医疗卫生机构费用审核与拨款流程、设立驻院代表和巡查队伍等控制费用,从而节省基本医保基金开支。作为公共服务经办人,商业保险机构较政府经办机构具有更多灵活性,如贵州六盘水就实现了更高的基本医保基金拨付效率。

(2)借助科技创新改善基本医保经办效率。在信息化建设方面,商业保险机构为诸多基本医保统筹地区开发了医保智能审核系统,并不断推进信息互联互通。在服务便捷性方面,通过理赔款转账、发送理赔短信和微信提醒等,方便参保人报销理赔。

2. 初步取得良好的政治、社会与经济成效。

---

①　广东保监局.保险业服务全民医保的"湛江模式".中国医疗保险,2010,3:58-59.

②　人保健康在江苏太仓仅承办城乡居民大病保险,但因大病保险和城乡居民医保参保人一致,故其开展的健康管理服务亦福及基本医保制度。

③　平谷区卫生局.平谷区创新"共保联办"模式的实践与思考.绿谷杂志,2013,11.

④　一种情况是完全不给管理费。商业保险机构早年有意愿进入基本医疗经办领域,在有的地区即使不给管理费也参与了。另一种情况是在同时委托多项制度的经办服务时,以一项或几项制度为主支付管理费或工作经费,剩余几项零管理费。

（1）政治成效：商业保险机构参与基本医保经办服务，政府与商业保险机构结成契约合作关系，赋予市场主体以非营利方式提供公共服务的契机，深化了政府"放管服"进程，促进了多元治理格局的形成。一方面，商业保险机构作为政府基本医保经办机构的补位，得以参与公共服务进程。另一方面，政府从繁杂的报销理赔等事务性工作中解脱出来，将精力投入更为宏观的基本医保政策制定和制度监管，提升了行政效能。

（2）社会成效：商业保险机构借助网点优势和信息化手段，通过"一站式报销"、陪同异地就医等方式，为基本医保参保人就医、报销提供了便利。通过提供附加的健康管理等服务、通盘考虑基本医保服务和衍生商业产品服务等，提升了基本医保参保人的受益程度、扩展了受益内容。在此项工作中，基本医保制度和参与经办的商业保险机构均提升了品牌形象，参保人也有了更多的"获得感"。

（3）经济成效：一是减轻了参保人经济负担。北京平谷开展此项工作前两年（2011—2012年），便累计减少参合农民自负医疗费用近4 000万元。[①]二是降低了政府工作成本。新华社《国内动态清样》称，从政府减少经办人力角度估算，商业保险机构参与河南新乡、郑州新农合经办服务，分别为当地政府每年至少节省800万元和700万元财政支出。[②]三是节省了基本医保资金。河南洛阳开展此项工作次年（2009年），城镇居民医保人均医疗费用即由上年的2 160元降至1 640元。中国人寿在河南多地基本医保经办工作中推广医保智能监控系统，2017年仅开封就检出违规条数29 215条，涉及金额5 492.65万元；人工初审下发4 210条，涉及金额785.66万元。调研所至地区但凡因基本医保透支而从商业保险机构购买基本医保经办服务的，首年便实现基本医保基金扭亏为盈。

（六）存在的主要问题

商业保险机构参与基本医保经办服务，在现阶段性还存在一定的理论和政策困惑，实践中时常发生一些操作性问题。

1. 顶层设计缺失导致实际操作中无据可寻。当前国内的政府购买公共服务领域存在大量的立法和政策框架缺失，远未形成统一规制，缺乏指引、规范此类工作的工具[③]。政府购买基本医保经办服务亦是如此。国家文件仅作原则性规定，各地在服务性质、服务层次、覆盖制度、参与程度、参与时机、进入形式、委托费用给付等方面探索出来的模式五花八门，不同地区、不同商业保险机构的招标文件、合同文本、绩效考核框架等工具也各不相同，且不规范情形广泛存在。此外，受国家反不正当竞争领域立法不力、违法违规成本不高所制，在基本医保经办服务的进入环节还存在不正当竞争情形。保险业在此项领域的行业监管和行业自律力度仍待加强。

2. 体制机制尚未完全理顺。总体看来，现阶段政府向商业保险机构购买基本医保经办服务，尚未完全基于双方的契约购买关系确立体制机制，明确购买内容、购买方式、双方职责，约定发生基本医保重大政策性调整时的应对策略，明确续约与重新招标条件等。例如，首先，某调研地区政府和商业保险机构在精准扶贫报销方面即出现互相推诿现象，商业保险机构以服务合同不包括最新的精准扶贫政策为由拒绝开展2018年度精准扶贫理赔工作，政府则敦促其尽快理赔，却迟迟不与其签立补充合同并明确政策性亏损应对方案。其次，当前各地的服务合同为短期合同，周期多为3年，政府对于当轮中标参与此项工作的商业保险机构不承诺续约安排，商业保险机构对于服务合同到期后重新招投标提心吊胆，生怕竞争失败。目前缺失如无重大责任事故等情形下自动续约，或像欧美那样在公共服务外包领域签立长期合同的机制。再次，除安徽等个别地区外，当前基本医保经办服务多采取最低价中标机制，一方面不符合质优原则，驱逐高质量经办服务，另一方面造成恶性竞争，不利于本领域的市场发育。最后，基本医保和大病保险监管主体不一致，基本医保多由当地政府监管，大病保险除当地监管外还受国家保险监督部门统一监管，因此会发生一些操作性问题。如在政府让同时参与两项制度经办和承担服务的商业保险机构统筹使用管理费时，会违反国家保险监督部门对大病保险管理费使用的相关规定，影响当地大病

---

① 平谷区卫生局.平谷区创新"共保联办"模式的实践与思考.绿谷杂志,2013, (11).

② 新华社.河南探索"管办分离"给新农合系上安全带.国内动态清样, (4830).

③ 王丛虎.政府购买公共服务理论研究——一个合同式治理的逻辑.北京:经济科学出版社,2015 :72.

保险绩效考核结果。

3. 在政府与商业保险机构之间建立相对平等的、充分的信任与合作关系道阻且长。各地受社会成熟度、商业保险机构能力、政府职能转换进程等因素所限，还存在一定程度的行政指令式工作方法，如出现零管理费、在中标管理费标准基础上二次下压标准等做法，影响商业保险机构参与积极性。除采取"深度参与"模式的地区，多地政府对参与此项工作的商业保险机构存在提防心理，数据权限等向商业保险机构开放不足[①]，影响工作效率。不过如前文所述，全球范围内政府购买公共服务时，对营利性机构的信任程度均低于非营利机构，因此该问题并非中国独有。

4. 在特殊情形下，难以平衡严苛的审核标准和基本医保福利性质之间的关系。某调研地区赔付率与奖惩绩效挂钩，在当地卫生局、纪委轮番发文，敦促商业保险机构处理新农合先前年度因极特殊原因未行理赔的一起集体案例时[②]，商业保险机构严格以单据过期为由拒绝赔付。尽管该案例的确违反了一般意义上的新农合现收现付原则，但实际上新农合筹资大头来自财政资金，制度具有福利性质，是民生工程，本着特事特办原则应有理赔特例，否则影响参合人受益。商业保险机构因经济考量，对基本医保基金严防死守，也算是一柄双刃剑。

5. 商业保险机构应被赋予更多期许。现阶段商业保险公司主要通过低价竞争方式进入基本医保经办领域，大多遵循政府政策框架仅行理赔业务，因此对于医疗卫生机构的劳务性服务价格、医药企业的产品价格、医疗服务和医疗产品的质量、费用控制安排等均缺乏谈判协商能力，在精算方面的优势也丧失了可发挥的空间。这一点与国际上商业保险机构在卫生体系中发挥"啄木鸟"作用相比，还存在相当的差距。

四、体制机制规范性研究：商业保险机构参与基本医保经办服务的战略选择与体制机制建设

(一) 战略选择

从前述政府购买公共服务基本理论、国际上私营保险机构参与基本医保经办服务的经验教训看，商业保险机构进入该领域，会因其营利性质造成一些问题。这些问题在当前国内政府向商业保险机构购买基本医保经办服务中或多或少亦有体现。诚然，国内缺少能承担此项事务的非营利机构，现有的基金会、民办非企业等机构均没有能力经办基本医保，在民商法中也没有财团法人（国际上的非营利基本医保经办机构多属此类性质）这一类别，是为不争事实。

有鉴于此，中国的商业保险机构参与基本医保经办服务事业须作出战略选择，以消解商业保险机构因本源上的营利性质而对经办基本医保这一公共服务所带来的潜在和实际的风险。核心点在于将基本医保经办业务与商业保险机构的常规业务分割开来。

在近期，可以借鉴瑞士经验，在各商业保险机构下设立专门的非营利支部开展此项业务。目前国内的商业保险机构已设立相关的事业部，专职从事此项工作，但保险业和公司总部在考核方面，仍未充分考虑非营利运作的这项业务的特殊性，未将其与常规业务有效地加以区别对待。因此，保险监督部门需着手制定基本医保经办服务的特殊政策和监管框架，将其从保险产品市场监管中剥离出来，并引导商业保险机构在综合考量基本医保经办收益和附带的衍生产品等收益基础上，对非营利运作的基本医保经办业务制定科学考核框架。

在中远期，应做大商业保险机构基本医保经办事业部门，与常规业务部门形成"一个机构、两块牌子"的工作机制。如无重大的、突发性的国家战略调整，据中国的社会成熟度提升速度判断，基本医保经办的社会化进程将长期徘徊于此。

在远期，各商业保险机构基本医保经办事业部门或转化为专门的基金机构，无论是作为政府经办机构的补位，还是与政府经办机构一并转化为基金机构。这些基金机构无论数量多寡，将在国家统一政策框架下，任由参保人根据常住地、原则上以家庭为单位自由选择签约参保，并在医保价格、医疗服务质

---

① 数据和隐私保护制度不健全也是原因之一。
② 某村医将几位村民的新农合报销单据压了几年，犯罪被抓时此事才暴露，这几位村民一直未获应得的新农合报销。

量、费用控制、参保人健康管理等诸多方面发挥经济杠杆和中间调节作用。须对不同基金之间的风险调整机制、社会化进程中的改革成本等问题提前作出预案。

（二）围绕契约购买关系健全完善体制机制

政府向商业保险机构购买基本医保经办服务，便在双方之间确立了契约购买关系。此种关系既体现在具体的服务合同条款、谈判协商所达成的相关条件上，是为交易契约；又体现在抽象的、基于信任和沟通的合作伙伴关系上，是为关系契约。须在兼顾政治性和经济性、公共性和特殊性、公平性和竞争性、统一性和创新性的购买原则下，在购买关系的形成（进入机制）、执行（履约机制）、变更或终止（续约机制）、修复（纠纷处理机制）和保障（能力建设、绩效考核与评估机制）等环节和方面健全完善体制机制，规范此项工作发展，实现多方共赢。

1. 购买关系的形成：进入机制。

进入机制是建立契约购买关系的核心，一旦关系建立起来，接下来的关系维护便相对容易。须在"三明确"基础上，健全完善政府购买基本医保经办服务的进入机制。

（1）明确买什么

一方面，政府向商业保险机构购买的是基本医保的经办服务，从本源上讲，就是通过委托管理方式，完全以非营利运作方式，根据当地财力、政府经办资源短缺程度、有意愿参与此项事务的商业保险机构的能力等因素，向商业保险机构购买整体经办或部分经办服务，为政府承担基本医保领域可以放权的事务性工作。但凡在此项事务中引入保险合同机制，便会使该项公共服务的纯粹性受到损害。另一方面，商业保险机构正常参与和深度参与都无可厚非。深度参与模式可遇而不可求，在进入环节要给予优先对待。如在招投标指标和权重设置上，对具备以下能力的投标机构给予倾斜政策：医药产品议价能力、医疗卫生服务议价能力和质量管理能力、设计并实施支付方式改革尤其是 DRGs 能力、开展健康影响因素干预和慢病管理能力等。

（2）明确双方做什么

1）明确双方的管理责任：政府作为基本医保经办服务的规约者，要制定和开发商业保险机构参与基本医保经办服务的政策框架、相关标准和工具，组织购买过程、授予经办资质并开展全程监管。对于服务的需方，即基本医保参保人，政府作为购买者，要代表参保人利益，本着参保人利益最大化原则去购买服务，与参与经办的商业保险机构协调、沟通；作为风险的最终承担者，要在发生重大政策调整、突发性困难导致经办服务中断、严重不足时，及时补位、承担网罗责任，保障参保人权益。对于服务的供方，即参与经办服务的商业保险机构，政府要以"聪明买家"身份出现，作为补助者，合理、科学、节约地向商业保险机构付费；作为市场引导者，规范基本医保经办服务市场运行；作为协调者，在有意向参与此项事务的商业保险机构之间促进信息流通、避免重复浪费，并提升其能力，助力基本医保经办服务的同质化和标准化。

商业保险机构作为市场主体，以非营利方式参与公共服务提供时可视作社会主体，要发挥非官僚体制的灵活性，提升基本医保经办效率；通过精算、信息化、科技创新、外地网点、住院巡查等技术和方式，发挥专业优势，助力政府政策制定和制度监管，在参保人赔付和医疗卫生机构垫资结报中严把审核关，节约基本医保基金，提升基金使用效能；探索创新理赔途径，如微信理赔、"一站式结算"等，改善理赔的便携性和便捷性，为参保人谋便利；与政府精诚合作，及时补位政府有需要的基本医保管理和经办事项，共同做好此项工作。尤其在灵活性方面，诸如贵州钟山将基本医保基金拨付至商业保险机构专户的做法，出于大幅提升基本医保基金向医疗卫生机构结款效率的考虑，若确保基金在审计和监督框架下能够安全运行，就是可接受的做法。

2）明确双方的财务责任：首先，基本医保基金是供参保人报销的公共资金，亏损盈余均应滚存下年，不应从中计提经办服务管理费或绩效考核奖励金。尽管国际上有此类做法存在，但不一定说明这么做就是对的。管理费和奖励金应由医保管理部门或财政部门另行出资支付。其次，因商业保险机构仅提供经办服务，统筹补偿方案等均由政府制定[①]，因此除商业保险机构确有重大过失以致发生基金亏损等极特殊情形

外,基金风险不应由商业保险机构承担,尤其是政策性亏损。当地不仅要在服务合同中写明商业保险机构对政策性亏损免责,更要提前对政策性亏损作出应对预案,以免影响参保人报销、受益,甚至发生极端事件。

3)明确怎么买

首先,并不一定首选招投标方式。当前有部分地区商业保险机构不是经过超投标方式进入基本医保经办领域,社会上有声音认为其属不规范行为,实则不然。国际上政府购买公共服务的方式多种多样,合同购买下的招投标方式只是其中一种,而且英国等国家已有经验证明竞争性招标并不适合公共服务的购买。诚然,国内的此项工作受政府采购法约束,该法规定了招投标机制下的五种采购方式,但政府购买公共服务和政府采购货物、工程存在本质不同,应区别对待。至于非招投标方式下的不正当竞争和利益输送等灰色问题,有赖于在完善市场法律环境的基础上加以矫正。其次,招投标方式下不宜采用低价中标机制。前文已述低价中标机制会驱逐高质量经办服务,并造成恶性竞争,故此领域的招投标应有风向转变。可借鉴安徽城乡居民大病保险招投标做法,政府和投标机构均测算预期管理费数额,上报数额最接近政府测算数额的投标机构中标。再次,因商业保险机构提供的基本医保经办服务具有非营利性和一定时期内的相对稳定性,投入大量人力物力为政府基本医保经办资源补位,故建议按照商业保险机构配备人力的数量、办公支出的规模等因素,通过预算拨款方式一揽子支付经办费用。预算拨款也是国际上政府购买公共服务的最主要方式之一。根据人头或基金比例计算管理费的方式,更适用于大病保险承办服务。

2. 购买关系的执行:履约机制。

政府购买基本医保经办服务这类公共服务,和政府采购货物、工程的最大区别,在于公共服务的供给具有不间断性,以及参与人力的理念和能力等会给所提供的公共服务带来不确定性。须在交易契约和关系契约两个层面,健全完善政府购买基本医保经办服务的履约机制。

对于交易契约而言,首先,政府和商业保险机构按照契约约定履行职责并承担责任,这一点无需赘言。其次,政府要对商业保险机构提供基本医保经办服务的过程和结果开展监管,通过定期与不定期抽查等多种方式进行监督检查,督促商业保险机构履约。在监管内容上不求全而求必要,因为政府监管本身也耗费资源成本,而且过分的监管负担势必影响商业保险机构的工作效率。再次,须加强政府购买基本医保经办服务的外部监管。财政、审计等部门须加强对政府购买基本医保经办服务的监督、审计,保障政府购买基本医保经办服务资金规范使用。民政、工商、保监、综合监督执法等部门和机构须按照职责分工将商业保险机构基本医保经办服务的行为信用记录纳入相关名单,以守信激励和失信惩戒敦促商业保险机构合理作为。政府还须建立健全此项事务的信息公开和社会监督机制,对自身和商业保险机构的行为进行约束、规范。

对于关系契约而言,一方面,既然国际经验和调研发现都表明,在双方之间建立信任关系,会大幅降低过程成本,提升服务效率,因此政府既然选择了购买服务这一方式,就要将经办基本医保的商业保险机构当作合作伙伴,以信任为基础,以共同做好此项事务为出发点,将合理权限充分授予商业保险机构;商业保险机构也要回馈这份信任,平衡好参保人利益和公司利益,做好公共服务。另一方面,在购买关系的执行,即基本医保经办服务的提供过程中,政府和商业保险机构须及时、充分地沟通。政府须在深化"放管服"改革中进一步转换理念,对这一创新性的公共服务提供方式持开放态度,以平等的伙伴关系而不是行政指令方式与商业保险机构共事。商业保险机构须仔细挑选负责基本医保经办业务的管理团队和公关团队,调研发现其理念和能力直接影响当地此项事务的开展效率。

3. 购买关系的变更或终止:续约机制。

(1)购买关系的变更:因公共服务受国家战略、社会政策调整等影响较大,基本医保制度在筹资水平、统筹模式、补偿方案、管理体制、配合医改相关工作等方面的要求也在不断变化,会影响基金支出,甚至出现较大幅度的政策性亏损风险。各地须对基金风险情形早做预案,发生风险时及时签立补充合同对变更事项作出应对,以免影响报销理赔。

(2)购买关系的终止:首先,如双方经办条件发生重大变化,不能继续履约,则按照合同条款处理,无需赘言。其次,当前相当数量的地区,招投标做法过于僵化,3年合同周期完毕,重新开展一期招投标,既浪费行政资源,又影响当期商业保险机构士气,其实无此必要。若商业保险机构在合同期内无重大过失与事故,有意愿继续参与此项事务,政府对其满意,便应当在达成一致意见的基础上,维持或调整管理费用额度等指标,自动续约至下一个合同周期。再次,确需开启新一期招投标的,在同等投标条件下,作为上一期合同周期履约方的投标机构必须享有优先权。或者探索建立逐渐延长合同期的机制,例如,在中标机构为同一家时,第一期合同期3年,至第2期时延长至5年,至第3期时延长至8~10年,至第4期内为永久合同,诸如此类,以保证该机构前期的人力、设备、信息化等投入物尽其用,也保证当地此项公共服务提供的连贯性和稳定性。

4. 购买关系的修复:纠纷处理机制。

商业保险机构参与基本医保经办服务中的纠纷,主要出现在两个层面上。

(1)政府和商业保险机构之间的纠纷:在进入环节和履约环节均有可能发生纠纷。如政府不恰当地设置特殊的招标要求;中标方能力不至,导致其提供的服务与条件不符;政府因一些原因不能正常履约,甚至终止合同履行等。为预防发生纠纷,在正式发布招标文件前,应通过各种渠道向全社会征集意见,以向市场表明政府的开放态度,并且无任何武断或专制的程序;提前联网发布招标文件,并与所有最终投标方保持良好沟通;邀请有资深经验的采购专家或谈判专家全程参与招投标工作。确实发生纠纷时,须在约定框架和法定框架下解决纠纷:在约定框架下,根据服务合同所规定的违约责任条款,通过中止/终止合同履行、支付违约金等方式解决纠纷。在法定框架下,依据《政府采购法》《招标投标法》《政府采购供应商投诉处理办法》《民事诉讼法》《行政诉讼法》等法律法规,在投诉、行政复议、协商调解、仲裁、诉讼、司法审查等框架下解决纠纷。

(2)政府和商业保险机构作为一个整体,与基本医保的参保人发生纠纷。参保人对理赔结果或待遇不满,发生纠纷的,可以择政府(包括政府经办机构)、商业保险机构二选其一,或要求二者共同给予解释、落实待遇。政府和商业保险机构依据合同约定的职责划分,各自承担责任。通过行政复议、仲裁、诉讼渠道要求基本医保基金向参保人进行赔付的,商业保险机构须依法赔付。有关政策的最终解释权由政府行使。

5. 购买关系的保障:能力建设、绩效考核与评估机制。

(1)政府对商业保险机构开展能力建设活动,提高其政策理解力和执行力。如及时对统筹补偿方案、支付方式改革方案的调整情况,以及基本医保相关统计报表的填报要求等作政策讲解,避免商业保险机构在实际操作中发生政策偏差,尽量降低工作中的过程成本。

(2)对商业保险机构提供的服务开展绩效考核与评估。应借鉴国际经验,从过程指标合同向绩效指标合同转型,在绩效考核框架中,给予绩效指标更多关注,如基金使用率/赔付率、参保人投诉率等。因国际经验表明政府购买公共服务中很难提升公共服务质量,因此对于服务质量提升指标,可以适当降低权重;确有亮点的,可以作为附加项单独加分。除政府考核外,可引入第三方评估机制。考核评估结果与管理经费拨付、商业保险机构信用记录、是否在下一期招投标中享有优先权等挂钩。

(宋大平、崔雅茹)

参考文献

[1] 黄基泉.西方宪政思想史略.济南:山东人民出版社,2004.
[2] 萨拉蒙[美].田凯,译.公共服务中的伙伴——现代福利国家中政府与非营利组织的关系.北京:商务印书馆,2008:261,274.
[3] 世界卫生组织.2000年世界卫生报告——卫生系统:发展进程.北京:人民卫生出版社,2000.
[4] 王浦劬,萨拉蒙[美].政府向社会组织购买公共服务研究——中国与全球经验分析.北京:北京大学出版社,2010:200,207,211-214.
[5] 周弘.50国(地区)社会保障机构图解.北京:中国劳动社会保障出版社,2011.
[6] 陈文辉.我国城乡居民大病保险发展模式研究.北京:中国经济出版社,2013:35-36、41、44-45.

［7］储亚萍.政府购买社区公共卫生服务的合肥模式研究.合肥:安徽大学出版社,2014:28-36.

［8］闫家伟,邹斌,李爽,等.磨合的空间——转型背景下的社会公共领域发展及其趋势.上海:上海交通大学出版社,2014:50,68.

［9］冯华艳.政府购买公共服务研究.北京:中国政法大学出版社,2015:32-33.

［10］上海金融学院城市财政与公共管理研究所.政府购买公共服务:理论、实务与评价.北京:中国财政经济出版社,2015:37.

［11］王丛虎.政府购买公共服务理论研究——一个合同式治理的逻辑.北京:经济科学出版社,2015:72.

［12］闫建军.中国健康保险研究报告2017——健康保险发展的逻辑.北京:中国金融出版社,2017:198.

［13］Sara Bennett,Anne Mills.Government capacity to contract:health sector experience and lessons.Public Admin.Dev.,1998,18:307-326.

［14］Johnson SR.,Nonprofit Health Insurers:The Story Wall Street Doesn't Tell.Inquiry,2003,40(4):318-322.

［15］Graeme Hodge.Contracting Public Sector Services:A Meta-Analytic Perspective of the International Evidence.Public Policy and Private Management Symposium,2010,57(4):98-110.

［16］Eva M.Witesman,Sergio Fernandes.Government Contracts With Private Organizations:Are There Differences Between Nonprofits and For-profits？.Nonprofit and Voluntary Sector Quarterly,2012,42(4):689-715.

［17］Hellander I.,Himmelstein D.U.,Woolhandler S.Medicare Overpayments to Private Plans,1985-2012:Shifting Seniors to Private Plans Has Already Cost Medicare US$282.6 Billion.Int J Health Serv,2013,43(2):305-319.

［18］Fowler J.,Swiss Reject Switch from Private to State Health Insurance.(2014-09-28)［2018-9-9］ https://news.yahoo.com/public-versus-private-swiss-mull-health-system-shift-073917245.html;_ylt=AwrBJSAxZihUJXUA8YHQtDMD

［19］Colin Provost,Marc Esteve.Collective action problems in the contracting of public services:Evidence from the UK's Ministry of Justice.Journal of Strategic Contracting and Negotiation,2016,3(2):227-243.

［20］Martin Loney,The State or the Market,Cambridge:Policy Press,1998.转引自姚蕴慧.社会福利民营化的再省思.通识研究集刊,2004,(5):39-52.

［21］林隆仪,李水河.关系品质在服务外包对组织绩效的影响效果之研究——以交通部暨所属机关为例.台湾管理学刊,2005,(1):75-100.

［22］黄源协.从"强制性竞标"到"最佳价值"——英国地方政府公共服务绩效管理之变革.公共行政学报,2005,(15):131-163.

［23］张琼玲,张力亚.政府业务委外经营管理及运作过程之研究——以台北市政府社会局为例.华岗社科学报,2005,19:31-60.

［24］史柏年."全球性结社革命"及其启示.中国青年政治学院学报,2006,(3):57,58,59.

［25］广东保监局.保险业服务全民医保的"湛江模式".中国医疗保险,2010,(3):58-59.

［26］孙东雅,范娟娟.荷兰医疗保险制度改革研究.中国医疗保险,2012,(5):67,68.

［27］孙嘉尉,顾海.国外基本医疗保险体系中的商业参与——兼论公共物品供给.社会保障研究,2013,(4):92.

［28］詹国彬.需求方缺陷、供给方缺陷与精明买家——政府购买公共服务的困境与破解之道.经济社会体制比较,2013,(5):142-150.

［29］平谷区卫生局.平谷区创新"共保联办"模式的实践与思考.绿谷杂志,2013,(11).

［30］新华社.河南探索"管办分离"给新农合系上安全带.国内动态清样,(4830).

［31］国家卫生健康委."十三五"深化医药卫生体制改革规划中期评估报告.北京,2018.

第八章

商业保险在多层次医疗保障体系中的补充作用研究

2009年《关于深化医药卫生体制改革的意见》和《"健康中国2030"规划纲要》中均提出,要加快建立和完善以基本医疗保障为主体,其他多种形式补充医疗保险、商业健康保险为补充,覆盖城乡居民的多层次医疗保障体系。在基本医保的保障范围和保障水平有限的前提下,商业保险的补充作用能否发挥,不仅直接影响人民群众看病就医负担,同时也对医保体系和医疗体系建设,乃至社会治理体系的建设产生影响。本研究期望通过对商业保险公司在多层次医保体系中定位、作用和推进策略的研究,进一步明晰商业保险的"补充"性作用,为多层次医疗保障体系建设提供决策依据。

本项目的研究内容主要包括三方面:一是当前医疗保障体系的现状、困难以及存在的问题;二是结合典型地区做法,分析商业保险的作用空间;三是针对多层次医保体系现状提出商业保险补充作用推进策略。

一、我国多层次医疗保障体系建设的现状与问题

新中国成立以来,党和政府高度重视医疗保障制度建设。在计划经济时期,我国就建立了覆盖城镇的公费和劳保医疗及覆盖农村的传统合作医疗制度。这些制度在保障国民健康方面发挥了积极作用。1978年,全国城镇职工有9 499万人,其中8 885万人有劳保医疗制度保护,加上享受半费待遇的部分城镇职工家属,覆盖人群在1亿人左右。1993年,党的十四届三中全会提出建立多层次的社会保障体系。据介绍,当年参加退休费用社会统筹的人数8 964万人,参加失业、工伤、生育保险的人数分别为7 924万人、1 100万人和550万人,参加医疗费用社会统筹的仅540万人,大多数劳动者还不能充分享有各项社会保障。

随着改革的不断推进,参保人数逐年增多,覆盖范围越来越广。目前,我国养老保险覆盖人数已经超过9.25亿人,基本医疗保险覆盖人数已经超过13.5亿人,基本实现全民参保。同时,集中力量解决了关闭破产国有企业退休人员参加医保、"老工伤"待遇等一批历史遗留问题。我国在社会保障扩大覆盖面方面取得的巨大成就得到了国际社会的高度评价,国际社会保障协会授予中国政府"社会保障杰出成就奖"。

(一)我国多次医疗保障体系建设历程

我国基本医疗保障制度的形成大体经历了两个重要的阶段,即传统医疗保障制度发展阶段(1949—1994年)、新型医疗保障制度发展阶段(1994—2009年)和全民医疗保险制度的发展和完善时期(2009年至今)。

1. 传统医疗保障制度发展阶段 传统发展阶段我国的医疗保障制度主要在城镇建立和发展(1949—1994年)。从1951年2月开始,国家在工矿部门重点试行了《劳动保险条例》,以解决工人的医疗问题;1953年,国家政务院进一步修订公布了《中华人民共和国劳动保险条例》,该条例的颁布标志着我国劳保医疗制度的正式实施,其享受对象主要是全民所有制企业职工及其供养的直系家属,经费主要来源于企业的福利基金。之后,在1965年、1966年和1977年国家有关部委相继出台了一系列相关政策,

如《关于改进企业职工劳保医疗制度几个问题的通知》等,进一步改进了劳保医疗制度中出现的问题[①]。

1952 年,国家政务院颁布了《中央人民政府政务院关于全国各级人民政府、党派、团体及所属事业单位的国家工作人员实行公费医疗预防的指示》,建立并实行了公费医疗制度[②]。尽管早在新中国成立之前,公费医疗预防的措施就在老革命根据地进行了实施,但全国新中国成立之后,由于各种条件的限制,仅在部分地区、人员中以及某些疾病范围内重点实行公费医疗制度。因此,该指示的颁布标志着我国社会保障制度在更大范围内的实施,具有重要的意义。公费医疗制度的主要保障对象是各级国家机关、党派、人民团体及其他事业单位的工作人员和离、退休人员、在乡二等乙级以上伤残军人,后来又扩大到高等院校的在校学生。该制度具体待遇规定除挂号费、营养滋补药品以及整容、矫形等少数项目由个人支付费用外,其他医药费的全部和大部分由公费医疗经费开支。公费医疗费用由各级政府财政预算拨款。之后,国家又相继出台相关文件,进一步明确享受公费医疗待遇人员的范围、补助标准和报销范围等问题。劳保医疗制度和公费医疗制度是新中国成立以后我国采取的两个基本医疗保障制度。

农村地区的医疗保障制度发展较为落后,保障水平偏低。早在 20 世纪 40 年代,陕甘宁革命边区就已经出现了农村合作医疗的雏形——医疗合作社,但由于其性质特殊,医疗合作社的实际覆盖范围较小,保障水平较低。直到 1955 年,我国的农村合作医疗制度才在农业合作化的高潮时期正式出现,并在“文化大革命”时期得到广泛推广和普及,到 1979 年,全国 90% 以上的生产大队建立起了合作医疗,其经费主要由村集体和个人承担。农村合作医疗是指以农村居民为对象,由农村集体生产或行政组织和个人共同出资、实行健康人群和患病人群之间医药费用再分配的一种互助共济的组织形式。每个农民每年缴纳一定额度的保健费,就可免费享受预防保健服务,患者接受治疗免收挂号费、初诊费等。这是在经济发展水平较低、政府基本没有投入的情况下建立起来的一种广覆盖、低水平的集资医疗保健制度[③]。随着改革开放的不断推进,农村经济体制自 20 世纪 80 年代开始,发生了巨大的变化,合作医疗制度由于没有及时进行改革和完善,逐步跌入了谷底,农村地区开始出现基本医疗保障的制度缺失的状况。

2. 新型医疗保障制度发展阶段 新型医疗保障制度的发展仍然从城市开始(1994—2009 年)。由于城市公费医疗、劳保医疗制度存在严重弊端,1994 年,原国家体改委等颁布《关于职工医疗制度改革的试点意见》,以江西省九江市、江苏省镇江市为试点,对职工医疗的费用筹措、使用范围、支付形式和管理方式等进行改革,建立社会统筹和个人账户相结合的医疗保障制度,俗称“两江医改”。1996 年国务院出台了《关于职工医疗保障制度改革扩大试点意见》,将试点扩大到 58 个城市,探索出了“两江”试点的“通道式”、海南的“板块式”、青岛和烟台的“三金模式”三种“统账结合”模式。1998 年,国务院发布了《国务院关于建立城镇职工基本医疗保险制度的决定》,这一决定标志着在我国实施了近半个世纪的公费、劳保医疗制度被新的职工基本医疗保险制度所取代。城镇职工基本医疗保险制度的主要框架包括:保障范围为职工的基本医疗;采取医疗保险费由单位和个人共同缴纳的缴费机制,用人单位缴费率为职工工资总额的 6% 左右,职工缴费率为本人工资收入的 2%;实行社会统筹和个人账户相结合的统账结合形式;实行管理和服务的社会化[④]。

农村地区由于长期未形成保障水平高、覆盖范围广的医疗保障制度,农民因病致贫、返贫的现象日益突出,为此,2002 年 10 月,中共中央、国务院下发了《中共中央、国务院关于进一步加强农村卫生工作的决定》,明确提出,在农村要逐步建立适应社会主义市场经济体制要求和农村经济发展水平的、以大病统筹为主的新型农村合作医疗制度。该制度是由政府组织、引导和支持,明确要覆盖到全体农村居民,个人、集体和政府多方筹资,以“大病统筹”为主的农民医疗互助共济制度[⑤]。2003 年,国务院转发《关于建立新型农村合作医疗制度的意见》,标志着新农合制度的逐步建立,针对农村户籍人口的基本医疗保险制度正式建立。2008 年提前实现了全覆盖,并在不断完善中持续发挥作用至今。

城镇职工基本医疗保险制度和新型农村合作医疗制度覆盖了大部分城乡居民,但仍有大量的城镇

---

① 郑旭光. 温州市城镇弱势群体医疗保障问题的探析[D]. 同济大学,2007.
② 郑旭光. 温州市城镇弱势群体医疗保障问题的探析[D]. 同济大学,2007.
③ 魏嫚. 中国农村医疗保障制度研究[D]. 武汉科技大学,2006.
④ 汤捷. 基本医疗保险资金审计管见[J]. 时代经贸,2012,(23).
⑤ 董大龙,吴海生,严超凡. 健全新型农村合作医疗制度,促进社会发展[J]. 中国卫生产业,2012,(10):179-179.

非从业居民没有医疗保障。2007年,国务院决定在有条件的省份选择2~3个城市开展城镇居民医疗保险制度试点工作,并在不断完善中实现全面覆盖。该项制度面向不属于城镇职工基本医疗保险制度覆盖范围的中小学阶段的学生(包括职业高中、中专、技校学生)、少年儿童和其他非从业城镇居民,坚持低水平起步,重点保障城镇非从业居民的大病医疗需求,其基金筹集是以家庭缴费为主,政府给予适当补助[①]。参保居民按规定缴纳基本医疗保险费,享受相应的医疗保险待遇。

3. 全民医疗保险制度的发展和完善　2009年至今是全民医疗保险制度的发展和完善时期。2009年,《中共中央国务院关于深化医药卫生体制改革的意见》拉开了新医改的帷幕。我国基本医疗保险制度在政策覆盖全人口的基础上,不断发展和完善实现了全民医保,是基本医疗保险制度的集中改革期[②]。2010年《社会保险法》规定了全民医疗保险制度的基本架构。

2009—2011年是从政策全覆盖走向全民医保制度。《国务院关于印发医药卫生体制改革近期重点实施方案(2009—2011年)的通知》要求"三年内,职工医保、居民医保和新农合覆盖城乡全体居民,参保率均提高到90%以上"。为落实上述任务,2008—2011年间,由中央财政安排509亿元专项资金,各地多渠道筹资解决了近800万关闭破产企业退休人员和困难职工参保等历史遗留问题。2011年,人社部等印发《关于领取失业保险金人员参加职工基本医疗保险有关问题的通知》,将领取失业保险金人员纳入职工医保。同时,全面推开城镇居民医保制度,重点解决了城市"一老一小"、大学生,以及流动人口参保问题。

2011年以来是全民医保制度的发展和完善时期。全民医保在一些关键领域和环节取得了突破性改革进展。2012年8月国家发改委、人保部、卫生部等六部委联合下发了《关于开展城乡居民大病保险工作的指导意见》,明确采取向商业保险机构购买大病保险的方式开展城乡居民大病保险工作。2012年,政府工作报告提出"全民基本医保体系初步形成"。2013年3月国务院办公厅出台《关于建立疾病应急救助制度的指导意见》,针对极少数患者因身份不明、无能力支付医疗费用而得不到及时治疗的现象,提出解决办法,健全了我国多层次的医疗保障体系。2016年,国务院出台《关于整合城乡居民基本医疗保险制度的意见》,要求"推进城镇居民医保和新农合制度整合,逐步在全国范围内建立起统一的城乡居民医保制度"。

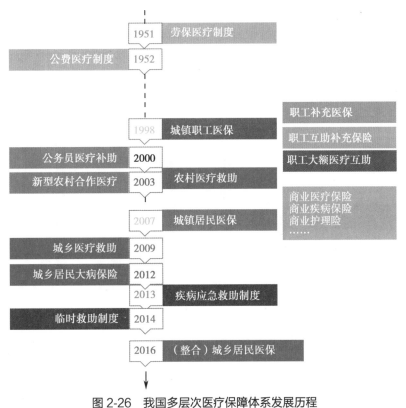

图2-26　我国多层次医疗保障体系发展历程

---

① 程俊霞.城镇居民基本医疗保险面临的挑战和对策[J].人才资源开发,2014,(8):24-25.
② 赵斌,尹纪成,刘璐.我国基本医疗保险制度发展历程[J].中国人力资源社会保障,2018,(1):22-25.

（二）我国多次医疗保障体系的成效与挑战

1. 已取得的成效 经过几十年的发展,我国的医疗保障制度基本形成了覆盖城乡居民的保障体系,保障水平较以往相比也有了显著的提升。基本形成了支撑全民医保的"三纵"(职工医保、城镇居民基本医疗保险、新型农村合作医疗)、"三横"(医疗救助、基本医疗保险、商业健康保险)的基本医疗保障制度格局已基本形成并逐步完善。

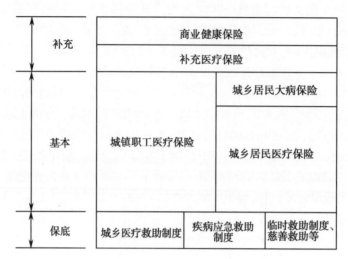

图 2-27 我国多层医疗保障体系
资料来源:内部研究报告。

（1）基本医疗保险筹资水平不断提高,筹资机制不断完善。城乡居民医保财政补助水平逐步提高,从2008 年的每人每年 80 元提高到 2017 年的 450 元。部分地区开始探索建立城乡居民医保个人缴费标准与居民收入相挂钩的动态调整机制,探索筹资标准、保障水平与经济发展水平相适应。从基本医保基金总收入来看,2011 年以来持续增长,基本医报基金收入从 2011 年的 7 587 亿增长到 2016 年的 16 368 亿元,增长翻倍,但增长速度略有下降。

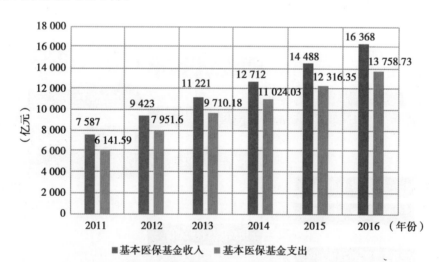

图 2-28 我国基本医保基金收入与支出:2011—2016 年
数据来源:中国统计年鉴。

（2）保障水平大幅度提高。城镇居民医保和新农合财政补助标准大幅提高,城镇居民医保、新农合政策范围内住院费用报销比率从 54%、48% 提高到 2011 年的 70% 左右。职工医保、城镇居民医保、新农合统筹基金最高支付限额提高到当地职工年均工资、居民年可支配收入、全国农民人均纯收入的 6 倍以上。同时,城镇居民医保和新农合普遍建立了门诊统筹,新农合还进行了重大疾病保障的探索。

(3) 经办管理服务不断优化,就医便捷度不断提高。各统筹地区内普遍实现了实时结算,大部分省份城镇医保实现了省内异地就医联网结算,部分省份自发探索跨省异地就医管理服务协作。支付方式改革不断深化,探索总额预付,结合门诊统筹的开展探索按人头付费,结合住院门诊大病的保障探索按病种付费。统筹层次不断提升,部分地市开始城乡医疗保险统筹的探索。

(4) 各类补充医疗保障制度不断发展,医疗服务可及性不断提高。2012 年 6 部委联合下发《关于开展城乡居民大病保险工作的试点意见》,明确为城乡居民建立大病保险制度,超过 10 亿人口从中受益,受益人员实际报销比例提高 10~15 个百分点;各类补充医疗保险覆盖率不断提高,2016 年底补充医疗保险参保 2.9 亿人,比 2011 年增加 7 202 万人。同时,积极推进实施医保精准扶贫政策,部分省市依托大病保险以建档立卡城乡贫困人口为目标人群,实行倾斜性支付政策,提高大病保险托底保障的精准性。

2. 面临的问题　虽然我国已初步形成了基本医疗保险为主体的多层次医疗保障体系,全民医保的目标基本实现,但是,城乡居民的医疗保障尚在整合统一之中,保障覆盖不足、保障统筹层次不高、保障公平性较差以及制度的运行效率偏低等问题是摆在当前医疗保障体系改革的巨大障碍。由于我国基本医疗保障制度的保障水平比较低,"看病难、看病贵"依然是当前社会各界普遍关心的民生问题之一,医疗保障管理体制亟待整合,精细化管理能力还十分欠缺。地区间、人群间医疗保障待遇不平衡不充分的矛盾依然突出。

2014 年,习近平总书记在镇江市丹徒区世业镇卫生院调研讲话中提出:尽管我国的医疗保险制度的改革和建设已经取得了长足的进展,但总体上看,社会医疗保险制度改革的进展还不尽人意。存在着社会医疗保险覆盖范围狭窄、多层次的医疗保障体系尚未真正形成、医疗卫生体制改革与医疗保险制度改革不配套、政府对医疗资源投入不足等问题。

因此,在我国医疗保障体系覆盖面不断扩大的情况下,如何调动多方资源,发挥各自优势,实现管办分离,改进医疗保险基金的管理和使用效率,提高医疗服务的效率,从而不断提高医疗保障水平,成为医疗保障改革面临的重大课题。

二、商业保险公司在多层次医保体系中的定位与作用

如前所述,由于社会经济发展水平制约,我国以城镇职工医疗保险、新型农村合作医疗和城镇居民医疗保险搭建的基本医疗保障体系仍然处于较低的保障水平,并不能适应多层次、多元化的就医需求,因此,必然要求构建多层次的医疗保障体系,通过多种形式补充基本医保的不足,其中商业健康保险的作用十分重要。商业医疗保险是一种契约行为,补偿疾病或身体伤残所致损失的保险,在被保险人发生契约规定范围内的保险责任时,由保险人补偿医疗费用或给付保险金。

(一) 商业保险公司纳入多层次医保体系的理论探讨

医疗保险可被认为是公共提供的私人物品,同时具有公共物品和私人物品的特征。从政府角度来说,向私人提供公共物品有两方面意义;一是干预市场,使资源配置达到帕累托效率;二是干预收入分配,解决收入不公平的问题。因此,医疗保险可看作为准公共物品,具有典型的非排他性和外部性,完全由市场提供,必定导致市场失灵;但是政府干预也非万能,在社会医疗保险中,政府在医保机构、医院、参保人三方之间进行协调与监督也有可能会发生"政府失灵",如难以规避的道德风险和寻租行为。因此,社会医疗保险体系的建设中必须重新定义政府和市场的边界,厘清政府和市场的关系,发挥各自的作用,弥补各自的缺陷,通过政府和市场两种手段有机结合才能发挥好各自优势。

从宏观角度来看,医疗保障体系的主要目的是对公民的医疗保健、疾病治疗、医疗救助等项目提供合理的资金支持。它通过建立一种兼顾公平和效率的机制,促进资源的有效配置,维护民众一定健康状态或水平,以补偿健康问题带来的社会资源消耗,促进社会经济的发展和人民生活水平的提高。医疗保障体系的构建是公共选择和经济社会发展的结果,其产生、存续与改革都受到特定历史要求、社会经济条件的制约,并在一定历史时期发挥着社会政治"稳定器"、促进经济社会和谐发展的重要作用,受到世

界各国政府的重视①。国家的医疗保障体系应该是由医疗救助、社会医疗保险、商业健康保险三个层次组成,医疗救助是纯公共物品,由政府主导,发挥兜底保障作用;社会医疗保险(或基本医疗保险)是准公共物品,在有限资源配置的前提下由政府和市场共同发挥作用,以实现帕累托最优;商业健康保险(或商业保险)则由市场主导,增加健康保障筹资的供给,提高服务质量和保障效率。从世界范围的医疗保障制度实践来看,无论是以德国为代表的社会医疗保险模式、以英国为代表的国家卫生服务体系模式,还是以美国的 Medicare、Medicaid 等保险计划,都需要补充医疗保险作为基本医疗保障的补充,在多层次医疗保障体系中,定位与不同的覆盖对象、保障范围和保障水平。

(二) 商业保险公司纳入多层次医保体系的作用空间

1. 可行性 我国商业健康保险始于 20 世纪 80 年代初,在 2008 年以前,我国的商业健康保险处于自发推动阶段。2003 年,中国保监会颁布的《关于加快健康保险发展的指导意见》,提出鼓励保险公司推进健康险专业经营,随后,人保健康、平安健康、和谐健康、昆仑健康等专业健康保险公司陆续成立,健康保险产品主要针对重大疾病,以及针对城镇职工医保的补充保险;2006 年 8 月,保监会正式颁布《健康保险管理办法》,这是健康保险第一部专门化监管规章,首次统一了保险公司在健康险业务经营上的监管标准。2009 年新一轮医改启动,商业健康保险迎来新的发展阶段。有超过 100家的商业保险公司开展保险业务,商业健康保险保费收入从 2009 年的 574 亿元增加到 2017 年的4 389 亿元。

我国政府也先后出台了多项政策,倡导引入市场机制,鼓励和支持商业保险机构参与到医疗保障体系中。如《劳动和社会保障事业发展"十一五"规划纲要(2006—2010 年)》提出"进一步规范补充医疗保险,构建以基本医疗保障为主体,以保障大病风险为重点,兼顾多层次需求的医疗保障体系,逐步扩大基本医疗保障覆盖范围"。国务院 2009 年 7 月 24 日出台的《国务院关于印发医药卫生体制改革近期重点实施方案的通知》提出,积极提倡以政府购买医疗保障服务的方式,探索委托具有资质的商业保险机构经办各类医疗保障管理服务。2012 年 4 月 11 日,卫生部等四部门出台了《关于商业保险机构参与新型农村合作医疗经办服务的指导意见》并明确提出,"参与新农合经办的商业保险机构要坚持'保本微利'原则"。2012 年 8 月 30 日国家发改委等六部委发布《关于开展城乡居民大病保险工作的指导意见》,提出采取政府委托办理、购买服务等方法,由商业保险机构承办大病保险,建立政府、个人和保险机构共同分担大病风险的机制。《"健康中国 2030"规划纲要》再次强调"健全以基本医疗保障为主体、其他多种形式补充保险和商业健康保险为补充的多层次医疗保障体系"。

2. 定位与作用 2017 年中国发展研究基金会发布的《中国商业健康保险研究报告》提出:商业健康保险绝不仅仅是社会基本医疗保险有限的、简单的补充,而应该成为我国医疗保障体系中必不可少的重要组成部分,其应主要承担的角色可包括三个方面:补充医保的主要经营者;基本医保的主要经办者;健康产业链的整合者。而为扩大商业健康供给,提升商业健康保险供给质量,则必须加强顶层设计,进一步强化商业健康保险在医疗保障体系中的角色定位,进一步明确政府与市场的边界,以更好地服务医改全局②。

从国家卫生总费用筹资来源看,我国商业健康保险的收入在 2015 年已占到全国卫生总费用的5.9%,而这一比重在 2000 年时还不到 1%。同时也要看到,在国家医疗保障筹资体系中,很多发达国家(如加拿大、法国、澳大利亚等)即使是以社会保险为医疗保障的主体,商业健康保险在居民的医疗费用融资比重也能达到 10% 左右,我国商业健康保险的作用空间十分巨大。根据前述《中国商业健康保险研究报告》,受各种因素影响,商业健康保险的供需矛盾依然较为突出:一方面,当前的健康保险产品主要集中于与基本医疗保险保障具有替代性的医疗保险,与基本医疗保险保障相衔接的团体补充医疗保险、重大疾病保险等方面,存在较大需求的高额医疗费用保险、长期医疗保险以及护理保险等产品还较少;另一方面,产品同质化现象比较普遍、产品结构不合理。比如,市场上的健康保险产品中,疾病保险和医疗

---

① 龚贻生.中国商业健康保险发展战略研究[D].南开大学博士论文.2012.

② http://www.sohu.com/a/195382444_783117.

产品数量约占 98%,而护理保险和失能损失保险产品只占 2% 左右,难以满足大众多样化的商业健康保险需求[1]。

因此,在基本医保基金保障能力有限,与人民群众福利刚性约束的条件下,商业健康保险在推进策略中应该至少发挥以下作用:补充基本医保不予报销的自费药品和诊疗项目,提供疾病保险、失能收入损失保险和护理保险等其他健康保障支出,以及为慢性病、老年人、高收入等特殊群体提供高效、方便、快捷和人性化的服务措施等满足多元化需求方面,可以发挥更大的作用。

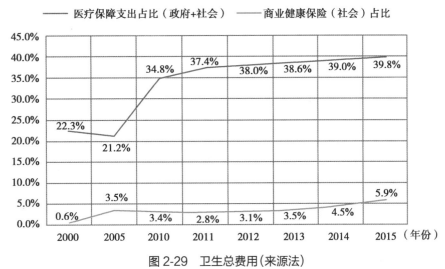

图 2-29　卫生总费用(来源法)

数据来源:国家卫健委卫生发展研究中心。

此外,在参与经办管理方面,近年来 PPP(public private partnership)模式在国内外的实践可为商业保险参与多层次体系建设提供了必要的路径参考。PPP 模式,即政府和社会资本合作模式,是指公共部门和私人部门为提供公共产品或服务而建立起来的一种合作伙伴关系。这种关系通常由政府部门与企业通过正式的合同来确定,双方在合作过程中发挥各自优势来提供公共服务,共同承担责任和分享收益。PPP 模式引入到政府公共事务中,不仅是政府微观服务层面的操作方式升级,也是宏观层面的体制机制变革[2]。国内外政府公共服务采用“服务外包”方式取得不错的成效,如美国的商业保险机构不仅可以为老年保健医疗、低收入群体医疗补助等政府保障计划提供信息咨询、理赔辅导等专业化服务,而且可以销售政府的保障计划产品。我国在居民大病保险领域尝试通过商业保险机构承办正是这种思路的体现。

三、商业保险公司“补充”作用的案例分析

(一) 产品“补充”——基本医保与多样化需求

2002 年,为进一步完善多层次医疗保障体系,财政部、原劳动社会保障部下发了《关于企业补充医疗保险有关问题的通知》,明确提出按规定参加各项社会保险并按时足额缴纳社会保险费的企业,可自主决定是否建立补充医疗保险。企业可在按规定参加当地基本医疗保险基础上,建立补充医疗保险,用于对城镇职工基本医疗保险制度支付以外由职工个人负担的医药费用进行的适当补助,减轻参保职工的医药费负担;企业补充医疗保险费在工资总额 4% 以内的部分,企业可直接从成本中列支,不再经同级财政部门审批;企业补充医疗保险办法应与当地基本医疗保险制度相衔接,企业补充医疗保险资金由企业或行业集中使用和管理,单独建账,单独管理,用于本企业个人负担较重职工和退休人员的医药费补助,不得划入基本医疗保险个人账户,也不得另行建立个人账户或变相用于职工其他方

① http://baijiahao.baidu.com/s？id=1601905620495466609 & wfr=spider & for=pc.

② 孙东雅.PPP 模式与医保制度创新[J].中国金融,2015,(10):62-64.

面的开支。

在此文件出台前,各地已经开始了一些补充医疗保险的积极探索。1999年开始,各保险公司先后推出了以门(急)诊补充险、住院自付补充险以及大额补充医疗险等三大类产品,到上述文件颁布的2003年,我国商业补充医疗保险保费收入达到1 732亿元,其中以大额医疗补充为主,约为1 405亿元[①]。从实施形式看,企业补充医保的保险期限为一年,保险责任为三部分:基本医疗保险统筹基金起付线以下完全由个人支付的部分;基本医疗保险统筹基金起付线以上,最高支付限额以下个人按比例支付的部分;以及基本医疗保险统筹基金最高限额以上,大额医疗费用补助保险最高支付限额以下个人按比例支付的部分。此外,广东东莞还探索了放开个人账户资金限制可以购买补充商业健康险产品等形式对基本医保的保障范围和水平予以"补充"[②]。

在居民医疗保险等领域,部分地区也探索了在基本医保、大病保险以及医疗救助的基础上购买意外伤害、重大疾病保障等形式来提高居民的总体保障水平。如,江苏省南通市通州区结合新农合、农村居民大病保险以及医疗救助政策保障情况,在基本医疗保障、大病保险基础上,鼓励农民自行缴费购买商业保险公司的补偿医疗保险,以弥补基本医疗保险制度在保障范围、保障水平等方面的不足。迈出了为农民建立起了多层次的医疗保险体系的第一步,据笔者2014年调研数据,当年约有60%的参保人购买了该项保险(图2-30、表2-24)。

在健康扶贫领域,除了基本医保、医疗救助和政府财政支持外,部分地区探索了购买补充商业保险的模式,以江西省及部分省份的统筹地区为代表。江西省在倾斜基本医保政策的基础上,以政府购买服务的方式为农村贫困人口购买每人每年90元的健康扶贫补充保险,目录内住院医疗费用经城乡居民医保(新农合)、大病保险补偿后,剩余部分由健康扶贫补充保险再补偿90%[③]。

(二) 管理"补充"——多种形式参与经办业务

随着社会发展,商业保险公司在我国发展迅速,近些年参与基本医疗保险方面作出了许多探索也努力,中国人保(湛江模式、太仓模式、平谷模式)、中国人寿(新乡模式、洛阳模式)、平安保险(厦门模式)、太平洋保险(江阴模式、苏州模式)、阳光保险(襄樊模式)等也形成了一些值得推广的代表性模式[④]。这些模式中,我们根据商保参与社保管理的运作方式与承担的经营风险情况,可以分为保险合同型、基金管理型与共保联办型三大类[⑤]。

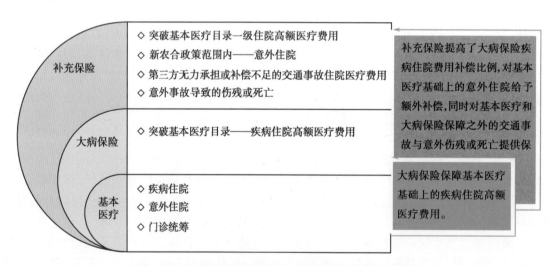

图2-30 江苏省南通市通州区多层次医疗保障体系设计

① 邵全权,陈佳.我国社会保险和商业保险的竞争与合作—从医疗保障制度改革视角的研究[J].上海经济研究,2009,(3):11-19.
② 米霏,费长江.略论东莞市社会医疗保险与商业医疗保险融合的模式和实施建议[J].时代金融,2018,(02):92-95.
③ 付晓光.健康扶贫兜底医疗保障的主要模式及思考[J].中国农村卫生事业管理,2017,37(10):1153-1155.
④ 刘钦.商业保险参与社会医疗保险的几种模式比较与分析,时代金融,2016,(6):217,219.
⑤ 王敏,王林智,黄显官.商业保险机构承办城乡居民大病保险的国内实践,医学与法学,2017,(5).

表 2-24 江苏省通州区 2014 年新农合补充医疗保险基本政策框架

指标			内容
参保对象			全区参合人群
参保方式			自愿
保费标准			20 元 / 人
保障范围及水平	高额住院费用	合规费用	合规费用范围与农村居民大病保险相同
		起付线	对参保人因疾病住院支出的符合通州区农村居民大病保险规定的高额医疗费用,在按规定享受新农合补偿、医疗救助补助的基础上,参保人负担超出通州区新农合大病保险起付线标准 15 000 元以上的合规医疗费用
		封顶线	6 万
		报销比例	区内就医累计赔付,报销比例在 5%~20% 之间;区外就医按照通州区内就医补偿标准的 80% 赔付。
	新农合可报销的意外伤害事故		对参保人员因发生新农合可报销的意外伤害事故,单次 4 万元以下的住院医疗费用按新农合可报费用的 5% 进行补偿,单次住院医疗费用 4 万元以上(含 4 万)的按新农合可报费用的 10% 进行补偿,最高以 1 万元为限
	交通事故		参保人因交通事故发生的住院医疗费用,肇事方无力赔偿、赔偿不足和需参保人自己承担部分,参照新农合意外伤害补偿标准予以补偿,最高以 3 万元为限
	其他人身意外伤害事故	最高保额	参保人因人身意外伤害事故导致死亡、伤残按不同的年龄(2014 年 1 月 1 日时的年龄)段确定不同的保险金额,最高为 2 万元。具体保险金额如下:年龄 6(含)周岁以下保险金额为 2 000 元、7~17 周岁保险金额为 5 000 元、18~45 周岁保险金额为 20 000 元、46~59 周岁保险金额为 5 000 元、60(含)周岁以上保险金额为 2 000 元
		保障范围	本项保障的保险责任为:①参保人遭受意外伤害身故,按该参保人的年龄对应的保险金额赔付身故保险金;②参保人遭受意外伤害导致身体残疾,根据《人身保险残疾程度与保险金给付比例表》的规定,按参保人的年龄对应的保险金额乘以该项残疾所对应的给付比例赔付残疾保险金。 本项保障的除外责任为:①投保人对被保险人的故意杀害、故意伤害;②被保险人故意犯罪或抗拒依法采取的刑事强制措施;③被保险人自杀或故意自伤,但被保险人自杀或故意自伤时为无民事行为能力人的除外;④被保险人醉酒,服用、吸食或注射毒品;⑤被保险人酒后驾驶机动车;⑥被保险人的精神和行为障碍;⑦战争、军事冲突、暴乱或武装叛乱;⑧核爆炸、核辐射或核污染。
结算方法			与基本医疗保险实现一体化经办

1. 保险合同型 保险合同型是最常见的商业保险公司参与基本医保的模式,是政府主导、合署办公、专业运作的运行机制,政府利用基本医保基金向商业保险公司购买大病商业保险,并由双方共担风险,因此也称为即风险保障型或者社会再保险型。具体来说,政府利用本地区筹集的基本医保资金为参保人投保,与报销公司就赔付比例、保险责任以及赔付限额进行协商,保险公司按照协议规定为投保人提供服务,并且独立承担基金透支风险[1]。这种模式减少了社保部门的人力和运营成本,实现了社保部门、保险公司与定点医院的"优势互补、无缝链接、合作共赢",大幅提高的运营效果[2]。

本报告以江苏太仓为例介绍保险合同型的具体运行机制。

尽管目前医保水平不断提高,但是因病致贫、因病返贫的情况仍旧很多,根据太仓市 2008—2010 年相关数据显示,每年医疗费用超过 15 万元的大病患者约占基本医保参保总人数的万分之五。为避免这

[1] 刘钦.商业保险参与社会医疗保险的几种模式比较与分析,时代金融,2016,(6):217,219.
[2] 宋宝香,孙文婷.商业保险机构参与医疗保障体系的模式比较研究——以城乡居民大病保险为例.中国卫生管理研究,2016,(1):84-103.

种情况的频繁出现,同时为了解决基本医保封顶的限制,2011 年,太仓引入商业保险机构对大病就诊中自付部分给予二次补偿[①]。太仓市大病补充医保委托人保健康江苏分公司经办。太仓大病补充医保设置职工与居民不同的筹资标准,职工筹资标准为 50 元 / 人年、居民为 50 元 / 人年,但是享受同样保障待遇[②]。报销范围包含在药典内但尚未纳入基本药物目录的药品,同时规定了"十不报"的范围,防止过度医疗[③]。

在补偿中,设置 1 万的年度起付线,个人实际负担(含政策范围内自付以及政策范围外自费)超过 1 万元的进行分段补偿,补偿比例呈递增趋势(详见表 2-25),其中起付线的基准与补偿比例在每年都会根据实际情况进行调整[④]。单次住院可报费用超过起付线的,可实时结报;单次住院可报费用未超过起付线的,按年度累计可报费用,于结算年度完成后,一次性予以结报[⑤]。

表 2-25 太仓市大病保险补偿方案设计

自费与自付部分超出额度(万元)	补偿比例(%)	自费与自付部分超出额度(万元)	补偿比例(%)
1 万以下	免赔	7 万 ~8 万	68
1 万 ~2 万	53	8 万 ~9 万	70.5
2 万 ~3 万	55.5	9 万 ~10 万	73
3 万 ~4 万	58	10 万 ~15 万	75
4 万 ~5 万	60.5	15 万 ~20 万	78
5 万 ~6 万	63	20 万 ~50 万	81
6 万 ~7 万	65.5	50 万以上	82

注:自费部分是指就诊时因未达到起付线而自行支付的医药花费,自付部分是指在医药报销过程中无法由基本医疗保险基金和大病医疗保险报销而自行承担的医药花费。

资料来源:《太仓市医保知识问答》,太仓市医疗保险基金结算中心编。

经过多年探索,太仓市逐渐形成了城镇职工基本医疗保险和城镇居民医疗保险制度保障基本、大病保险扩大政策报销额度、商业大病保险减轻政策外医药自费负担的多层次医疗保障体系。政府在政策制定、选择合作、监管指导、调控基金等方面发挥主导作用,通过商业保险公司运行实现保本微利、风险共担[⑥]。"大病再保险"模式提高了群众实际报销比例,有效遏制因病致贫和因病返贫的现象。

2. 委托管理型 委托管理型是政府与保险公司签订协议,将保险业务直接委托至保险公司,由其为居民提供服务。与保险合同型模式不同的是,委托管理型模式下,保险公司只要收取固定的服务费用后提供专业服务,按照政府部门的规定进行报销、结算、审核即可,保险基金的透支风险和基金赤字均由政府承担,保险公司不需要对医疗基金的运营盈亏不承担责任[⑦]。

本报告以江苏省江阴市保险机构经办农村合作医疗制度为例介绍委托管理型模式的具体运行机制[⑧]。江阴市于 2001 年联合太平洋保险公司成立江阴新农合业务管理中心,承担江阴市 70 万城乡非从业居民的基本医疗保险。江阴市建立了"基本医疗保险 + 大病救助 + 商业补充保险的医疗保障"制度,

① 王敏,王林智,黄显官.商业保险机构承办城乡居民大病保险的国内实践.医学与法学,2017,(5).
② 郑秉文,张兴文.一个具有生命力的制度创新:大病保险"太仓模式"分析.行政管理改革,2013.
③ 宋宝香,孙文婷.商业保险机构参与医疗保障体系的模式比较研究——以城乡居民大病保险为例.中国卫生管理研究,2016,(1):84-103.
④ 李良.太仓"大病再保险"的实践与思考.商业经济,2015,(9):65-66,155.
⑤ 李良.太仓"大病再保险"的实践与思考.商业经济,2015,(9):65-66,155.
⑥ 宋宝香,孙文婷.商业保险机构参与医疗保障体系的模式比较研究——以城乡居民大病保险为例.中国卫生管理研究,2016,(1):84-103.
⑦ 刘钦.商业保险参与社会医疗保险的几种模式比较与分析.时代金融,2016,(6):217,219.
⑧ 宋宝香,孙文婷.商业保险机构参与医疗保障体系的模式比较研究——以城乡居民大病保险为例.中国卫生管理研究,2016,(1):84-103.

其中,商业补充保险是在政府引导下,参合人员根据自愿原则,按照60元/(人年)的标准进行缴费,主要针对大病救助后的目录范围外的相关费用进行补充补偿,全年累计最高补偿额为20万元,补充保险补偿的标准如表2-26所示。参保者住院费用达到补充保险规定补偿标准时,补充保险依托新农合结报系统,即时进行二次补偿结报。

表 2-26　江阴市商业补充保险的补偿标准

序号	项目	对象	赔付范围	起付线(元)	理赔政策		最低赔付额(元)
					扣除起付线后 1~10 000 元	10 001 元以上	
1	本市一、二级医院	进入目录内费用 10 000 元以上	发生费用—新农合—城乡居民大病救助	2 000	30%	40%	300
2	本市三级医院(包含远望医院)	进入目录内费用 10 000 元以上	发生费用—新农合—城乡居民大病救助	3 000	20%	30%	300
3	外市医院	进入目录内费用 10 000 元以上	发生费用—新农合—城乡居民大病救助	4 000	10%	20%	300

资料来源:宋宝香,孙文婷.商业保险机构参与医疗保障体系的模式比较研究——以城乡居民大病保险为例.中国卫生管理研究,2016,(1):84-103.

江阴市商业补充保险主要由商业保险公司来运行,须严格执行有关新农合基金管理规定,资金使用情况接受财政、审计部门监管,而且不得在参合者结报时推销商业保险产品。江阴市合管办对商业补充保险基金进行总量控制,要求商业保险机构将补充保险基金的75%用于参合人员的保险补偿,10%用于远程会诊系统的建立和维护。

江阴市2011年相关数据显示,"基本医疗保险 + 大病救助 + 商业补充保险的医疗保障"制度建立后,江阴市实际住院补偿比例接近50%,比周边同等筹资水平地区高出4%,江阴财政支出的新农合经办费用低30%~40%。

3. 共保联办型　共保联办型是基于基金管理型和保险合同型之间的一种模式,是责任共担联合办公的运行机制。也称为混合型模式。"共保"—政府与保险公司共同承担社会基本医疗保险责任,保险公司以风险保障的形式承保约定比例的社会基本医疗保险责任,为社会基本医疗保险基金的运作发挥经济补偿作用;"联办"—政府与保险公司根据"共保"的合作机制洪同管理经办社会基本医疗服务,为基金的稳定运行起到保驾护航的作用[①]。与委托管理型分离职能不同的是,共保联办型模式中政府与公司发挥各自优势,保险公司以保险合同方式经办合作地区新农合基本医疗保险。

本报告以"平谷模式"为例介绍共保联办型的运行机制。"平谷模式"为全国首例采用"共保联办"模式的新农合试点。

北京市平谷区2011年与人保健康签署协议,启动"共保联办"模式参与新农合试点。人保健康与新农合管理中心联合办公,建立起"共保联办办公室",保险公司承担起对定点医院全程诊疗的监督、单证初审和整理以及高额单证和可疑单证的调查等工作,新农合管理中心主要负责复审、政策研究和监管。

根据大病医保新政中作出的先行试点、逐步推开的规定,平谷区采用了比例共保的做法,平谷区将新农合基金筹资总额的50%作为保费划给人保健康,双方各承担50%的基本医疗赔付责任,共同经办管理服务,"风险共担、利益共享""共保联办"。

---

① 刘钦.商业保险参与社会医疗保险的几种模式比较与分析,时代金融,2016,(6):217,219.

在"共保联办"模式下,平谷区新农合控费效果显著。据人保健康提供的数据,2011年该项目覆盖人群22万人,保险期间1月1日至12月31日,2011年人均保费520元,保障责任包括住院医疗费用补偿和门诊医疗费用补偿。而由商业险企经办最主要的作用在于有效控制了医疗费用的增长。2011年平谷区新农合人均补偿支出较上年同比仅增长1.97%,与既往15%以上的增长率相比,风险管控效果明显。2011—2013年,即经办管理的三年内,平谷区新农合基金支出平均增长率只有2.2%,远低于同期北京新农合基金支出平均增长率的13.3%。

4. 三种参与模式的对比分析　保险合同型、委托管理型和共保联办型的商业保险参与医疗保障体系的模式各有特点。表2-27所示为三种模式在责任承担、与政府的关系、政策支持、与政府合作的稳定性和对保险公司的激励等方面的特点。

表2-27　保险合同型、委托管理型和共保联办型模式的对比分析

类型	与政府的关系	责任承担	与医院的关系	保险公司收益	政策支持	与政府合作的确定性	对保险公司的激励
保险合同型	联合办公	共负盈亏	受政府部门授权对医疗过程进行管控	保费收入保本微利	大病保险政策支持	高	强
委托管理型	委托管理管办分离	不承担基金风险	受政府部分委托审核单据	服务费	不违反政策规定	低	弱
共保联办型	联合办公	共担风险	受政府授权监督医院的医疗行为	保费收入	大病保险政策支持	高	中

资料来源:根据宋宝香,孙文婷.商业保险机构参与医疗保障体系的模式比较研究——以城乡居民大病保险为例,以及课题组整理。

保险合同型模式下,保险公司与政府部门联合办公,合作关系稳定,深入参与社会医疗保险。这种模式对保险公司的经营要求是保本微利,但保险公司在责任范围内自负盈亏,对保险公司的激励性较大。

委托管理型模式下,保险公司根据与政府之间的权利义务协议收取服务费后对大病保险提供专业化服务,专业化服务弥补了医保扩面后政府编制和经办力量的严重不足,也实现了医保基金的"征、管、监"分离。虽然保险公司不承担基金管理风险的保障责任,但是参与参与深度不够,激励程度较弱,与政府的合作关系稳定性也相对较低。

该模式的优点是:与保险合同型和委托管理型相比,共保联办型能更好地平衡政府与商业保险公司之间的利益关系。与委托管理型模式相比,共保联办型与政府部门风险共担,因此与政府的合作紧密程度更高获取的基本医疗资料比较深入全面合作的稳定性也较高。

四、国外商业医疗保险应用典型经验

(一) 美国

美国的医疗保障体系是由商业医疗保险主导的,大多数人的医疗保险由商业保险公司提供,政府只负责穷人、老人、残疾人等弱势群体和政府雇员、军人等特殊群体的基本医保。在政府医疗保障领域,如美国联邦政府医疗照顾计划(Medicare)、医疗资助计划(Medicaid)、军队医疗保障计划(MHS和TRICARE计划)等,均大量采用PPP模式交由商业保险公司提供经办服务。目前,美国约有一半的政府医保项目交由保险公司运作,既有以服务外包方式将政府医疗保障项目交由保险公司经办,也有法律授权保险公司以特许经营形式承办政府保障项目。近几年,由商业健康险公司提供的政府医疗保障计划越来越受欢迎,总参加人数以14%的复合年增长率增长。大约有20%的美国联邦政府医疗保障计划(Medicare)受益人参加了由商业健康保险公司提供的补充保险计划(Medicare Advantage),同时有60%的Medicare受益人参加了由商业健康保险公司管理的药物保障计划。美国的军队医疗系统(MHS和

TRICARE)的运作也大量依赖商业保险公司,TRICARE 在美国的东北部,南部和西部分别由三家商业健康保险公司经营管理[1]。

(二) 英国

英国国家卫生服务(National Health Service,NHS)曾被世界卫生组织评为世界上最好的医疗服务体系。但是随着经济社会的发展,NHS 内部浪费严重、效率低下、服务质量下降等弊端逐渐显现。面对国民对医疗保障的需求持续增长,公立医院只能通过缩短平均住院时间和不断延长病人轮候时间来应付,"看病难"的矛盾日益突出[2]。

为解决 NHS 的弊端,自 20 世纪 80 年代以来,英国全面采用"服务外包"形式推行内部市场化改革,成为首个引入 PPP 模式改变原有政府机构自办医疗保障的国家。英国卫生部核准了 14 家商业保险公司具有 NHS 经办服务资格。其中一些公司可以受托完全承担基金管理责任,在确保居民能够享受到充分、优质的医疗服务前提下,保险公司可以从节省的基金中提取一定比例作为管理收入。经过对比,英国卫生部认为,在引入服务外包形式的地区,NHS 的管理能力明显增强,病人等候时间明显缩短,改革取得了明显的成效[3]。

(三) 德国

德国实行强制性的基本医疗保险制度,目前基本医疗保险覆盖了德国 90% 的人口[4]。但德国基本医保制度运行有自己鲜明的特色,一方面,德国基本医疗保险经办遵循市场竞争的原则,通过服务外包的方式将其交由非营利性的疾病基金组织提供经办服务;另一方面,德国采用特许经营的方式,允许保险公司开发可以替代基本医疗保险的商业健康保险产品,高收入人群可以自由选择加入基本医疗保险或是商业健康保险。基本医疗保险替代型产品是商业健康保险公司的主要收入来源[5]。

2012 年,约 2 200 万德国人享受了商业健康保险提供的服务,总覆盖率约 27%,其中约 10% 的人口只购买了商业健康保险,另外约 17% 的人口同时拥有商业健康保险和基本医疗保险[6]。

(四) 荷兰

自 2006 年起,荷兰进行医疗保险改革,开始对法定医疗保险进行改革,规定所有荷兰公民以及主要收入来源与荷兰的非荷兰公民都要参加法定医疗保险。这与改革前高收入者只能选择商业医疗保险不同[7]。此外,法定医疗保险的提供者从原只限于非营利性社保机构,改为引入商业保险公司参与竞争,即所有机构均可提供法定项目的基本医疗服务包,且不能以任何理由拒绝任何投保者。参保人自愿选择保险公司、全科医生和医疗机构。基本保障内容必须完全相同,保费数额由政府决定,由保险公司收取,保险公司不得对投保人区别对待和因既往病史拒保。对于低收入的大群,政府给予医疗补贴,超出基本保险项目的保障,通过向保险公司购买补充保险加以解决。政府的职责主要是制定市场法规政策和监管医疗保险市场运行。另一方面,对基本保障之外的项目,保险公司自主定价,民众自愿购买,保险公司亦可以对投保人进行选择。此外,为了防止保险公司仅仅为健康人或年轻人推销医疗保险而拒绝其他体弱多病的民众参保,荷兰政府对医保公司实施了补贴措施以消除他们接纳此类顾客的高风险[8]。

改革后,在荷兰可以自愿选择原有的社保经办机构或者选择商业保险公司参加法定医疗保险。另外,荷兰的商业保险公司经办社会医疗保险是非营利的,但经办补充医疗保险可以营利,因此这些保险公司主要靠向社会医疗保险参保人员兜售附加的补充医疗保险挣钱。事实上,荷兰社会医疗保险的公办民营,政府并不是撒手不管,而是加强政府责任与监管,制约卫生保健市场中各参与者的行为,保障制

① 孙东雅.PPP 模式与医保制度创新[J].中国金融,2015,(10):62-64.
② 孙东雅.PPP 模式与医保制度创新[J].中国金融,2015,(10):62-64.
③ 孙东雅.PPP 模式与医保制度创新[J].中国金融,2015,(10):62-64.
④ 向国春,顾雪非,李婷婷.从国际经验谈我国商业医疗保险经办社会医疗保险[J].中国卫生经济,2012,31,(6):30-32.
⑤ 孙东雅.PPP 模式与医保制度创新[J].中国金融,2015,(10):62-64.
⑥ 孙东雅.PPP 模式与医保制度创新[J].中国金融,2015,(10):62-64.
⑦ 向国春,顾雪非,李婷婷.从国际经验谈我国商业医疗保险经办社会医疗保险[J].中国卫生经济,2012,31(6):30-32.
⑧ 张晓译.Saltman R B,Busse R,Figueras J.社会医疗保险体制国际比较[M].中国劳动社会保障出版社,2009.

度平稳运行[①]。在荷兰,目前来看改革使医保开支的增长率仅为3%,明显低于同期4%的通胀率同[②]。荷兰医改取得了明显的效果,民众对荷兰医疗体系的满意度在欧洲排名第一[③]。

五、讨论与建议

(一) 对商业保险在多层次医保体系中作用的几点认识

1. 对多层次医疗保障体系的思考　从 20 世纪末开始,我国政府已开始探索构建国家的社会保障体系建设。2002 年党的十六大报告中首次提出在建立基本医疗保险制度的同时,为满足不同参保人员的医疗需求,国家建立和完善多层次医疗保障体系,减轻参保人员的个人负担。经过近 20 年的努力,我国已初步构建了以基本医保为基础的多层次医疗保障体系,特别是 2009 年新一轮医改启动以来,国家的医疗保障体系建设逐步的丰富和完善,在理论和实践方面均积累了许多有益的经验。但是,多层次医保体系建设中依然存在各项制度发展不平衡、不充分与人民群众日益增长的医疗保障需求之间的矛盾,学界及实操层面关于各项制度间的边界不清、定位不准、功能模糊等争论依然存在;商业健康保险总体规模不大、产品设计同质化、且经营亏损状况十分普遍;社会医疗救助难以承担兜底责任、基本医保不得不承担更多保障责任;针对贫困、大病等特殊群体的保障供给,以及健康管理、高端服务等特殊需求仍然无法得到进一步的满足。因此,虽然基本医保已经形成了基本的制度框架、发展相对充分,但是补充医保发展滞后造成了多层次医保体系的“短板”,“补充”的作用空间十分巨大。

未来多层次医保体系的建设,应找准定位,对于“托底保障”部分应遵循坚守底线的原则,加大国家财政支持,保障国民因病陷入贫困;对于基本医保部分,应该秉持可负担、可持续的目标,在确保基本医保基金可持续的同时,保障国民基本医疗保障需求;各种形式的补充医疗保险和商业健康保险产品应作为多层次医保体系中的“补充”部分,本着共建、共治、共享的原则发展壮大,满足个性化、多样化的医疗保障需求,提高国民总体的医疗保障供给水平。

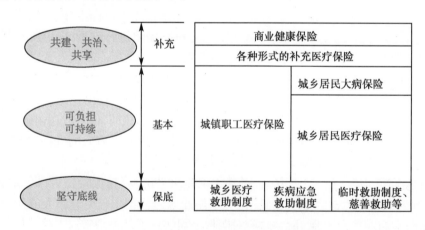

图 2-31　我国多层次医保体系的构建

2. 对商业保险“补充”作用的思考　基本医保侧重于“公平”,基本原则是国民普惠;商业医疗保险侧重于“效率”,目的是满足个性化、多元化需求。因此,在多层次医保体系框架下,只有两类制度协同发展,兼顾公平与效率,才能满足国民日益增长的多层次医疗保障需求,从而促进相关产业的健康发展。结合以上分析,商业保险公司在我国多层次医疗保障体系建设中的“补充”作用应至少涵盖以下三方面:①管理能力的“补充”,在政府预算有限、行政人员和机构约束的条件下,商业(健康)保险公司可以凭借其人员、机构和技术优势(如遍布各地的分支机构、信息化网络及精算咨询等),参与到国家基本医保、兜底保障等制度体系的经办中,通过政府购买服务或 PPP 模式等形式弥补“政府失灵”的缺陷,为进一步

①　向国春,顾雪非,李婷婷,等.从国际经验谈我国商业医疗保险经办社会医疗保险[J].中国卫生经济,2012,31(6):30-32.
②　尹莉娟.从分散到统一:荷兰基本医疗保险制度改革对我国的启示.中国卫生事业管理,2008(2):97-99+108
③　孙东雅.PPP 模式与医保制度创新[J].中国金融,2015(10):62-64.

提升国家基本医保的精细化管理能力提供支持。②发挥对基本医保保障范围和保障水平的"补充"，包括部分地区已经探索的多种形式的与基本医保衔接的企业补充医疗保险及在居民大病保险政策中经办合一、统筹测算设计大病保险补偿方案等各类模式，深度介入基本医保的经办和测算，统筹解决居民的基本医疗保障问题。③满足多层次保障需求的"补充"，开发各类商业健康保险产品，在健康咨询、健康一体化管理服务、疾病诊治等方面提供高端医疗保障供给，为高端人群提供更为多元化的医疗保障需求。

3. 对商业保险机构"经办"的思考　商业保险公司经办大病保险是我国在医保治理领域的一次较为有意义的探索，从实践来看，商业保险公司承担经办业务具有比较优势。①有利于建立激励约束机制和监督制约机制，实现管办分离，弥补政府和市场的缺陷，避免道德风险和寻租行为，提高医疗保障体系总体供给水平。②有利于提升运行效率，保险公司在人员、网络和精算技术等方面都存在优势，可协助政府完善基本医保补偿和调整方案。③有利于建立和完善多层次医疗保障体系，政府可借助保险公司的平台优势提高基本医保运行效率，同时，保险公司可以基于经办业务的实践，开发补充性保险产品，满足人民群众多样化的保障需求，促进多层次医疗保障体系的完善[①]。

但是，商业保险机构在经办中也面临着一些困难和问题。①各方认识不够。在政府层面，受长期计划体制影响，部分行政管理者对"市场"的介入持谨慎和怀疑的态度，缺乏谈判协商的意识和机制，或者在实际管理中设置诸多障碍，商业保险机构承办业务的自主性将受到限制。②缺乏法律支撑。从法律上看，在 PPP 模式下，政府与参与方之间是典型的行政合同关系，我国行政合同立法滞后，经常发生政府在 PPP 项目合同订立阶段刻意压价，合同订立后拒不履行义务（如付费、提供工作条件等），或借口监管任意修改合同内容等现象，影响了其他市场主体参与 PPP 的积极性。③保险公司风险管控能力有待提高。在医疗服务市场上，患者、保险公司和医院之间具有明显的地位不对等、信息不对称的情况，在我国目前的医疗体制环境下，保险公司对不当医疗行为的制约能力和对医疗费用的管控能力还十分有限。④商业保险机构的营利性、生命周期性与医保经办的公益性、长期稳定性之间的冲突以及由此产生危机的可能。商业保险机构的营利性与基本医保的公益性之间存在着矛盾，从各地大病保险的实践来看，商保的经办并不是真正意义上的市场行为，对于营利性的企业来说，持续性的亏损可能影响其经办的积极性，如大病保险在各地的招标签约都有年限，合同期满后需再次招标确定对象，这对经办执行力和业务连续性并不利，商业保险公司和政府双方对招标期满后的合作均存在担忧。

（二）政策建议

1. 坚持政府主导地位，明确基本医保待遇设计和保障边界。我国基本医保的待遇设计和调整不仅与宏观经济环境、财政可支付能力、居民可负担性等因素密切相关，也与适于我国国情的制度设计、精算技术等医保理论和方法的研究进展滞后有较大关系，党的十九大报告提出：要加强社会治理制度建设，完善党委领导、政府负责、社会协同、公众参与、法治保障的社会治理体制，提高社会治理社会化、法治化、智能化、专业化水平。在基本医保领域，同样需要建立完善的社会治理机制。为此，建议研究建立适应于我国国情的《基本医疗保险法》，为居民医保待遇设计和调整机制提供法律保障，对基本医保的宗旨、原则、各利益相关方的权利和义务给予明确；提出基本医保的保障范围，研究制订基本医疗服务包。按照安全、经济、有效、适宜的原则，根据医保基金承受能力合理确定国民基本医疗服务包；建立风险调整机制，在现有多层次统筹的基础上，通过建立风险调剂金降低基金风险、提高医保基金统筹能力。

2. 构建适于我国国情的、多方参与医疗保障治理体系。我国是社会医疗保险制度国家，政府在医疗保障治理体系中应发挥主导作用，其在医疗保障制度设计上应将重点集中在政策目标、功能定位、筹资机制、待遇保障机制、运营模式、监管机制等宏观政策上，不再是社会医疗保险的大包大揽者，而是一个政策的顶层设计者与制定者和监督管理者。在基本医保制度的设计中，政府应处于主导地位，适当引入市场机制，提高精细化管理能力；在"补充性"保障制度体系建设中，政府应该是监

---

① 冯鹏程 . 商保公司经办基本医保的比较优势 . 中国医疗保险，2013-12-15.

督者,也可能是购买者,对保险费率、保障范围、补充标准、支付方式等具体内容,可与相关主体协商决定。

3. 鼓励商业保险公司提升保障供给、发挥"补充"作用。商业保险公司在多层次医保体系增加"保障供给"的作用应进一步加强,在补充性产品的开发中政府应充分尊重市场规律,给予商业保险公司充分的发展空间,鼓励其发展外围性和前瞻性的健康保险产品,包括基本医疗保险补偿基础上的二次补偿产品、针对高端收入群体的健康管理产品和基本医疗保险尚未涉及的护理保险和康复保险产品等。商业健康保险公司的发展,不仅进一步提升国民的总体健康保障需求,同时对国民经济产业结构调整和优化都将发挥更大的作用。

4. 鼓励商业保险机构参与经办,建立平等协商的谈判机制。充分发挥商业保险机构在品牌、专业、成本和服务等方面的优势,引入风险管理、精算等先进的管理理念和技术,在有条件的地区,可探索基本医保、大病保险一体化经办的管办模式。此外,还应在法律和市场的框架下建立起平等协商的谈判机制,以城乡居民大病保险为例,政府的责任边界仍需进一步明确,在前期招标、事中监督、以及事后的绩效管理中应该应处于主导地位,但是在具体的补偿方案设计、支付方式、费用管控等方面,应与商业保险机构进行充分地合作、协商和谈判,给予商业保险机构足够的盈利空间,包括盈亏动态调整机制与分摊机制等。

5. 加强商业保险机构能力和水平,提升认知度和信誉度。过去三十年中,商业保险公司的内部治理仍然存在一些问题,如:经营理念短视、人员素质参差不齐、销售误导等,在人民群众的品牌认知度和信誉度还有待加强,特别是商业健康保险发展还处于初级阶段,险种品种多但创新少、专业人才和管理能力还不足、相关监督管理法律体系还不健全等问题较为突出,因此,建议商业保险机构应从长期可持续发展的角度创新产品开发、加大人才储备与培养,提升专业化经营和管理能力;政府应健全完善健康险的相关法律法规建设,同时在税费方面基于一定的优惠,规制和支持商业健康保险公司的良性运行和发展。

(付晓光、杨胜慧、宋大平)

参 考 文 献

[1] 郑旭光 . 温州市城镇弱势群体医疗保障问题的探析[D]. 同济大学,2007.

[2] 魏嫚 . 中国农村医疗保障制度研究[D]. 武汉科技大学,2006.

[3] 汤捷 . 基本医疗保险资金审计管见[J]. 时代经贸,2012,(23).

[4] 董大龙,吴海生,严超凡 . 健全新型农村合作医疗制度,促进社会发展[J]. 中国卫生产业,2012,(10).

[5] 程俊霞 . 城镇居民基本医疗保险面临的挑战和对策[J]. 人才资源开发,2014,(8).

[6] 赵斌,尹纪成,刘璐 . 我国基本医疗保险制度发展历程[J]. 中国人力资源社会保障,2018,(1).

[7] http://www.sohu.com/a/195382444_783117.

[8] http://baijiahao.baidu.com/s ? id=1601905620495466609 & wfr=spider & for=pc.

[9] 孙东雅 .PPP 模式与医保制度创新[J]. 中国金融,2015,(10).

[10] 邵全权,陈佳 . 我国社会保险和商业保险的竞争与合作—从医疗保障制度改革视角的研究[J]. 上海经济研究, 2009,(3).

[11] 米霏,费长江 . 略论东莞市社会医疗保险与商业医疗保险融合的模式和实施建议[J]. 时代金融,2018,(2).

[12] 付晓光 . 健康扶贫兜底医疗保障的主要模式及思考[J]. 中国农村卫生事业管理,2017,(10).

[13] 刘钦 . 商业保险参与社会医疗保险的几种模式比较与分析 . 时代金融,2016,(6).

[14] 王敏,王林智,黄显官 . 商业保险机构承办城乡居民大病保险的国内实践 . 医学与法学,2017,(5).

[15] 宋宝香,孙文婷 . 商业保险机构参与医疗保障体系的模式比较研究——以城乡居民大病保险为例 . 中国卫生管理研究,2016,(1).

[16] 王敏,王林智,黄显官 . 商业保险机构承办城乡居民大病保险的国内实践 . 医学与法学,2017,(5).

[17] 郑秉文,张兴文 . 一个具有生命力的制度创新:大病保险"太仓模式"分析 . 行政管理改革,2013.

［18］李良. 太仓"大病再保险"的实践与思考. 商业经济,2015,（9）.

［19］向国春,顾雪非,李婷婷. 从国际经验谈我国商业医疗保险经办社会医疗保险［J］. 中国卫生经济,2012,（6）.

［20］张晓译.Saltman R B,Busse R,Figueras J. 社会医疗保险体制国际比较［M］. 中国劳动社会保障出版社,2009.

［21］尹莉娟. 从分散到统一:荷兰基本医疗保险制度改革对我国的启示. 中国卫生事业管理,2008,（2）.

［22］冯鹏程. 商保公司经办基本医保的比较优势. 中国医疗保险,2013,（12）.

第九章

仿制药产业发展国内外现状和经验研究

仿制药的产业链条包括原料药、药用辅料、包装材料、制药机械等不同组成部分。由于研发过程短、生产成本低、可供应厂家众多,仿制药价格往往非常低廉,也因此受到各国高度重视,将其作为提高药品公平可及性的重要途径。发展中国家则把壮大仿制药产业作为制药行业发展的必经之路,按"仿制为主、仿创结合、走向创新"步骤进行产业发展布局。

一、仿制药的基本概念

(一) 基本概念

药品专利权具有时间性。按拥有产品专利情况,药品可分为专利药、原研药、仿制药。产品专利尚处于保护期的药品被称为专利药。拥有产品专利但保护期已结束的药品被称为原研药。在专利保护期结束后,其他企业所生产的具有治疗等效性的药品被称为仿制药。国际上常把专利药和原研药统称为品牌药。仿制药可以由多家企业生产,因此又被称为普药、通用药、多来源药品。1984 年美国 FDA 规定,仿制药通过证明和原创药的生物等效性即可获得批准,此后仿制药一般指创新药在专利期满后由非创制药产商生产的具有同样活性药成分、剂型、规格和给药途径,并经证明具有相同安全性和治疗等效性的非专利药品。英文中通常用 generic drug 表示,常用词语还有 off-patent drug、multi-source drug 表示。仿制药并非简单仿制,仿制过程中也涉及技术创新。原研药 / 仿制药、品牌药 / 通用名药、专利药 / 非专利药是国内常用的 3 对概念。

仿制药概念常与原研药(original drug)对应使用。原研药指原创性新药,通常需投入大量资源,经过严格的筛选、临床试验和审批才能上市,国内有时也专指过了专利保护期的进口新药。

(二) 市场情况

仿制药与专利药的关系是对立统一的。一方面,仿制药必须参照专利药的标准进行研发和生产,没有专利药就没有仿制药;另一方面,仿制药更具价格优势,两者相互竞争。多数国家都非常重视仿制药的使用,尤其是以创新药品研发为主导的美国,也在积极鼓励仿制药发展。以药品数量计算,美国仿制药占比近年来趋于稳定,仅 2012 年一年,仿制药的使用为美国节省了约 2 170 亿美元的医疗开支。日本厚生省目标 2020 年仿制药用量市场份额达 80%,并积极核准仿制药上市。法国推行医疗支出成本控管计划,拟透过降低药价与增加仿制药的使用,在 2017 年达到仿制药占药品总支出 25% 的目标(图 2-32)。

二、我国仿制药行业基本情况

(一) 我国仿制药审批标准的发展

1. 1998 年之前缺乏严格标准 1998 年之前,我国药品审批权归属卫生部药政局管理,地方各卫生厅局均有药品审批权,药品标准各地不一。同时,1985—1993 年,我国《专利法》不保护药品的知识产权,对专利药品的仿制管理比较粗放,以模仿生产为主,缺乏严格审评标准。

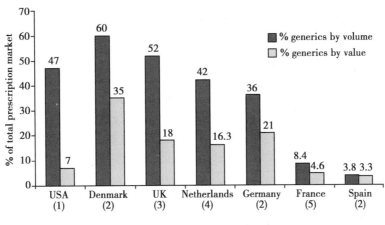

图 2-32 部分国家仿制药占比

2. 1999—2014 年以药品标准为依据审评 国家药监局成立后,逐步完善药品审评政策,按国家药品标准审批成为仿制药政策的主要内容。1999 年《仿制药品审批办法》规定,"仿制药品系指仿制国家已批准正式生产、并收载于国家药品标准的品种"。2007 年《药品注册管理办法》进一步提出,"仿制药申请是指生产国家食品药品监督管理局已批准上市的已有国家标准的药品的注册申请""仿制药应当与被仿制药具有同样的活性成份、给药途径、剂型、规格和相同的治疗作用"。由于历史原因,我国药品标准包括《中国药典》、局(部)颁标准和地方标准等不同类型,存在总体质控水平较低、标准老化、高新技术标准严重缺乏等问题。按国家标准注册的仿制药质量水平仍然不高。

3. 2015 年后转为按原研药品质量标准审评 新医改启动后,药品审评审批改革加速推进,加快与国际接轨步伐。针对质量标准要求不高问题,2015 年《国务院关于改革药品医疗器械审评审批制度的意见》中,提出"提高药品审批标准""将仿已有国家标准的药品"调整为"仿与原研药品质量和疗效一致的药品",同时对已经上市的仿制药,要求限期完成质量和疗效一致性评价。在仿制药概念和监管方法上基本实现与国际接轨。

实施一致性评价意味着以原研药质量标准对已上市仿制药进行再次评审。原研药品是药品质量的第一个标准,即使专利过期,原研厂家仍然掌握着长期积累形成其他技术秘密。后期仿制者在质量上每提高一个百分点都要投入巨大的研发成本,因此原研药质量一般是被欧美药品监管部门作为药品质量的金标准。

新旧两种审批政策的关键区别在于质量标准的差别,也意味着最终所批准药品在质量上的差别。从产业影响上,按原研药标准,有利于建立信息对称的药品市场,实现良性竞争,形成合理价格,促进产业发展。

(二) 我国仿制药产业规模现状

我国是仿制药生产和使用大国,据中国医药工业信息中心统计,目前 4 000 多家制药企业中 90% 以上都是仿制药企业。全国 17.6 万药品批文中,完全拥有自主知识产权的品种只有 30 种左右,其他绝大多数都是仿制药。仿制药市场规模占整体药品市场规模的比例在 60% 以上,在化学药中仿制药占全部市场规模的 95%。

我国不是仿制药强国。国产仿制药主要在国内销售,只有极少数品种走出国门在国际市场销售。在 WHO 药品预认证项目中,通过认证的品种尚不足印度的十分之一。近年来,我国仿制药企业加快国际化步伐,每年获得美国 FDA 批准的仿制药约在 10 种左右。国产疫苗也于 2013 年首次通过 WHO 预认证进入联合国采购范围。

国产仿制药主要以低价方式进入中低端市场,高端市场被专利过期原研药和外资仿制药占据。2015 年我国药品销售总金额为 1.22 万亿元,其中仿制药 8 436 亿元,专利过期原研药 1 419 亿元,但国产仿制药推测只有 5 000 亿元。调研显示,中国三甲医院使用的药品近五成为外资品牌。在糖尿病用药领域,仅诺和诺德一个国外公司,就占据了约 50% 的市场份额。

(三) 时代呼唤改革

2000 年我国加入 WTO,加快融入国际经济体系的步伐,社会经济水平快速发展,众多游客走出国门,通过国内外对比更为明显地认识到我国长期以来存在的差距。在国内,经济快速发展,患者需求层次也日益提高,用药时不再仅仅满足于基本治疗需求,而是更加关注药品质量、安全性、方便性和心理感受等因素,进一步为国外原研药以品牌优势占据市场提供了基础。近年来,我国出境游旅客中出现了大量采购国外方便易用新剂型、新规格仿制药的现象。即使面对这类技术难度不高的需求升级,我国仿制药企业也难以及时调整,迫切需要进行全产业链条改革和政策的完善。

三、我国仿制行业存在的主要问题

(一) 既往审评标准低,批文数量多质量差

2015 年,我国药监部门将仿制药审批标准从"仿已有国家标准的药品"调整为"仿与原研药品质量和疗效一致的药品"。此前,我国仿制药审批标准低于国际水平,尤其 2007 年之前审批中对仿制药质量要求过于宽松,企业大量重复申报。其间与 2000 年前后国家药监部门对大量地方审批的药品实施"地标转国标",也导致大量药品批文质量过低。

(二) 产能过剩研发不足并存,供需结构不平衡明显

由于既往实施上市许可与生产许可捆绑制度,企业大量重复建设,产能过剩,导致目前药企的设备闲置率在 50% 以上。同时,在仿制药品种研发上,整体能力不足、力度不够。

1. **总体投入不足**　我国仿制药企业研发投入占销售额比例总体水平为 1%,远低于国际性仿制药企业 10% 的投入水平。

2. **集中仿制少数品种**　根据行业信息,很多国内企业在仿制方面在加快布局,但主要瞄准高销量、高利润品种,这些品种申报仿制的企业数量可以达到数十家,甚至有企业在瞄准 2026 年过期专利药。但另一方面,2015 年统计有 157 种进口专利药核心专利已过期,但国内尚没有实现仿制。

3. **生物药仿制能力不足**　按化学药和生物药分类,目前我国对化学药仿制能力比较强,但对生物药仿制能力严重不足。新兴的抗肿瘤类生物药中,对其中专利过期品种,我国实现仿制的只有格列卫、易瑞沙等少数品种。价格虽较原研药有所下降,但比起印度仿制药产品仍然贵出很多,在医生和患者方面,信任度也偏低,往往只局限在产地省等少数地区纳入医保报销范围。

4. **传统老药也存在产能不平衡**　全国首批实施仿制药质量疗效一致性评价的 292 种基药品种中,药品批文数量在 50 个以上的有 89 种,但同时批文数量 3 家及以下的有 45 种。

(三) 价格体系混乱,产品无序竞争

2011 年有研究表明,当年各地公立医院招标结果中的仿制药价格水平,平均是原研产品的 60%。仿制药产品内部价格差异巨大,有些与原研产品价格差距在 50 倍左右,一部分与原研制品持平,甚至有少数仿制药价格高于原研药。新医改启动后仿制药价格水平下调,基本药物价格总体下降 50% 左右,2014 年数据表明,基本药物中仿制产品中标价格是原研产品的 20%~25%,但同期供应紧张问题开始加重。

(四) 缺乏竞争力难以形成专利悬崖现象

针对专利药的高价,国际上普遍大力发展仿制药。通常仿制药大量上市后的 6 个月内,价格会降到专利药的 20% 左右,而专利药的销售额会下降 70%,这种现象被称为"专利悬崖"。但在我国,"专利悬崖"规律似乎不再起作用。很多进口药原料都是中国制造、中国生产、中国包装,过了专利期后,打着原研招牌,价格依然居高不下,销量仍然增长。

(五) 营销方式低级行业形象长期不佳

无论是进口药还是国产仿制药,都时常被爆出"回扣"和商业贿赂行为,但国产仿制药企业尤为突出,其原因在于营销模式长期采取低价代理、带金销售等低层次方法。

四、我国仿制行业存在的主要问题及原因分析

(一)医药工业历史不长,制度建设基础薄弱

改革开放后,我国医药工业恢复发展,整体发展时间短。政策体系和行业标准均是在摸索中建立,未能与国际同步。当时为快速解决药品供应问题,对药品专利一般不予考虑,这一方面有效满足了国内需求,但同时也导致大量低质量药品进入市场。审评审批制度不健全,缺乏激励企业研发的运行机制。直到 1993 年我国才实施药品产品专利保护,但药品审评审批标准和制度建设仍然滞后,难以满足现实需要。

(二)长期低水平粗放发展,原辅料生产能力待提升

原料药行业是仿制药产业的根本和基础。我国原料药产量约占世界原料药市场份额的 22%,仅次于美国,其中 50% 以上出口。化学原料药已成为我国医药工业的支柱,产值约占整个世界医药工业的 1/3。但在品种上,世界生产的原料药已达 2 000 余种,我国可生产化学原料药近 1 500 种,仍有众多品种无法生产。2013 年才有第一家原料药企业的一种产品通过 WHO 原料药预认证。我国原料药市场高度分散。约 90% 的生产厂家属于小型或中型公司,前 10 家只占行业总收入的 13%。生产成本过高,利润空间相对较少,环境污染比较严重且治理力度不足。跨国公司的原料药生产成本通常占销售额的 25%,而国内企业一般在 50%~60%。

药用辅料处于起步阶段。药用辅料系指生产药品和调配处方时使用的赋形剂和附加剂。一种辅料的合理应用可形成一类新型剂型和新产品,并有效提高产品质量。从市场规模来看,药用辅料占中国药物制剂总产值的大约 2%~3%。2013 年市场规模达到 263.5 亿元。目前我国已经推出了 500 多种药用辅料,远低于美国的 1 500 种和欧洲的 3 000 种。传统辅料如明胶大量出口,但新型药用辅料和高端药用辅料研发生产不足,几乎完全依赖进口。全国约 400 家药用辅料企业中,专业从事辅料生产的约 90 家,其余均为化工、食品或原料药企业兼带生产。总体来看,我国药用辅料产业结构不尽合理,布局散乱,产品标准不统一,处在初步发展阶段。

(三)产业链条发展滞后,上下游配套能力低下

与制造业总体水平一致,我国制药机械行业近 60% 的产品达不到发达国家 20 世纪 80 年代的水平,先进大型的设备主要依赖进口,出口额还不足总产值的 5%,进口额却与总产值大抵相当,与发达国家相去甚远。

包装材料会一定程度影响药品质量和安全性。我国医药包装企业约 1 500 家,能够生产 6 大类 50 多个药包材品种,年产值约为 200 亿元,年增长速度超过 10%,是全球增长最快的地区。但由于新型包材开发应用不够,包材生产质量管理不严,制剂企业包装意识薄弱,无论包装的内在质量和外在质量都比较落后,一定程度影响了药品质量提升和市场拓展。

(四)基础研发投入不足,质量控制体系宽松

制药是高科技产业,近年以新型抗肿瘤药为代表的众多生物药的出现,肇始于 20 世纪 90 年代美国的人类基因组计划。基础研究能力不足,很难有效发展高端制药业。仿制药产品研发难度低于专利药,但仍然需要高超的技术。尤其是生物仿制药,开发中所需的同样是最为前沿的生物技术。

在管理层面,我国仿制药生产领域长期以来缺少高水平的质量标准和质量控制体系,全行业普遍低成本运行,也是仿制药与原研药相比质量水平偏低的重要原因之一。2011 年实施新版 GMP 认证后,生产环节质控水平有所提高。但检查中发现存在企业重认证、轻执行问题。部分药品由于通过认证的企业数量少,供应上出现紧缺现象。

药品生产工艺随着技术发展不断进步,但我国药品生产企业众多,部分企业仍然沿用落后工艺。由于工艺落后,部分原料药杂质过多,直接影响下游药品生产质量。在生产过程中,部分企业注册报批生产工艺与上市生产工艺之间存在不一致问题,也导致药品质量问题多发。

(五)配套政策缺乏激励性,企业研发动力不够

在药品集中采购、医保报销等政策中均存在周期限制,药品开发生产出来之后,仍然需要较长时

间才能真正进入市场,实质上降低了企业研发回报率。2015 年前我国对国产仿制药按照成本加成法定价,出现了一批价格核定偏低的药品。在省级集中采购中,由于竞争激励和市场秩序不健全,部分企业恶意报低价破坏市场秩序,也导致部分品种利润率过低。由于存在大量的现金促销,即使省级中标价仍然存在较大利润空间的药品,从出厂价层面也已经利润不高。在使用方面,尽管我国药品处方管理规定要求按通用名开具药品,但医院执行中一般在处方上会附带有药品的商标或商品名。在国际上通常针对医生、药师等制定激励性政策,促使仿制药对原研药的替代,但我国均缺乏相应措施出台。

(六)带金销售催生灰色交易,破坏产业发展环境

由于同一药品生产厂家众多,大量产品激烈竞争,在以药补医机制下,导致了底价包销和带金销售的模式盛行。药品在投标报价时需要预留灰色空间,在中间流通环节通过"过票洗钱"把资金取出,然后用于医院营销。带金销售败坏医疗风气,也降低了企业提高产品质量的动力,导致研发能力进一步下降。

五、各国发展仿制药产业的经验

(一)国际层面仿制药政策框架

国际学术界一般认为,实现良好健康状况是全世界卫生保健系统的主要政策目标,对仿制药价格进行干预旨在确保减少医疗保健支出同时保持或改善健康结果(图 2-33)。

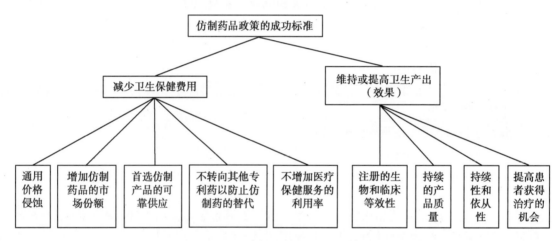

图 2-33　仿制药政策目标和支撑条件

原研药的价值取决于将药品与其他可用疗法的比较,同样地,仿制药的政策价值也可以用类似的方法来说明。与原研药相比仿制药政策的目标旨在降低药品费用,但同时不降低健康产出,这是判断仿制药政策是否成功的主要标准。

具体而言,仿制药主要通过降低药品的研发成本减少卫生保健费用,同时还需要兼顾产品质量、临床结果、非药物保健费用、使用价值等方面的多重目标。定位于不同政策目标的仿制药政策,比如基于多维目标的仿制药政策,与追求最低价格的仿制药政策,两者之间在上述关注要点之间存在着不同,带来的价格结果也是不同的。因此,不仅仿制药与原研药之间存在巨大价格差异,仿制药之间也存在大幅价格差异。近年来,各国低价药品短缺问题有所增加,一些研究认为这与追求最低价的政策存在一定联系。

与实现诸多价值目标相对应,仿制药的政策涵盖了注册审批、价格管理、临床使用、报销支付、市场监管等不同范围。国际药物经济学会组织多轮研讨,总结认为在多数国家最为核心的仿制药政策主要包括五个方面:按原研药等效标准注册、与参照拍即原研药相比的强制降价、使用国际参考价格、公共资金的集中购买、通用名处方和药师替代。

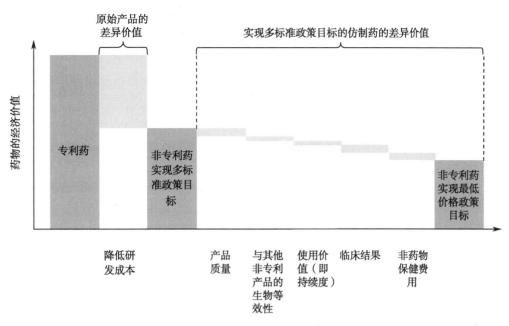

图 2-34　慢性非专利药物的多标准价值示意图

表 2-28　各国常见仿制药物政策框架及其预期的社会效益

政策干预	不同利益相关者的预期的社会效益			
	制药商	医师	药师	患者
按原研药等效标准注册	降低仿制药品的开发成本,促使更多仿制药品上市竞争	增加治疗选择	增加药品替代机会	增加对低价药物的可及性
与参照品相比的强制降价	使用新的仿制药品,持续降低价格	根据患者社会经济状况增加治疗选择方案	根据患者经济状况提供药物替代的选择	减轻患者经济负担
国际参考价格	其他国家仿制药品价格下降后会产生多米诺效应	不适用	不适用	减轻患者经济负担
公共资金集中购买	通过排除高价药,来最大化价格侵蚀	减少药物调配可变性	减少药物调配可变性	将患者自费部分最小化
通用名处方和药师替代	减少对继续医学教育(CME)和市场活动的投资	减少市场营销和CME活动对处方人员的影响	激励分发最低价的仿制药品替代品	提高非品牌仿制药品的利用率

(二) 各国常用仿制药产业发展政策

1. 生产环节的仿制药发展政策

(1)鼓励仿制药研发:①允许仿制药企业在专利期满前提前研制;②给予首仿药品一定市场独占期,允许获取超额利润;③政府做好研发信息服务,为企业提供便利条件;④对国外药品专利认定实施严格标准,为本国企业研发提供空间和机会。泰国、印度等积极探索利用 WTO 框架下的强制许可政策。

(2)加强反垄断行为检查:针对原研药企业利用市场支配地位进行市场布局和操纵的现象,美国、欧盟、韩国等注重对不公平交易和反垄断行为加强检查,营造公平市场环境。

(3)支持本国企业发展:印度一度对本国企业设立经营方面制定专门优惠措施,对国产药品价格管制也有所放松。

2. 流通环节的仿制药发展政策

(1)实施仿制药替代:发展仿制药的目的是替代原研产品。如澳大利亚、丹麦、芬兰、法国、挪威、西班牙等国。

(2)避免仿制药企业过度竞争:英国对公立医院仿制药实施集中采购,但只允许最低价企业最多连续两年中标。

(3)出台有利的价格政策:①在零售环节允许仿制药有较高的加成,促使药店销售仿制药,比如英国、法国等;②针对同一化学成分的所有药品,包含原研药和仿制药,设定统一的报销价格,促使药师提供、患者选择低价仿制药,如英国、德国、澳大利亚、新西兰等;③规定仿制药价格按比例逐次降低,先期仿制者可以获得较高价格,如日本。

3. 使用环节的仿制药发展主要做法

(1)对医生的激励。鼓励甚至直接要求医生提高仿制药处方率。如德国、英国、意大利、西班牙、荷兰等。法国对仿制药处方提高医生的服务费。

(2)对患者的激励。要求患者对高价药品支付高出普通仿制药价格的费用。政府建立仿制药推广平台,并加强患者教育。如西班牙、日本、美国等。

(3)发挥药师的仿制药替代执行作用。

(三) 部分典型国家和地区做法

1. 欧盟:激励医生和药师主动提供仿制药　在欧盟国家普遍鼓励仿制药的使用,其政策涉及医生、药师、患者三个角度:①从医生角度,包括通用名处方、处方预算、处方支付协议、处方指南、处方监控等方法;②从药师角度包括通用药替代、要求对通用名处方必须提供仿制药、提高仿制药的销售加成、对社会药店药师分配药品预算等;③从患者角度主要包括患者教育和调整医保支付政策等方式。

表 2-29　欧盟对医生使用仿制药的激励措施

方法	使用国家
通用名处方	芬兰、法国、德国、爱尔兰、意大利、卢森堡、荷兰、葡萄牙、西班牙、英国
处方预算	德国、意大利、爱尔兰、英国
处方支付协议	比利时、意大利、爱尔兰、葡萄牙、英国
处方指南	法国、荷兰、葡萄牙、英国
处方监控	奥地利、比利时、丹麦、卢森堡、荷兰、英国

表 2-30　欧盟对药师使用仿制药的激励措施

方法	使用国家
通用药替代	芬兰、法国、挪威、西班牙、丹麦
对通用名处方必须提供仿制药	意大利、德国、卢森堡、葡萄牙、荷兰、瑞典、英国
销售加成政策	法国、荷兰、挪威、西班牙、英国
药师配药预算	丹麦

2. 日本推广仿制药安全使用行动纲要　2007 年 9 月,厚生劳动省制订"促进仿制药安全使用行动计划",目的在于推广使用仿制药。要求到 2012 年,要将仿制药的市场占比提高到 30% 以上。日本政府对该行动项目从供应保障、质量控制、信息提供(来自于仿制药生产商)、推广平台建设、医疗保障体系的制度安排五方面进行了相应安排,具体工作由政府和相关利益方执行。

(1)加强供应保障:有消费者投诉仿制药从下单到配送的时间过长。为此,2007 年,政府制定了强制性的要求,要求制造商在收到订单后的第二天将每一个产品交付给经销商。2008 年,政府又补充规定在经销商库存不足的情况,要保证当天交付订单的 75%。

(2)严格质量控制:在目前的临床实践中,发现某些溶血类和血液类仿制药的特征可能不同于相应的原研药。因此,政府要求当某种药品被提出质量疑问时,要对其进行试验检测,并将结果公布。在此过程中,仿制药制造商承担试验检测工作。

（3）加强信息提供：在医疗服务中，曾有人说仿制药制造商太依赖于原研药制造商所提供的产品信息，自己不会进行解释。简言之，对药品信息，仿制药制造商一般会说"请询问原研药生产商"。为此，政府要求仿制药制造商提供更多的仿制药相关文件和信息。生产商不仅需要提供药效试验数据、副作用试验数据等，还需要及时回复信息请求。

（4）建设推广平台：政府将成立地方委员会，制订地方仿制药推广计划，推动仿制药在基层的推广和传播，具体信息通过海报和小手册向群众传播。制造商还会通过医疗机构的仿制药问答窗口或者报纸广告进行信息传播。

（5）医保政策支持：中央社会保险委员会将讨论制定有效的政策，以加速仿制药的使用，具体包括改变处方形式、评估药房的库房储存成本。

3. 韩国加强不公平贸易行为查处　从 2006 年起，韩国公平交易委员会进行了制药行业全面调查，打击妨碍仿制药市场准入的不正当竞争行为。同时加强对医生回扣行为的管理。规定接受非法回扣的医生可以暂停一年的执业许可证。2008 年规定可以暂停或撤销接受非法回扣的药剂师的许可证。2009年 1 月，韩国修订国家医疗保险报销标准和法规，降低提供非法回扣的药物报销价格。

韩国滥用药品定价机制的案件。韩国领先的制药公司 D，在韩国市场出售痴呆治疗药物，它的制造成分完全由意大利持有专利的公司提供。2005 年，产品专利过期，外国公司成功地制造了仿制药物，韩国有 8 个制药企业做好了仿制药生产的准备。作为回应，公司 D 决定阻止竞争对手的进入。

D 公司对韩国其他 5 个生产仿制药的公司提出了包含授权仿制等内容的商业合作邀请。5 个公司接受邀请后，利用 D 公司所提供资料，快速进行了药品研发注册和价格申请。最初，5 家公司申请的药品价格在 780 韩元，约为在 D 公司原研药品价格 986 韩元的 80%。然后公司 D 建议 5 家公司之一的 W 再降价 25% 到 585 韩元，并承诺将弥补降价带来的损失，公司 W 接受了这个建议。这样，这 5 家公司名义上降低了仿制药的价格。但这一结果将严重打击前文所提到的 8 家已准备生产仿制药的公司。因为按规定，他们的申请价格将在迄今最低价格 585 韩元的水平上，继续下降 10%，按 90% 约 530 韩元上市，这样药品生产几乎无利可图，使得新企业继续进入市场在经济方面不可行。经调查，D 公司承认为了避免专利到期后的激烈竞争而采取了违法行为。

4. 美国的仿制药产业发展政策　1961 年，美国等西方国家发生了导致大量胎儿畸形的药害事件。为提高药品安全性，美国 FDA 要求所有药品都要提交完整临床试验资料，使得仿制药研发难度提高，制约了仿制药的发展。1984 年，美国约有 150 种常用药专利到期，但药品企业因无利可图不愿意开发仿制产品。随着新的药品研发成果越来越多，但往往售价高昂，为此美国 FDA 决定推动仿制药发展。1984年美国通过了《药品价格竞争和专利期恢复法》，实施了仿制药审批改革。

（1）鼓励仿制药注册申请：简化药品注册申请。要求仿制药企业申报新的仿制药时只需要说明药品所对应 FDA 所提供信息中的专利情况，不构成侵权即可申请注册。发布药品专利信息桔皮书。为仿制药研发和申请注册提供专利信息依据。引入生物等效性方法。要求仿制药只需要证明与原研药的生物等效性，以此替代大量的临床试验，缩短研究周期。给予成功挑战专利的仿制药 180 天市场保护期。在此期间不再批准其他相同的仿制药上市。允许出于研发目的使用专利。规定仅为研发而使用专利发明，或将专利药品进口到美国，不是侵权行为。

（2）约束专利药企业的反竞争行为：为进一步改善仿制药的审批政策，2003 年美国 FDA 提出了 3 类有利于仿制药发展的措施：一是压缩桔皮书中收录的专利类型，减少申请障碍；二是限制仿制药申请期间专利药公司追加的专利；三是进一步改革程序，缩短审批时间。

（3）医疗保险体系推广仿制药替代政策：美国 Medicaid 计划自 1975 年探索仿制药替代政策。目前美国已经通过立法建立了仿制药替代政策体系，药剂师经患者同意后有权力把医生开的原研药换成仿制药，除非处方注明"不准替换"。基本上所有的联邦、州级公共保险都鼓励使用和报销仿制药。多数药品虽然给消费者选择权，但报销力度不同，患者对品牌药需要增加自费额度。

（4）加强公众教育提高仿制药信任度：从 2002 年起美国国会陆续专项拨款 3 000 多万美元，通过网站、广告宣传等途径，向公众说明仿制药的使用优势。

取得成效的同时,美国仿制药行业出现一些新的问题:①专利药企业"专利常青"策略。"专利常青"指原研药企业在原有专利基础上策略性地提交专利申请,不当利用专利法及相关法规延长专利垄断的行为。随着这一策略的执行,美国专利挑战成功率近年在下降。②企业授权仿制药策略。授权仿制药,即原研药公司自己或授权第三方,将原研药的一种版本作为仿制药生产销售。这种方法被作为应对专利挑战的一种商业对策,使得首仿药申请人在为期 6 个月的市场保护期间也难以获得充分回报。目前这一做法越来越常见,一定程度遏制了仿制药企业的研发动力。③仿制药的寡头垄断。随着竞争的发展,仿制药市场逐步集中,大部分市场份额被掌握在少数几家公司手中。2009 年,美国将近 50% 的仿制药销量集中在 4 家仿制药公司手中。由于主要市场份额被一家生产商占据,形成寡头垄断格局,导致药品短缺问题加剧。2007 年美国 FDA 公布了短缺药品清单,相当部分是这个原因导致。

5. 印度的仿制药政策体系 印度致力于制药产业发展,并把医药工业发展列入国家药物政策,经过 40 年的努力,印度从缺乏技术和产业基础成长为当今世界领先的仿制药生产强国。印度医药改革支持政策大体包括三个方面。

(1)符合国情的专利政策:1970 年之前,印度医药市场主要由跨国企业控制。1970 印度取消了医药产品专利,印度企业可以合法地仿制跨国企业的专利药品,导致大量跨国企业迁出。1978 年,印度再次颁布了新的药物政策,促进和鼓励本土医药产业的发展。2005 年印度出台新《专利法》,对 1995 年后的专利进行保护。为了确保本土医药企业的主导地位不被削弱,印度制定的支持性政策包括:一是严格专利授予标准。不支持现有药物混合或衍生药物申请专利,即不允许有"常青"专利。二是从严审查跨国公司的药品专利。2005 年恢复药品专利保护后,印度的专利制度仍然具有强烈的本土医药企业保护色彩,并充分利用强制许可制度支持本国企业。2006 年,驳回了格列卫的专利申请,拒绝了默克公司哮喘病治疗药物的专利申请,取消了辉瑞公司癌症治疗药物索坦的专利。2012 年后,印度先后对拜耳公司肝癌治疗药物 Nexaver、乳腺癌治疗药物 Herceptin、Ixempra 和白血病治疗药物 Sprycel 等启动了强制许可程序。

(2)对企业的支持政策:①对药物政策和价格法案进行调整。本地研发生产的药品在 10 年免受价格控制。1995 年将政府进行价格控制的原料药减少到 74 种。②充分利用 TRIPS 给予发展中国家的 10 年过渡期。在这一时期内,印度可以接受医药产品专利申请,但仍不授予医药产品专利保护。2003 年印度建立了国家创新基金,鼓励企业进行研发创新。并规定制药企业必须投入一定比例的利润用于研发。

(3)注册审批政策:包括放宽临床试验的申请条件,允许在印度和其他国家进行药品同期临床试验。积极迎接新技术,颁布《生物仿制药指南》,为本国的生物仿制药研发和生产提供制度支持,成为印度版"抗癌靶向药"的有力政策支持。

目前,印度是医药产业发展最成功的发展中国家之一,其仿制药业已经建立了世界范围的声誉,享有"发展中国家药房"之称。但印度制药业发展中也出现了一些问题,曾经最为著名的 Ranbaxy 公司,因为数据造假和药品质量问题受到美国 FDA 高达数亿美元的处罚,随后迅速衰败并被其他企业收购;另外由于生物技术水平落后和人才不足,虽然印度在生物制药领域酝酿和出台政策较早,但产品质量始终受到国际社会质疑,目前印度前三大生物制药企业都转向与欧美跨国企业联合研发的策略。

六、有关行业发展的建议

(一)破除制约医药行业发展的旧体制

以药补医机制导致医院过度重视药品利润,扭曲了用药行为,是制约产业做强的首要因素。质量、疗效和价格都不是选择药品的决定性因素,回扣金额多与少才是,导致制药业难以专注于研发和质量提升。迫切需要破除以药补医机制、改革医保支付方式,引导医疗机构主动按性价比选择药品。

(二)完善审评审批提高药品质量

质量是药品最重要的属性。审评审批是制药业的第一道市场准入,也是决定药品质量的第一道关口。高标准审评审批是提高行业竞争力的关键,是促使仿制药行业可持续健康发展的保障。要坚持药品审评审批改革方向,实施最严格的审评,加快推进仿制药质量和疗效一致性评价,同时精简程序,提高效率,加快完善审评审批政策。

(三) 政府支持提高行业关键技术能力

制药业是工业中的一个子类,我国仿制药行业的落后是全产业链性的整体落后,其背景包括人事制度、科技制度、市场体制等等一系列宏观因素,是我国生产力水平总体不足的表现。鉴于这是普遍性问题,解决将需要较长时间。要想短期内提升制药业的研发能力,应有专项投入和专门的科技计划,针对关键原料药、重要辅料、关键共性技术,进行集中公关,推动产业加快发展。

(四) 提高市场回报率激励企业加强投入

市场回报是激励企业研发的终极动力。原研药长期以来树立了优质优价的声誉和品牌形象,受到医患双方欢迎,已经形成市场势力,制约后来者对市场的进入和占有。当前情况下,促使国内仿制药行业发展需要为优质仿制药提供一定政策扶持,从政府、医保基金等方面出台有力措施,引导医患行为,助力优质仿制药开拓市场。在欧美常见的有鼓励专利挑战、仿制药替代或强制替代、医生处方预算、处方监控等。对患者有宣传教育和付费引导政策。在我国针对通过仿制药质量一致性评价的产品,应有类似支持性措施。

(五) 创造条件支持产业发展

支持本国产业发展是各国政府工作的通用原则。在本土制药业的发展上,各国普遍有支持或保护性的政策。包括经济支持、税收支持、药品专利等相关支持。目前我国对产业发展已经有经济税收方面支持政策,有待加强落实。在专利层面,应灵活利用WTO条款,借鉴国际层面有关专利保护的特殊条款,增加国内企业进行仿制的途径。尤其是生物仿制药,由于在分子结构上存在微小差异,在回避专利限制方面具有更好的先天条件,应加强鼓励和发展。

(六) 坚持需求导向鼓励仿制研发

仿制药的主要价值在于降低价格,提高患者可及性,更好满足治疗需要。针对重要的急需品种,政府应加强引导鼓励仿制。

1. 进一步完善审评审批制度　坚持药品审评审批改革方向,实施最严格的审评,同时精简程序,提高效率。坚持需求导向鼓励仿制研发,引导对重要急需品种加快仿制。

2. 通过政府支持提高行业关键技术能力　针对产业链薄弱环节进行专项投入,针对关键原料药、重要辅料、关键共性技术,进行集中攻关,推动产业加快发展。

3. 提高市场回报率激励企业加强投入　在原研药已经形成市场势力的情况下,促使国内仿制药行业发展需要有一定政策扶持。加快完善配套政策,从医保基金、替代使用等方面出台有力措施,引导医患行为,助力优质仿制药开拓市场,提高对企业的经济激励水平。四是破除制约行业发展的旧体制。破除以药补医机制,规范用药行为,创造企业专注研发和质量提升的市场环境。

(傅鸿鹏)

第十章

推进健康中国建设背景下
我国医疗器械产业发展

一、医疗器械定义、分类及特点

(一) 定义与分类

1. 定义 根据2014年6月起实施的《医疗器械监督管理条例》(国务院令第650号)附则,医疗器械是指直接或者间接用于人体的仪器、设备、器具、体外诊断试剂及校准物、材料以及其他类似或者相关的物品,包括所需要的计算机软件;其效用主要通过物理等方式获得,不是通过药理学、免疫学或者代谢的方式获得,或者虽然有这些方式参与但是只起辅助作用。其目的是:

(1)对疾病的预防、诊断、治疗、监护、缓解。

(2)对损伤或者残疾的诊断、治疗、监护、缓解或者功能补偿。

(3)对生理结构或者生理过程的检验、替代、调节或者支持。

(4)对生命的支持或者维持。

(5)妊娠控制。

(6)通过对来自人体的样本进行检查,为医疗或者诊断目的提供信息。

2. 分类

(1)分类规则:医疗器械产品有多种分类。根据《医疗器械监督管理条例》,国家对医疗器械按照风险程度实行分类管理:第一类是风险程度低,实行常规管理可以保证其安全、有效的医疗器械;第二类是具有中度风险,需要严格控制管理以保证其安全、有效的医疗器械;第三类是具有较高风险,需要采取特别措施严格控制管理以保证其安全、有效的医疗器械。国务院食品药品监督管理部门负责制定医疗器械的分类规则和分类目录。其中,第一类医疗器械实行产品备案管理,第二类、第三类医疗器械实行产品注册管理。

《医疗器械分类规则》用于指导《医疗器械分类目录》的制定和确定新的产品注册类别。2015年7月国家食品药品监督管理局印发了最新版《医疗器械分类规则》(国家食品药品监督管理总局令第15号),明确医疗器械风险程度应当根据医疗器械的预期目的,通过结构特征、使用形式、使用状态、是否接触人体等因素,并根据医疗器械分类判定表进行分类判定。

根据结构特征的不同,分为无源医疗器械和有源医疗器械;

根据是否接触人体,分为接触人体器械和非接触人体器械;

根据不同的结构特征和是否接触人体,医疗器械的使用形式包括:

1)无源接触人体器械:液体输送器械、改变血液体液器械、医用敷料、侵入器械、重复使用手术器械、植入器械、避孕和计划生育器械、其他无源接触人体器械。

2)无源非接触人体器械:护理器械、医疗器械清洗消毒器械、其他无源非接触人体器械。

3)有源接触人体器械:能量治疗器械、诊断监护器械、液体输送器械、电离辐射器械、植入器械、其他有源接触人体器械。

4)有源非接触人体器械:临床检验仪器设备、独立软件、医疗器械消毒灭菌设备、其他有源非接触人体器械。

5)根据不同的结构特征、是否接触人体以及使用形式,医疗器械的使用状态或者其产生的影响包括以下情形:

6)无源接触人体器械:根据使用时限分为暂时使用、短期使用、长期使用;接触人体的部位分为皮肤或腔道(口)、创伤或组织、血液循环系统或中枢神经系统。

7)无源非接触人体器械:根据对医疗效果的影响程度分为基本不影响、轻微影响、重要影响。

8)有源接触人体器械:根据失控后可能造成的损伤程度分为轻微损伤、中度损伤、严重损伤。

9)有源非接触人体器械:根据对医疗效果的影响程度分为基本不影响、轻微影响、重要影响。

其中,以医疗器械作用为主的药械组合产品、可被人体吸收的医疗器械、对医疗效果有重要影响的有源接触人体器械,按照第三类医疗器械管理。

(2)分类目录:我国实行分类规则指导下的目录分类制,分类规则和分类目录并存,使用风险是制定产品分类目录的基础。2002年,原国家食品药品监督管理局发布实施《医疗器械分类目录》(国药监械〔2002〕302号)(以下简称2002版目录,见表2-31),《目录》明确了各类医疗器械的名称、品名举例和管理类别。需要说明的是,该《目录》不包含按医疗器械管理的体外诊断试剂产品,2013年国家药品监督管理局另行印发了体外诊断试剂产品分类目录——《6840体外诊断试剂分类子目录(2013版)》,目录结构中设置了"序号、产品类别、产品分类名称、预期用途、管理类别"等五个部分。

表2-31　医疗器械分类目录

6801 基础外科手术器械	6802 显微外科手术器械
6803 神经外科手术器械	6804 眼科手术器械
6805 耳鼻喉科手术器械	6806 口腔科手术器械
6807 胸腔心血管外科手术器械	6808 腹部外科手术器械
6809 泌尿肛肠外科手术器械	6810 矫形外科(骨科)手术器械
6812 妇产科用手术器械	6813 计划生育手术器械
6815 注射穿刺器械	6816 烧伤(整形)科手术器械
6820 普通诊察器械	6821 医用电子仪器设备
6822 医用光学器具、仪器及内窥镜设备	6823 医用超声仪器及有关设备
6824 医用激光仪器设备	6825 医用高频仪器设备
6826 物理治疗及康复设备	6827 中医器械
6828 医用磁共振设备	6830 医用 X 射线设备
6831 医用 X 射线附属设备及部件	6832 医用高能射线设备
6833 医用核素设备	6834 医用射线防护用品、装置
6840 临床检验分析仪器	6841 医用化验和基础设备器具
6845 体外循环及血液处理设备	6846 植入材料和人工器官
6854 手术室、急救室、诊疗室设备及器具	6855 口腔科设备及器具
6856 病房护理设备及器具	6857 消毒和灭菌设备及器具
6858 医用冷疗、低温、冷藏设备及器具	6863 口腔科材料
6864 医用卫生材料及敷料	6865 医用缝合材料及粘合剂
6866 医用高分子材料及制品	6870 软件
6877 介入器材	

资料来源:原国家食品药品监督管理局《中国医疗器械产品分类目录(2002版)》。

经过 10 余年的高速发展,医疗器械行业产品种类增长迅速,技术复杂的产品不断涌现,2002 版目录已经不能适应形势要求。为此,原国家食品药品监督管理局自 2009 年开始组织开展 2002 版目录修订工作,于 2012 年 8 月 28 日发布修订完成的《6823 医用超声仪器及有关设备》等 4 个子目录,并开展了其他子目录修订的研究工作。为进一步落实《国务院关于改革药品医疗器械审评审批制度的意见》(国发〔2015〕44 号)推进医疗器械分类管理改革的要求,2015 年 7 月原国家食品药品监督管理局正式启动了《医疗器械分类目录》修订工作,通过对 2002 版目录、2012 年发布 6823 等 4 个子目录进一步分析,梳理国外医疗器械分类管理文件,借鉴国际医疗器械分类管理思路,对欧盟、美国、日本等发达国家和地区的分类管理模式、分类目录等内容进一步研究分析,形成了《医疗器械分类目录(修订稿)》。

与 2002 版目录相比,本次目录修订有以下特点:一是主要以技术领域为主线,更侧重从医疗器械的功能和临床使用的角度划分产品归属,设置子目录数量尽量减少,子目录数量由 43 个减少为 22 个(见表 2-32)。二是层级结构更丰富、产品覆盖更全面。修订目录中设置子目录(一级目录)、类别序号、一级产品类别(二级目录)、二级产品类别(三级目录)、产品描述、预期用途、品名举例、管理类别 8 项内容,而 2002 版目录仅有 5 项内容(子目录、类别序号、产品类别、品名举例、管理类别)。随之,将 2002 版目录的 265 个产品类别细化扩充为 205 个一级产品类别和 1 136 个二级产品类别,在原 1 008 个产品名称举例的基础上,扩充到 5 641 个典型产品名称举例。目录中增加的"产品描述"和"预期用途",是对小类产品共性内容的基本描述,用于指导具体产品所属类别的综合判定(见表 2-33)。列举的品名举例为符合《医疗器械通用名称命名规则》的规范性、代表性名称。三是调整完善管理类别。目录修订中,对上市时间长,产品成熟度高,专家讨论认为风险可控的产品,提出降低管理类别的建议。本次目录修订共降低 19 个小类产品的管理类别,规范 52 个小类产品管理类别。

表 2-32 《医疗器械分类目录(修订稿)》子目录

手术类器械	通用手术器械: 01 有源手术器械 02 无源手术器械 03 神经和心血管手术器械 04 骨科手术器械	因《分类规则》中对接触神经和血管的器械有特殊要求,单独设置 03 ;鉴于骨科手术相关器械量大面广,产品种类繁多,单独设置 04。
有源器械为主	05 放射治疗器械 06 医用成像器械 07 医用诊察和监护器械 08 呼吸、麻醉和急救器械 09 物理治疗器械 10 输血、透析和体外循环器械 11 医疗器械消毒灭菌器械 12 有源植入器械	
无源器械为主	13 无源植入器械 14 注输、护理和防护器械 15 患者承载器械	
按照临床科室划分	16 眼科器械 17 口腔科器械 18 妇产科、生殖和避孕器械	
康复	19 医用康复器械	根据《条例》中对医用康复器械和中医器械两大类产品特殊管理规定而单独设置
中医	20 中医器械	
软件	21 医用软件	
检验	22 临床检验器械	为后续体外诊断试剂分类子目录修订预留空间

表 2-33　《医疗器械分类目录(修订稿)》目录

子目录 (一级目录)	序号	一级产品类别 (二级目录)	二级产品类别 (三级目录)	产品描述	预期用途	品名举例
01 有源手术器械	02	激光手术设备及附件	01 激光手术设备	通常由激光器、冷却装置、传输装置、目标指示装置、控制装置和防护装置等部分组成。利用激光与生物组织的相互作用机制。	用于对机体组织进行汽化、碳化、凝固和照射,以达到手术治疗的目的。	钬(Ho:YAG)激光治疗机、掺钕钇铝石榴石激光治疗机、掺铥光纤激光治疗仪、半导体激光治疗机、二氧化碳激光治疗机
			02 医用激光光纤	通常由光纤、激光器连接接口和手持部组成。	用于传输激光能量。	医用激光光纤、无菌医用激光光纤

(二) 主要特点

医疗器械产业与人类生命健康息息相关,是多学科交叉、知识密集、资金密集、专业性强的高技术产业。医疗器械产业将传统工业与生物医学工程、电子信息技术和现代医学影像技术等高新技术结合起来,核心技术涵盖医用高分子材料、检验医学、血液学、生命科学等多个学科,体现了多个学科、多种技术的交叉与综合,是一个国家科学技术发展水平与综合国力的集中体现,对多个领域的技术发展有着较强的牵引和推动作用。同时,作为现代医疗服务过程中不可缺少的诊疗辅助工具,医疗器械产业的健康发展也是提高人口健康水平和医疗技术水平的基本保障和重要技术支撑,关系到社会稳定和国家可持续发展。因此,医疗器械产业的战略地位受到了世界各国的普遍重视,已成为一个国家科技进步和国民经济现代化水平的重要标志。

二、我国医疗器械产业发展现状及问题

(一) 产业发展历程

中国医疗器械产业是在对发达国家的生物医学工程技术发展跟踪和产品仿制的基础上发展起来的,与我国经济社会发展和卫生与健康领域改革紧密相关。总体看,产业发展大致可分为三个阶段:

1. 第一阶段:20 世纪 80 年代前的仿制发展阶段。这一阶段,中国医疗器械新产品开发长期沿用仿制模式,这种模式在资金和技术力量上投入少、风险小、周期短、见效快,对中国医疗器械制造产业的起步和发展起到了一定的积极作用。但是,由于不掌握关键技术,又缺少再创新,因而缺乏技术发展的主动权和持续发展的后劲。

2. 第二阶段:20 世纪 80 至 90 年代中期的以市场换技术阶段。面对改革开放后快速增长的市场需求,为了尽快掌握国外先进技术、缩小与国际水平的差距,这一阶段开始了以国内市场换取国外技术为主导的中外合作模式。合作促进了竞争,跨国企业先进的医疗器械产品生产技术、生产组织管理经验和高水平的产品研发创新团队,为国内医疗器械生产企业追赶国际前沿技术,缩小技术差距提供了有效的平台,推动国内企业不断变革生产环节、提升产品技术含量和优化生产组织结构,在一定程度上提升了本国企业的水平。

3. 第三阶段:20 世纪 90 年代末以来的自主创新发展阶段。经过前两个阶段的探索,20 世纪 90 年代末中国医疗器械产业开始走上了自主设计和自主创新的道路。从 1997 年开始,中国医疗器械产业的产品技术结构发生较大变化,新技术、新产品不断出现,开始形成多学科交叉的医疗器械研发体系。据相关数据统计,我国医疗器械行业生产总值和企业数量由 1979 年的 18 亿元和 430 余家上升至 2000 年的 153.4 亿元和 3 000 多家,GDP 比重也相应地由 0.44% 提高至 2000 年的 0.52%,国内从业人员比重提升了约 15 个百分点,进出口贸易总额由 1979 年的 0.46 亿元上升至 2000 年的 21.71 亿元,并长期处于顺差状态。进入 21 世纪以来,在经济全球化和我国加入世贸组织的背景下,我国医疗器械行业呈现出

了高速发展的态势,产品种类日趋多样,质量和技术水平显著提升。

(二) 产业发展现状及特点

1. 产业规模增长迅速,布局呈现集聚特征。根据工业和信息化部《中国医药统计年报》数据,2014、2015 年我国医疗器械产业规模分别约为 2 556 亿元和 3 080 亿元,2010—2015 年年均复合增长率达20.75%,远高于同期全球市场增速。据预测,2017 年医疗器械产业规模将达到 4 435 亿元,2018 年将突破 5 000 亿元,成为仅次于美国和欧盟的世界第三大医疗器械市场。

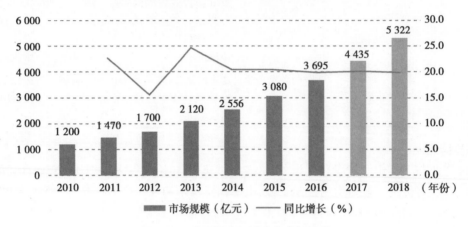

图 2-35　我国医疗器械产业市场规模

我国医疗器械产业在空间布局上呈现明显的区域集聚特征,从产业规模和企业数量分省来看,主要分布在江苏、广东、山东、北京、上海等地。其中,以长江三角洲、环渤海和珠江三角洲为代表的区域,依托本地区工业技术、科技人才、临床医学基础及政策优势,逐渐发展成为我国医疗器械产业三大集聚区,其医疗器械产值、销售额及出口额之和均占全国医疗器械产值、总销售额及出口总额的 80% 以上。三个区域产业布局各具特色。长江三角洲主要生产一次性医疗用品、有机化工工业等产品;环渤海湾地区侧重数字超声、磁共振(MRI)、呼吸麻醉机、计算机导航定位等高技术数字化医疗设备的研发生产;珠江三角洲则以研发监护设备、超声诊断、肿瘤热疗、磁共振(MRI)、伽马刀等综合性高科技诊治类设备为特色。从地区分布看,我国医疗器械生产企业大多集中在华东、华南和华北地区,占到总医疗器械生产企业的84.6%,其中华东地区占到44%。

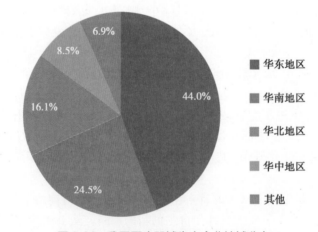

图 2-36　我国医疗器械生产企业地域分布

2. 产业结构调整逐步推进。企业结构上,根据国家食品药品监管总局数据,截至 2015 年底,全国共有医疗器械生产企业 14 151 家。其中,Ⅰ类医疗器械生产企业 5 080 家,Ⅱ类医疗器械生产企业9 517 家,Ⅲ类医疗器械生产企业 2 614 家;实施许可证管理的(Ⅱ类、Ⅲ类)医疗器械经营企业共 186 269

家,其中Ⅱ类医疗器械产品经营企业 125 197 家,Ⅲ类医疗器械产品经营企业 121 984 家[①]。

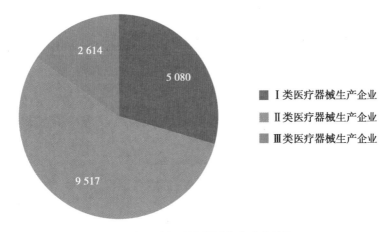

图 2-37　我国医疗器械生产企业结构

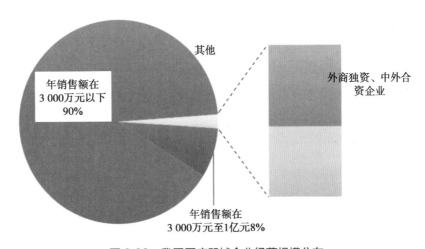

图 2-38　我国医疗器械企业经营规模分布

　　从企业规模看,年销售额在 1 亿元以上的医疗器械生产企业 300 余家,其中外商独资、中外合资企业占到半数以上;年销售额在 3 000 万元以下的生产企业约占医疗器械生产企业总数的近 90%。

　　产品结构上,目前本土企业通过成本优势、政策支持、区域化发展和兼并重组等,在中低端产品已基本实现自主生产,占据了我国医疗器械中低端市场的 70% 以上[②];并在部分中高端产品的核心部件技术领域有所突破,呼吸机、CT 机、高档监护仪等高端设备的技术领域不断追赶,逐步实现进口替代。但是从数量上看,国内企业仍以医用耗材(医用棉、纱布、绷带等)、一次性医用器械(一次性注射器等)、按摩器具、血压计和生化分析仪等中低端产品为主。

　　3. 产品质量和工艺水平提升,产业竞争力增强。经过几十年的发展,我国医疗器械企业在生产工艺和质检水平方面都有了较大提高,产品基本达到国际市场要求。2014 年,我国医疗器械已出口全球 100 多个国家,出口额保持快速增长,2010—2014 年我国医疗器械出口年均复合增长率达 18.4%,长期保持贸易顺差态势[③]。其中,按摩器具,矫正视力、保护眼睛或其他用途的眼镜、挡风镜及类似物,注射器、针、导管、插管及类似品等主要出口医疗器械,在国际上均有稳定的市场和销路。我国医疗器械产业国际市场占有率数据显示,我国医疗器械出口额占世界医疗器械出口总额的比重呈上升趋势,已从 2010 年的

---

①　数据来源:国家食品药品监管总局 http://www.sda.gov.cn/WS01/CL0108/143640.html。需要说明的是,医疗器械生产许可包括既生产一类产品又生产三类产品的企业,统计时分别计为一类生产企业和三类生产企业,企业总数仅计一家。

②　蔡天智. 我国医疗器械产业发展前景. 中国医疗器械信息,2014(12).

③　段旭芳,谢大志. 医疗器械行业发展和投资策略研究. 华南理工大学学报,2014(14).

11.60% 增至 2014 年的 16.81%。整体来看,出口额和国际市场占有率的增长,均在一定程度上反映了我国医疗器械产业竞争力的提升。

表 2-34 国内医疗器械产业代表企业

企业名称	主要产品
迈瑞生物医疗电子股份有限公司	生命信息与支持、体外诊断、数字超声、医学影像
微创医疗器械(集团)有限公司	覆盖心血管介入产品、骨科医疗器械、神经介入产品、糖尿病及内分泌医疗器械和外科手术产品等
淄博山川医用器材有限公司	一次性医用器材产品
中惠医疗科技有限公司	高中低档全数字化彩超、全数字化黑白超、心电监护仪、生化分析仪等医用电子设备
曙光建士医疗器械集团有限公司	一次性使用输液器、输血器、吊瓶式输液器、袋式输液器、静脉输液针等
宇安医用卫材有限公司	一次性无纺布制品、一次性纱布制品、弹性绷带、黏胶石膏绷带等产品
东软集团股份有限公司	医用电子仪器设备批发、临床检验分析仪器批发、健康信息管理及咨询服务
鱼跃医疗设备股份有限公司	呼吸系统、心血管系统、家庭护理产品等医疗设备

4. 新兴产业领域增长潜力巨大

(1)家用医疗器械领域:随着人民生活水平的不断提高,生活观念的转变,家用医疗器械市场快速增长。统计显示,美国家用医疗器械产业产值已达 140 多亿美元,年增长率为 14.80%。我国家用医疗器械产业规模也由 2011 年的 176.6 亿元,迅速增长至 2015 年的 480 亿元,年均复合增长率接近 22%,远高于同期医疗器械产业平均增速。据预测,随着未来我国人口老龄化加速和消费结构进一步转型升级,到 2020 年行业规模将达到 1 500 亿元。

(2)体外诊断(IVD):体外诊断产品主要在检验中心、应急救援、血库、社区以及家庭使用。在取消药品加成、医保控费的大背景下,国产体外诊断产品价格优势扩大,进口替代效应逐渐凸显,带动我国体外诊断行业快速发展,近 5 年行业年平均复合增长率超过 20%,到 2020 年我国体外诊断市场规模有望达到 640 亿元。

(3)康复辅助器具:2016 年我国 60 岁及以上人口已达到 2.2 亿人,占总人口比重的 16%。其中失能、半失能老年人口已达到 4 000 万人,康复需求巨大,预计到 2020 年我国康复医疗产业规模有望达到 700 亿元,年复合增速超过 20%。特别是随着公众健康意识增强和互联网、物联网等技术进步,便携式监测和智能辅助产品将成为康复辅助器械产业发展的重要推动力。

(4)医疗器械租赁:随着市场终端对医疗器械产品的需求日益旺盛,部分使用周期短、价格高、可重复利用的产品成为医疗器械租赁产品首选。数据显示,我国共有闲置轮椅 2 000 万辆、护理床 100 万张、拐杖 1 000 万根。截至 2016 年底,国内已有 8 个省(市)的 14 家企业开展了器械租赁业务,预计到 2020 年,仅护理类医疗器械租赁领域规模可达 100 亿元。

5. 行业并购重组加速。随着医疗器械产业进一步发展,许多企业开始逐步从粗放向内涵型发展转变,并购重组加速。部分企业通过并购重组,专注细分市场,开始成长为医疗器械细分行业龙头,如微创医疗、康辉医疗、创生医疗等企业。另外一些则通过并购重组,进行资源整合,逐步走向多元化,成为行业综合巨头,如迈瑞医疗、威高股份等。此外,国内企业境外并购开始起步,一些有实力的企业通过境外并购获取产品、技术,搭建进军国际市场的平台。规模较大的境外并购项目如复星医药收购以色列医用激光企业 Alma 公司,深圳迈瑞收购美国超声诊断系统生产企业 ZONARE 公司,上海微创医疗收购美国 Wright 医疗集团的骨科关节产品业务等。

(三) 存在的主要问题

1. 本土企业总体竞争力较薄弱,对外依存度高。当前我国医疗器械产业仍然存在着明显的结构失衡、进口高端产品依存度高等问题。根据《2013 中国医疗器械行业发展状况蓝皮书》统计,2013 年我国外资和国产医疗器械产品市场份额分别为 42.38% 和 57.61%,中高端医疗器械主要依靠进口,进口金额约占全部市场的 40%。其中,80% 的 CT、90% 的超声波仪器、85% 的检验仪器、90% 的磁共振设备、90% 的心电图机、80% 的中高档监视仪、90% 的高档生理记录仪以及 60% 的睡眠图仪属于外资品牌[①]。

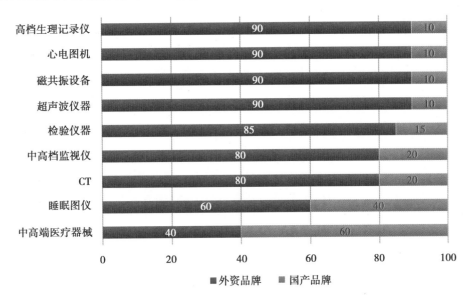

图 2-39　我国中高端医疗器械市场产品构成

从进口产品结构来看,我国进口的五大类医疗器械产品中,进口额居首的诊断与治疗设备进口额为 82.29 亿美元,占医疗器械进口总额的比例达 75.59%;保健康复用品进口额排在第三位,但增速高达 617.74%;进口额超过 1 亿美元的产品主要有磁共振成像装置、彩色超声波诊断仪、X 线断层检查仪、内镜、肾脏透析设备、人造关节等高端技术产品,显示出国产高端医疗器械产品在技术水平方面与国外同等级产品仍存在较大差距,产业整体竞争层次较低、竞争力仍较薄弱。

2. 自主创新与研发能力不足

(1)我国医疗器械产业处于全球产业链的中低端,国内企业技术发展仍处在向自主创新过渡的形态,仿制创新较多且主要是附加值低的中低端技术;跨国公司依托在影像诊断、分子诊断、心血管病治疗等领域的关键技术和专利优势,掌握着医疗器械产业价值链的高端。

(2)我国医疗器械产业企业数量多,但产业发展仍然存在"小、散、弱"的问题,大多数企业自主创新能力不足、研发投入严重缺乏,研发经费占销售额比重普遍低于3%[②],产品更新换代慢,产品的性能不稳定等诸多因素极大制约着国内医疗器械产业企业竞争力的提升;而大型外资医疗器械企业研发投入占比可达 10% 以上,从而造成内外资企业技术研发不平衡状况更加凸显[③]。

3. 医疗器械产业监督管理体系尚需进一步完善

(1)立法环节:现阶段我国医疗器械监管主要的法律依据是国务院制定的《医疗器械监督管理条例》,属于行政法规,立法层次较低,缺乏全国人大制定的具有更高位阶、更高效力的法律来予以规范,不能完全满足医疗器械产业发展需要。

(2)监管队伍建设环节:监管力量错位,行政主管部门监管环节多、任务重压力大,第三方监管机制不健全;法律法规系统性、关联性不足,执法主体不明确,部门间不能形成合力;监管人员素质参差不齐,专业结构不尽合理,监管力量相对薄弱,监管队伍不稳定。

(3)上市前监管(注册)环节:重上市前监管而轻视上市后监测检查的旧有监管观念亟待扭转,存在着第三类产品注册时间过长、同规格产品不同地域注册审批尺度不一、越级审批等问题。

---

①　李俊. 进口医疗器械垄断我国中高端市场的原因分析. 卫生经济研究,2015(3).

②　孙惠娟,陈洪梅. 我国医疗器械产业发展路径研究. 江苏科技信息,2014(17).

③　王朋,邱家学. 基于波特"五力模型"分析我国医疗器械行业的现状及发展. 中国医疗器械信息,2013.

（4）上市后监管（生产、经营、使用）环节：生产企业质量管理意识不强，部分生产者忽视生产经营管理，产品缺乏可靠的质量体系保证，限制了高技术产品发展；医疗机构使用中仍存在"重药品、轻器械"情况，医疗器械的保管养护环节不规范，运行中的器械设备缺少定期检测，废弃一次性医疗器械回收管理混乱。医疗器械技术检测机构设置有待完善，检测环节设置和技术力量不能完全适应产业发展需要。

（5）流通环节：医疗器械价格高昂给患者造成不合理的经济负担，成为医疗器械流通领域的突出问题。国产中低端的常规器械设备，低价恶性竞争现象比较突出；大型中高端医疗设备和医疗器械中间环节多、价格虚高问题突出。此外，医疗器械领域采购行为具有长期性、稳定性和隐蔽性，容易形成固定的腐败链条，成为腐败的高发区域。

三、国际医疗器械产业发展主要经验

（一）美国

1. 监管机构设置与职能　FDA 是美国历史最悠久的消费者保护机构之一，由 8 个中心或办公室组成，其中器械和辐射健康中心（CDRH）负责医疗器械监管工作，主要出执法办公室、器械评价办公室、体外诊断器械评价和安全办公室、科学和工程实验室办公室等 7 个办公室组成。

CDRH 医疗器械监管的主要职能是制定和执行国家计划来确保医疗器械的安全、有效和标签的真实性。审查和评价医疗器械上市前批准（PMA）的申请、产品发展协议（PDP）、研究用器械豁免（IDE）的豁免请求和上市前通知 510（k）。制定、发布和强制执行医疗器械标准和质量体系规范及良好的制造规范（GMP）。参与有关促进美国与其他国家医疗器械贸易的法规协议的制定。

现场检查职能由 FDA 另设的监管事务办公室（ORA）负责执行。CDRH 和 ORA 在各自的职责范围内相互合作，确保美国国产和进口医疗器械的安全、有效和标签真实性。

2. 上市前监管　FDA 根据管理需要的水平把所有医疗器械分成三个监管类别，从而保证器械的安全性和有效性。

（1）第一类：一般控制。第一类器械采用一般的监管控制。它们具有对使用者最小的潜在危害和比第二、三类器械更为简单的设计，如体温计、医用手套和弹性绷带等。

（2）第二类：特殊控制。第二类器械是指那些仅一般控制不足以确保其安全性和有效性，同时对使用者具有某种潜在的危害且现有的方法可以提供足够的保证的医疗器械，譬如心电图仪、电动轮椅和呼吸器等。除了遵守一般控制要求外，第二类器械也要服从特殊控制以保证其安全性和有效性。

（3）第三类：上市前批准。第三类器械通常是指那些支持或维持人体生命的和预防损害人类健康的或阻止疾病与伤害潜在、不合理风险的，但是仅靠一般或特殊控制不足以保证其安全性和有效性的医疗器械，如心脏起搏器、人工心脏和人工血管等。

根据产品分类，在注册审批过程中，医疗器械进入美国市场的途径可分为：豁免、510（K）和 PMA 三种。510（K）指的是向 FDA 递交的请求准予某种医疗器械进入美国市场的申请文件（Premarket Notification 510（K）），因该文件对应于美国《食品、药品和化妆品法》（FD & C Act）第 510 章而得名。510（K）文件中的内容旨在说明申请上市的器械与已经合法上市的产品实质性等同（Substantially Equivalent）。PMA（Premarket Approval，上市前审批）是产品进入美国市场三种审批方式中要求最严的审批程序，主要针对Ⅲ类产品[①]。

3. 上市后管理　美国实行强制性的医疗器械上市后监测。

（1）质量体系检查：FDA 主要通过对企业进行质量体系检查来进行上市后监督。对Ⅱ、Ⅲ类产品每两年检查一次质量体系，Ⅰ类产品每四年检查一次质量体系。若存在隐患或发现问题，FDA 随时可对企业进行检查。

---

① 经审批进入市场后，美国医疗机构医疗器械产品的采购主要有两个渠道：一是医院直接采购，二是通过集中采购组织。一些大型医院或医疗服务机构会直接采购医疗器械，由于各州的采购和招标法规各有不同，因此各个医院的采购程序各异，并制定有相应的采购指南，大医院设有采购部门，对耗材类产品会维持一定的库存并有相对稳定的供应商，对使用量相对较少的产品通过招标程序进行采购，一些大医院的采购指南可以通过医院的网站查询到。

（2）不良事件监测和再评价：根据 FDA 规定，对于由医疗器械引起、可能引起或促使的死亡、严重伤害事件，不论医疗器械用户、经销商或制造商，都必须尽快报告。根据 1990 年发布的《安全医疗器械法》，FDA 有权命令某些第二类或第三类器械的制造商对他们的医疗器械进行跟踪随访，并深入到患者层次。这些被要求跟踪的器械种类包括非常可能存在严重危害健康后果的或用于入体内超过一年的第二类或第三类器械。这类器械在跟踪后应进行安全性和有效性的再评价。

（3）对违规行为实施行政处罚，其手段包括：发警告信、对伪劣或假冒产品进行行政扣押、对违法公司提起诉讼、召回产品等。召回产品可由 FDA 律师向法院申请强制执行。

4. 研发创新体系　在美国，大学在医疗器械研发体系中发挥着重要的作用，主要涉及基础研究以及应用基础研究，医疗机构则承担着实践者和检验者的角色，企业主要解决工程实现问题，系统性强的研发体系建设有力保障了其医疗器械行业的创新能力位居世界前列。

美国医疗器械产业领域的产学研合作研发非常普遍，对产业发展发挥着至关重要的作用。在大学设立专门技术转移机构负责合作研究项目管理、风险资本对中小型医疗器械企业创新的支持、政府对医疗器械研究的经费支持、大学创办企业促进大学研究人员参与成果产业化、资助医疗器械临床研究、不断改善医疗器械监管环境以促进产业创新进程等是美国医疗器械产学研医合作创新成功的主要经验。

作为美国从事科学研究的主要基地及科技创新的源头，高等院校（特别是研究型大学）及每年产生的数以千计的专利为医疗器械产业创造了大量的产品创新及产业化机会。如美敦力、强生等企业每年都会投入大量的资金用购买专利以推动新产品的研发，而且还会与华盛顿大学、佐治亚技术学院等高校在技术转移方面签订诸多协议，以缩短创新进程，加速成果转化。

2012 年 FDA 宣布成立独立非营利性组织——新的医疗设备创新联盟（MDIC），用于推进医疗器械法规科学化，重点是加快医疗器械新产品的开发、评估和审查。即利用来自工业界，政府和其他非营利组织的资助，优先考虑社区医疗设备和基金项目的法规科学，以帮助简化医疗设备设计和这些创新技术的上市过程，降低具有市场前途的医疗设备上市所需的成本和时间。

注册审批方面，对中小企业和创新发明给予支持鼓励。《用户收费和现代化法》规定对医疗器械产品注册审批收取一定费用，考虑到小企业资金方面的劣势，依据企业规模大小采取不同的收费标准，一般对小企业的收费为标准费用的 1/4-1/2。此外，美国食品、药品和化妆品法第 520（g）条和医疗器械安全法中均列有"试验性器械豁免（Investigational Device Exemption, IDE）"条款，用以促进发明和发展新的医疗器械。根据该条款，在医疗器械临床试验前须向 FDA 提出申请，向 FDA 提供足够的信息，以便FDA 有充足的判别标准作出是否同意进行临床试验。

（二）欧盟

1. 监管机构设置与职能　作为全球第二大医疗器械生产和消费者，欧盟对医疗器械管理具有值得借鉴的经验。在二十世纪九十年代初期，以英国、法国和德国为代表的欧盟各国初步形成了各自不同的医疗器械管理体系，如英国的生产企业注册制度（MRS）、GMP 要求及不良事件报告制度；法国的临床试验要求和德国的药品法以及医疗设备安全法规。为了适应统一市场的需要，欧盟从 1988 年开始讨论统一欧盟医疗器械管理问题，目前已制定了一套管理法规，主要用于产品上市前的审批管理，而临床试验和上市后监督管理仍然由欧盟各成员国自行负责。迄今欧盟已发布的三个与医疗器械有关的重要指令，包括《有源植入医疗器械指令》《医疗器械指令》[①] 和《体外诊断医疗器械指令》。

由于欧盟由诸多主权国家组成，为了在欧盟范围内统一审批方法，消除贸易壁垒，欧盟从各成员国的第三方质量认证机构中统一认定了一批"通告机构（NB）"负责医疗器械审查。欧盟要求所在国主管部门对通告机构进行监督，定期检查其审批情况和财务状况，以确保其秉公执法。

2. 上市前监管　与美国的分类方式略有不同，欧盟将医疗器械分成Ⅰ，Ⅱa，Ⅱb 和Ⅲ类四个类

---

① 除有源植入物医疗器械和体外诊断器械外，几乎所有的医疗器械都属该指令管理范围，包括无源植入物、外科器械、电子器械等器械。这些器械自 1993 年开始进行 CE 认证，1998 年 6 月 13 日以后没有 CE 标志的产品不能再在欧盟市场销售。

别：Ⅰ类为不会穿透人体表面又无能量释放(无源)的器械。这类产品约占全部医疗器械品种的 23%。Ⅱa 类包括诊断设备、体液储存、输入器械，以及短暂使用(持续时间小于 1 小时)并有侵害性的外科器械。Ⅱb 类为短期使用(持续时间 1 小时至 30 天)并有侵害性的外科用器械、避孕用具和放射性器械。Ⅱa 和Ⅱb 类产品约占 64%。Ⅲ类器械为与中枢神经系统、心脏接触的器械、在体内降解的器械、植入体内的器械和药物释放器械，以及长期使用(持续时间大于 30 天)并有侵害性的外科器械。这类产品约占 13%。

在欧盟，生产Ⅰ类无菌医疗器械和具有测量功能的器械，以及Ⅱ、Ⅲ类医疗器械企业可到通告机构(NB)提出上市申请，由通告机构负责审查；通过审查后，发给认证证明，贴上 CE 标志，就可以进入欧盟各成员国市场。

按欧盟指令规定，对不同类别的医疗器械采用不同的审查方式。Ⅰ类产品由生产企业自行负责质量、安全性和有效性审查，并在生产所在国主管部门备案；Ⅱa 类产品由通告机构审查，其中产品设计由生产企业负责，通告机构主要检查其质量体系；Ⅱb 类产品由通告机构审查，检查质量体系、抽检样品，同时生产企业应提交产品设计文件；Ⅲ类产品由通告机构审查，要检查质量体系、抽检样品，并审查产品设计文件，特别是审查产品风险分析报告。通告机构的审查结果要报告所在国管辖部门和欧盟委员会。

3. 上市后管理　目前欧盟在上市后管理方面还未制定统一法规，仍由各国主管部门负责。一般来说，上市后管理主要集中在以下两方面：一是对生产企业进行质量体系检查：在生产企业取得 CE 标志后，通告机构仍然每年或两年至少一次对企业的质量体系进行审查，以确保生产企业持续生产出质量合格、安全有效的医疗器械。二是建立不良事件报告和反馈体系：各国主管部门要求医疗机构建立不良事件报告制度和植入器械随访记录。同时，各个生产企业也必须建立不良事件档案，并作为质量体系检查的一个重要内容。

医疗器械上市后一旦出现事故，为了最大限度降低危害程度，欧盟颁布了《欧洲医疗器械警戒系统指南 MEDDEV2.12-1》，强调要建立警戒系统。它要求非欧洲本地企业要在欧盟范围内确定授权代表，以便于器械的主管机构能及时与企业取得联系，控制事态的发展。

4. 研发创新体系　欧盟许多成员国在推动医疗器械产业研发创新中积累了很多成功经验，通过设立技术转移中介机构、提供合作交流平台和信息服务平台、完善产业市场环境等，推动产业创新与进步。

(1)制订科技投入计划激励研发创新：欧洲一些国家设立了多种科技计划鼓励产学研之间的合作研究及成果中转化。如英国制定的联系计划、法拉第合作伙伴计划、知识转移合作伙伴计划、高教企业计划，法国制定的欧洲尤里卡计划，芬兰的国家技术发展中心计划等。

(2)完善科技中介和科技信息沟通体制建设：信息平台方面，英国设立的伦敦技术交流网络促进产学研之间科技交流与技术转移的重要方式开发"全国科技专用数据库"为产学研合作提供交流渠道科技中介服务机构方面，英国大学普遍都设立专门的技术转移机构，负责大学与企业合作中的技术转移工作。

(3)医疗器械产业合作创新管理：技术转移方面，在瑞典，每一个科技类及理工类大学均设立了合作接口组织，从事大学研究活动及企业产品开发活动之间的这些组织的形式各异，但是总体目标都是促进技术转移及产学之间的合作研究。合作平台方面，芬兰设立的"福利集群"项目，使医疗器械技术公司、医疗机构、研究人员参与到合作网络中，促进了机构间的互动和协作。瑞士建立了医疗技术竞争中心来为医疗器械研究人员寻找企业合作方，提高技术在两者间的转移速度信息服务平台方面。芬兰政府、大学和企业会定期共同组织医疗器械技术发展专题讨论会和会议作为公共知识交流的论坛，为展示最新研究成果、寻找潜在合作伙伴提供了平台市场环境方面。

(三) 日本

1. 监管机构设置与职能　日本对于医疗器械的管理历史悠久。早在 1943 年，日本就已通过《药事法》对医疗器械的使用进行了规范，侧重其在人体的诊断及治疗中的品质、有效性和安全性。现行的《药事法》是 2005 年颁布的，管理对象是在日本销售的药品、准药品、化妆品和医疗器械，新法对于医疗器械的定义、管理等级、行业划分、制造许可以及产品的认证和承认等做了更详细地规定。

日本医疗器械监管工作主要由三个机构负责:通产省、厚生省与日本医疗器械关系团体协议会。三者在各自的职能范围内工作,相互配合、共同促进日本的医疗器械发展。通产省(相当于我国经贸委)下设有医疗用具技术研究开发调整室,其职责是执行国家的宏观经济政策,促使本国的医疗器械工业发展,并对国内外贸易进行指导。医疗器械的监督和管理由厚生省(MHLW)全权负责,包括医疗器械生产、销售和上市的许可认定。

日本医疗器械团体协议会(JEMDA)目前由囊括4 370家医疗器械相关企业的19个社会团体组成,负责与政府部门沟通,对医疗器械的政策导向有一定强化作用;同时,负责整合业内资源进行相关人才培养、重要议题研讨等产业基础强化工作,并负责内部各企业间关系协调及生产企业之间技术标准协调和研制工作。该组织也与美国食品药品监督管理总局、欧洲医疗器械产业联合会等国外或国际医疗器械监管组织保持联络,推进本国医疗器械工作与国际接轨。

2004年4月,药品和医疗器械审评中心(PMDEC)、日本医疗器械促进协会(JAAME)以及药品安全性和研究机构(OPSR)进行了合并,形成了统一管理药品、生物制品及医疗器械的机构,即药品与医疗器械审批机构(PMDA)。PMDA是一个独立的管理机构,主要负责药品与医疗器械产品的上市前审查及上市后监管(包括药品不良反应、医疗器械不良事件监测等),其中医疗器械审查第一部、第二部和第三部具体负责医疗器械产品的上市前审查。此外,日本还有13家第三方公告机构负责第二类医疗器械的产品审查。

2. 上市前监管　参照全球医疗器械法规协调组织(GHTF)的分类方法,日本将医疗器械分为四类。其中,一类医疗器械称为一般医疗器械,须获得地方政府的入市销售许可,不需要获得厚生省的入市批准,厚生省对此类产品入市也不作管理规定。二类医疗器械称为控制类医疗器械,须由第三方进行认证。三类和四类医疗器械称为严格控制类医疗器械,这两类医疗器械受到严格管理,必须获得厚生省的入市销售批准。

3. 上市后管理　日本建立了不良事件报告体系,其目标是确保在验证前,已在标识上标注了可预见的不良事件和禁忌证。验证后,器械被广泛用于患者,有可能出现在验证时未能预测的不良事件,因此必须对不良事件进行跟踪以确保上市器械的安全性。器械制造商、进口商和外国制造商内代理部门均有在规定时间内向厚生省安全部门报告的责任和义务。同时规定,对于主动报告,可在任何时间提交,报告内容也可是除规定的死亡、严重损害或故障外的其他事件的报告。厚生省对收到的报告进行记录,并评价这些报告。针对报告问题的调查通常由器械制造商完成,授权管理机构监督调查过程;必要时,授权管理机构可干预或启动独立调查。

4. 研发创新体系　日本实行以民间企业投资为主导的产、官、学、研相结合的研发创新模式,政府通过政策调整为产学研相结合创造良好的环境与条件。在医疗器械产学研医合作促进方面的主要经验包括改善产业市场环境和监管环境、设立产医合作研究基金、资助医疗器械临床研究等。

(1)完善科技中介机构促进产学研合作顺利进行。科技中介机构的多样化服务,促进了日本大学与企业之间的技术转移和产学研合作。如大学内部的合作联络处,主要用于协调技术获取与企业需求的关系;技术转移机构,主要是把大学的研究成果专利化和生产许可化。截至2005年11月,根据《大学技术转移促进法》获得认可的技术转移机构达41家,这些机构为促进大学科研成果的专利化、实用化和商品化研究作出了很大贡献,在大学与企业之间发挥了桥梁作用。政府还通过设立"高科技市场"、科技城项目等中介机构促进大学科研成果转移和产业化。

(2)改善产业发展环境、提高监管效率。2009年,日本提出要通过增加有效的新药和医疗器械的可获得性以提高日本的医疗质量,扩大日本国内医疗器械的市场规模。2010年,日本在新成长战略中提出,促进日本高安全、卓越、创新的药品和医疗器械等技术研发的战略,为日本医疗器械的发展作出了战略规划。

另一方面,长期以来,日本医疗器械产业的发展受限于监管,有关法律法规对医疗器械从生产、许可到认证等环节均有极为严格的限制,国内企业很难达到要求,降低了加入医疗器械产业的积极性,致使国内近半数医疗器械产品依赖进口,医疗费用负担相应增加。为了解决上述问题,使更多国内企业加入到医疗器械产业中,日本不断完善监管环境,提高监管效率。一是医疗器械认证制度方面,对医疗器械进行合理风险分级,在此基础上建立经营许可认证制度,放宽对生产厂家直销的政府管制,对低风险医疗器械不进行国家认证,由具备一定条件的第三方认证机构进行认证。二是注册审批方面,为改变医疗器械审批时限长的问题,2008 年 12 月,日本签署了"加速医疗器械审批行动计划",主要从扩大审批人员队伍、加强培训、对审批员实行审批绩效评价、简化通用技术医疗器械生产手续等手段缩短医疗器械审批时限,鼓励医疗器械企业创新,增强产业发展积极性。

(3)鼓励临床研究创新。临床研究是医疗器械研发工作的重要部分。日本厚生省主要负责资助几个主要的研究型医院的临床研究中心,文部省则支持大学及其附属医院的临床研究,此外大部分资助由行业企业提供。

日本厚生劳动省和文部省还联合设立研发基金,专门为满足临床需求的医疗器械中小企业提供研发资金,以此鼓励医疗器械企业与临床需求的结合,促进产品创新。2010 年研发基金投入 3 亿日元,2011 年投入为 1 亿日元。

(四) 主要经验

1. **提高监管法律地位,增加执法力度** 世界医疗器械产业主要国家,普遍都高度重视医疗器械法律监管的重要性。美国国会很早就通过了第一部监管医疗器械的法律《联邦食品、药品和化妆品法》,欧盟也发布了由 3 个指令组成的欧洲医疗器械指令,以及日本的《药事法》等都是以法律的形式对医疗器械进行监管,其核心体现的是对公众生命健康权利的尊重与维护。提高监管法律地位是保障医疗器械安全性的重要步骤,我国对医疗器械的监管还停留在部门法规层面,这与发达国家相比存在明显的差异。如果医疗器械领域监管法律地位不够,必然影响相关部口的执法力度。

2. **加强技术支持体系建设** 美国 FDA 成立了医疗器械专家委员会,还设立了相应的研究机构,对医疗器械的研究生产提供了强大的技术支撑。欧盟也建立了医疗器械技术委员会,鼓励生产者更多地用技术手段和研究资料来检查医疗器械产品的有效性。

3. **引入社会力量,发展第三方认证审批和监管** FDA 通过引入社会力量,鼓励更多生产企业采用第三方认证。欧盟也充分利用各成员国之间的第三方质量认证机构,统一认定一批"通告机构(NB)"负责审查,并发给认证证明和 CE 标志。引进第三方机构,使得生产者可根掘自己的实际情况进行选择,缩短了审评时间,提高了审评效率,同时也是对社会资源的有效利用。

4. **重视强化医疗器械上市后监管作用** 为适应医疗器械产业发展需要,各主要国家纷纷转变监管理念,将监管重心后移,更加重视医疗器械上市后的监督管理工作。美国 FDA 对医疗器械上市后的监督建立了一套完整地监管体系,包括质量体系检查,上市后监督研究、跟踪随访和医疗器械报告,对医疗器械违规行为采取警告、扣押,对违法行为提起诉讼或实施产品召回。与之类似,欧盟对上市后的医疗器械监管也建立了报告制度和监管体系,强化质量体系检查,完善医疗器械不良事件监测体系,健全产品的召回制度,提高对违规违法行为的处罚力度。

5. **产学研相结合,完善医疗器械研发创新体系** 美国、欧盟、日本等经验表明,大学、科研院所主要进行医疗器械基础研究,而研发和产业化主要由企业进行,研发成果产业化效率高,也更符合临床需要。同时,欧美等国家也非常重视临床人员在医疗器械产业创新中的作用,鼓励临床人员(如临床医师、医学物理师、临床工程师等)参与器械产品的设计、研发、试验、生产等各环节,临床人员成为参与器械创新不可或缺的重要力量。日本设立了"医工"结合专项基金以激励临床人员参与医疗器械创新。此外,研发创新体系也离不开政府投入的保障。临床研究是医疗器械研发工作的重要部分,也是医疗器械创新过程花费最大的一个阶段,约占整个开发过程的 36%,是产品能否上市的关键环节之一。在美国,政府是临床研究的重要支持力量,临床研究占到了医疗器械领域公共投入资金的较大比重,临床研究在 NIH 资助的大学研究费用中约占 13%[①]。

① 郭文姣. 我国医疗器械产学研医合作创新管理策略研究. 北京协和医学院医学信息研究所,2013.5

四、健康中国背景下医疗器械产业发展的机遇与挑战

党的十八届五中全会提出推进健康中国建设;2016年召开的全国卫生与健康大会,提出大力发展健康产业,以健康需求为牵引推动供给侧结构性改革,促进健康与相关产业融合发展。随着《"健康中国2030"规划纲要》的印发,对未来15年健康领域改革发展作出了总体部署和政策要求,涉及个人健康管理与促进、医药卫生体制改革、医疗服务质量提升与模式转变、分级诊疗及医疗保障支付制度改革、政府健康治理体系和治理模式现代化、健康科技创新、健康产业发展等诸多内容,明确了未来健康服务供给与需求双侧改革及管理、筹资、支付等关键环节改革发展的具体要求,是中国推进全面建成小康社会和基本实现社会主义现代化"两个一百年"奋斗目标背景下实现全民健康覆盖、全面提高全民健康水平的顶层设计和行动纲领。

因此,站在推进健康中国建设的背景下,全面分析把握当前及今后一个时期医疗器械产业发展面临的机遇与挑战,对加快推进我国医疗器械产业创新发展、增强相关政策措施对当前形势的针对性具有重要而深远的意义。

（一）机遇

1. 健康中国上升为国家战略,健康优先引领产业发展　习近平总书记在全国卫生与健康大会上的讲话中指出,健康是促进人的全面发展的必然要求,是经济社会发展的基础条件,要把健康摆在优先发展的战略地位。李克强总理强调,要坚持在发展理念中充分体现健康优先,在经济社会发展规划中突出健康目标,在公共政策制定实施中向健康倾斜,在财政投入上着力保障健康需求,努力为全体人民提供基本卫生与健康服务。《"健康中国2030"规划纲要》明确要加快形成有利于健康的生活方式、生态环境和经济社会发展模式,实现健康与经济社会良性协调发展。这些都为推动健康相关领域产业发展提供了有力的政策保障。同时,围绕普及健康生活、优化健康服务、完善健康保障、建设健康环境、发展健康产业五大重点领域提出了有针对性的发展路径与主要指标,并将主要健康指标纳入各级党委和政府考核指标,完善考核机制和问责制度,也从实施机制和政策落实层面保障着各项举措贯彻落实。

2. 多层次健康需求快速增长,产业发展前景广阔　随着经济发展和居民消费结构升级及,居民健康需求不断释放和升级,对服务品质的要求将越来越高,个性化、多样化消费需求逐渐成为主流。预计到2020年,我国城乡居民家庭恩格尔系数将降至30%以下,达到世界更富裕型（消费结构）国家水平,医疗与健康、教育文化、休闲娱乐等支出比重不断上升。2015年,城镇居民家庭人均医疗保健消费支出从856元增长到1 443.4元,增长了69%,年均增长9.1%,高于同期人均现金消费支出6.49%的平均增速。客观上为我国医疗器械产业发展提供了广阔的市场空间。"十三五"时期,我国经济将保持中高速发展,到2020年国内生产总值和城乡居民人均收入预计比2010年翻一番,多元化、多层次健康服务需求将进一步激发。从医疗器械需求侧看,2014年,全球医药和医疗器械的消费比例约为1∶0.7,欧美日等发达国家已达到1∶1.02,全球医疗器械市场规模已占据国际医药市场总规模的约42%;而同期我国医药和医疗器械消费比仅为1∶0.19,需求潜力仍然巨大[①]。

3. 社会领域发展有力带动医疗器械产业创新升级　《"健康中国2030"规划纲要》将"普及健康生活"作为开篇第一章,提出推进全民健康生活方式行动,强化家庭和高危个体健康生活方式指导及干预,开展健康体重、健康口腔、健康骨骼等专项行动,到2030年基本实现以县（市、区）为单位全覆盖。同时鼓励开发推广促进健康生活的适宜技术和用品,建立健全健康促进与教育体系,提高健康教育服务能力,从小抓起,普及健康科学知识。通过不断提高人民健康素养,加快转变健康领域发展方式,实现健康与经济社会良性协调发展。当前我国整体上步入工业化中后期阶段,长期以来在传统工业化道路下所形成的粗放型经济增长方式亟待向集约型、生态环保的方式转变,医疗器械产业属于技术密集、资金密集和劳动力密集产业,有利于推动绿色发展,增加就业,拉动投资和消费转型升级。同时,我国正处于城

---

① 陈海林,张珈瑜,等.我国医疗器械制造行业发展浅析.中小企业管理与科技,2016(03).

镇化深入发展的关键时期。到 2020 年全国常住人口城镇化率将达到 60%,城镇常住人口将达到 8.52 亿人,对医疗服务供给和基本公共卫生服务均等化水平提出更高要求,特别是基层医疗卫生机构在中低端医疗装备、医用耗材领域的需求将集中释放。

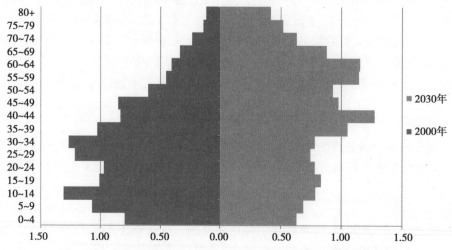

图 2-40 联合国预测中国 2000—2030 年人口年龄结构金字塔图

此外,2015 年底我国 60 岁以上老年人口已经突破 2.22 亿,占比达到 16.1%。据预测,2025 年将突破 3 亿,2030 年以后将突破 4 亿,到 2050 年左右将达到峰值约 4.8 亿;我国老年人口比重将持续提升到 2020 年的 17.8%、2030 年的 25.3%、2050 年的 34.6%,远高于同期世界平均水平,将成为世界上人口老龄化程度最严重的国家之一[①]。随着人口老龄化进一步加速,康复辅助器具、家用医疗器械、中医药保健器具制造及服务等领域将迎来发展机遇,医疗器械产业将更有力地服务于健康养老、慢病管理、长期护理等领域,加速推动医疗器械产业结构和产品模式变化。

4. 科技创新与技术进步支撑产业竞争力持续提升。党的十八大提出实施创新驱动发展战略,中共中央、国务院已经印发《国家创新驱动发展战略纲要》等重大政策举措,以医疗器械产业为代表的信息化、工业化与服务经济的深度融合发展成为重点支持的领域,新兴技术跨界创新趋势加速,科技创新与管理创新、商业模式创新、业态创新和文化创新相结合的新型业态和新型商业模式不断出现,产品的数字化、网络化、智能化、绿色化成为提升产业竞争力的重要基点。根据原国家食品药品监督管理总局(CFDA)数据,2010 年《药品生产质量管理规范(2010 年修订)》(即新版 GMP)正式实施以来,Ⅰ类和Ⅱ类医疗器械的注册总量近五年增长速度平稳,尤其在 2013 年,Ⅱ类医疗器械新注册量达到 5 801 件,同比增长约 75.79%;Ⅲ类医疗器械和进口医疗器械注册总量迎来爆发式增长,增幅分别达到 133.33% 和 157.46%,中高端产品正在成为国内外医疗器械企业创新竞争的前沿。《"健康中国 2030"规划纲要》提出完善政产学研用协同创新体系,推动医药创新和转型升级,加强包括高端医疗器械等在内的产业产品创新能力建设,大力发展高性能医疗器械、新型辅料包材和制药设备,加快医疗器械转型升级,提高具有自主知识产权的医学诊疗设备、医用材料的国际竞争力。将"到 2030 年,科技论文影响力和三方专利总量进入国际前列,进一步提高科技创新对医药工业增长贡献率和成果转化率"列入推动健康科技创新的指标体系。

5. 政策与改革红利逐步显现 推进健康中国建设对包括医疗器械产业在内的健康相关产业供给侧结构性改革提出了新的更高要求。供给侧改革的核心是如何发挥市场机制的决定性作用,有效调动市场主体的积极性和创造性,从而使供给与需求相匹配。其中的关键是深化改革,转变政府职能、简政放权,"放、管、服"相结合。因此,推进医疗器械行业结构性改革、如何转变政府对医疗器械行业的治理模式,也成为一项重要任务。近年来,特别是党的十八大以来,医疗器械产业领域出台了一系列旨在支持

---

① 数据来源:联合国《2016 年世界人口情况报告》

与促进产业发展的政策措施和重大部署,改革红利持续释放:发展健康产业,促进健康与养老、旅游、体育、互联网、食品等五大融合。支持社会办医加快发展,到 2020 年,按每千常住人口不低于 1.5 张床位为社会办医院预留规划空间,同步预留诊疗科目设置和大型医用设备配置空间,推动非公立医疗机构向高水平、规模化方向发展。

探索医疗器械生产企业与金融租赁公司、融资租赁公司合作,为各类所有制医疗机构提供分期付款采购大型医疗设备的服务等。各类政策举措将有力推动我国医疗器械产业发展(表 2-35)。

表 2-35　近年来医疗器械产业领域重要政策文件和支持举措

序号	发布日期	政策名称	相关举措
1	2010	《关于加快医药行业结构调整的指导意见》	启动国产创新医疗器械产品应用示范工程,在全国 10 个省(市)的 100 个县(区)选择 1 000 家医疗机构试点应用 10 000 台(套)国产创新医疗器械产品。
2	2014	优秀国产医疗设备遴选	通过遴选优秀国产医疗设备形成优秀产品目录,促进医疗设备应用科学评估体系的建立;推动提升高端医疗器械国产化水平、降低患者负担。
3	2015	《全国医疗卫生服务体系规划纲要》	提出要根据功能定位、医疗技术水平、学科发展和群众健康需求,引导医疗机构合理配置适宜设备,逐步提高国产医用设备配置水平,降低医疗成本。建立区域医学影像中心,推动建立"基层医疗卫生机构检查、医院诊断"的服务模式,提高基层医学影像服务能力。
4	2015	国务院关于改革药品医疗器械审评审批制度的意见	改革医疗器械审批方式。鼓励医疗器械研发创新,将拥有产品核心技术发明专利、具有重大临床价值的创新医疗器械注册申请,列入特殊审评审批范围,予以优先办理。及时修订医疗器械标准,提高医疗器械国际标准的采标率,提升国产医疗器械产品质量。通过调整产品分类,将部分成熟的、安全可控的医疗器械注册审批职责由食品药品监管总局下放至省级食品药品监管部门。
5	2015	《中国制造 2025》	提出重点发展"生物医药及高性能医疗器械",提高医疗器械的创新能力和产业化水平,重点发展影像设备、医用机器人等高性能诊疗设备,全降解血管支架等高值医用耗材,可穿戴、远程诊疗等移动医疗产品。
6	2016	《"十三五"国家战略性新兴产业发展规划》	推广应用高性能医疗器械。开发高性能医疗设备与核心部件。发展高品质医学影像设备、先进放射治疗设备、高通量低成本基因测序仪、基因编辑设备、康复类医疗器械等医学装备。利用增材制造等新技术,加快组织器官修复和替代材料及植介入医疗器械产品创新和产业化。加速发展体外诊断仪器、设备、试剂等新产品,推动高特异性分子诊断、生物芯片等新技术发展,支撑肿瘤、遗传疾病及罕见病等体外快速准确诊断筛查。
7	2016	《全民健康保障工程建设规划》	提出"十三五"时期实施健康扶贫、妇幼健康保障、公共卫生服务能力提升、疑难病症诊治能力提升、中医药传承创新、人口健康信息平台建设等六项工程,对包括医学装备购置等提供中央预算内资金支持。
8	2016	《战略性新兴产业重点产品和服务指导目录》	重点支持发展医学影像设备、先进治疗设备(肿瘤治疗设备、手术治疗设备、康复治疗设备等)、医用检查检验仪器、植介入生物医用材料等。对于纳入《目录》的项目,将联合信贷、债券、基金、保险等多种资金,采取"政府引导、更多社会资本特别是民间资本参与"的方式给予支持。
9	2016	《医药工业发展规划指南》	明确将医疗器械列入重点发展领域,发展医学影像设备、体外诊断产品、治疗设备、植入介入产品和医用材料、移动医疗产品。

专栏1 产业融合发展重点领域与机遇

1. 精准医学和智能诊疗 精准医学突出以个人基因组信息为基础,整合不同数据层面的生物学信息库,利用基因测序、影像、大数据分析等手段,在产前胎儿罕见病筛查、肿瘤、遗传性疾病等方面实现精准医疗。

智能诊疗重点发展智能医疗设备、软件、配套试剂和全方位远程医疗服务平台,打造线上线下结合的智能诊疗生态系统。制定相关数据标准实现互联互通,实现以大数据为依托的智能化诊疗系统。打造智慧医疗新业态,发展智慧健康医疗便民惠民服务,强化预防、治疗、康复的精细服务和居民连续的健康信息管理业务协同,实现基层城乡居民的远程健康管理、远程门诊、远程居家看护等远程诊断和健康管理服务。

2. 智慧健康 开展远程医疗应用试点:远程会诊、远程诊断(影像、病理、心电)、预约诊疗、双向转诊,健全基于互联网、大数据技术的分级诊疗信息系统。开展健康医疗大数据应用试点:以家庭医生签约服务为基础,激活居民电子健康档案,整合居民健康管理及医疗信息资源,推动覆盖全生命周期的预防、治疗、康复和健康管理的一体化电子健康服务。

3. 健康医疗旅游 制定健康医疗旅游行业标准、规范,在全国遴选健康医疗旅游示范基地。已确立海南博鳌乐城国际医疗旅游先行区,秦皇岛生命健康产业园。以引导社会投资为主,面向高端人群,给予突破性政策支持。

4. 第三方服务 引导发展专业的医学检验中心、医疗影像中心、病理诊断中心和血液透析中心等。已出台《病理诊断中心基本标准和管理规范(试行)》《血液透析中心基本标准和管理规范(试行)》《医学检验实验室基本标准和管理规范(试行)》,属于单独设置的医疗机构,要求与区域内三级、二级医院建立协作关系;推进中心与医疗机构间检查检验结果互认;鼓励连锁化、集团化发展,优先设置审批,建立规范化、标准化的管理与服务模式。

专栏2 融合发展主要载体

1. 基因技术服务中心

主体:依托有资质的医疗机构、创新能力较强的研发机构和先进生产企业。

布局:在全国各省(区、市)建设至少1家基因技术应用示范中心。

内容:以高通量基因测序、质谱、医学影像、基因编辑、生物合成等技术为主。

应用:重点开展出生缺陷基因筛查、诊治,肿瘤早期筛查及用药指导,传染病与病原微生物检测,新生儿基因身份证应用,为个体化医疗奠定坚实基础。

2. 第三方影像示范中心

主体:先进影像设备生产企业、医疗机构和社会资本联合建设一批独立于现有医疗机构的第三方影像示范中心。

布局:全国有条件的县级以上区域。

内容:配置相应的影像设备、影像诊断软件、人员和远程医疗信息系统,开展区域协同的远程影像诊断、第三方影像诊断、影像会诊和教育培训服务,形成覆盖全区域、资源共享、诊断能力强的影像示范中心。

目的:为区域内所有医疗机构提供影像诊断服务,提高影像诊断水平、避免病人重复检查。

3. 转化应用平台——医学影像信息库网络 建立一套统一的医学影像数据采集标准,整合不同医疗机构的疾病影像数据,建立医学影像信息库。建立影像数据共享机制,通过小范围的试点,建立并推广区域典型疾病医学影像数据库,争取到2020年覆盖大部分典型疾病。利用高质量的医学影像大数据,逐步建立典型疾病影像学诊断标准,提升影像学诊断质量。

4. **智慧健康养老**   建设 500 个智慧健康养老示范社区,创建 100 个具有区域特色、产业联动的智慧健康养老示范基地。制定 50 项智慧健康养老产品和服务标准,实现不同设备间的数据信息开放共享。

推动关键技术产品研发:针对家庭、社区、机构等不同应用环境,发展健康管理类可穿戴设备、便携式健康监测设备、自助式健康检测设备、智能养老监护设备、家庭服务机器人等。

发展健康养老数据管理与服务系统:推进智慧健康养老应用系统集成,对接各级医疗机构及养老服务资源,为老年人提供智慧健康养老服务。

培育智慧健康养老服务新业态:推动企业和健康养老机构充分运用智慧健康养老产品,创新发展慢性病管理、居家健康养老、个性化健康管理、互联网健康咨询、生活照护、养老机构信息化服务等健康养老服务模式。

建设信息共享服务平台:充分利用现有健康信息、养老信息等信息平台,基于区域人口健康信息平台,建设统一规范、互联互通的健康养老信息共享系统。

制定智慧健康养老产品及服务推广目录,在养老机构、医疗机构等有关政府采购项目建设中优先支持目录内产品。鼓励有条件的地方通过补贴等形式支持家庭和个人购买使用智慧健康养老产品和服务。

5. **健康医疗旅游示范基地**   海南博鳌乐城国际医疗旅游先行区,秦皇岛生命健康产业园:依程序加快医疗器械和药品审批,适当降低部分医疗器械和药品进口关税;允许境外医师在新区内执业时间试行放宽至三年,允许境外资本在新区内设立独资医疗机构,开展干细胞移植等前沿技术研究项目、大型医疗设备配置、外资健康医疗保险机构审批等;鼓励先行区在中医预防保健机构和人员准入、服务规范,以及服务项目准入、收费的方面先行试点;放开新区乙类大型医用设备的配置限额。

中关村医药园:食品药品监管总局设立技术审评分中心和行政许可办事处;享受在创新药审评审批、药品跨区域生产试点、科技成果转化等方面政策,将新区列为中关村的京津冀地区跨境生物医药基地。实施科技成果收益分配管理改革试点,鼓励高等学校、科研机构、检验检测机构、医疗卫生机构向新区企业许可或转让科技成果。

(二) 挑战

1. **卫生与健康领域体制机制改革加速产业格局调整**   随着中国经济发展进入新常态,特别是随着疾病谱的变化、慢性病的井喷,医药卫生费用控制的压力越来越大,传统依赖国家和社会高投入、追求简单规模扩张的医疗卫生发展模式已不可持续。《"健康中国 2030"规划纲要》提出要全面深化医药卫生体制改革,完善健康筹资机制。2017 年公立医院改革全面推开,价格改革成为重点。国家发展改革委等部门发布《关于印发推进医疗服务价格改革意见的通知》(发改价格〔2016〕1431 号)明确要求逐步理顺医疗服务比价关系,降低大型医用设备检查治疗和检验等价格,合理提升体现医务人员技术劳务价值的医疗服务价格。这表明改革医疗服务价格形成机制、理顺医疗服务价格体系已经形成共识,将逐步推动公立医院强化成本意识,成为成本控制中心。在此背景下,利润率较高的中高端医疗器械和医用设备市场、特别是高端进口设备领域企业面临盈利能力降低、产品结构调整压力;中低端市场、尤其是Ⅰ类医疗器械领域本土企业竞争加剧,促使企业重组和转型升级趋势加速。

2. **健康产业融合发展考验跨产业、跨学科协作体系**   发展健康产业是推进健康中国建设、加快转变健康领域发展方式重要抓手,健康与养老、旅游、互联网、体育、食品等领域的融合发展是健康产业发展的大趋势。医疗器械产业具有范围广、链条长、关联性大等特点,产品种类繁多,知识密集、专业性强、多学科交叉,每类医疗器械产品都有其自身的技术特点,涉及医药、电子、机械、材料等众多行业。从单一医疗器械产品到医疗企业产业均需要不同创新主体之间的紧密合作。我国医疗器械的上游产业将对医疗器械产业的发展起到较大的制约作用,尤其是国家基础工业,如材料、电子、机械、能源等,直接影响到医疗器械的技术走向和竞争力提升。当前,我国在多产业合作、知识产权保护和产业利益链分配等方面管理不够完善,经验相对缺乏;跨学科、跨产业的协作不畅等问题也制约着我国医疗器械产业融合创新发展。

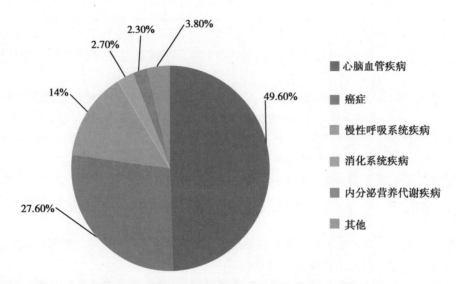

图 2-41 2012 年中国居民慢性病死亡主要死因构成

3. 产业集中度低制约健康科技创新 健康科技创新能力和体系建设是推进健康中国建设的重要支撑。目前我国大部分医疗器械企业规模过小,产业组织结构分散,产业集中度低。2013 年上半年 22 家医疗器械上市企业的收入只有 100 亿元,仅占到行业总规模的 5% 左右。占行业主体的中小企业,大多数是劳动密集型企业或简单的医疗耗材用品生产企业,以生产制造为主,设计研发能力薄弱,产品的同质化问题严重。另一方面,由于我国医疗器械产业领域尚未形成产学研配套体系,产品研发和临床实际应用结合不紧密,医疗器械实验室成果与产品产业化之间缺少有效衔接,导致医疗器械成果转化慢、转化率低,很大程度上制约着企业、医疗机构、科研院所和高等院校等创新主体科技创新能力提升。此外,本土企业高端医疗器械核心专利较少,专利科技水平不高。从专利平均被引次数看,我国医疗器械专利仅为 0.07,远低于英国(0.88)、德国(0.66)和美国(0.52)等国家[①]。

4. 监管存在诸多薄弱环节,制约产业规范健康发展

(1)监管力量有待加强:医疗器械监管体制不顺,监督管理职能分散在多个政府部门,监督部门依据各自的法律,各行其是,法规缺乏系统性和关联性,使得执法主体不明确,医疗器械监管基础相对薄弱;一些经营使用单位法律意识淡薄,自律意识不强,存在一些违规行为,监管法律法规不完善,使得基层的监管工作面临一些困难;其次,对于医疗设备的有效性,在技术上全国还缺乏认可能力;在医疗器械抽检上,资金投入严重不足,以及抽验的品种也相对较少。

(2)不良事件的监测和应对能力有待加强:据 CFDA 发布的不良事件监测报告显示,2014 年全国医疗器械不良事件报告中,全国报告数已达 26 万份,平均百万人口报告数达 198 份,较 2013 年分别增长了 11.1% 和 10.6%。同时,2014 年国家药品不良反应监测中心共收到死亡不良事件报告 98 份,严重伤害事件报告 40 920 份,共计 41 018 份,占可疑不良事件报告总数的 15.5%,比 2013 年的 34 599 份增长了 18.6%。

(3)召回机制的落实有待加强。我国 2014 年修订的《医疗器械监督管理条例》增加了产品召回制度,但产品召回机制的落实却很困难。医疗机构认为产品召回等同于质量低劣,社会民众也认为召回的产品有严重质量问题,这给生产企业带来了巨大了压力,使得在面对需召回产品时不愿或很少选择召回,给我国医疗器械召回机制建设造成较大的困难和阻碍。

五、促进我国医疗器械产业发展的建议

(一)树立大健康理念,推动产业转型升级

未来 5~10 年,是全球新一轮科技革命和产业变革从蓄势待发到群体进发的关键时期。信息革命

① 孙建伟 . 我国医疗器械产业 . 当代经济,2015(4).

进程持续快速演进,物联网、云计算、大数据、人工智能等技术广泛渗透于经济社会各个领域,信息经济繁荣程度成为国家实力的重要标志。增材制造(3D打印)、机器人与智能制造、超材料与纳米材料等领域技术不断取得重大突破,推动传统工业体系分化变革,将重塑制造业国际分工格局。基因组学及其关联技术迅猛发展,精准医学、生物合成、工业化育种等新模式加快演进推广。树立大健康理念,就是要推动实现从以治病为中心向以人民健康为中心转变,将健康融入所有政策。在产业大发展、大融合的背景下,要以大健康理念为引领,推动医疗器械产业企业由单一制造向整体解决方案提供商转变,充分利用健康与养老、旅游、互联网、体育、食品等融合发展机遇,鼓励企业跨界整合资源,加快在家用医疗器械设备、体外诊断、智慧健康等领域布局。"共建共享,全民健康"的理念更加强调对重点人群的精准干预,要支持企业聚焦重点人群和细分市场,提供有针对性的健康产品和服务,提升产业竞争力,拓展发展空间。把握国内发展专业医药园区,支持组建产业联盟或联合体,增强中高端产品供给能力的机遇,寻求重点突破和创新升级。

(二) 健全医疗器械监管体制机制

推动建立垂直监管系统。采取设置"分中心"等方式,使省级机构受国家垂直管理,改变目前我国医疗器械监管执法力量过于分散的情况。加强监管机构队伍建设。充实监管队伍,制订医疗器械行政监管人力资源规划,吸引优秀人才进入医疗器械行政监管工作。根据医疗器械监管专业性强的特点,合理设置岗位要求,以岗选人,注重人员的综合素质和专业技能。提高监管人员专业技能。制定教育培训规划,加大教育培训经费的投入,加强监管人员法律、法规和专业知识培训。采取定期轮换岗位、交流等形式,培养和锻炼执法人员的综合素质。药品监督管理部门应对行政审批事项进行科学分析,简化各种审批程序,提高人员素质,减少自由裁量权。要加大业务技能培训力度,着重提升执法监管能力,使事后监管变为事前监管,不断提高监管水平。合理引入第三方机构,承担监督审批过程中常规性和技术性工作,缓解医疗器械产业主管部门监管压力,提升监管工作质量和水平。

(三) 完善医疗器械法律法规体系

加强立法工作,积极争取全国人大常委会的重视和支持,尽早出台《医疗器械监督管理法》,提高医疗器械监管工作的法律地位,进一步明确医疗器械监管职责。尽快组建国家医疗器械标准化委员会,加大对基础性、通用性标准的制定和修订力度,加强对生物材料类医疗器械注册产品标准的审查,以加强对全国医疗器械标准工作的指导和规范。建立国家级工程技术研究中心和国家级重点新产品示范实验室,建立和完善我国医疗器械质量标准、性能测试和安全评价体系,加快我国医疗器械产业与国际接轨。积极建立"过程监管"机制。完善我国医疗器械不良事件报告制度、追溯和召回管理办法,开展重点医疗器械的再评价。积极采用物联网等新技术手段,建立动态的医疗器械"过程监管"机制。加大对违法行为的处罚力度。加快医疗器械质量安全管理法规的完善和修订,使执法人员有法可依,大幅度提高医疗器械领域违法犯罪的成本。

(四) 营造有利于公平竞争的市场环境

支持企业提质增效、做优做强。制定支持具有持续创新能力的医疗器械高新技术企业发展的风险投资政策和信贷政策。通过规范生产标准和行业准入,提高企业的整体素质,加快逐步淘汰生产经营不规范、规模小、低水平重复的生产经营企业。鼓励国内企业兼并重组,提高产业集中度,培育一批具有国际核心竞争力的医疗器械企业。

激发各市场主体活力。大力发挥国有企业的特殊作用。鼓励国有企业的基础性、战略性医疗器械产品发展,支持符合条件的国有企业根据自身发展需要开展兼并重组,努力提高重点医疗器械产品的议价能力,有效降低费用负担。按照健康中国关于"到2030年,具有自主知识产权新药和诊疗装备国际市场份额大幅提高,高端医疗设备市场国产化率大幅提高,实现医药工业中高速发展和向中高端迈进,跨入世界制药强国行列"的战略部署,优化国产医疗器械产品的采购程序,研究制定切实可行的政策措施,鼓励政府医疗机构尤其三甲医院对国产自主医疗器械品牌的采购力度。

(五) 构建产学研一体的研发创新体系

建立以临床科研一线人员、科研院所、企业等多方科研人员组成的科研队伍体系,推动临床需求更好地转化为医疗器械创新产品,实现产业效益和社会效益统一。在实施医疗器械国家科技重大专项、突破当前我国医疗器械研发创新中的重大技术瓶颈的同时,强化医疗器械相关的基础研究、前沿技术研究及关键技术研究,大力提升医疗器械研发水平和成果转化能力,逐步追赶和抢占全球医疗器械科技发展战略制高点。营造有利于研发创新的环境,减少行政审批事项和环节,进一步优化创新产品审评审批程序。完善医疗器械创新评价标准和监管机制,根据行业发展和政策实施情况稳妥有序优化医疗器械创新产品审评"绿色通道"流程,在资金及产品注册、上市、采购方面给予政策支持。实施医疗器械知识产权战略,加强知识产权保护,维护医疗器械产业市场秩序。加快推动建立健全医疗器械产业研发人员持股上市和上市许可持有人制度。

(王昊、王秀峰)

第十一章

高值医用耗材管理现状和改革思路

随着各项改革措施的推进,药品费用增长速度放缓,耗材价格虚高和不合理使用成为导致医疗费用过快增长的主要原因之一,加强医用耗材管理成为新时期医保控费的重要内容。

一、高值耗材概念和产品概况

医用耗材一般指医院为患者进行检查和治疗过程中所使用的医用卫生材料,具有品种繁多、规格型号复杂、使用频率高、管控难度大等特点。对应的药品监管部门一般使用医疗器械这一专业术语。对耗材的分类有不同角度,比如从安全性方面分为一类、二类、三类,从医学性能特性分为植入介入类耗材、普通材料耗材、医用高分子类耗材、手术室常用医用耗材等。高值耗材的概念最初主要用于医院管理工作之中,指的是单价比较昂贵的医疗器械,随着对耗材费用和价格管理工作的重视,逐步出现在政府工作文件之中。目前对高值耗材的界定主要有三种形式:

(一) 规范性文件中的高值耗材界定(按目录)

鉴于高值耗材一般是新技术新产品,在临床使用中往往代表着新的诊疗服务,比如介入治疗、支架治疗等。在公立医院药品耗材集中采购工作中,一般根据临床诊疗特征进行分类界定。2002 年北京首次对医用耗材进行集中招标采购,采购文件中提到了对于人工晶体、人工关节、心脏起搏器等 8 类高值耗材的采购,使用到了 "高值医用耗材" 对这些材料进行统称。此后,2004 年和 2008 年,卫生部关于耗材采购文件也沿用了类似提法。2012 年原卫生部出台《高值医用耗材集中采购规范》,首次从政策层面对高值医用耗材进行界定,指出高值耗材是直接作用于人体、对安全性有严格要求、临床使用量大、价格相对较高、社会反映强烈的医用耗材,包括血管介入类、非血管介入类、骨科植入、神经外科、电生理类等10 大类耗材,并列表列举出了各类耗材的部分二级分类品种。

分类界定方法有利于在采购工作中进行产品归类,满足临床治疗需求,问题在于新型医疗耗材可能不在原有目录之中,是否纳入高值耗材范围需要新的政策流程。目前,陕西、山西等省份已经将吻合器(代替医生缝合伤口)、外科补片(治疗疝气)、新型止血材料等纳入值耗材范围。

(二) 医院管理中对高值耗材的界定(按价格)

按价格界定是最初出现也是最主要的界定方法。目前我国大多数医院对高值耗材的界定都是以价格为标准,但不同医院的界定数值也不尽相同,多为 100 元、500 元、800 元或者 1 000 元。鉴于耗材价格最贵的可以达到数十万元一件,部分医院在高值耗材中又区分成一般高值耗材和特殊高值耗材(比如 5 000 元或 1 万元以上)等类别。

(三) 理论探讨中对高值耗材的界定(按费用)

1. 按资源消耗(费用水平) 耗材的价值判断除了个体治疗视角,还有社会成本视角,一些耗材单价不高,但使用量巨大,总费用高昂,因此有专家提出高值耗材可以按照资源消耗即费用水平方法来判定。2015 年,公立医院 "腾笼换鸟" 改革中,压缩药品费用的基本思路是针对费用累计排名合计达到药品费用 80% 的药品品种,使用的就是同一思路。这一思路的特点是可以从耗材费用控制角度出发进行管理,更有利于控费。一些耗材单价高,但使用量小,总体费用水平不高,但诸如注射器这类产品,总费用水平却是位居前茅。

表 2-36 原卫生部 2012 年高值医用耗材目录

类别	包括但不限于以下品目
血管介入类 涉及:冠状动脉、结构性心脏病、先天性心脏病、周围血管等	导管、导丝、球囊、支架及辅助材料
非血管介入类 涉及:气管、消化道(食管、肠道、胆道、胰腺)、膀胱、直肠等	导管、导丝、球囊、支架、各种内镜涉及的材料
骨科植入 涉及:脊柱、关节、创伤等	人工关节(椎体、椎板),固定板(钉、针、架、棒、钩),人工骨、修补材料等
神经外科	颅内植入物、填充物等
电生理类	标测导管、消融导管等
起搏器类 涉及:心脏、膀胱等	永久、临时、起搏导管、心脏复律除颤器、起搏导线等
体外循环及血液净化	人工心肺辅助材料、透析管路、滤器、分离器、附件等
眼科材料	晶体、眼内填充物等
口腔科	印膜、种植、颌面创伤修复、口腔充填、根管治疗、粘接、义齿、正畸、矫治等材料
其他	人工瓣膜、人工补片、人工血管、高分子材料等

表 2-37 部分医院高值医用耗材界定标准

医院名称	界定标准
沈阳军区总医院	≥100 元
北京大学第一附属医院	≥500 元
北京大学第三附属医院	≥800 元
山东省立医院	≥800 元
中国人民解放军第九四医院	≥1 000 元
首都医科大学附属同仁医院	≥1 000 元

2. **按经济学评价结果** 近年卫生技术评估和药物经济学快速发展,提出了高值药品、价值医疗等概念,同步也使用高值耗材概念。按照药物经济学的提法,高值耗材主要指创新性新型医疗器械,即为满足研发成本需要而采取高定价策略销售的产品,在具体品种上一般没有明确界定。但价值的核心是对患者健康状况带来的改善程度,可以用增加的健康寿命年来衡量,因此高值还需要结合临床治疗价值来确定。

3. **国际层面有关概念** 通过字面翻译后检索国际期刊,没有对应文献出现。能找到的类似概念为"医生偏好器械(physician preference items,PPIs)",在欧美国家颇受重视,原因是这类器械占据的医院供应成本份额过高,所以不得不引起世界各国的重视。在 PPI 管理方法上,欧美国家也缺乏成熟手段,可检索到的方法主要是集中采购、技术评估、DRG 基础上的追加支付等。

（四）专项治理工作中对高值耗材的界定思考

根据有关指示,对高值耗材的专项治理涉及控制价格、控制费用、回应社会关切等不同层面,同时还需要能够快速取得成效,提高群众获得感。鉴于专项治理工作目标比较综合,对于高值耗材建议采取分类界定的思路。比如从控费角度、控制价格角度,分别列出高值耗材清单,以利于采取针对性的管理措施。建议满足以下条件之一者,即为高值医用耗材:

1. **单价过高者** 单价过高是高值耗材出现的起因,也是社会关注点,根据目前各级医院的数据,建议以800~1 000元作为高值耗材的界定起点。

2. **总费用过高者** 按使用费用金额大小排序,占比累计在前80%以内的产品,均纳入高值耗材管理。

3. **临床新技术密集者** 此类耗材渐进式创新产品较多,定价波动较大,高价产品多。

综合上述三方面要求,从工作方便性的角度,建议在原卫生部2012年高值耗材分类目录基础上,增加新型止血材料、补片、吻合器三类,再按照价格和资源消耗水平,综合形成高值耗材产品目录。

表2-38 医改以来我国出台的关于耗材的相关政策

发布时间	发文机构	法规名称	法规内容
2012.5	国家发改委	《全国医疗服务价格项目规范(2012年版)》	对于医疗材料费用是否应该收取,一般分为几种情况,需区别进行考量。第一类是常规性医用耗材,即低值医用耗材和部分二类医疗器械,如一次性输液器、消毒棉球、纱布、常规换药包、手术刀等外科手术器械,一般会并入项目收费当中,不再另行收取费用;第二类属于非常规性耗材,此类耗材根据临床需要使用,市场价格波动较大、使用数量和规格不可预先确定,此类耗材可以单独进行收费,如留置针、专用输液器、特殊缝线等;第三类属于专用材料,此类材料一般价格相对较高,即高值耗材,根据临床及患者实际情况选择,如人工骨、假体、支架等,需另行收费。
2012.12	国家卫生计生委	《高值医用耗材集中采购工作规范》	对纳入集中采购目录的高值医用耗材,可以实行公开招标和邀请招标以及国家法律法规认定的其他方式进行采购。各省(区、市)可以结合实际情况,探索和确定集中采购方式。积极探索推进带量采购、量价挂钩的购销模式。公开招标,是指以招标公告的方式,邀请不特定的医用耗材生产企业投标的采购方式。邀请招标,是指以投标邀请书的方式,邀请特定的医用耗材生产企业投标的采购方式。
2013.12	国家卫生计生委	《关于建立医药购销领域商业贿赂不良记录的规定》	规范医疗卫生机构采购药品、医用设备、医用耗材等行为。
2015.5	国务院办公厅	《国务院办公厅关于全面推开县级公立医院综合改革的实施意见》	在保证医保基金可承受、总体上群众负担不增加的前提下,将通过推进药品和耗材招标采购、流通、使用等方面改革降低的费用。降低药品和高值医用耗材费用。高值医用耗材应通过省级集中采购平台进行阳光采购,网上公开交易。鼓励各地对高值医用耗材采取招采合一、量价挂钩等办法实行集中招标采购。加强医药费用监管控制,重点监控门诊和住院次均费用、医疗总费用、收支结构、大型设备检查阳性率,以及检查检验、自费药品、医用耗材等占医疗收入比例等情况。
2015.5	国家发改委,财政部	《药品、医疗器械产品注册收费标准管理办法》	加强药品、医疗器械产品注册收费管理。

发布时间	发文机构	法规名称	法规内容
2015.5	国务院办公厅	《国务院办公厅关于城市公立医院综合改革试点的指导意见》	改变公立医院收入结构,提高业务收入中技术劳务性收入的比重,降低药品和卫生材料收入的比重,确保公立医院良性运行和发展。降低药品和医用耗材费用。改革药品价格监管方式,规范高值医用耗材的价格行为。减少药品和医用耗材流通环节,规范流通经营和企业自主定价行为,强化医务人员绩效考核。完善公立医院用药管理,严格控制高值医用耗材的不合理使用。
2015.6	CFDA	《药品医疗器械飞行检查办法》	将药品和医疗器械研制、生产、经营和使用全过程纳入飞行检查的范围
2016.7	国家卫生计生委等九部委	《2016年纠正医药购销和医疗服务中不正之风专项治理工作要点》	要在综合医改试点省和城市公立医院综合改革试点地区的药品、耗材采购中实行"两票制",即生产企业到流通企业开一次发票,流通企业到医疗机构开一次发票。加强对医疗器械行业发票使用情况的检查,专项查处一批企业涉税违法案件。启动建立出厂价格可追溯机制,加强对市场竞争不充分的高值医用耗材的价格监管。贯彻落实"九不准",重查医用耗材管理等。
2016.10	国家卫生计生委	《医疗质量管理办法》	医疗机构应当按照有关法律法规、规范、标准要求,使用经批准的药品、医疗器械、耗材开展诊疗活动。医疗机构及其医务人员应当遵循临床诊疗指南、临床技术操作规范、行业标准和临床路径等有关要求开展诊疗工作,严格遵守医疗质量安全核心制度,做到合理检查、合理用药、合理治疗。
2016.10	CFDA	《医疗器械优先审批程序》	对诊断或治疗罕见病、恶性肿瘤等且具有明显临床优势的医疗器械等进行优先审批
2017.4	国务院办公厅	《关于全面推开公立医院综合改革工作的通知》	明确提出到2017年底,前4批试点城市公立医院,百元医疗收入(不含药品收入)中消耗的卫生材料降到20元以下。
2017.4	CFDA	《医疗器械标准管理办法》	规定了各方职责。
2017.5	CFDA	《关于鼓励药品医疗器械创新实施药品医疗器械全生命周期管理的相关政策》(征求意见稿)	完善药品医疗器械不良反应/事件报告制度;完善医疗器械再评价制度
2017.5	CFDA	《关于鼓励药品医疗器械创新改革临床试验管理的相关政策》(征求意见稿)	临床试验机构资格认定改为备案管理;支持研究者和临床试验机构开展临床试验;完善伦理委员会机制完善伦理委员会机制;优化临床试验审查程序;接受境外临床试验数据;支持拓展性临床试验。
2017.8	国家卫生计生委等九部委	《2017年纠正医药购销和医疗服务中不正之风专项治理工作要点的通知》	加强医用耗材管理,提高合理使用水平。推动医用耗材信息公开,将主要医用耗材纳入主动公开范围,要求医疗机构公开耗材价格,向患者提供有关费用查询服务,提高医疗费用透明度。强化对高值医用耗材特别是植介入类医用耗材的价格监管,严格落实医疗质量和医疗安全核心制度,加强医疗技术监管,保证医疗质量安全。加强医疗器械临床合理使用与安全管理,规范医用耗材通用名管理,对医用耗材使用量动态监测,开展医用耗材质量评价。

续表

发布时间	发文机构	法规名称	法规内容
2017.8	国家卫生计生委等九部委	《关于印发医用耗材专项整治活动方案的通知》	完善医用耗材购销规范管理,促进形成临床合理使用长效工作机制,探索医用耗材合理支付和报销制度,有效遏制和打击医用耗材领域的不正之风。
2017.8	国家卫生计生委等九部委	《关于医用耗材专项整治活动方案的解读》	按照"摸清家底、理顺关系、公开透明、标本兼治"的原则,从深化医药卫生体制改革和建立完整的医用耗材产供销用政策体系的角度,借鉴改革完善药品生产流通使用工作的有益做法和经验,注重完善医用耗材监管的体制机制建设,对医用耗材在价格、生产、采购、使用等方面的突出问题采取行之有效的整治手段,探索制定一揽子有效监管医用耗材产供销用的改革政策和管理措施。
2017.9	CFDA	《医疗器械分类目录公告》	为贯彻实施《医疗器械监督管理条例》和《国务院关于改革药品医疗器械审评审批制度的意见》(国发〔2015〕44号)的要求,原国家食品药品监督管理总局组织修订了《医疗器械分类目录》,现予发布,自2018年8月1日起施行。
2017.10	CFDA	《医疗器械监督管理条例》修正案的征求意见稿	规定了医疗器械产品注册与备案、医疗器械生产、医疗器械经营与使用、不良事件的处理与医疗器械的召回、监督检查、法律责任

二、高值耗材管理政策流程现状

对高值耗材的管理目前从国家层面主要集中于准入审批和质量监管,价格方面原则上是市场定价,但通过医疗服务项目规范进行间接干预,医保报销管理主要由省市保险机构负责。近年来,在医改、控费等实践管理过程中,高值耗材的采购政策逐步受到重视,成为管理环节的一环。临床使用管理主要由各医院直接组织开展。

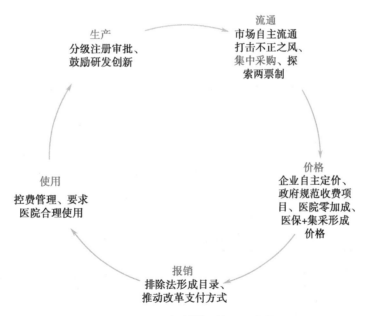

图 2-42　医用耗材管理流程示意图

(一)市场准入管理

准入包括生产企业、流通企业、产品三个方面。

1. **生产企业准入**　按2014年《医疗器械生产监督管理办法》,开办第二类、第三类医疗器械生产企业的,应当向省级食品药品监督管理部门申请。开办第一类医疗器械生产企业的,应当向设区的市级食品药品监督管理部门备案。

2. **经营企业准入** 按2014年《医疗器械经营监督管理办法》。经营第一类医疗器械不需许可和备案,经营第二类医疗器械实行备案管理,经营第三类医疗器械实行许可管理,审批主体为设区的市级药品监督管理部门。

3. **产品准入** 目前对器械按Ⅰ、Ⅱ、Ⅲ类分类审批。第Ⅰ类是指通过常规管理足以保证其安全性、有效性的医疗器械,一般由市药品监督管理局来审批。第Ⅱ类是指对其安全性、有效性应当加以控制的医疗器械。一般由省药品监督管理局来审批。第Ⅲ类是指植入人体,用于支持、维持生命,对人体具有潜在危险,对其安全性、有效性必须严格控制的医疗器械。一般由国家药品监督管理局来审批、发给注册证。高值医用耗材一般是第Ⅲ类医疗器械。

医疗器械的审批分类不是固定不变的,国家药监局有权改变它的分类,比如口罩在一般时期都分为一类,但在非典时期就被划到了二类。

表2-39 器械分类审批表

审批类别	分类依据	审批机构
第Ⅰ类	通过常规管理足以保证其安全性、有效性的医疗器械	市食品药品监督管理局
第Ⅱ类	对其安全性、有效性应当加以控制的医疗器械	省食品药品监督管理局
第Ⅲ类	植入人体;用于支持、维持生命;对人体具有潜在危险,对其安全性、有效性必须严格控制的医疗器械	原国家食品药品监督管理总局

(二) 价格管理和采购政策

器械的价格管理分为是否纳入医疗服务价格项目和价格水平的管理两个方面。前者决定医院是否可以对该器械进行收费,后者决定价格的高低。

表2-40 医用耗材价格相关管理方法

价格管理方法	具体内容	实行省份
制定价格项目	纳入价格项目规范的医院方可以收费	全国
采购定价	采购环节形成价格,例如谈判定价、直接议价、招标定价	辽宁、广东、重庆、福建、云南、上海、安徽、浙江、江苏
价格联动(依托集中采购)	收集其他地区最低价格(可参考价格)作为本地价格	福建、安徽、辽宁、广东、江苏
公立医院耗材零加成	取消耗材加成,实行零差率销售	湖北、贵州、山东、宁夏、辽宁、福建、安徽
医保支付限价(间接管理)	对于诊疗项目之外单独收费的耗材必须申请进入医保目录进行审核,按类别设置最高支付限价,例如人工器官3万元	云南、浙江、福建、上海、辽宁、重庆、广东、江苏、安徽

1. **政府进行价格项目管理** 从物价部门角度,目前主要管理前者。国家发展改革委定期发布《全国医疗服务价格项目规范》,纳入该规范的医院可以收费,否则医院不可以收费。在规范中又分为打包收费项目和单独收费项目两类,打包收费项目中所包含的器械产品只能按打包服务的总价格收费,单独收费项目则按使用量和单价收费。企业一般争取产品能够纳入单独收费项目。《全国医疗服务价格项目规范》俗称"绿本"。"绿本"对地方主要有指导作用,并非强制执行,地方政府可自行增补项目。"绿本"最新版2012版,共包含9 360项医疗服务收费项目,由于项目过多,在实际执行中多数地区使用的仍然是2007年版本。

2. 医院耗材销售零加成管理 随着医改推进,继 2017 年药品全面取消加成之后,医改主管部门继续推进了耗材零加成管理。目前已经有广东、天津、北京、安徽、辽宁、宁夏、湖北、贵州、山东等 9 个省市提出实施耗材零加成政策。

3. 通过采购进行价格水平管理 医疗器械价格原则上由市场形成,即医疗机构与企业直接交易形成。由于各地不同程度组织公立医院耗材集中采购,分为集中采购形成价格和医院直接网上采购形成价格两大类。各地在集中采购中,使用了地区间价格比较、招标竞价、谈判议价等形式。截止到 2018 年 1 月,我国除西藏外 31 个省市全部开展了耗材集中采购,主要对象为高值耗材。各地集中采购主要方法包括:

(1)直接挂网模式。该模式自 2010 年开始推行,操作简便,被多省采纳。该模式一定程度存在私下议价行为,实际成交价格多低于挂网价格。

(2)限价挂网(阳光采购)模式。医疗器械限价挂网采购最早开始于福建三明,后被推广使用。这种方法多数情况下采购主管部门会给出参考限价,要求医院采购不得高于其限价,在此基础上医院与企业直接议价采购。这种方法被多个省份例如陕西、辽宁、安徽、云南等在部分或全部产品上使用,但实施效果不佳,采购价基本的等于挂网限价。

(3)以谈判参考价为基准的议价采购模式。2017 年 10 月天津开展以谈判参考价为基准的议价采购。首先组织专家评审确定出"谈判参考价",医疗机构在不高于该价格的前提下,同供货企业议定价格。且各医疗机构议价结果共享,动态调整各医疗机构成交价格,就低趋同。同时采购平台上设置了"三色九段线"功能,红黄绿三色,分别代表价格高、中、低水平,医疗机构可以即时查看同类品种全市的最高价、最低价和平均价,拟采购品种在全市采购价格位次。促使公立医院选购价优质高的产品,提高议价动力,取得了较为明显的成效。

(4)宁波"三步评审"模式。宁波 2012 年耗材招标中,按照层层入围、层层淘汰的方式,争取最大限度降低采购价格,避免个人意见左右采购结果。具体步骤为:第一步,供应商资质评审。设置供应商资质条件审核要素,赋予相应的分值,按得分从高到低确认供应商(品牌)入围名单。第二步,专家品牌遴选。由纪检监察部门从专家库抽取专家,对入围的供应商(品牌)进行遴选。评审采取投票表决方式,按得票数从多到少依次确定入选品牌。第三步,采购价格谈判。采购价格谈判小组按同质低价、降价幅度、价格谈判结果满意度等三要素,对入选产品进行现场议价,采用多轮报价、逐轮淘汰、现场公布的方式,投票确定拟成交产品。此外还有江苏"省级入围 + 地市带量采购"模式、江西等省份对部分耗材的"双信封"采购模式等。2018 年国家卫生健康委药政司拟组织高值医用耗材国家谈判,后因机构调整中止。

各省对耗材的集中采购中,价格控制幅度各有不同,江苏南京采购中高值耗材平均降幅可达 45%,最高可达 92%,但在安徽平均降幅则为 9.7%,云南则表示降价效果不大。浙江省从 2011 年推行医用耗材集中招标采购以来,先后完成 12 大类招标采购后,与全国各省最低价相比,均有较大降幅。集中招标后,浙江省年节约金额超过 1 000 万元的单个(套)产品有 20 种之多。效果较为明显。浙江省总结出一整套医用耗材的采购定价策略,主要包括:①目录不宜细设准入门槛。采购目录宜粗不宜过细,且必须实行淘汰制的招标方式。即尽可能将相同或者相近的产品归为一个评审单位,增加竞争性,再运用淘汰制,有助于降低采购价格。②设立产品投标准入门槛。制定采购文件时,一般先对有一定销售数量的老产品进行招标,让产品在同一个价格坐标轴上进行比较,防止越招越高的现象出现。③合理采用中标方法。医用耗材因其规格过多且存在组套使用的问题。因此,集中采购一般上不适宜采用最低价的中标方式。应采用按系列的降幅大小来确定中标产品方法。同时应保证常用规格型号不能丢失。④制定刚性参考价合理限价。参考价制定是整个招标过程中最重要的环节。基于当前医用耗材价格整体虚高的判断,应采用全省(国)最低价基础上下降 20% 左右幅度确定产品的参考价。对不如实申报最低价的供应商,应作出限制投标或惩罚性降幅的处罚。参考价必须是刚性的。参考价的合理性可通过专家评估方式进行评判。

表 2-41　各省试点的耗材采购工作情况

省份	采购方式	采购对象	具体规定	实行效果
辽宁	限价挂网采购	16 个类别的医用耗材(包括高值耗材和普通耗材)	目前辽宁取全国各省现行采购价的最低价作为限价,实行限价挂网采购	全省各级医疗卫生机构共议价采购高值医用耗材产品 23.56 万个,与原采购结果相比,平均降幅 24%。其中降幅最大的为非血管介入类,达 30%
上海	阳光采购	医疗机构可单独收费的医疗器械	使用全市统一的医疗器械统编代码和字典规则,规范医疗器械采购流程,利用市阳光采购平台已互通互联的有利条件,实现医疗器械"阳光采购"	通过阳光采购平台给买卖双方提供了一个参考平台,给卖方寻找一个合适价格的机会
江苏	网上集中采购	骨科等 5 大类高值医用耗材	省级入围、以市为单位开展医用耗材集中采购工作	泰州集中采购与医疗机构当前采购价格相比下降 30.18%;南京骨科等 5 大类高值医用耗材平均降幅 45.01%,最高降幅 92.36%
浙江	集中采购和阳光采购相结合、省市联动	十二大类耗材集中采购,九大类耗材阳光采购	以临床实际申请为基础,专家评审会挑选出临床必需产品定为集中招标目录进行招标。2013 年开始探索实施了阳光采购,将医疗机构采购行为通过网络操作并向社会公布,同年推出省市联动	目前交易采购有集中采购产品 6 593 条、阳光采购产品 113 518 条;2017 年采购金额共 120.25 亿元,其中集中采购 69.86 亿元、阳光采购 50.39 亿元
安徽	网上集中采购 / 分片带量采购	血管介入类、非血管介入类等十大类高值耗材	以本省实际采购价和外省市中标价限价,没有参考价的,按照实际采购价的中位数价格下调 15% 以上作为限价 / 带量采购则采取竞价、限价或价格谈判等方式	八大类高值医用耗材比原挂网限价平均降幅达 9.66%,降幅最大的为非血管介入类及口腔科类,两类平均降幅分别为 16.53% 和 16.43%,少数产品降幅达 50% 以上
广东	第三方平台集中挂网	医用耗材全面集中采购(有特殊情况的备案采购)	医用耗材(含高值、低值)经省第三方药品电子交易平台挂网供全省公立医疗机构集中采购(有特殊情况的备案采购)	截至 2018 年 6 月 30 日,共挂网 81 万个品种,报名集中交易的医疗机构 3 313 家,成交总金额 502.49 亿元
重庆	集中挂网采购、鼓励开展联合采购	血管介入类、非血管介入类等十大类高值耗材	通过重庆市药交所平台进行交易,买卖双方协商议定价格后签订电子交易合同和廉洁购销合同	高耗从 2014 年 5 月上线以来,截至 2017 年底,已涵盖 10 大类别高值耗材产品,共 974 个品种目录,交易产品品种 2.8 万余条。先后完成 2 352 个器械产品市场参考价低值下调,整体降幅 21.51%
云南	阳光采购,限价挂网	冠脉支架、心脏起搏器	网上申报、网上报价,进入网上报价流程的产品,只进行一轮报价,产品报价不得高于限价基准价,根据入围原则成为中标(成交)候选品种	由于缺少市场规模,云南省集中采购实施效果甚微
福建	分级、分段方式在全省开展网上阳光采购工作	前期是心脏(冠状动脉)介入、心脏起搏器、电生理,后期十大类高值耗材	明确全省二级及二级以上各类医保定点公立医疗机构必须通过省级平台进行采购。卖方报价,买方卖方议价,达成协议最终签订合同,并确定配送商	医用耗材交易系统自上线之日起至 2018 年 7 月 13 日,我省有 220 家医疗机构参与网上阳光采购,采购金额共计 119.92 亿元,其中订单金额 37.42 亿元,发货金额 20.68 亿元,入库金额 17.67 亿元,补录金额 82.50 亿元

（三）医保报销管理

医疗器械医保报销的申请与管理在国家、省级以及市级等多个层面进行，其中省级和市级政府为主要决策者，国家层面仅具有指导功能。在申请之前，厂商首先需要完成对于新产品纳入价格项目目录的申请。医保主要负责该产品是否纳入报销范围和报销水平的制定。

报销范围　制定方法主要分为排除法和准入法。部分省份例如云南、重庆等省份实行的仍是1999年的《国家基本医疗保险诊疗项目范围》所规定的医保支付项目，对于医用耗材采取排除法进行支付。也有省份采取医保目录准入方法，例如上海市、浙江、安徽等。上海市引入了卫生技术评估方法，对单独支付耗材综合考虑其安全性、有效性、经济性，用卫生技术评估来提供决策支持。企业需要提交产品的卫生技术评估报告，为产品进入医保目录提供依据。

表2-42　医用耗材医保准入方式

医用耗材准入方式	具体内容	实行省份
排除法	分别列基本医疗保险不予支付费用的诊疗项目目录和基本医疗保险支付部分费用的诊疗项目目录	云南、重庆、辽宁（部分）
准入法	分别列基本医疗保险准予支付费用的诊疗项目目录和基本医疗保险支付部分费用的诊疗项目目录	上海、辽宁、浙江、安徽、广东

在支付方式和水平上，一般均设置起付线和报销比例，对高值耗材，一般还设置报销限额。不同地区报销限额不同，上海地区最高支付限额达34万元，但其他省份大多在3万~5万元左右。一些省市如浙江按国产、合资和进口制定不同报销比例。

表2-43　医用耗材支付方式和支付水平

省份	医保制度	具体规定
辽宁	辽宁的诊疗项目目录采用准入法，分为甲乙丙三类予以不同方式结算	结算方式总体来说有两种，一个是按价格阶段设置先行支付比例，价格越高结算比例越低；另一个是对议定金额以上的高值耗材（多数在1万元以上）设置限价管理，其余按固定先行支付比例。这两种方式对高值耗材的结算，实质上都是给予了限制
上海	按比例支付以及设定起付标准和最高支付限额	职工、退休、外来人员在一级、二级、三级医疗机构实行不同比例支付。但起付标准均为1 500元，最高支付限额均为34万元
江苏	按医疗项目进行付费	内含一次性耗材，包括开展项目必须使用且使用数量相对稳定的一次性医用材料、低值耗材或者可供多人共同使用的消耗品。一次性使用的，按实际分摊；多次使用的，按使用次数分摊
浙江	设定医用材料目录，选取医保支付的服务项目需要使用的耗材，设置耗材名称、医保编码、甲乙分类和医保限定支付范围	乙类需要个人先自理一定比例，甲类直接进入统筹基金分担支付；医保限定支付范围对适应证、单价和险种进行限制。设置最高支付限额，例如人工器官3万元，骨科脊椎内固定材料2万元，其他单价200元以上耗材4万元，超过部分由患者自费；按耗材产地设置了不同的个人自理比例，其中国产5%，合资15%，进口20%，国产和进口耗材有15%差距，目的是引导患者理性选择
安徽	实行按比例支付、设置最高支付限额、创新医保支付方式	根据基金承受能力，设置不同的个人自付比例，国产的个人自付比例10%~40%，进口的个人自付30%~50%，剩余部分纳入基本医疗按规定比例报销。铜陵、安庆市不区分国产、进口，按照耗材价格实行分段管理。如铜陵市规定：200元以下；201~500元；20 001~30 000元；30 000元等九个阶段，分别对应不同的支付比例。其次是设置最高支付限额。一些统筹地区采用按比例支付和支付限额综合管理的方式，即在实行分类按比例支付的同时，设置医保支付最高限价。创新医保支付方式，一些统筹地区将支架介入、心脏起搏器置换、髋关节置换等纳入单病种结算管理，超出定额部分由医疗机构承担

续表

省份	医保制度	具体规定
广东	目前我省各市均采取准入办法,制订耗材报销目录和相应报销比例	制订耗材报销目录和相应报销比例,并设最高支付限额。对属于国产和进口材料拉开报销比例,进口材料大约按60%左右支付。
云南	城镇职工和居民都实行按比例支付	云南省职工医保规定国产200元以上耗材个人先支付10%、进口200元以上耗材个人先自负20%,其余按政策规定标准报销;居民医保国产医用耗材和200元以下(含200元)进口医用耗材按城乡居民医保待遇标准支付,对200元以上进口医用耗材暂不纳入支付范围。
重庆	分甲类、乙类目录进行分开支付	甲类报销政策是职工医保在职的报销85%,退休的报销95%。居民医保是根据医疗机构等级来进行报销,三级医疗机构报销40%,二级医疗机构报销60%,一级医疗机构报销80%。在这个基础上发生费用,还要收到支付方式的影响。我们的支付方式是在预算的前提下进行总额付费,年度还要进行相应的指标考核。
福建	高值医用耗材实行医保分类支付,其中部分耗材采用打包方式分类支付。	纳入分类(打包)支付的高值医用耗材,根据不同类别设置医保最高支付限额。限额以内的医用耗材,由参保人员按一定比例自付后,再按基本医疗保险的规定支付;超限额部分医保不予支付。各统筹区可参照执行省本级个人自付比例或根据当地实际调整具体的个人自付比例。未纳入此次分类支付标准的医用耗材仍执行原医保支付政策。

(四) 耗材流通管理

目前我国耗材的流通沿用药品流通改革之前的"多级代理、代金销售"模式,全国医用耗材经营企业超过30万家,流通体系呈现为"多小散乱"的基本格局,比起药品有过之无不及。国家层面对流通环节的管理主要是集中开展流通秩序整治和商业贿赂行为查处。各地对医用耗材的管理主要开展了三个方面的工作:

1. **试点"两票制"** 国家层面暂时没有出台耗材"两票制"文件。但在陕西、青海、安徽、辽宁、福建、广东等省份文件中提出了要推行耗材"两票制"要求。其中,正式落地的主要是陕西、安徽和福建三省。

2. **遴选医院耗材配送商** 配送商遴选工作在医改启动后,首先在药品配送商中开展,逐步延伸到耗材领域。对配送商的遴选主要起因是医院药品耗材配送商过多,在灰色利益输送中发挥着重要作用,同时还存在"皮包公司"现象,部分产品配送及时性较差,出现商业纠纷和耗材质量问题时,进行产品追溯和责任追究困难。目前我国有福建、广西、湖南、安徽、河北、宁夏、吉林、浙江、陕西、辽宁、云南、河南、四川、广东、青海、山东、湖北等16个省份进行了配送商遴选,其中大多要求取得相关合法文件,有的省份在数量上进行限制,例如福建省要求"一企一区一配送"即一个生产企业在同一片区只能指定一家配送企业配送本企业挂网高值医用耗材。河北省规定生产企业每种中标产品的配送原则上只允许委托一次,同时可以委托多家经营企业,但在每个设区市原则上不得超过5家。

表2-44　医用耗材流通管理措施

管理方法	具体内容	实行省份
医用耗材两票制	生产企业到经营企业开具一次发票,经营企业到医疗机构开具一次发票	安徽、辽宁、福建
配送商遴选	在各个省内取得相关合法文件(具体各省不同);近几年内未出现严重违规违法记录(具体各省不同);其他法律要求	重庆、福建、云南、安徽、广东、辽宁、江苏(泰州)
专项整治,尤其是查处虚开发票行为	开展专项整治活动,查处非法使用发票、过票、走票、倒票等问题	广东、上海、黑龙江、福建

（五）耗材使用管理

国家对于医用耗材使用方面一直强调控制不合理使用，但未曾出台具体规定，因此具体的管理方法主要落在各省层面，各省对于耗材使用的管理大多从两个层面入手，一是医用耗材的质量管理，二是医用耗材的合理使用管理。具体方法包括：

1. 加强组织机构建设　广东省出台《广东省医疗机构医用耗材采购内部管理工作指引（试行）》要求医疗机构内部成立医用耗材管理委员会，负责制定本单位医用耗材管理制度并监督落实，组建并管理专家库，审定医用耗材采购目录，指导并监督医用耗材管理部门的日常工作。

表 2-45　部分省份在质量管理和合理使用管理方面的规定

着手方面	管理方式	具体措施	实行省份
质量管理方面	严格医用耗材准入制度	如建立耗材品种目录、专家评审小组等	广东
合理使用方面	实行动态监测	临床应用点评、对技术和人员进行动态监管	上海、江苏、广东、重庆
	实行动态监测	使用量异常、使用率前几的耗材进行预警	浙江、江苏
	使用量、使用价格上报、公示	对耗材使用量和使用金额和耗占比进行上报或公示，发现异常情况及时采取限量使用、暂停使用	上海、江苏、辽宁
	耗材使用情况与其他利益体挂钩	将耗材使用情况与医院医生评职称等情况挂钩、手术耗材使用审核纳入医保智能监管平台规则库	浙江
	医生约束制度	院方领导和专家对医用耗材使用量超标的医生进行约谈、诊疗行为监管、实行医生扣分制度	上海、云南、江苏、广东

2. 开展高值医用耗材临床应用点评　江苏省对临床科室医用耗材使用情况进行动态监控，并对使用量异常增加、使用率连续位居前列的品种实施预警监测，对临床科室高值医用耗材使用率、使用金额和"耗占比"情况进行排名，发现异常情况及时采取限量使用、暂停使用等干预措施，促进合理使用、防止不规范行为的发生。

3. 实施医保智能监控　浙江省完善医保智能监管知识库和规则库，建立健全医用材料库，通过细化监控规则，住院手术耗材滥用情况得到一定遏制。例如宁波市将骨科等部分住院手术耗材使用审核纳入医保智能监管平台规则库，骨科内固定材料使用量增速从 2013 年 27% 下降到 2015 年 21%，相关费用增速从 2013 年 40% 下降到 2015 年的 10%。

4. 加强使用环节流程管理　重庆市要求全市各级各类医院严格按照《医疗器械监督管理条例》《医疗机构诊断和治疗仪器应用规范》等有关要求使用高值医用耗材，对技术和人员资质进行动态监管，加强耗材使用的医患沟通，要求耗材使用需征得患者或家属同意。

5. 建立医生约谈制度　上海市从医生层面入手，要求医生对自己的行为负责并制定了相应的约束措施。例如同病种同治疗方法医用耗材使用量和使用金额公示制度以及医生约谈制度，即院方领导和专家对医用耗材使用量超标的医生进行约谈。

（六）医院层面的管理

医院作为耗材使用的主体，在耗材管理中是具有重要的作用。每家医院对耗材管理的流程和方法不完全相同，但大致流程可以分为准入、采购、库存、科室管理、临床使用等几个环节，采购一般遵循集中采购规定开展，其他环节管理概况如下：

1. 医院准入　准入管理主要是对于耗材进入医院的管理，大部分医院准入流程为：申请、初筛、初评、终审等几个环节，但每个医院实际情况不同，如初筛和初评的条件有所不同。有的医院在终审后还建立全面的产品备案制度，包括产品资质、供应商资质、授权资质等，严把新品种进入科室使用的各个环节，还有医院根据国情和医院自身情况将改进版的 mini-HTA 运用于医院设备的引进和准入。

2. 库存管理　一般耗材通常需要 2 个月的库存量，但是受各种条件影响，医院会对一些耗材的储备采购过多,造成库存积压。部分医院个别耗材库存量达到6个月甚至还有的接近1年,沉淀大量资金,因此先后有医院对耗材库存管理进行了改革。医院探索压缩库存的方法包括:高值耗材"零库存"模式、低值耗材"库存最低化"模式、医院使用经销商库房的联合库存管理模式等,在具体执行中一般多推广使用条形码技术。

3. 科室耗材管理 科室耗材的管理主要是从医院库存领取后到临床使用这一阶段的管理,相当部分医院对科室耗材管理的重视程度不够,常常忽略这一环节,从而造成科室耗材采销不对等的问题。目前在这一环节探索的改革措施包括

(1)进行耗材科室二级库建设,依赖信息化建设对耗材的使用进行全程跟踪,从而完善耗材科室管理环节。

(2)利用电子信息系统进行耗材实耗实销的管理,以实际消耗到病人身上的物资为消耗,精确计算出周期内的实际消耗。

(3)建立科室内医用耗材使用台账,由资深人员负责科室耗材的领用、使用、期末库存等相关信息的记录,从而避免耗材的不合理使用等。

4. 临床使用管理 与药品类似,临床使用层面主要强调耗材的合理使用。按高值耗材和低值耗材两大类总结,较为常见的不合理使用的情况见表2-46。

表2-46 耗材不合理使用情况

问题	高值耗材	低值耗材
1	院外高值耗材非正常渠道进入临床使用	一次性耗材重复使用
2	保管不善造成其过期变质及外流现象	过度使用或超范围使用
3	过度使用或超范围使用	同种耗材使用量大、有效期多样,易混淆
4	一次性高值耗材重复使用	耗材不当使用导致院内感染与术中感染
5	手术医师高值耗材使用培训不到位	低值耗材成本相对低廉,相关人员重视程度差,过期破损、错拿等浪费情况屡见不鲜
6	收费错误和手术科室收支不同步	
7	可重复使用医疗器械清洗不合理	
8	一些设备未明确标明使用年限,超期或者终生"服役"	

为促进耗材合理使用,医院探索的管理方式主要有以下几种:

(1)建立耗材使用效益分析制度。将高值耗材收入和支出比率、百元医疗收入高值耗材消耗及收益率、单台手术高值耗材收入、支出和净收益作为科室高值耗材消耗监控指标,反映科室高值耗材消耗的基本情况,充分评价每个科室的耗材使用情况。

(2)建立严格的手术跟台医用耗材管理制度,以及相关配套供应服务管理。例如骨科手术流程如下:

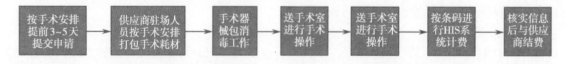

(3)开展基本诊疗路径管理建立使用规范。江西省11个设区市分别有224所和767所乡镇卫生院开展基本诊疗路径的试点。根据使用规定和国家、行业内规定以及临床要求,制订详细的操作规程;基于临床路径管理,采用卫生技术评估方法,同时结合临床路径管理,根据临床专业特点建立严格的使用路径和高值医用耗材应用适应证范围,建立各类植入性材料的临床使用规范和使用目录:

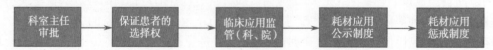

（4）进行精益化管理。依托临床管理路径,以结算管理、自动计费管理、使用记录管理、使用核对管理、二级库管理和使用操作管理 6 个方面着手。运用 6S 管理 Security（安全）、Shitsuke（素养）、Seiketsu（清洁）、Seiso（清扫）、Seiton（整顿）和 Seiri（整理）、ERP 管理和精益管理的理念进行管理。针对耗材在医院的整个流程采取措施,保证耗材临床使用的安全性和合理性。

其他医院特色管理办法包括,进行数据库信息化,重点关注耗材的质量、安全和评价、使用分析与规范及全程溯源以及耗材使用科室、医生、患者、病种的全程溯源。山东省某医院针对低值耗材的费用控制就建立了量化管理标准。某县人民医院建立药品及高值耗材网上集中采购自查报告,针对高值耗材的采购和使用情况进行了管理。某市人民医院则开展高值医用耗材使用及排队通过制度,严格控制高值耗材的使用,促进高值耗材合理使用等。

资阳市人民医院高值医用耗材使用及排队通报制度

1. 使用科室应严格按照《医疗器械监督管理条例（国务院令第 650 号）》的通知》的有关要求使用高值医用耗材,严格核对患者的信息,对患者所使用的高值耗材的名称、数量、金额做汇总存档。

2. 使用时由执行诊疗操作的医师复核,核对患者信息、高值医用耗材类型,仔细检查包装完好情况,确保消毒到位,密切关注使用过程中可能引起的并发症,并及时准备采取相应处理措施;同时,必须进行医患沟通,征得患者或家属同意,谈话中应说明可供选择的类型、使用的目的、价格以及不良反应,使用耗材时应首先推荐质优、价格适宜的产品。

3. 使用植入性高值耗材使用后手术医师完整填《资阳市人民医院医用高值耗材使用信息登记表》,由手术医师、手术跟台护士及生产厂家跟台人员（如涉及）共同签名,同时将高值耗材名称、类型、数目、产品合格证粘贴在登记表中,登记单一式二份,病历中保存一份,耗材库房保存一份,做到有据可查。

4. 发现使用科室私自购入、使用高值医用耗材,由医院作出严肃处理,涉及违纪违法的提请相关部门处理。

5. 器械科每月对各科室高值医用耗材使用量进行排名并进行公示,有不合理使用高值耗材的按照有关规定处理。

三、当前耗材管理中存在的问题和有关建议

（一）调研中各方反应的主要问题

1. 生产注册方面的问题

（1）生产注册领域管理不规范,工作量较大（上海、辽宁）。医用耗材品种繁多,规格繁杂,缺乏耗材分类标准,缺乏统一的命名规则。

（2）缺乏全国统一的动态调整的数据库（辽宁、江苏）。耗材生产注册领域管理难以入手,以辽宁省为例,招采数量达 32 万余种。耗材品规不统一,数量过多导致耗材的注册管理工作量极大。

2. 采购层面的问题

（1）医院采购议价动力不足（江苏）。我国各省份对于高值耗材的采购大多采取省级集中采购,医院自行议价。但由于支付制度、采购方法、医疗服务价格方面的政策,医院往往缺乏议价谈判的动力,从而导致议价效果不明显。

（2）单个省份高值医用耗材招标采购降价效果不大（云南、辽宁、广东、重庆、安徽）。省份内部企业报价难核实且在不同的公立和民营医院价格差距较大,现行的省际间价格参考意义不大。云南省高值医用耗材市场有限,招标谈判的价格难以下降。加上供货商较少,更容易形成价格垄断。

（3）部分采购方法效果不佳。广东省实行阳光采购之后价格公示,生产企业反而不愿意降低价格。某省人工耳蜗价格高达 20 万元,而国家残联招采价格仅为 7 万元左右。充分说明单个省份的耗材招标价格难以下降。

3. 临床使用层面的问题

(1)医用耗材更迭快,技术革新迅速。据了解医用耗材每天大概有近千种新产品问世,而新产品的产生往往带动了使用技术的革新。这一现状就造成了医用耗材的技术管理和统一上的困难,对于医用耗材使用也带来了新的挑战。

(2)医用耗材技术专业性较强,缺乏统一的评估标准(上海、江苏、浙江、广东)。我们从临床一线医生了解到,医用耗材技术专业性极强,评估时专家往往都是一领域才可以实现,例如骨科脊柱使用的耗材进行评估时,邀请同为骨科的关节类耗材的专家都不能进行专业层面的评估,进一步加大了医用耗材使用评估层面的困难。

(3)耗材使用管理不规范(江苏)。耗材使用管理部门对耗材标识、入库登记、使用流通等环节管理不够规范,增加了医保部门核对耗材信息的难度,无法准确掌握耗材种类、规格、使用量等情况。

4. 医保支付方面的问题

(1)保政策整体待健全。我国实行医疗保险制度改革的时间较短,对社会医疗保险的认识程度不高,管理手段和管理措施还有许多不足,加之不同地区间发展差距较大,各地区在医疗保险制度改革探索中,尤其是在医疗保险费用支付方式上,很难找到一个全面、合理与统一的支付方式,各省的支付方式和支付管理有所不同。

(2)医保目录准入制度滞后于规范管理需求(辽宁、广东、重庆、云南、安徽、福建)。目前我国多个省份例如辽宁、广东、重庆、云南等对于医用高值耗材的准入制度实行的仍是 1999 年的《国家基本医疗保险诊疗项目范围》所规定的的医保支付项目,对于医用耗材采取排除法进行支付。随着新材料在医疗领域的广泛应用,很多高值耗材是否纳入支付范围难以界定。

(3)缺乏全国统一的标准化编码(辽宁、上海、江苏等九省市)。高值医用耗材品种多、规格复杂、标准不统一,目前全国尚缺乏统一的标准编码,行业协会和研究机构分别根据业务需要研制了三套编码,部分省份和医疗机构自行编制编码在信息系统中使用。不同编码对比困难、人工匹配工作量极大,编码问题已经成为当前对医用耗材进行规范管理的一大瓶颈。

5. 管理层面的问题

(1)高值医用耗材范围难鉴定(上海、浙江、广东、重庆)。根据原卫生部的定义和参考目录,高值医用耗材一般指对安全至关重要、生产使用必须严格控制、限于某些专科使用且价格相对较高的消耗性医疗器械,但是没有具体到产品分类和名称,也没有定义价格范围,在实际工作中很难准确归类。

(2)信息系统建设不够完善(上海、江苏、安徽、广东、重庆、云南)。高值医用耗材采购量、金额、使用量动态监测落实不到位,未开展医用耗材质量评价,医用耗材信息公开有待进一步提高。省级管理层面无法具体了解到医疗机构内部的实际情况,从而造成管理盲区(浙江、江苏)。

(3)耗材管理的政策体系尚未建立(安徽、广东、云南)。不同于药品管理,我国医用耗材管理起步较晚。药品已经建立起一套完整贯穿生产、流通、采购、医保支付、使用、监管的政策体系,耗材管理方面虽然也有《2017 年纠正医药购销和医疗服务中不正之风专项治理工作要点的通知》等政策发布,但政策多为引导性文件且数量较少,各省在管理时缺乏政策依据使得管理难度较大。

(二) 对下一步的工作建议

1. 准入层面 对于医用耗材进入医保目录采取准入法替代排除法,全国对耗材作统一准入(辽宁)。

2. 流通层面 ①针对医药购销领域查商业贿赂建立省级信息系统建立系统,与医院 HIS 对接,全面掌握医院耗材流通、使用情况(江苏)。②在全国层面进一步推行医用耗材两票制,借鉴药品流通两票制的相关经验(天津、陕西)。

3. 价格层面 ①从国家层面提供进口材料的参考价和口岸价,便于地方探索形成比较合理的价格机制(辽宁、江苏);②进一步推行医用耗材零差率销售(安徽、重庆);③推行按项目付费、病种付费,让医用耗材成为成本,营造医用耗材合理价格形成机制(广东);④加强价格的透明化(江苏);⑤积极实行价格调整,提高技术服务价格,开大门,关偏门,调整价格(上海)。

4. 采购层面 ①实现医保与采购联动,调动医院议价动力(江苏、天津);②建议国家层面组织医用高值耗材国家谈判,参照 36 种谈判药品,起一定的降价,示范和约束作用(安徽、云南、辽宁、浙江、广东)。

5. 使用层面　①标化病种并公示收费价格;②对医生诊疗行为公开,建立医生约谈机制(上海、云南);③按病种进行分析,设立耗材的临床使用路径或者专家共识,建立耗材临床使用评价体系(江苏、广东、上海);④建立信息平台,以市为单位进行耗材使用量监控。实行耗材和医院、医师联动,对于违规和超常行为,可以进行相应的调查和处罚(辽宁、江苏、重庆);五是加强纪检监察介入,完善举报措施(浙江)。

6. 医保支付层面　①公立医院总额预付的前提下,限制病人的自费率,借助医院支付方式改革将医院的利益获得从资源消耗转换成节省成本(江苏);②改革医用耗材医保目录准入方法、将排除法改为准入法,适应现在医保支付的需求(辽宁);③进一步推进医保支付方式改革,将高值耗材纳入按病种付费,让医用耗材成为医疗机构的成本,营造医用耗材合理价格形成机制(安徽)。

7. 其他相关建议　包括对高值耗材进行明确的界定,建立统一的耗材编码、其次建立国家高值医用耗材信息平台,为各省开展高值医用耗材集中采购提供更多的共享信息,或组织各省共同建立统一的高值医用耗材编码,便于全国异地就医对高值医用耗材的统一结算。

四、高值耗材管理的国际性经验

(一) 加强耗材采购管理——香港

1. 采购主体　遵循特区政府《采购及物料管理手册》和医院管理局总体采购方法和审批权限的规定。但相对于药品,医用耗材品种数量更为繁多,医管局主要采取中央集中采购和联网分散采购两种的组织方式。联网分散采购,指主要由各区域联网组织,针对没有统一的产品规格和要求、价差差异不大、没有统一编码的产品进行采购。中央集中采购针对采购总额超过 400 万港币,或医管局总部采购组或经评估认为需要集中采购的产品,目的是统一产品价格,或规范产品编码,并建立产品追踪和追查系统,保证服务质量。

2. 集中采购方式

(1)公开招标:针对货源多、规格可统一的耗材,常采取单一货源方法采购。对於高风险,没有替代品的耗品,或者市场生产量有限的耗材,为保障供应,采取多家货源的方法,与多家供应商签署合约。比如冠状动脉导管和支架,医管局有 18 个供货商,人工关节有 14 个供货商。

(2)单一招标:类似针对医疗器材的专用耗材等,只能采取单一招标方法。医管局优先选择各医院已经向单一供应商购买的医疗耗材项目实施单一招标采购。

(3)指定货品计划:针对高值、高风险、技术新颖的医疗耗材,或者产品种类繁多难以组织库存、没有单一产品能满足所有医护人员的临床习惯及病人的不同需要,或者需求具有随机性、送货期短的耗材,分别由医管局组织评审小组对厂家评审后,指定生产厂家供应。对于指定货品,采取寄售库存的方式来理,即不同厂家的产品可放在医管局库存,但只有使用后才算是发生了采购。

3. 采购与供应管理结合　医管局制定了耗材库存和供应管理计划。对于没有编码或编码不一致的耗材,实施集中采购后医管局会统一编码,导入到医管局产品追踪和追查系统。经过集中采购超声波刀的编码从 21 个减少为 4 个,血管闭合器耗材编码从 29 个减少到 13 个,逐步加强了耗材的规范化管理。同时,医管局针对不同耗材采取不同的库存管理方式,最大限度减少成本:①一般医疗和非医疗耗材,采取 "供货商—医管局大型货仓" 的供应方式,医管局进行内部库存管理,供货商提供供货支持;②专用医疗耗材,如手术室、病理及 X 光项目耗材,采取 "供货商—部门货仓" 的供应方式,则直接存放在使用部门的库房;③高值医疗耗材采取 "寄售" 的供应方式管理,对医管局而言为零库存;④低价值,低风险耗材采取 "供货商—病房 / 部门" 的供应方式,由使用部门直接购买。

4. 利用企业资源规划系统改进管理　医管局使用企业资源规划系统(ERPS)和条形码技术进行产品的追踪和追查,实现了对耗材采购的全过程管理。包括协助制定产品目录采购计划和监督执行、进行库存控制、监测供货商数据库、建立存货控制系统、进行货存控制 / 物流支援、监督供货商表现等等。利用信息系统实现了根据耗材使用进度及时支付货款的财务流程。

医管局利用 ERPS 加强了对耗材使用的风险管理,通过信息系统可以进行产品追踪,在出现问题时协助召回相关产品,从而确保了耗材质量和医疗安全。其中植入物能追踪至个别病人使用的层面,高风险的手术耗材能够追踪至产品批次使用者的层面。

5. 医疗耗材集中采购的成效 包括:促进耗材产品的标准化,集中采购后医管局伤口缝线的库存单位数目减少了27%;提高库存量合理化水平,手术室库存量减少了30%;利用信息系统收集使用数据组织采购,提高了采购数据的准确性;减少了各联网独自招标采购的次数,降低医管局整体运营成本,超声波刀、血管闭合器、超声外科吸引器、体外膜氧合系统的集中采购,累计减少了24次的联网招标和三百多次的报价过程。此外,集中采购使得一线医务人员专注于为病人服务,提高了服务质量和工作效率;通过高效的产品追踪,还加强了医疗风险管理。

(二) 强化医保对医疗耗材的管理——日本、澳大利亚

日本和澳大利亚对于医用耗材的费用管理手段主要是从价格入手,而医用耗材的价格管理则是基于医保支付标准的限制。这两个国家对于耗材定价都体现了类似功能的医用耗材具有相似的价格,对于临床疗效或经济效果更佳的耗材制定更高的补偿价格。下面对澳大利亚的具体情况进行介绍。

1. 日本的报销政策 日本将医疗器械分为四大类六小类。(表2-47)

表2-47 日本医疗器械的报销类别表

类别	定义
A1	产品通常被评估,成本包含在技术费用中
A2	产品与特定技术一起使用,使用设备的费用不单独报销,包含在技术费用中(高端产品MRI,CT)
B	某些医疗设备符合MHLW(日本卫生及社会安全部)规定的定义,将在其功能基础上全额报销。功能等同原有产品。现有技术费已经存在
C1	与B类相同的产品类别,但它具有新功能。技术费用已确定。(产品的技术费用项目是现有的,功能类别是新的但市场上有类似功能产品)
C2	新产品具有新结构和新技术,需要建立新的医疗服务。(无类似功能产品,必须按照新的功能类别设置新的技术费用项目)
F	与现有的报销系统不匹配,且与现有的报销方案分开处理,是一种创新技术的创新产品。一般不批准报销

A类产品不会收到独立的报销价格。设备的费用包含在技术费用中。一旦被归类为A,就无法与政府谈判。

B类产品有单独的报销价格,在这种情况下,医疗机构会得到设备的成本。价格基于每个设备的临床效益;增加临床效益会导致更高的价格。

A2和B类。主要是新批准的医疗器械,具有相同的临床功能、临床指标和形状;它的价格将与拥有相同功能类别的现有设备的价格相同;此时与医保部门的谈判是不允许的,但是"报销清单请求"文件将在三个不同的部门进行审查,在保险、经济、医保部门中检查控制以确认设备请求是否与功能类别的定义相一致;如果政府不能确认所请求的设备与现有的设备功能类别等同,那么报销类别将改为"C类"。

C1类产品。C1类产品是市场上有类似功能的新产品。价格设定基础是与当前功能分类设备的价格进行比较。对类似设备的价格附加价值,如临床效益、安全性和适销性进行计算。与国外同类产品的价格比较。在确定报销价格之前,企业需要同意并接受临时价格,该价格与具有最相似功能的设备的价格相同,该设备将暂时以临时价格报销。在每年的1月、4月、7月和10月,医保确定新申请的C1设备的固定功能类别和价格补偿。一些公司选择不以临时价格出售或列出他们的产品,因为该级别的报销可能无利可图。这种情况下,他们必须提交成本结构,包括标准成本,促销等。这些企业也将等待更长时间进入市场。

C2类产品。这类产品具有新的功能类别,有新技术和新性能,相比C1类别产品,C2需要设置新的技术费用。申请人或企业需要根据成本会计方法提交"报销清单申请",其中包括定价问题。一旦医保管理部门和专家组同意产品列入C2类别,则必须支付新设备的技术费用。

F类指非常创新的器械产品。往往具有以下特点：与当前的日本医疗技术相比较，它需要高技术和先进的技术；在日本，这种设备的使用技术还不成熟；与临床获益相比，风险似乎相当高，这是临床信息所暗示的。这里产品很难（不可能）获得报销批准。

2. 澳大利亚的报销政策　澳大利亚的公共医疗体系将耗材打包进入疾病诊断组中，由AR-DRGs支付，私人医疗保险通过价格谈判制定"假体目录"中医疗耗材的补偿价格。

（1）基于AR-DRGs的捆绑定价。从2013年开始，澳大利亚的公立医院由活动基础基金（activity based funding）资助，使用AR-DRGs来对疾病诊治进行补偿。医用耗材被包括在疾病组中，由AR-DRGs支付系统资助。医用耗材经过TGA注册后即可进入公共医疗体系，但是为了被纳入AR-DRGs支付体系中，新的耗材需要证明有临床疗效上的提高或经济上的优势。

（2）基于价格谈判制定耗材目录和补偿价格。根据2007年澳大利亚私人医疗保险法，当一系列医用材料（假体目录）用于住院治疗或医院替代治疗时，私人医疗保险公司必须对此进行支付，这是医疗保障福利中相关专业服务可支付性的体现。澳大利亚假体目录中有1万多个项目，包括心脏起搏和除颤器、心脏支架、髋关节和膝关节置换和人工晶体，以及人体心脏瓣膜，角膜，骨骼和肌肉组织等人体组织。该目录只包括通过手术植入的假体，不包括外部腿、外部乳房假体、假发等其他类似设备。

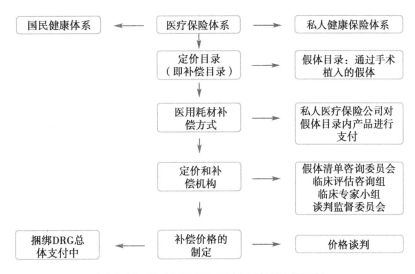

图2-43　澳大利亚医用耗材定价和补偿机制

（三）实施目录模式和价格封顶——美国

据统计，美国的医院和医疗卫生系统面临着总值达2 700亿美元的60 000余项医用耗材的采购和签约的繁重任务。大规模营利性连锁医院的出现又使得医院控制成本的压力加大。保险公司和付款人要求采购过程高效、透明，且成本较低。医生则要求提供宽泛的产品选择余地，以满足病人的医疗需求。在种种条件约束下，美国医院采购主要依托集团采购组织，也就是GPO。

但GPO采购模式主要是针对低值耗材，在高值耗材的采购中由于医生会在同类产品中根据自己的偏好进行选择，所以这样的带量采购合同医院很难执行。

而针对高值耗材，美国医院大体上通过两种模式来管理这类耗材：目录模式和价格封顶模式。在目录模式中医院里的医生只能在一个经严格限定的目录中选用产品，一般同类产品可选范围较小；价格封顶模式中只要是在一个价格限制下的同类产品医生都可以使用。两种模式的共同点在于都不可避免地要对产品的特点进行评价，并在此基础上确定产品的选择。

（四）推行简化的医院评估——WHO

国际上对于临床应用的管理更多地倾向于应用卫生技术评估。WHO比较强调技术评估、医疗器械规范和卫生技术管理三个方面。技术评估目的是提供技术的成本—效益等循证信息。医疗器械规范是保证医疗器械的安全、有效和优质。卫生技术管理是对医疗器械的使用的优化，大多针对高值耗材，但卫生技术评估往往是基于国家层面的数据，并需要一个较庞大的跨学科团队，组织实施成本较高。为满足现实需要，欧美国家更多使用基于医院的卫生技术评估（HB-HTA），即基于特定医院背景，为帮助医院对各类卫生技术做管理决策而进行卫生技术评估活动。这类简易型的 HTA 在特定医院里完成，为特定医院服务，比较简便易行。

HTA 国际协会内部的 HB-HTA 小组对其成员单位的调查显示，HB-HTA 组织最常评估的项目就是新医用耗材和医疗设备在本机构的准入和 / 或使用评估，多针对的也是高值耗材或器械。

加拿大麦吉尔大学 HB-HTA Unit

加拿大麦吉尔大学 HB-HTA Unit 成立于 2001 年，至 2007 年，其通过建议咀嚼或严格限制使用等相关技术，共为麦吉尔大学医学中心节约成本 1 300 万加元。该 HB-HTA Unit 通过评估，明确只有具有再狭窄危险因素的患者才有必要使用药物洗脱支架，因此该大学医学中心药物西托之家仅占总体支架植入的 34%，其余患者测试用价格明显较低的金属裸支架。瑞士开展 HB-HTA 的医院还会对几年前已经评估过的项目进行回顾评估。

（五）允许部分一次性器械再处理使用

高值耗材中相当部分是植入介入性耗材，只允许一次性使用，但也有大批非植入介入、安全风险比较低的耗材，企业处于种种因素将其注册为一次性使用。针对这些一次性医疗器械，目前发达国家逐渐放开允许再处理后复用，包括美国、德国、英国、澳大利亚、新西兰等。由于医疗器械重复使用需求比较庞大，在美国已经出现了专门的器械再处理公司。再处理使用面临的最大障碍是安全性问题，各国针对这一点均高度重视。比如美国于 2002 年出台一次性耗材复用指导原则，FDA 认为制定统一的加工处理方法的标准是解决复用的最佳途径，并要求一次性医疗器械再处理后重新提交 FDA 审批，质量上完全等同新出厂产品。澳大利亚于 2003 年制订了一次性医疗器械再处理的法规，规定所有医疗器械再处理方，包括第三方、医院、或生产商等，必须符合医疗物品管理局（TGA）对医疗设备制造商的要求。欧盟原则允许一次性耗材复用，各成员国制定具体政策。其中英国、德国均放开了耗材复用。

五、对高值耗材治理工作的思考和建议

（一）问题的归纳和总结

我国耗材管理政策体系尚不健全，从审评审批源头就存在标准不严谨、命名不规范等问题，加上临床使用"以药补医"机制等因素，导致耗材使用管理和相关环节出现一系列问题。

1. 高值耗材价格参差不齐、普遍较高，部分高值耗材呈现为"天价"。比如创伤用骨科耗材空心螺钉，价格从 990 元到 1 万元不等。人工心脏瓣膜类产品，则普遍价格在 2 万元以上。心脏三腔起搏器单价最高可以达到 24 万元。

2. 耗材使用不够合理，存在过量使用、超范围使用现象。比如心脏支架，一般认为超过 2 个支架的病例，就应转作心脏搭桥手术，但我国媒体报导中安放 5 个以上支架的病例时有出现。吻合器可以代替医生人工缝合功能，单价普遍在 3 000~4 000 元，目前在部分医疗机构中广泛使用，医生人工缝合操作越来越少。

3. 一些耗材单价不高，但使用量巨大，总费用水平极高。诸如注射器这类产品，总费用在医保报销产品中却位居前茅。部分常用耗材已经纳入打包付费范围，比如注射器，但一些医疗机构会额外要求患者单独购买所谓高质量注射器，以增加机构收入。

4. 耗材流通过程混乱，存在大量的带金销售和促销使用行为。与药品推行两票制之前的情况相同，耗材领域配送环节过多、层层倒票、带金销售行为普遍存在。目前对药品已经实施了多轮集中招标采购、提高配送集中度、两票制等改革措施，初步遏制了其中灰色交易。但耗材领域尚未有系统开展。

5. 耗材具有渐进创新和个性化使用特点，具有较强的规避政策能力。一是"渐进创新"的特点。通过产品材质、形状的微调，耗材就可以产生新产品。在部分已经开展招标降价的地区，存在大量降价的

耗材产品被所谓新产品快速取代的现象。二是个性化使用的特点。在临床手术环节,很多情况需要当机立断,判断结果完全取决于医生的专业技能和个人经验。部分医院同科室同病种的治疗,每个医生所使用的耗材产品均不相同。

6. 部分创新性较强的耗材,甚至需要企业指导医生使用。医生为学习重大创新性产品的使用方法,保证自身技术水平不落伍,往往支持企业的决定。这类产品企业话语权较强,可以操纵价格和使用量。

(二) 专项治理政策建议

针对耗材领域存在的诸多问题,专项治理高值耗材需要从控价、控量、控费不同角度入手,针对不同耗材产品,分类施策,争取短期见效与长期收到实效相结合。此外,还要考虑到创新产品鼓励从高定价的国家政策、可以使用的管理手段、各类耗材目前的管理基础,和不同方法在短、中、长期的预期效果。为此,课题组建议对高值耗材制定核心目录,以核心目录为抓手,适度扩充,明确对象,制定措施。

1. 高值耗材核心品种及治理思路

(1)产品情况:根据原卫生部和各省目前增补使用的高值耗材目录,初步汇总形成核心高值耗材目录,共包括血管介入类、骨科植入类等12类耗材,其中又按对应临床治疗范围分为34个子类,按产品功能继续分为251个小类。每一个小类下仍有数量众多的产品,但按价格水平,均处于较高范围。

(2)产品特点:此类耗材的特点集中体现为单价过高,并且使用不够合理。目前部分省份开展省级集中采购,对其中部分产品价格进行了控制,但相当多数产品由于分组竞价难度较大原因,采取的是直接挂网议价方法,价格水平难以下降。治理此类耗材的优势在于目前已具有较好的数据基础,可以在各省采集基础上进一步推进。

(3)治理思路:短期内的治理思路,首先是控制产品单价,其次是鼓励使用同类产品中的低价品种,第三是制定临床路径,规范耗材使用条件、种类和数量,第四是对部分可替代医生技术服务的耗材,比如吻合器,纳入按病种支付范围。中长期的治理思路,一是进一步完善支付方法,采取打包支付 + 创新产品追加支付 + 技术经济评价相结合的方法,促使临床规范使用,并形成合理价格。二是发展国产替代性产品降低耗材价格。三是完善价格项目体系,设置高值耗材使用的技术服务费。四是组织制定完善临床治疗规范,减少个性化治疗产品,对个性化治疗产品进行专家评价,公开公示。

2. 新上市高值耗材产品治理思路

(1)产品情况:高值耗材的特点是产品更新换代快,微小创新即可以形成新产品,企业自定高价向医院推销。

对新上市耗材,采取依单价界定的方法,建议界定标准包括:一按产品单价,凡企业定价超过 1 000元的;二是在原产品基础上改进,原产品按单价较低,不属于高值耗材,但新产品价格上涨50% 以上或300 元以上的。

(2)产品特点:新上市高值耗材的性能各不相同,但共同点是尚未纳入医院临床使用,故可以在产品进入临床环节进行使用范围和价格水平的限制。

(3)治理思路:①注册审批环节规范名称和分类,统一质量标准。②优化医院对新产品的采购使用流程,医院在申请使用时,需要同步提交疗效分析报告和采购价格建议,并将采购价格控制在合理水平。③在医保纳入报销环节,使用准入法,开展经济性论证和价格谈判。④重大技术创新性医疗器械,由国家或省级医保、卫生部门组织技术评估,明确器械使用条件和支付政策,探索由主管部门组织集中培训,减少企业在临床环节的参与。

3. 单价不高但使用量巨大的产品

(1)产品情况:主要包括临床常用的注射器、医用纱布、输液器等。建议根据医保报销费用排名,选择前 10 或前 20 种产品,再根据是否容易存在滥用现象,进一步界定。

(2)产品特点:此类产品存在的问题:①容易超量使用,比如医用纱布;②院内管理不规范,跑冒滴漏现象多发;③部分地区采取打包收费方法,但被医院规避;④存在常用耗材高档化现象。比如部分医院儿科接生中提供可选择的一次性脐带剪,鼓励家长购买作为纪念品保留。

(3)治理思路:针对低价高费类的耗材产品,目前除浙江宁波等极少数地区,尚未有集中采购工作案例。但宁波市通过集采降低价格后,纱布类产品出现价量同步减少的趋势,表明对低价耗材通过集中采购加强入口管理、形成合理价格仍然是有效的。其次,需要加强对医院的内部管理流程,减少浪费。第三是完善打包支付政策,调整支付标准,加强对医院的监管。此外,对常用耗材高档化现象需要加强监测,组织评估新出现产品的性能和效益,鼓励使用国产常用产品,对临床治疗非必需、主要满足患者心理需求的产品,应明确告知患者,由其自费负担。

(傅鸿鹏、胡宗玲、朱雅萌)

第十二章

国际健康产业创新发展与政策研究

党和国家高度重视健康产业发展,2016 年 8 月召开的全国卫生与健康大会明确提出要加快发展健康产业,着力将健康产业打造成为国民经济新的支柱产业。中共中央、国务院发布的《"健康中国 2030"规划纲要》将发展健康产业作为推进健康中国建设五大重点任务之一,对发展健康产业进行了统筹安排和系统谋划。党的十九大报告对在习近平新时代中国特色社会主义思想指引下实施健康中国战略、推动健康产业发展作出了新的重要部署。

随着促进健康产业发展的政策体系不断完善和各领域探索创新热情日益高涨,我国健康产业发展不断取得新进展。与此同时,应当看到我国健康产业发展仍然面临着许许多多的困难和问题,部分深层次、结构性问题直接制约着我国健康产业高质量发展和创新发展。首先,在政策层面顶层设计和统筹规划较为缺乏;引导产业向价值链中高端发展的政策举措偏软,空心化、同质化竞争比较突出。其次,创新能力和核心竞争力不足,部分产业形态多处于产业链末端,以一般生活性服务业和普通化学药、原料药以及中低端健康产品制造为主,服务和产品附加值低、经济效益不高、核心竞争力不强,在关键技术、产品和服务领域突破少。同时,产业转型升级有效路径仍待探索,产业发展统计核算等配套制度不完善,健康产业统计核算体系、产业发展监测评价体系、新业态新模式标准规范。健康产业中介组织和公共服务平台亟待提升。

特别值得关注的是,近年来,随着生命科学和生物技术、新一代信息技术、新材料和高水平制造技术快速发展,健康产业领域的科技革命深刻地影响和改变着全球健康产业发展方式和政策规制,创新日益成为引领全球健康产业发展方向、推动健康新业态新模式发展、重塑经济社会发展新格局的重要推动力量。同时,我国经济发展进入速度变化、结构优化和动力转换的新常态,提质增效、转型升级的要求更加紧迫,推动健康产业创新的核心作用更加突出。应对人口老龄化,保障人民健康,建设健康中国,迫切需要加快卫生健康相关领域创新发展。

因此,从国际国内健康产业发展状况和趋势看,健康产业发展离不开以创新为核心的产业政策。健康产业政策是政府为实现一定的经济和社会目标,而对产业的形成和发展进行干预的各种政策的总和。科学的产业政策能够有效地反映产业发展的客观要求,优化内外部发展环境。从国际上看,健康产业高水平发展离不开政府的引导和支持。健康产业发展比较好的国家,都建立起了比较系统成熟的健康产业政策体系。当前,我国健康产业处于快速起步阶段,作为一种成长壮大过程中的新兴产业,其产业政策仍比较缺乏,产业政策创新性、系统性、协同性不强。特别是,我国健康产业涵盖部门领域众多、新业态新模式不断涌现、前沿创新与融合发展活跃、产业主体多元多样,亟待进一步加强政策引领和发展保障。亟须借鉴吸收国际健康产业发展和产业政策经验。

综合国际国内大背景和发展态势,聚焦健康产业创新,系统的开展国际健康产业政策研究,分析其主要做法和典型经验,对于推动我国健康产业高质量发展、推进健康中国建设、建设现代化经济体系都具有极其重要的意义。

一、推动健康产业创新发展的意义

总体来看,在各国健康产业政策中,最为核心的是创新政策,是各国保持健康产业发展竞争力和可持续性的基础,对当前我国健康产业的发展具有尤其重要的意义。因此,对健康产业国际经验研究主要聚焦于创新政策研究。近年来,随着生命科学和生物技术、新一代信息技术、新材料和高水平制造技术快速发展,健康产业领域的科技革命深刻地影响和改变着全球健康产业发展方式和政策规制,创新日益成为引领全球健康产业发展方向、推动健康新业态新模式发展、重塑经济社会发展新格局的重要推动力量。同时,我国经济发展进入速度变化、结构优化和动力转换的新常态,提质增效、转型升级的要求更加紧迫,推动健康产业创新的核心作用更加突出。应对人口老龄化,保障人民健康,建设健康中国,迫切需要加快卫生健康相关领域(生物医药、医疗保险等)创新发展。创新对于促进我国健康产业发展具有十分重要的意义。

(一) 有利于践行大健康、大卫生理念,推动卫生健康发展方式转变

健康产业理论创新对推动全社会、全行业健康理念和健康价值观念转变具有重要意义,通过构建适应健康需求和卫生健康领域发展的健康思想观念、基础理论和科学方法体系,夯实健康产业发展基础,激发深化医药卫生体制改革的动力和活力,为健康产业领域科技创新和制度创新提供科学指引和理论依据,支撑卫生健康模式服务和发展方式变革。

(二) 有利于推动健康科技进步,增强健康产业发展核心竞争力

科技创新是健康产业发展的源泉,健康产业是孕育科技创新的沃土。健康产业是知识技术密集、创新创造活跃的产业体系。通过创新发展,有利于推动生命科学和生物技术、重大疾病防控技术、创新药物、先进医疗装备等前沿领域加速突破,推动一系列核心关键技术和重大成果应用转化,为提升健康服务能力、增强产业发展效能和产业竞争力提供技术保障和物质基础。

(三) 有利于提升卫生健康领域治理体系和治理能力现代化水平

健康产业是现代国民经济的重要组成部分,是社会文明水平和社会治理能力的重要标志。通过制度和政策创新,有利于健全健康产业法律体系,完善产业政策支撑保障体系,完善产业标准和规范体系,加强全行业综合监管建设,推动构建符合现代化经济体系要求的健康产业制度,有效统筹政策责任落实和市场配置资源基础作用发挥,对创新社会治理方式、保障产业政策实施、提升社会安全感、提高人民群众获得感和满意度具有重要意义。

(四) 有利于促进健康相关产业融合和集群集聚发展,提升健康产业辐射带动作用

推动健康产业与关联产业融合发展,增强产业带动效应,迫切需要推动市场创新、管理创新和组织模式创新,从而有效延伸拓展健康产业链条,促进健康服务业与高水平健康制造业和高效健康农业协同发展。同时,依靠健康相关业态融合创新和集聚发展,有利于形成若干具有强大竞争力和影响力的健康产业集群,辐射带动健康人力资源、健康金融、健康科技、健康信息和商贸会展等新兴领域高质量发展。

(五) 有利于拓展健康领域对外开放合作空间,营造良好的外部环境

健康产业要素流动频繁、国际国内市场联系密切广泛。随着国际环境变化和我国"一带一路"战略实施,客观上需要通过健康产业创新发展扩大对外开放空间,拓展合作领域和交往模式,吸收借鉴健康产业先进做法和经验,提升国内外市场特别是"一带一路"沿线国家和地区的影响力和美誉度,对提升健康领域软实力,积极参与全球卫生健康治理,有效应对贸易保护主义,推动全球和区域经济一体化具有重要意义。

二、健康产业创新理论研究

(一) 健康产业创新的实质和内涵

"创新"(innovation)是一个古老又现代、简单且复杂的概念。从历史角度看,创新与人类经济社会发展相伴随,是人所特有的认识能力和实践行为,是其主观能动性的高级表现,也是漫长历史时期中人类社会发展演进的重要动力。从理论研究层面看,创新的内涵经历了不断发展变化的过程。近代以来,

随着新技术革命和产业变革迅速发展,具有现代经济学意义的"创新"开始蓬勃发展。1912年,美国经济学家约瑟夫·熊彼特在其著作《经济发展理论》中首次从经济学角度提出了创新的概念,认为创新是"生产要素或生产条件的新组合",包含产品创新、生产技术创新、市场创新、材料创新、管理创新五种模式。20世纪60年代,新一轮科技革命和全球政治经济形势变化带来了创新理论的新发展。美国经济学家华尔特·罗斯托提出了著名的"罗斯托起飞模型",在各类创新模式中突出强调了技术创新的作用,将技术创新作为推动创新的主导力量。70年代以来,随着工业生产组织形式变革,世界主要经济体更加重视创新在推动产业革命发展中的综合效益,对创新的认识由以往主要关注新技术、新工艺应用,向构建一个完整的产业创新体系转变,产业创新成为创新理论研究的焦点,强调创新各行为主体相互关系和外部制度环境。21世纪以来,信息技术革命和全球经济一体化进一步推动创新模式的深刻变革,国家间综合国力竞争、产业经济发展和现代企业组织运行都更加迫切要求创新要素高度整合、创新主体高效协作、创新环境持续优化,创新的内涵日益拓展成为贯穿宏观(国家)、中观(产业)和微观(企业)的系统概念。

创新理论研究与实践成果普遍认为,创新与产业创新具有密切联系:创新是产业创新的理论基础和实践起源,产业创新是创新理论在中观层面的表现形式,是现代经济体系下促进全社会创新活动的主要模式,也是连接企业创新与国家创新的桥梁。

综合国内外研究成果,我们认为,产业创新是各类创新主体(如企业、政府、科研机构等)依托特定的协作体系和外部环境,以理论创新、技术创新、市场创新、管理创新和制度创新等为基础,以培育新兴产业或调整原有产业结构为目的,提升产业竞争力、促进经济社会发展进步的创新活动。

健康产业是国民经济的重要组成部分。根据国家统计局、国家卫健委委托国家卫健委卫生发展研究中心开展的相关研究成果,健康产业是以医疗卫生和生物技术、生命科学为基础,为社会公众提供以维护、改善、促进健康为直接或最终用途的各种产品和服务的生产活动的集合。

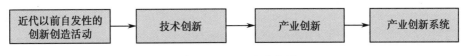

图2-44　创新理论演变过程

与传统产业相比,健康产业具有链条长、范围广、成长性强、知识与技术密集、产业要素流动与创新创造活跃等突出特点,特别是医疗卫生和生物技术、生命科学、新兴融合业态等领域的高水平创新,已成为发达国家和广大新兴市场国家加快抢占全球产业分工制高点、推动经济社会转型升级、维护国民健康和国家安全的战略选择。综合相关研究,我们认为健康产业创新是产业创新的重要内容,其内涵可概括为:健康相关产业领域各类创新主体依托特定的协作体系和外部环境,以理论创新、技术创新、市场创新、管理创新和制度创新等为基础,以培育健康相关领域新业态、新模式或调整原有业态模式为目的,提高维护和保障健康水平,提升健康相关产业领域发展质量和效益的创新活动。

健康产业创新具有几个方面特征:一是创新主体多样。从健康产业的产业链条看,涵盖健康相关领域研发生产企业、各级各类医疗机构、医学教育机构、科研机构、政府部门、行业协会、第三方中介组织、专业化商贸物流机构、公共服务平台等;在此基础上形成了众多"医教研""政产学研用"、企业创新联盟等,使健康产业创新主体进一步呈现多元化。二是创新领域交叉融合。从国家统计局即将印发的《健康产业统计分类(2018)》来看,健康产业串连健康服务业、健康制造业和健康农林牧渔业三次产业,包括14个行业大类,相关行业领域在理论基础、前沿技术、产业形态、创新要素、政策规制等方面都呈现跨学科、跨行业、跨部门高度融合特征;在国内外健康产业发展实践中,同样高度重视健康产业相关领域融合发展和产业链延伸拓展,激发产业新业态、新模式、新产品、新服务创新活力。三是创新属性具有双重性。健康与社会公众的健康福祉和健康权益直接相关,对相关创新活动的过程、结果的质量安全有着更高的要求。因此,健康产业创新活动除具有一般产业的经济属性外,还具有维护和促进健康的社会属性。这决定了健康产业各类创新主体以及创新的各个环节,其创新属性(或创新价值观)都必须始终包含维护、改善、促进健康的目标,这也是健康产业创新区别于一般产业创新的重要特征。

(二) 健康产业创新的主要模式

依托国家卫生健康委卫生发展研究中心健康产业领域研究基础,综合国际国内产业创新研究成果,将健康产业创新主要模式归纳为理论创新、技术创新、市场创新、管理创新和制度创新。

1. 理论创新 理论创新是创新活动在人类意识层面的发端和创新活动的指引,包括对原有理论观点或方法体系的新突破、新发展,以及对社会实践新领域的新探索等一系列活动。理论创新是科技创新和制度创新的先导,被认为是创新活动的核心和灵魂。

从创新属性看,理论创新可分为意识形态理论创新和基础研究科学理论创新两类。意识形态理论创新与社会意识密切相关,包括哲学理论创新、思想观念创新、文化创新、社会与技术伦理创新等,在健康产业创新中突出表现为健康观念、健康文化、健康科技价值取向等层面的创新理论、理念、知识等。基础研究科学理论创新涵盖经济、政治、文化等广泛领域,在健康产业创新中表现为支撑和引领医疗卫生和生物技术、生命科学发展的基础理论与思想方法创新,也包括与促进健康产业创新发展相关的医疗卫生制度、法学理论、健康经济等基础理论研究创新活动。

在健康产业具体领域,健康优先、大卫生、人健康观念的提出,监管理念创新,干细胞研究中的生命伦理准则等等,都属于理论创新,能够从根本上改变健康发展路径、健康消费范围和健康科技转化应用,对国家健康产业发展产生根本性的推动作用。

2. 技术创新 技术创新是创新活动的基础和前提,是推动人类创新发展的根本动力。早在1999年,中共中央、国务院颁布的《关于加强技术创新、发展高科技、实现产业化的决定》就明确提出:"技术创新,是指企业应用创新的知识和新技术、新工艺,采用新的生产方式和经营管理模式,提高产品质量,开发生产新的产品,提供新的服务,占据市场并实现市场价值",并强调"企业是技术创新的主体"。从国内外研究看,技术创新不仅包括科学技术、技能创新成果本身,也包括由新技术推广、扩散和应用产生的产品创新和服务创新等领域,即"技术和技术的产业化"。

由于技术创新主体不同,技术创新主体所处行业、技术水平、规模、环境以及创新程度不同,技术创新必然表现出不同的类型。根据不同的分类标准,技术创新可分成多种类型。根据创新的性质、程度和规模来区分,技术创新可分为渐进型创新、根本性创新、技术系统的变革等;根据技术创新的应用对象又可将创新分为产品创新、工艺(过程)创新、服务创新等;根据创新对生产活动的影响是否直接,又可以将技术创新分为生产技术创新和管理技术创新等。

以应用对象分类为例。产品创新是产品在技术、市场以及产业范围上的变革和商业化,在健康产业创新中可表现为健康新技术牵引下的新型健康产品,健康新兴融合业态的丰富与拓展等。工艺创新是通过现有产业工艺流程进行扩展提升或开发全新工艺、规则体系等,从而提高企业产品质量、产值和效益,降低生产成本、风险因素和负面影响的创新活动。工艺创新在医药、医疗器械与装备、中医药民族医药种养殖和精深加工等制造领域具有比较广泛的实践应用;未来在健康旅游、健康信息化、健康养老等融合业态和服务领域也具有广阔前景。服务创新是改造提升已有无形服务或提供全新服务形式和内容,从而创造新价值、满足新需求的创新活动。与产品创新和工艺创新不同,服务创新通常是通过非物质手段进行的满足人类需求的"软技术"创新活动。在健康产业创新领域开展服务创新具有重要意义:有利于满足健康领域多样化、个性化服务需求;有利于国家或企业开展差异化竞争,提升产业附加值和市场竞争力。

3. 市场创新 市场创新是企业为了更好地适应和优化市场环境,遵循和创造性运用市场发展规律而进行新市场开发的创新活动,其中也包括为了更好地开发新市场而进行的消费者需求识别和分析,围绕消费者需求进行的产品及服务方式创新,以及新市场开发过程中的营销活动等。具体看,市场创新主要有三种模式:①开拓地理意义上的新市场,即促使企业的产品和服务进入此前未涉入的区域市场;②扩展需求意义上的新市场,即通过某种产品或服务,获取尚未得到满足的需求所代表的新市场空间;③延伸产业链意义上的新市场,即通过创新产业上下游组织形式,开发新的市场供应来源或供应方式。需要说明的是,在市场创新实践中,上述三种路径可能相互独立,也可能相互交织融合。

从国际国内健康产业典型地区经验看,在健康产业市场创新过程中,往往综合运用三种模式开展创新活动。在地理新市场开拓上,通常都具有良好的交通区位优势,不断提高其健康服务辐射范围,面向区域周边甚至全球范围消费市场;在市场需求满足上,通常拥有高水平、个性化医疗健康服务供给,依托领先的诊断治疗技术、创新药物或高性价比服务提升吸引力(如质子重离子治疗、干细胞治疗、宫颈癌疫苗等);在产业链延伸上,通过一体化全流程健康服务模式创新、健康产品供应链创新、市场营销推广创新等,提升市场竞争力,带动产业链整体提升。

此外,需要注意的是,市场创新与理论创新、技术创新既有明显区别、又有密切联系,不能脱离理论创新与技术创新而独立存在。市场创新以市场需求为驱动,清晰反映了创新价值的形态和实现路径,显著影响着理论创新和技术创新的质量和结果;同时,理论创新和技术创新是市场创新得以实现的重要基础和保障。

4. 管理创新　管理创新是创新主体(主要包括企业、科研机构、中介组织等)把新的管理要素(如新的管理方法、新的管理手段、新的管理模式等)或要素组合引入运行管理体系,从而提升发展质量和效益、更有效地实现组织目标的创新活动。通常情况下,管理创新属于微观主体层面的创新活动,作为经济社会完整创新系统中的重要组成部分,离不开理论创新、技术创新、制度创新等的引领和支撑。

依管理创新的要素、流程或组织架构的不同,管理创新有不同的分类方法。从创新要素看,管理创新包括管理思想、管理理论、管理知识、管理方法、管理工具等的创新;从创新流程看,管理创新可分为目标、计划、实行、检馈、控制、调整、领导、组织、人力等环节创新;以机构组织架构分,包括研发管理创新、生产管理创新、市场营销管理创新、采购和供应链管理创新、人力资源管理创新、财务管理创新、信息管理创新等。

健康产业领域的管理创新对优化健康产业资源和要素配置、优化企业机构发展路径、优化产业结构和组织形式具有重要意义。资源要素配置方面,通过创新优化企业机构内部管理或产业联盟组织管理,促进人才、资金、技术等合理流动,科学布局,优化配置。发展路径方面,通过管理创新,推动将企业机构自身运行管理目标和发展战略计划,与健康中国战略、"一带一路"建设等国家战略,以及前沿健康科技创新与管理模式紧密结合。产业结构和组织形式方面,通过微观层面企业机构和健康领域公共服务平台、第三方中介组织的管理创新,降低运行管理成本和风险,提高健康产品和服务供给质量,带动产业发展质量和效益提升。

5. 制度创新　制度创新是产业创新系统的重要组成部分,其内涵可以理解为某种更有效益的新制度的生产过程,或效益更高的制度对另一种制度的替代过程,即"制度安排的积极变动或替换"。创新理论研究认为,制度创新的主体包含了政府、社会和个人,这三种主体的制度创新是相互联系、相互制约的。但应当看到,政府在制度创新中往往具有显而易见的更重要的作用。因此,以政府为主导的制度创新,主要包含政治体制、政府法律制度、政府经济制度、政府文化制度以及政府运行机制等方面的创新活动。

制度创新对促进健康产业创新发展具有重要意义。有利于健全完善健康产业政策体系,强化健康产业各领域各环节支撑保障,提升健康产业相关领域治理体系和治理能力现代化水平,推动健康产业加快转型升级和创新突破。从健康产业制度创新实践看,包含医药卫生体制改革创新、健康产业领域市场准入审批与监管创新、产业创新与融合集聚发展支持政策创新、健康产业要素保障政策创新、健康产业开放发展与国际合作创新等一系列制度创新活动。

健康产业制度创新过程中,要进一步适应健康产业创新主体多元、活动多样、路径多变的新趋势,推动制度与管理创新,形成多元参与、协同高效的创新治理格局。明确健康产业各部门职能分工,构建协同配合、高效实施的产业联动机制和联席会议制度,推动形成产业发展政策制度合力。推动建立健全科学分类的健康产业创新评价制度体系。完善人才评价制度,促进产业人才有序自由流动。建立健康产业发展多元参与机制,发挥各领域行业协会、基金会、社团组织等的作用,构建健康产业技术创新联盟,推动跨领域跨行业协同发展。建立完善健康产业信息化保障制度,构依托健康大数据平台,加快推动健康产业体系内部各产业间信息的互联互通。

总的看,健康产业创新以满足健康需求为目标,以提供健康产品和服务为主要手段,具有高度关联性和互动性。理论创新是健康产业创新的先导,为健康产业发展提供理论基础和科学方法指导;制度创新是健康产业发展的体制机制保障,从宏观层面构建产业发展的外部环境,对其他各类创新产生系统性影响;科技创新、市场创新和管理创新往往与健康需求和微观市场主体(企业、医疗机构、院校、中介组织等)直接相关,能够为健康产业创新提供技术支撑和必要的物质资料保障。

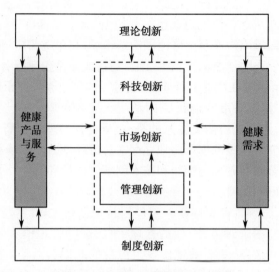

图 2-45 健康产业创新模式示意图

(三) 健康产业政策体系:"健康产业创新生态"

基于对健康产业创新内涵特征、主要模式和国际典型经验案例研究可以看到,健康产业创新主体多样、创新影响因素复杂,单一的创新模式和路径无法实现健康产业高水平创新发展,需要健康产业相关产业政策的协同耦合,形成健康产业创新体系。借鉴国际国内组织生态学和创新生态体系理论,我们认为健康产业创新需要构建以协同创新为核心、多主体共同参与、覆盖创新全链条和广泛影响因素的"健康产业创新生态"。

健康产业创新生态是指健康领域各创新主体之间,基于理论、技术、人才、市场、政策、文化、环境等共同的创新要素而形成的相互依赖、共生共赢的创新组织体系。健康产业创新生态具有创新创造活跃高效、创新要素流动顺畅、知识与技术溢出效应强烈、产业融合与集群集聚发展态势显著等突出特点,是实现健康产业高水平创新的有力保障。健康产业创新生态主要由政府、企业、研发创新机构、中介组织和社会公众五个部分组成,共同在一定的创新外部环境下有机运作(图 2-46)。

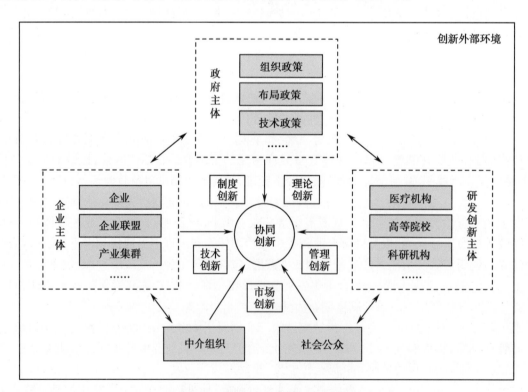

图 2-46 健康产业创新生态示意图

在创新生态系统中,政府主体的政策制度主导着创新大环境,营造良好的氛围,以政府为主导制定产业政策和科技政策,产业政策和科技政策直接影响到企业、研发创新机构等运行发展。企业主体中包括大中小型企业、企业联盟、集群等形式或由它们之间相互作用形成的其他市场主体,这些共同构成了健康产业创新的"主力军"。研发创新机构则主要依托于各类医疗卫生机构、高校和科研机构。由于健康科技创新的长周期、高风险、高投入特点,在健康产业创新过程中,研发创新机构通常需要与企业、政府等主体高度协同配合,通过建立产学研、政产学研用等模式,有利于加快企业突破技术瓶颈,满足增强创新能力、提升附加值的刚性需求;另一方企业创新资金的支持为高校、科研机构的研究提供支撑,从而进一步提高区域创新成果转化率,增强区域创新能力。此外,中介组织主要是对研发机构或企业创新成果提供转移转化、技术咨询和应用推广服务;同时,也广泛参与健康产业的管理创新与市场创新活动,通过专业化运营管理服务和引入国际先进流程体系,加快创新扩散,提高产业发展质量和效益。社会公众则是主要通过行为习惯、文化、市场需求、产品或服务认同、舆论等方式,对企业行为、政府政策制订、研发创新导向、外部环境建设等产业深刻影响。总的看,健康产业创新的五大主体和外部环境之间共同形成相互依赖、共生共赢的有机联系[①]。

1. **政府**　政府作为推进创新的重要力量,无论是在科技创新领域、区域创新领域都是显而易见的,而且政府在中小企业技术创新中的角色和作用不断加强也是一个国际性的趋势。《国家中长期科学和技术发展规划纲要(2006—2020年)》明确指出:国家科技创新体系是以政府为主导、充分发挥市场配置资源的基础性作用、各类科技创新主体紧密联系和有效互动的社会系统。

2. **企业**　企业创新活动的动力源自自身发展的需求,可以通过更新企业员工的观念、组织协调管理形式、完善企业制度以及优化企业创新环境等实现。在创新的过程中,为了完善创新环境,区域内的创新中小企业和大企业构成产业集群。产业集群使企业之间互相竞争,迫使他们进行创新,变革不适用的管理组织形式,改进生产、销售模式,适应市场日益多元化和需求个性化。此外,产业集群可以促进技术创新的扩散,只要有企业实现创新变革,其他企业通过交流合作,吸收创新成果和经验,加速技术创新不断转移,缩短经济效益转化周期,进一步强化整个产业链的创新能力和竞争力。企业之间还可以通过合作,共同推出新产品,共享生产链,增强集体竞争力,带动整个区域的经济发展。企业之间合作竞争的创新模式,提高了技术知识创新的外溢效率,降低了创新成本,凝聚整合了创新资源,增强了企业在区域创新中的主体地位,抑制了粗放型的经济发展节奏。

3. **研发创新机构**　高校、科研机构等公共知识研发机构不仅具有培育人才和应用研究的基础功能,还是创新知识的发源地。作为区域创新系统的重要组成部分,高校和科研机构立足于区域建设发展的创新需求,针对区域地理特征和产业结构寻求创新升级的突破口,培养创新人才,为当地储备雄厚的人力资本。同时与企业建立长期的产学研合作模式、校企培训联盟,使学生走进企业丰富工作经验的同时企业员工走进高校学习知识,为区域创新建设提供后备力量。此外,还包括与健康产业创新相关的高水平知识和研究网络。

4. **中介组织**　科技中介服务机构对不同利益主体提供技术评估、扩散、咨询等专业性服务,为各创新主体建立联系,充分发挥桥梁纽带的作用,降低企业创新成本,促进创新成果在创新主体间的有效流动,为创新主体的协作创新提供平台,提高区域创新效率。同时,健康产业发展过程中,行业协会组织等也发挥着重要作用。

5. **社会公众**　研究表明,社会秩序与道德观念、健康观念与消费习惯、历史文化、社会舆论、公众诉求等因素,都可能对健康产业创新产生一定影响。

6. **创新的外部环境**　良好的创新生态系统除依靠各类创新主体发挥作用外,所在的外部环境也会对健康产业创新本身带来积极或消极的影响。外部环境方面主要影响因素可包括:宏观经济环境、基础设施、区位条件、世界市场与国际形势等。

---

① 随着计算机、互联网等技术的进步,现有的创新不再是某个个体、某个机构或是某个企业的模块式或是线条式创新,而逐渐向网络式创新发展,国家作为创新的最大推动者与创新理论的发展息息相关,作为一个完整的"生态系统",国家创新体系成为创新理论发展的重要阶段;随着经济全球化的发展,未来的创新体系应该是全球化的创新,创新的主体化将来自全球不同的国家和地区,全球化的创新系统将重新组合全球的创新资源完成新的创新。

表2-48 健康产业创新生态的主要影响因素

环境	市场经济环境	市场开放程度
		市场发展水平
		市场机制
		市场竞争程度
		金融环境
		金融支持度
		所有制结构
	基础设施	基础设施水平
		实物投入
		资金投入
	区域影响	技术外溢
		地理位置
		外资利用水平
		要素跨区域流动
		对外开放程度与吸引水平
政府	政策、制度(知识产权保护、劳动保护、创新政策)	
	支持力度	
	资助力度	
产业体系	产业集群	
	产业结构	工业化水平
		企业主体地位
		创业程度
		企业规模
	人力	劳动力成本
		劳动力素质
		人力资本
	技术	技术创新(机构人才)
		技术链
		技术机会
	利润(绩效)	
	资本	研发资本存量
知识体系	研究与开发	研究经费
		自主研发水平
	人力	科研人员数量
		教育水平(从事科研工人的工程师和数量)
	知识积累	
中介组织	协同合作	
	产学研	
社会	社会文化、公众需求、有利舆论	

三、国际健康产业创新政策经验

近年来,健康产业创新发展在全球经济中的影响力日益凸显,在增强经济社会发展活力、推动产业转型升级、扩大优质健康产品和服务供给、满足多样化健康需求等方面发挥着重要作用,已成为世界主要国家特别是发达国家有效应对金融危机冲击、加快抢占全球健康产业分工新制高点的战略选择。作为健康产业领域领先的发达国家,瑞典、德国、美国、加拿大等国充分把握信息技术革命机遇,有效应对金融危机、传统产业衰退等挑战,在健康产业创新方面取得了显著成效,探索形成了一系列健康产业创新发展经验模式。

(一) 瑞典

1. 总体情况　瑞典是北欧最大的国家和发达工业国,建立起了较为成熟完备健康产业创新体系,在生物技术、医药研发等新兴产业领域居于世界领先地位,产业竞争力居于世界前列。

从健康产业创新区域布局看,主要依托产业发展基础和科研机构,形成了斯德哥尔摩、乌普萨拉、斯科讷(丹麦—瑞典生物谷)、哥德堡等以生命科学创新为特色的高水平健康产业创新集群,辐射带动相关企业机构特别是大型跨国企业设立研发创新中心。

从健康产业创新体系看,形成了从国家到地方、多种创新主体共同参与的健康产业创新组织架构。在国家层面设立了瑞典创新署(VINNOVA),作为鼓励和促进创新的专门机构;地方政府通过规划引导和宣传推介支持创新项目落地。同时,构建企业、大学、医疗机构和创新基金会等共同组成的创新协作网络,面向国家重大战略方向和市场需求前沿,开展基础理论研究、临床应用转化、产品和服务市场化开发以及第三方中介服务,与各级政府部门共同承担起实现健康产业创新发展目标的任务。

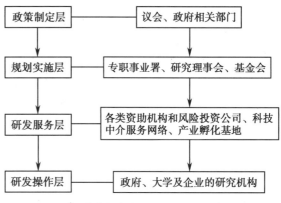

图 2-47　瑞典健康产业创新体系分层示意图

2. 健康产业创新政策主要经验　根据对调研发现的系统梳理,结合文献研究成果,我们认为瑞典健康产业创新政策经验主要包括:

(1)构建高水平的健康产业创新体系:瑞典健康产业创新体系的突出特点是多层级、多主体,以市场为导向。首先,从法律上设定鼓励创新的知识产权条款,瑞典法律规定,无论研究项目资助方式政府资金还是基金,研究人员都是可以基于研究结果申请属于研究者个人的专利。第二,从健康产业创新层级上看,政府部门主要负责政策制订,而产业发展具体运作则由国家创新署统筹负责,在预算许可的基础上按照国家战略方向和行业活动需要组织创新支持活动。同时,注重区域层面的政策协同,出台了《瑞典增长和复兴政策》,其目的在于推动各个地区建立协调的政策,确保各个地区要制订相应的战略,包括对该地区生命科学等重要领域的投入和中央政府与地方政府在经济增长和发展问题上的职责划分等。此外,积极引入社会力量,瑞典创新体系的基本架构以公共和私人关系的制度设计为基础。其中,私营部门中的各大企业一般都有内部研发中心,主要围绕本企业产品开发和海外市场开拓,进行以任务为导向的应用性研究;由政府资助的公共研究,对国防科研的投入和对大学的研究支持力度都很大,且主要集中于基础研究。

专栏 1　瑞典国家创新署(VINNOVA)

为推动国家创新发展,2001 年瑞典成立了瑞典国家创新署(VINNOVA),是瑞典政府为鼓励与促进创新成立的专门机构。作为代表瑞典政府构建创新体制的具体执行者,VINNOVA 的使命是"通过为需求驱动的研发和开发创新系统提供资金,促进可持续经济增长",主要职能是致力于创新体系、可持续发展和经济增长等方面的研究与开发,促进研究与开发之间的协调与合作,推动构建一个包括各类涉及创新的部门和领域的网络组织。VINNOVA 关注初期的技术研发,但一般不介入产品的开发和上市。通过在研发阶段促进科研机构和企业间的合作,同时对有潜力的项目进行资金支持,推动高水平创新成果转化应用。

　　主要经验包括：一是始终坚持协同创新,构建以资金支持为引导的创新"三螺旋"机制,即强化瑞典创新体系中学术界、企业和政策制定者(政府公共部门)之间的研究合作,并围绕这一重点工作对机构内部职能分工和组织架构进行优化设置(如图2-48),其中专门设立战略开发部门,开展相关创新体系分析研究和政策协同支持工作。二是建立科学高效的项目资助评价和管理制度。创新资金的筹集和资助使用是创新激励政策取得实质效果的关键环节,VINNOVA建立了完整的项目竞争性评价制度,企业、大学和科研机构可以自由提交资金申请提案,并根据研究领域等标准进行比选;获得资助的项目会受到持续监控和评估,设立专门机构定期分析创新资助的影响。三是鼓励开展创新的国际合作。作为欧盟成员国,注重加强与欧洲其他国家的创新合作,承担着欧盟研究与创新框架计划的国家联络机构职能;同时,随着包括健康产业在内的新兴产业领域创新和产业分工的全球化,VINNOVA越来越重视加强与欧洲以外的国家、国际组织和金融机构等的合作创新。

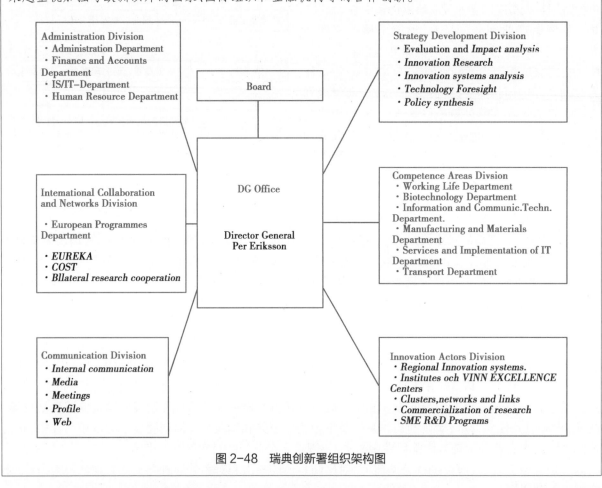

图 2-48　瑞典创新署组织架构图

　　(2)培育高度开放的创新环境:健康产业特别是战略性新兴产业领域资本投入大,建设运行周期长,投资风险高。瑞典长期采取开放发展战略,积极采取吸引外资的政策举措,不断优化外资营商环境。瑞典于1985年瑞典放松了金融信贷管制,1989年又放松了外汇管制,形成金融市场上的竞争局面,推进资本自由合理流动,促进了产业结构的调整。从20世纪80年代末开始,欧洲加快了经济一体化进程,这对瑞典来说既是新的挑战,也是新的发展机遇。瑞典加大对外投资,积极融入全球化大潮。一方面加快与其他国家的大企业联姻,组成新的超大规模跨国集团,如瑞典阿斯特拉制药公司与英国的捷利康合并,组建了世界第三大制药集团等。另一方面扩大对外投资规模,在其他国家建立子公司,作为进军所在国和地区的桥头堡。10年间瑞典对外直接投资额增长近5倍,仅在中国投资企业就达到600多家,创造超过8万个就业岗位。

专栏 2　GE 创新中心（GE Testa Centre）

该中心是生物制造领域高水平创新中心,瑞典政府通过瑞典创新署(Vinnova)提供部分资金支持(1 500 万美元),于 2018 年 8 月在瑞典乌普萨拉成立并对外开放。该中心有四个覆盖全程的生物处理实验室,提供 GE 最先进的设备,为国内外实验人员提供检测、技术评价、生物发现等服务,实验者拥有所有实验结果的所有权和知识产权。通过该中心建设,有利于为 GE 测试先进设备,同时及时了解生物制造领域最新科研领域和方向,并依托创新中心培养和发掘生物制造领域人才,实现多方互利共赢。

GE 创新中心主要特点包括:一是高度开放的创新环境。创新中心对全球所有大学和研究机构开放,研究人员可以利用 GE 高水平的实验设备和技术、高水平的生物处理专家的支持、产品生产设备,并与瑞典创新署协同以迅速产业化。二是明确的知识产权保护。研究人员可以对知识产权和数据拥有绝对的控制权,进一步增强了创新中心的吸引力。三是政府的支持和重视。除给予创新资金资助外,瑞典政府将该项目作为促进生物制造领域创新的重要载体,瑞典首相亲自出席中心成立剪彩仪式。

（3）实施富有竞争力的健康产业创新激励举措:健康产业具有对外联系广泛、要素流动活跃的特征,产业协同发展政策在健康相关新兴产业培育发展过程中发挥着重要作用,瑞典通过具有竞争力和吸引力的优惠政策,有效促进了健康产业重点领域发展。为改善产业发展要素条件,瑞典采取高工资政策,竞争力在于提供高产品技术含量,政府一直于致力创造最佳的研发和教育环境、稳定的社会环境、一流的营商氛围和健全的创新体系,在创新体系中扮演着指挥者、支持者和协调者的角色,主要表现为统筹公共研发资金、架构创新系统、配置创新资源,构建起一个执行力强的全民创新机制。同时,政府通过补贴、担保、减税及立法,培育创新环境,促进创新参与。政府针对高新技术企业、高新技术研发基金会与非营利研究机构减免所得税;取消风险资本税,促使风险资本投向创新中小企业;优先资助产学研合作研发,鼓励非营利研发机构的创新开发、转让、合资联营与成果转化等;保护知识产权,资助无形资产管理,允许公共研发成果私人所有。

（4）促进健康产业高水平集群发展:知识源是健康产业实现高水平发展不可或缺的条件,医学院校及科研机构的高度集聚为健康产业发展提供丰富而优质的智力资源,是推动健康创新成果转化应用、增强产业竞争力的重要支撑。瑞典通过规划引导和政策支持,推动"生物谷"快速发展,其突出特点是形成了以健康科技创新为引领、以产学研一体化为动力的集聚模式。在园区范围内,既有世界著名的大型制药企业的集聚,又有数量众多的研究型医院和高校的存在,这为该区域生命科学产业集群的孕育和全方位的发展打下了非常扎实的基础。这些使得"生物谷"成为世界上为数不多的在生物医药产业链的研发、临床、制造各环节全面发展的生物医药集群,在区域内形成了一条完整的生物医药产业链。同时,园区连通瑞典、丹麦两国,共享两国政府的优惠政策、融资渠道和信息资源,同时通过跨厄勒海峡地区的生物医药企业、医院和大学之间的无间合作,实现健康产业集聚效益最大化,进一步促进了两个国家生命科学领域研发水平和产业水平的提高。

专栏 3　乌普萨拉生命科学区（Uppsala BIO）

乌普萨拉生命科学区是乌普萨拉大学与政府部门、企业机构合作建设的生命科学集聚区。主要目标是加强生命科学部门的长期竞争和吸引力,促进乌普萨拉地区生命科学产业和企业机构可持续发展。其中,作为园区创新动力的主要来源,乌普萨拉大学为园区发展提供创新技术支持和人才保障。乌普萨拉大学是一所创建于 1477 年的研究性大学,是北欧诸国中历史最悠久的大学和欧洲最著名的高等学府之一,大学医学院从事医学和医疗保健方面的教育和研究,医学生物化学、神经科学、肿瘤、放射、临床免疫学等领域具有较强创新能力。

乌普萨拉生命科学区发展的主要做法包括：一是国家层面创新协同支持。中心作为政府生命科学专家组和生命科学计划相关的"成长与企业家工作组"成员，与其他成员（如卡罗林斯卡医学院、阿斯利康、瑞典首席信息官等）共同参加国家生命科学领域创新系统协调，在创新孵化器建设等领域发挥重要作用。二是完善的生命科学创新生态体系。乌普萨拉地区拥有完善的生命科学生态系统，包括两所高水平研究型大学、企业孵化器、公共研究平台机构（如 SciLifeLab 等）以及大型医疗机构等；同时，瑞典的国家医疗产品局、国家食品管理局等政府部门也位于乌普萨拉地区；此外，区域内还拥有健康产业创新支持网络，包括 IT 企业、咨询公司、法律服务机构等，布局着北欧地区领先的生命科学领域专业化律师事务所。三是高水平的研究顾问机构。区域设立了顾问委员会，面向创新企业和机构提供实施阶段支持和项目指导，委员会专家具有多学科、跨领域综合背景，来自工业研发、企业管理、医疗健康、健康技术研发、健康消费市场服务等领域。

(5) 高度重视发挥中小企业创新主体作用：充足而多样化的高素质人力资源是健康产业发展的重要保障。瑞典采取积极的劳动力市场政策，加强职业培训促进从业人员向新兴产业流动。政府通过举办各种职业培训，使老行业中失业的职工掌握新的技能，从而能流动到新的行业中去。在应对国际金融危机中，这些政策措施得到了更加广泛的应用。瑞典特别重视支持中小企业发展，政府机构为中小企业的发展构建宽松自由的政策框架，以基金公司为中小企业的发展提供充裕的资金支持，以科技园区为中小企业的孕育、成长营造适宜的中观生态环境，有效地吸纳了劳动力就业。同时，瑞典积极鼓励有高等学历的人员的流动。瑞典企业的 R&D 主要集中在少数几个工业集团，受过高等教育的自然科学家和工程技术人员在这些大的公司分布比较均匀，但大多数中小企业技术力量不足，很难参与竞争。因此，政府技术政策在更大的程度上是促进创新技术向低水平的公司流动，特别是向中小企业流动，鼓励"衍生型企业"（spin-offs）发展，特别是鼓励从 R&D 密集型企业产生新的创新型企业，据统计，在所有新企业中大约有 5% 的企业是从某一个机构或企业"衍生"出来的，这类企业占到了技术型企业的近五分之一。同时，鼓励大学的研究人员向企业流动或参与企业的技术开发活动、到工业企业任职。

(6) 健康产业行业协会和中介组织活跃：健康产业中介组织能够支持企业更好的开展研发创新，同时通过技术咨询、法律服务、产品评估等多种方式推动研究成果加速转化为临床应用技术和领先产品。瑞典的基金团体独具特色，政府通过技术政策加强各类基金的联系，协调相关资源，使研究基金符合国家技术政策目标的要求，从而有利于国家未来技术竞争和经济增长。为促进生命科技领域发展，瑞典 2002年成立了生命技术行业协会，作为促进生命科学产业发展的国家级非营利组织，拥有超过 200 家会员企业。该协会通过每年定期举办交流活动，加强瑞典生命科学行业自律、沟通和协调，同时加强与政府、科学界和投资者的联系，促进全行业健康发展。在"生物谷"区域内，专门成立了"丹麦—瑞典生物谷学会"，致力于增强集群内大学、医院和各类企业之间的凝聚力的网络性组织。这个学会组织了大量的聚焦于结成网络的活动、论坛、会议以及各种聚会来促成区域内三类主体的交流。如组织一年一度的具有国际影响力的斯堪的纳维亚生物技术论坛科技会议等。

专栏4　斯德哥尔摩科学城基金会（Science City Foundation）

斯德哥尔摩科学城基金会是一家成立于 1990 年的非营利组织，主要目标是服务哈加斯塔登地区开发和生命科学中心建设。基金会的发起方包括地方政府、高等院校和私人基金会，其中，斯德哥尔摩县议会等为基金会发展提供了初始启动资金支持；瑞典著名的院校卡罗林斯卡医学院、皇家理工学院、斯德哥尔摩大学等都加入到该基金会运作中，在经费筹集、设备购置、创新体系建设等方面发挥了重要作用。

基金会推动健康产业创新的主要做法包括：一是支持开展产学研模式创新。与传统的支持机构购买研发设备的资助方式不同，基金会支持医疗机构与创新型中小企业、医药领域大型跨国公司合作由产品采购向合作研究环节延伸。对企业来说，这一模式有利于在拓展市场空间基础上，获取第一手的临床需求和研发环境;对医疗机构而言,有利于增强医疗技术创新能力,加速创新技术的临床应用转化过程,实现互利共赢。二是高水准打造公共实验平台。由基金会发起方(主要是政府科技创新资助和院校筹集)按照统一的标准建立多个公共实验室,为健康领域科技创新提供前沿的科学研究仪器设备支持和全流程研发中介服务保障。值得注意的是,这些公共实验平台直接建立在大学及其附属医院中,确保与临床应用环节紧密联系,在研发和临床试验之间架起"桥梁",大大提高了研发创新效率,降低了企业机构特别是中小创新企业的成本。

(二) 德国

1. 总体情况 德国是世界公认的创新型国家之一,通过构建协同高效的研发创新网络,形成了许多以先进医药和医用装备研发制造为特色的、具有国际影响力和竞争力的产业集群,有力推动了德国制造业发展,在近年来欧债危机和全球金融危机持续冲击下,德国经济依然保持了平稳增长,成为全球"新工业"的领跑者。

从健康产业创新区域布局看,德国充分发挥科技创新基础、人才资源和交通区位优势,形成了慕尼黑生物产业集群、柏林生物医药集群、欧洲生物谷(弗莱堡生物科技园区)、纽伦堡医疗器械产业集群等健康产业创新区域。

从健康产业创新体系看,构建起了以"官、产、学、研"协同为特点的创新体系。其中,德国联邦政府是科技创新的领导者和推动者,政府的研发投入占研发总投入的三分之一,通过制定详细的科技发展规划,明确发展的目标和重点领域,推动包括生命科学、创新药物研发等在内的创新活动。

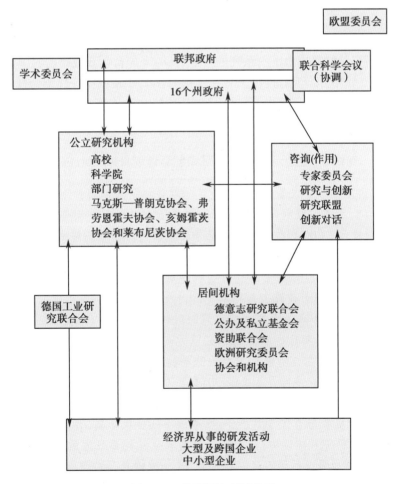

图 2-49　德国国家创新体系

2. 健康产业创新政策主要经验 根据对调研发现的系统梳理,结合相关文献,我们将德国健康产业创新政策主要经验归纳为:

(1)完善的国家创新体系:德国的科技创新体制以政治联邦制和市场经济为基础,科技研究工作在一些不同的具体部门中进行,研究领域广泛,各类型研究主体分工明确。政府、高等院校、大学外研究机构以及企业构成的官、产、学、研创新体系是德国科技研究体系的重要支柱。同时,为促进全国健康等相关产业领域创新发展,通常会在若干区域创建创新联盟或创新网络,集中解决集群发展面临的技术创新、质量提升、组织架构、政策保障等多方面困难。创新联盟的成员来自政府、企业、高校、科研机构、职业培训机构以及行业协会和地方组织等多个层面。在推动健康产业集群发展方面,形成了"联邦政府—州政府—市政府"的多级推进体系,将联邦政府各部门的政策与各州的区域政策进行有效整合,促进政策的协调,从而在政策体系上形成推动科研和教育机构、企业、风险投资机构、中介服务机构等的全面参与,共同构建区域技术创新网络的创新战略体系的有效合力。

(2)加强战略规划引领,确立创新为核心的产业政策体系。德国政府高度重视战略规划对科技创新的引领作用,联邦政府对战略制定连续性和政策设计系统性的重视使得德国在不同时期不同领域的科技发展都有明确的路径可循,具有高度的前瞻性、针对性和灵活性。2004 年,联邦政府与各州政府签订《研究与创新协议》,规定大型研究协会(马普学会、亥姆霍兹联合会、弗劳恩霍夫协会、莱布尼兹科学联合会)的研究经费每年保持至少 3% 的增幅。此外,联邦教研部制订《科技人员定期聘任合同法》,规定将公立科研机构研究人员的定期聘任合同的最长期限放宽至 12 年或 15 年,以留住青年科技人才。为应对全球科技创新竞争发展的新形势,2010 年 7 月,德国内阁通过由联邦教研部主持制订的《德国 2020 高科技战略》,在 2006 年《德国高科技战略》的基础上汇集了德国联邦政府各部门最新的研究和创新政策举措,立足于开辟未来的新市场,并确定 5 个重点关注领域。在战略规划的指导下,政府相应地推出系统性的创新政策。高科技战略发布后,联邦政府分别在能源领域、生物技术领域、纳米技术领域、交通领域、航空领域、健康研究领域等出台了一系列的政策行动,来配合创新战略的实施。2013 年 4 月,德国正式推出《德国工业 4.0 战略计划实施建议》,旨在支持德国工业领域新一代革命性技术的研发与创新,确保德国强有力的国际竞争地位。其中,个性化医疗、预防与营养等是新的国家创新战略的重要组成部分。

专栏 5 创新融入欧盟科研和创新计划(Horizon 2020)

从 2014 年开始,欧盟实施全球最大的资助项目——欧盟科研和创新计划"Horizon 2020",支持额度约 800 亿欧元资金支持,用来增强欧洲的竞争力。欧盟下一个科研创新规划是欧盟科研和创新规划 2121—2027,欧盟计划投入 1 000 亿欧元。主要用于增强欧盟科技基础能力,提高欧盟创新能力、竞争力和就业水平,探索满足民众优先需求,确保社会经济可持续发展的模式。

德国政府充分认识到开展欧盟层面的科研创新的重要性。2011 年的《德国科研创新与技术绩效报告》中就指出,各国在科研创新政策上自行其是的时代在欧洲已经成为历史,欧盟层面的科研政策的重要性日益显现,协调和合作成为主题。在目前的科研框架计划"Horizon 2020"中,德国的参与度达到 14.3%,仅 2014 年和 2015 年已争取到 22.4 亿欧元资金,在各项指标上都位居欧洲前列。

1. 在国家战略层面,德国在科研创新方面的欧洲战略一般纳入科研创新国际化战略的范畴,以 2008 年联邦政府的首个"国际化战略"为基础,2014 年又颁布了"行动计划",同年还针对欧洲研究区的建设推出了《欧洲研究区战略》。

2. 在实践层面,除积极参与合作与竞争外,德国政府还提供协调、咨询、扶持、监测等服务和辅助措施,包括参与建设大型科研基础设施、与欧盟其他国家及相关第三国的双边及多边合作,同时也积极参与欧盟科研创新计划和倡议行动的起草和推动,充分挖掘自己在科研创新政策方面的丰富经验,积极参与政策制定和倡议行动,在欧盟层面发挥影响,如参与起草制定欧盟科研和创新计划等。

（3）高度重视健康产业创新载体建设：20 世纪 80 年代以来，德国联邦政府通过 BioRegio（生物区）计划推动生物产业集群的形成和初步发展，后续的接应计划传承了生物区计划的成功实施经验，带动德国其他高技术产业的全面发展，促进了产业集聚。以医疗技术企业集聚而闻名的曼海姆医疗技术集群，不仅拥有包括强生、雅培、罗氏、西门子等 90 多家医疗科技企业，同时在区域内还坐落着拥有 1 400 张床位的曼海姆医院和路德维希创伤手术中心、海德堡大学医院等临床试验研究，众多临床研究支持机构，以及欧洲分子生物学实验室（EMBL）、德国癌症研究中心（DKFZ）、海德堡大学医学中心、马克斯·普朗克医学研究所、国家肿瘤中心等高水平研究机构。

专栏 6　德国拜耳集团（Bayer）

德国拜耳集团是世界著名的跨国公司，一百多年来，拜耳集团走出了一条以研发为驱动力的创新路径，阿司匹林是其创新精神的典型代表，并不断推动公司业务转向高附加值领域。拜耳集团在创新方面的经验对我国健康产业创新发展具有重要意义。其创新发展的主要经验包括：

1. 以创新和研发为根本动力。拜耳把自己称作是一家发明型企业，创新和研发是其生存和发展的根本动力。拜耳实验室中产生的科研成果成为拜耳公司的主要产品，拜耳公司的业务几乎都是自行研发的产品，拜耳集团的研发支出是德国化学和医药领域支出最高的，约占德国全国研发支出的 4%。2017 年，拜耳全球的研发投入超过 45 亿欧元（占拜耳总营业收入的 13%），其中约 64% 的投入用于处方药领域，研发重点关注于心血管疾病、肿瘤及女性健康领域，聚焦高度未被满足的医疗需求。

2. 拜耳集团以创新和研发为核心，不断推动公司业务转向高附加值领域，增强医药在业务中所占的比重。历史上，化工业务曾是拜耳集团的主要核心业务，但进入 21 世纪以来，新的管理层决定进行业务结构调整。拜耳长期与全球顶级学术机构开展战略合作，推动基础研究和药物发现的前沿突破。

3. 加强横向创新，兼顾前沿创新与基础研发创新。拜耳集团的研发组织设计，过去是由总部成立委员会，由实验室思考未来方向，然后下放并建议各公司去发展，反应比较慢。目前，拜耳各子集团针对各领域专业与客户最实际的需求，实时发展创新产品，而各子集团之间，都各设委员会，可以横向互相协调。为弥补子集团在适应市场需求发展的创新需要，拜耳集团另外成立以研发为导向的拜耳创新公司，主导集团所有的基础研发，然后提供给各子集团使用。拜耳集团十分重视基础研究，并认为，由领先科学家推动的研究质量的提高是该国在全球竞争中的关键优势。拜耳集团把促进科学、教育和社会活动作为自身的义务和责任。

（4）注重提升中小企业创新竞争力：中小企业是德国创新体系的重要支柱力量，也是经济增长的重要支柱，历来得到联邦政府的高度重视。根据 2015 年有关数据显示，中小企业（雇佣人数小于 500 人）占到了德国企业总数的 99.7%，就业人数占到全国就业总数的 70%，中小企业净产值达到了德国全国总量的 50%。在健康产业创新发展中，中小企业同样扮演着举足轻重的角色。慕尼黑生物医药集群共有 350 个生命科学企业，其中 118 家是中小企业，覆盖了医疗和诊断、仪器和试剂、DNA/蛋白质分析、临床前服务、生物信息学等行业，具有很强的研发创新能力和市场竞争力。在政策设计方面，德国着重支持中小企业的创新，出台激励中小企业应用关键技术、支持中小企业融资等措施，推动创新型、初创型企业的发展。此外，联邦政府启动了"中小企业专利行动""中小企业创新项目"等计划，支持生物技术、高端制造领域创新；联邦经济技术部、德国复兴信贷银行及知名企业设立高科技创业基金，共同解决中小企业在创新过程中遇到的困难。

（5）支持构建发达的健康产业人才体系：得益于多层次、精准化的人才培养培训和使用体系，德国健康产业人才保障完备。以海德堡为例。常住居民仅 15 万人的海德堡，拥有 10 所大学、超过 4 万名高等院校在校生（其中国际学生占比达 20%），常住居民中 35% 是学者（德国平均水平为 10%）。为了营造良好的人才成长环境，海德堡产业园区形成了梯度合理、目标明确的人才培养使用体系，高校学生在校期间就开始有计划的参与医疗科研机构工作，毕业后可根据专业方向选择继续进入技术转移转化机构等从事研究；在取得专业领域从业资质后，可进入企业开展技术应用转化和研发创新。在加强高层次创新人才培养同时,德国也注重应用型人才培养教育。以海德堡应用技术大学为例,定位于培养行业应用型人才,在课程设计、教学形式等方面具有很强的实践属性,能灵活调整以适应就业市场的变化,通过"工学结合""校企结合"、国际联合培养等多种形式,为健康产业集群提供了大量医学工程、药学、经营管理等领域高素质应用型人才。

(6)积极支持开展与新兴市场国家创新合作:为积极参与全球的科技合作和竞争,有效利用全球创新资源,德国政府及其研究机构积极推进与新兴国家的国际合作。2008年2月,联邦政府发布《加强德国在全球知识社会中的作用:科研国际化战略》,该战略明确了德国参与国际科技合作的四大目标,目标之三即为加强与发展中国家的长期科技教育合作。联邦教研部下设国际事务办公室(IB)的国际科技合作项目则更多聚焦于发展中国家,在2011年度国际事务办公室资助的国际科技合作项目中,与发展中国家合作的项目数及金额均在80%以上。从合作对象国来看,2011年合作项目数及合作金额排名前10位的国家中,新兴市场国家占了很大的比重。马普学会、弗劳恩霍夫协会秉持"立足德国,遍布世界"的理念,发展全球合作网络,提高其科技竞争力。其中,主要从事应用导向型研究的弗劳恩霍夫协会在德国之外开展了诸多国际活动。协会总部有其自己的战略目标,但并没有为各研究所的国际活动制定自上而下的中心战略,而是鼓励研究所实施自我管理模式。

(三)美国

1. 总体情况 美国拥有全球领先的健康产业体系。据统计,美国健康产业在国民经济中占比近十年增加了22.7%,产业链总就业人数增加了76.58%。截至2010年,健康产业对GDP的直接贡献已达到8.8%,产值3.5万亿美元,其中医疗服务居于主体地位。雇用超过1 600万人,占美国总就业人口的10%以上。美国作为公认的全球健康产业规模最大的国家,健康产业对GDP的直接贡献达到8.8%。

从相关重点领域发展看,商业健康保险、健康管理、医疗保健服务、药品、医疗设备以及生物技术等都是美国健康产业发展的核心领域。美国的商业健康保险业十分发达,2010年经营机构超过400家,2009年保费收入达到8 000亿美元,占当年GDP的5.6%,2007年就业超过4万人,占总就业人数的0.2%~0.3%。美国对健康管理服务的广泛应用源自保险业,是健康行业的潜力股。美国健康管理业2004年产值在健康服务业中占比65%,1998—2008年就业增长达到67%。美国拥有世界最大的医疗服务市场,其尖端的诊疗技术处于国际领先地位,供给形式包括医学科学研究中心的临床服务、护理及家庭照护服务、住院服务和门诊服务等。美国拥有几百个医学科学研究中心提供专业的、高技术的临床护理和进行卫生人员培训,其每年接受美国国家卫生研究院和国际合作机构的研究经费超过200亿美元;美国拥有约16 000个护理院提供护理及家庭照护服务,2001—2010年产值以每年3%~7%递增,2010年达到1 900亿美元,就业岗位超过310万个;美国拥有超过5 000家医院提供住院服务,2001—2010年医院的年收入增长率均超过5%,2010年医院公布的营收超过8 090亿美元;门诊服务主要由医师、门诊服务中心、医学诊断实验室和家庭健康服务人员提供,2010年产值为7 500亿美元,就业人数达到597.6万人。作为医疗保健服务的上游产业,药品和医疗设备产业发展成熟,在国际市场极具竞争优势。2011年医疗设备及药品在健康产业总产值中占比14%。生物技术是制药行业的一个重要研发领域,除此之外,还广泛应用于农业、矿业、废物处理等行业,成长十分迅速,产值已达到507亿美元。

在美国,健康产业既在全美经济中扮演重要角色,同时由于主要分布在中心城市,也对城市经济与空间结构产生了深远影响。以纽约医学中心为例,其集聚了包括纽约长老会医院、纽约大学医学中心、贝斯以色列医学中心等在内的数十家高水平医疗机构,为全球范围内的患者提供高端医疗服务。从产业组织形式看,高端医疗服务是健康产业加快发展的"起跑器"。

从健康产业集群分布看,美国形成了得克萨斯州休斯敦医疗城、梅奥医学中心、波士顿长木医疗区等具有全球影响力的健康产业集聚区,面向全球提供健康产业和服务。

从健康产业创新政策体系看,美国国家创新体系是一个主要由企业、大学、联邦科研机构、非营利性科研机构、各级政府以及中介服务机构等构成的高度成熟的"官产学研"互动网络,官产学研各类机构互为补充,密切互动,形成了一个高效运行的有机整体。企业是技术创新的真正主体。大学是知识创新的主体,更是新思想、新技术诞生的摇篮。联邦科研机构则主要承担与国家使命相关的基础研究和关键技术的开发,比较有名的有美国国立卫生研究院(NIH)、国家标准与技术研究院(NIST)、联邦实验室等。非营利研究机构主要是各种私人非营利研究所或公司,对美国经济社会的发展很有影响,是其他三类研究机构的有益补充,其中比较著名的有:斯坦福研究所、德拉皮尔实验室、巴特尔研究所、兰德公司、米特公司等。美国各级政府的主要职责是制定各种创新政策,以政策和计划引导企业的技术创新和产业的发展,建设科技基础设施和制度,包括知识产权制度、法律法规和标准等,为国家创新体系打造一个有利于创新的环境。科技中介服务机构主要包括技术转让机构、咨询和评估机构、政策研究机构、风险投资公司等,它们对美国国家创新体系架构的桥梁作用不容忽视。

2. 健康产业创新政策主要经验　根据文献研究,我们将美国健康产业创新政策主要经验归纳为:

(1)高水平的健康科技创新体系:经过多年发展,美国形成了以国家创新战略为引领、各主体高效参与的健康科技创新体系。首先,形成确保适于创新的环境条件,政府可以通过构建适宜的框架条件来激励更多的创新者将自己的创意投入市场中,受益于这些好的环境作用,美国将收获更加蓬勃发展的市场。这些环境条件包括:益于创新的知识产权制度、保护创新的发垄断执法、安全的网络环境和维护开发互联网的网络中立性等。其次,支持区域性创新生态系统的发展,在区域层面,创新生态系统的良好运转将维护整个国家创新体系的健康发展。区域创新生态系统更加重视创新主体(企业、客户、供应商、竞争企业、合作伙伴、高校、科研院所)、创新支持机构(政府、金融机构、创业投资机构、行业协会、中介机构),以及创新环境(资源、文化、政策制度),各要素之间相互依赖、共生共赢的合作关系。

专栏7　美国国家创新战略

美国国家创新战略首次发布于2009年,其中涉及医疗卫生领域的内容包括扩大健康信息技术的使用、继续致力于医学研究、减缓医疗保健成本的上升等。2015年10月,白宫再次发布了新版的美国国家创新战略(New Strategy for American Innovation)。新版《战略》沿袭了2011年提出的维持美国创新生态系统的政策,首次公布了维持创新生态系统的六个关键要素,包括基于联邦政府在投资建设创新基石、推动私营部门创新和武装国家创新者三个方面所扮演的重要角色而制订的三套战略计划,分别是创造高质量工作和持续的经济增长、催生国家重点领域的突破、为美国人民提供一个创新型政府。新版《战略》在此基础上强调了以下九大战略领域:先进制造、精密医疗、大脑计划、先进汽车、智慧城市、清洁能源和节能技术、教育技术、太空探索和计算机新领域。

---

(2)引领全球的健康产业创新政策方向:为了持续引领全球医疗卫生水平、发展创新型医疗产业,美国以国家创新战略提出了"精准医学"和"大脑计划"两项倡议及"医疗保健"等医疗卫生领域的创新性举措,旨在最大限度地发挥创新对国家的重大战略影响。

1)聚焦疾病的精准化医疗:早在2011年,美国国家科学研究委员会在《走向精准医学》这一报告中首次正式提出"精准医学"的概念。2015年1月,美国总统奥巴马又在国情咨文演讲中提出了"精准医学倡议"(Precision Medicine Initiative)。美国国家创新战略中所提出的精准医学主要是作为临床医师开展工作的工具,通过利用基因测序等前沿生物技术,加快在基因组层面对疾病的认识,并将最新最好的技术、知识和治疗方法提供给临床医师,使其能准确地了解病因,实现个体化用药,这样既能避免不必要的浪费,又能减少不良反应。

2)基于新型神经技术的"大脑计划":2013年4月,美国宣布投入38亿美元,启动大脑研究计划。美国的"大脑活动图谱计划"(Brain Activity Map Project),或称大脑倡议(BRAIN Initiative),着眼于研究大脑活动中的所有神经元,绘制详尽的神经回路图谱,探索神经元、神经回路与大脑功能间的关系。美国国家创新战略中所提出的大脑计划主要是探索人类大脑工作机制、绘制脑活动全图,从而加深对AD、帕金森病(PD)等脑神经疾病的理解,并最终找到一系列治疗脑神经疾病的新疗法。

3)强调突破性创新的新型医疗保健:2010年3月,奥巴马医改方案获得国会通过,法案全名是《患者保护与平价医疗法》(The Patient Protection and Affordable Care Act, ACA),也称为新全民医保法案、医疗制度改革。该法要求绝大多数美国人必须购买医疗保险,联邦政府对困难群体提供适当补助,规模较大的公司必须为员工提供医保等一系列举措。美国创新战略中所涉及医疗保健的主要内容是加强全美医疗机构、保险服务业和患者之间的合作,使居民都能获得平价有效的医保,使得医疗质量得到提升,并对商业保险公司的运作加以规范。

(3)领先的医药产业创新政策支持:美国是世界强国,也是医药产业最发达的国家之一,其研发与市场在全球保持着举足轻重的领先地位。据统计,2014年美国医疗市场总值为3.1万亿美元,包括医药、医疗器械、医疗服务、诊断、保险等领域。2014年,美国的医药支出约为3 600亿美元,占美国整个医疗市场的12%。伴随医疗卫生费用的逐年增长,美国医药产业得以发展,创新水平不断提升。

在全球范围内,医药创新环境驱动模式已经经历过线性范式——创新1.0模式(需求、科研双螺旋)、创新体系——创新2.0模式(政府、企业、学研三螺旋),现在发达国家已经向创新3.0模式即上文中提及的创新生态系统(政府、企业、学研、用户四螺旋)跃进。美国已经完成了向医药创新3.0模式的转变,2005年白宫科技政策办公室OSTP出台"科技政策科学SOSP",为医药创新生态系统的构建奠定稳健的创新政策环境基础,值得我国借鉴。在美国哈佛大学教授雷蒙德·弗农提出的产品生命周期(product life cycle,PLC)背景下,美国根据药品创新的引入期、成长期、成熟期和衰退期,从创新研发的开始、药品的成功上世、进入市场至被市场淘汰这一链条中分别设置并出台了一系列的政策制度,创建起优越的药品创新政策环境,分阶段对药品的研发环节、上市环节、市场准入环节及市场回报环节进行制度保障和政策支持。

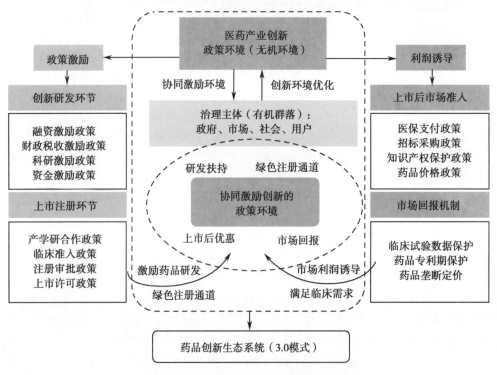

图2-50 美国医药产业创新系统示意图

(4)积极支持健康产业集群集聚发展:健康产业政策的作用主体是企业,企业在区域内的集聚发展有利于充分发挥产业创新的溢出效应,增加区域核心竞争力和创新效率,实现健康产业持续快速发展。美国是健康产业集聚发展的典型代表。经过长期发展,已形成了休斯敦、纽约、波士顿等一批发展水平高、影响力强的医学科学中心和健康产业集群,其发展模式和经验具有代表性和借鉴意义。以得州医学中心为例,其产业竞争优势主要来源于区域创新能力。其园区内各都特色分明,功能定位极具差异化,再结合优势学科配套的研究所的前沿领域的研发能力,加之医学院和周边综合性大学为其提供源源不断的各个支撑医疗行业辅助学科如材料、工程、管理、金融、法律和生物化学类的人才和后备医护人员的供给,使之能永葆竞争优势。由于得州医学中心里的各个医院都别属于一家或同时隶属于2~4所医学院的附属医院,部分教学医院的员工均来自这4所医学院的教职人员。来自同一战略联盟内的医学院、研究所彼此之同可以就医疗技术、治疗方案和研究最新进展进行各种正式或非正式的交流、沟通和接触，知识和信息在区域内不断的快速流动、碰撞，能够突破原有自然资源的限制，进而产生新的火花和灵感，正向催化新的知识、新的信息和新的技术的产生使得各家医院不仅仅在自身的专科领域都排列居全美前列，而且部分优势学料也能够彼此借鉴，逐渐转化成自身的附加竞争优势或者持续不断的推动自我升级创新能力。此外，集群发展离不开政策激励。得州医学中心周边环绕着各个政府公共部门，能够就近为得州医学中心提供各种公共卫生支持服务。为提高行政系统与研究机构的配合市政府将行政机构就近设立于医学中心，如休斯敦卫生福利局、哈礼斯郡医学检察局等，充分体现市政府对医学中心的支持。此外，美国政府有针对科研机构研究成果的财政支持政策，还为从事健康服务产业的企业提供多种税收鼓励政策、融资途径和补助金等，如"创造就业鼓励项目"帮助符合相关标准的生物科技企业或医疗器械制造公司就其所创造的就业岗位获得奖励金等。

专栏 8　得州医学中心创新与产业集群互动

区域创新能力的提升能进一步地产生持续激励创新的能力，同时加速创新能力的扩散，从而推动整个区域产业结构的调整与升级，得州医学中心近年来开始逐渐增加创建儿童急救和儿童烧伤类的专科医院，整个医疗卫生的产业链开始更加前置，通过初级健康诊所的设立从疾病的预防和初级保健方面入手，完善整个健康产业链，专家学者们的政策研究也更加关注健康医疗服务的可及性。

从 2010 年开始，得州医疗中心的医疗功能进一步辐射和加强，不仅进在离休斯敦 80 千米处的加尔维斯顿创建分院和分部，产业集群优势的效应进步外溢。此外，整个区域内的投资拉动城市基础设施建设和相关硬件配套措施建设也在加快。据体斯敦市市域规划和发展局 2017 年 11 月的统计报，从 1980 年起，每十年的新屋建造比例逐年快速增加，甚至在 2000 年到 2009 年这十年间建造了整个区域内接近 4 成的房屋，后经历了 2009 年美国次贷危机后以及区域内可用住宅用地趋于饱和后，增速开始放缓，对整体交通、旅游、酒店、餐饮、保险等服务性行业的就业和消费的关联辐射效应也进一步提升。当地居民年收入超过 10 万美元的比例从 2000 年的 14% 猛增至 2015 年的 39%，而休斯敦全市的比例才从 12% 增至 22%；本科学历以上的人口比例从 2000 年的 63% 增至 2015 年的 77%，而休斯敦全市的比例才从 27% 增长到 31%。说明得州医学中心区域的人口结构高素质的集聚效应和经济增长效应在进一步增强，而且幅度远远超过了全市的整体增速。

---

(5)有效发挥健康管理等领域融合带动作用：美国健康管理发展是一种需求牵引、技术推动、企业主导、政府跟进的市场自发成长模式。健康预防、干预健康管理技术发展推动商业健康保险公司健康管理制度创新，并带来医疗健康服务产业组织关系演变、进而推动整个产业的发展。同时，政府规制的放松、对健康管理组织的税收补贴政策，以及对企业健康管理服务需求的形成起到了重要的催化作用。而蓝十字/蓝盾和商业健康保险的竞争与重组，以及与多样化的健康服务组织之间的一体化过程，是增强健康管理市场盈利能力、扩大产业规模的内在动力。

美国健康服务业是由健康管理来统筹发展的，健康管理带动了整个国家"提高国民健康素质、降低社会医疗开支"的双重目标，并带动整个健康产业迅速发展。当前健康服务业是美国的第一大产业，2012 年美国卫生总费用达到 2.75 万亿美元，占 GDP 的 16.9%。据美国劳工部最新统计数据，2012 年有 1 697 万人从事健康服务和社会救助工作，占当年全国总就业人数的 11.7%，预计 2022 年将继续增长 499.4 万个职位，年均复合增长 2.6%，接近 2020 全国就业增长预计总数（1 562.8 万）的 1/3。健康服务业内部，非医疗的健康管理服务领域将成为增长最快的领域，2012 年美国流动健康服务收入 8 257 亿美元，就业人数 660 万。其中家庭护理 87.5 万、个人护理助理 53.8 万、医务秘书 52.5 万、健康管理师 31.6 万，预计 2012 年到 2022 年将分别增长 48.8%、48.5%、36%、23%，发展势头强劲。目前美国健康管理服务组织形式多样，公益与商业的界限日益模糊，可能是营利性的商业保险公司，或非营利性的蓝十字/蓝盾计划，或凯萨医疗机构(Kaiser Permanente)等健康维护组织(HMO)，主要有四种类型：健康维护组织(HMO)，优先医疗服务计划(PPO)，独家供应计划(EPO)，点服务计划(POS)等。

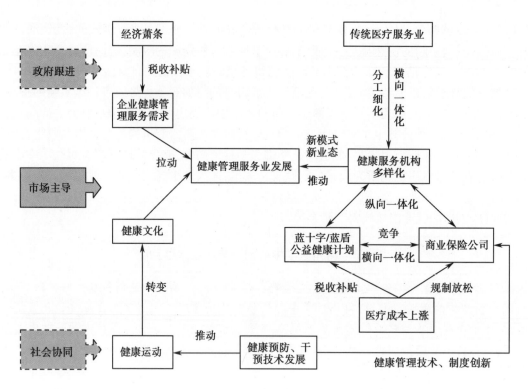

注：实线表示主导动力来源，虚线表示次要动力来源

图 2-51　美国健康管理服务业创新发展模式示意图

（6）依托互联网智慧健康推动产品和服务模式创新：新一代信息技术是健康产业创新政策发展的重要保障。智慧医疗强调以智能的方式主动管理并满足医疗卫生领域的多方需求，并凭借在系统集成、互联互通、智能处理等方面的高水准，保证人们适时获得预防性和治疗性的医疗服务，激励个人作出更明智的决策，是医疗卫生领域信息化建设的更高阶段。

美国智慧医疗产业拥有强大的研发实力，植入式医疗设备、大型成像诊断设备、远程诊断设备和手术机器人等智慧医疗设备的技术水平世界领先。美国是全球最大的智慧医疗市场和头号智慧医疗强国，目前，美国移动医疗、智慧医疗市场约占据全球市场份额的 80%，同时全球 40% 以上的智慧医疗设备都产自美国。美国智慧医疗产业聚集区主要位于加利福尼亚州、明尼苏达州和马萨诸塞州。其中，明尼苏达州的支柱产业就是智慧医疗，并拥有数以千计的智慧医疗企业和众多国际巨头总部。从智慧医疗的应用来看，美国医疗机构利用信息化技术向患者直接提供远程医疗服务已经成为常态化、规模化应用。目前，美国远程医疗协会（ATA）认可的远程医疗服务已拓展到远程皮肤诊疗、远程病理诊疗、远程精神卫生服务、远程儿科等十几个专科医疗领域。ATA 还通过制定各远程医疗服务领域的指南文件保证服务质量、安全及有效性，现已完成"远程病理实践指南"等医疗指南文件 14 份。截至 2017 年，全美已有31 个州和华盛顿哥伦比亚特区颁布法律，赋予远程医疗在私人保险中和"面诊"一样的法律地位。

（7）完善的健康产业人才要素保障政策：充足的健康人才资源是健康产业发展的基础条件。美国在全球范围较早建立起了健康产业多层次、多样化人才培养培训制度体系。以住院医师培训为例，美国住院实习医生资格培训的时间为 3~5 年，初级医疗保健专业一般为 3 年，实习内容包括内科学、家庭医学等除外科手术外的领域，而外科住院实习医生一般需 5 年或以上的时间。第一年的住院实习医生在培训时需有主治医生直接监督行医。住院实习生工作强度大，每周工作时间长，需负责患者、承担教学任务等。第一年培训结束后，住院实习医生将根据目标要求完成培训的所有项目，包括核心专业临床轮转、记录培训日志等。美国住院医师考核系统完善、规范，重视实践考试，并且有完善的监督体系，同时对指导教师要求较高，具有培训制度严格、内容丰富、工作量大等特点。按照美国毕业后医学教育认证委员会（ACGME）要求的六大核心能力包括：医学知识（medical knowledge）、患者关照（patient care）、基于实践的学习和改进(practice-based learning and improvement)、人际沟通能力(interpersonal and communication skills)、职业素养(professionalism)、基于大系统的实践(system-based practice)。通过上述核心能力来确定考核内容和方法,主要有病案评估、综合评价、标准化病人考核、客观结构化临床考核、全国统考、日常考核等,注重的是综合能力的考核评价。该考核主要由美国毕业后医学教育认证委员会(ACGME)进行监管,作为非营利性的第三方组织,不隶属于政府部门,能够保证考核的公平、公正。

(四) 加拿大

1. 总体情况　加拿大的生命科学产业独具特色,在生物医药、医疗设备以及合同服务等方面独树一帜。根据加拿大驻华使馆提供的数据,加拿大拥有 200 多亿加元的药品市场,其中专利药占 78.6%、仿制药占 21.4%。在制药领域加拿大拥有 100 多家制药公司、4 万多名员工,其制药产业主要由跨国企业主导,辉瑞、阿斯利康、强生、GSK 等大型跨国企业均在加拿大有大投资,每年研发投入 15 亿加元、出口额 40 多亿加元;在生物技术领域加拿大拥有 460 多家生物技术公司、1.3 万名员工,年研发经费 17 亿加元,年销售收入 42 亿加元;此外加拿大还有 100 多个研究院所、3 万多名研发人员。截止到 2006 年 1 月,加拿大有 500 多种产品处于研发阶段。主要是针对癌症、心血管病和神经系统疾病等,其中 57% 处于研发或临床前阶段、39% 处于临床研究阶段、4% 已经注册或上市。医疗设备也是加拿大生物医药领域的重要部分,具有 60 亿加元的市场容量,200 多家从事研发或生产的企业,年出口额约 20 亿加元、进口额约 40 亿加元,在体外诊断、医学影像、核医学等领域的水平居世界前列。

2. 健康产业创新政策主要经验　根据文献研究,加拿大健康产业创新政策主要经验归纳为:

(1)国家创新战略有力推动健康产业发展:1996 年,加拿大联邦政府出台了第一个联邦科技发展战略——"面向新世纪的科学技术"。它的出台结束了加拿大从未有统一科技发展战略的历史,为加拿大的科技发展掀开了新的一页。建立和完善加拿大的"创新体系"是联邦科技发展战略最显著的特点,该发展战略还提出了指导科技工作的原则和思路;确定了联邦重点支持的重大科技计划;明确了联邦政府的科技职能;提出了改善组织结构与管理机制的具体措施。21 世纪之后,2002 年加拿大联邦政府出台了"加拿大创新战略 2002"。2007 年加拿大政府制定了"加拿大创新战略 2007",主旨文件为《努力使科学和技术成为加拿大的优势》。2014 年,加拿大政府发布了"加拿大创新战略 2014",主旨文件是《把握加拿大的现在:科学、技术和创新继续前行》。该文件既是迄今为止加拿大科技创新取得的进展报告,也是确保未来几年科学、技术和创新处于前沿的政府承诺与规划。

专栏9　加拿大创新体系"三大支柱"行动

加拿大拥有世界一流的研究实力、受过高等教育和熟练的劳动力和健康产业创新发展营商环境。2014 年科技创新战略的制定仍继续沿用"促进一流、聚焦优势、鼓励合作、强化责任"这四大原则。同时还明确提出要采取"三大支柱"行动,即人力支柱、知识支柱和创新支柱。

1. 人力支柱　加拿大将培养、吸引和留住高素质的技术人才,以及加拿大所需的、在全球知识经济中的顶尖专家和引领者。加拿大政府提升青年的科技技能,为企业家和领导者提供机会以提高他们的工作技能和知识,增加创新者和研究人员的成功机会,因为他们的雄心和创造力是促进加拿大社会经济发展的核心力量。

2. 知识支柱　加拿大政府通过投资研究和基础设施,加强对发现驱动和应用领域卓越研究的支持,以在优势领域和新兴机遇中取得世界领先的研究实力。将继续支持联邦科学机构在公共卫生、资源开发、环境保护、交通安全、公共安全等领域开展研究。同时,将促使联邦资助的研究对公众和终端用户更开放和更透明。

3. 创新支柱　加拿大政府将通过刺激各种规模企业对创新的更多需求,影响更多以创新为重点的商业战略,从而将新思想和新知识导入市场。促进企业更便利地与合作伙伴在创新体系中合作,鼓励新兴企业和成熟行业从加拿大研究机构中寻求商业解决方案。未来,加拿大计划建立"数字加拿大 150"(加拿大政府公布的指导加拿大数字化未来的计划),强调企业需要保护知识产权,以促进加拿大企业进入全球市场。

（2）科学的健康产业创新政策工具：为推动健康产业等相关产业领域高水平发展，加拿大工业部推出了"政府创新政策工具"，其中科技创新活动是由基础研究、应用研究、技术开发、生产、营销5个环节组成的一条"创新链"。特别是在原有的大学、政府实验室等创新主体基础上，支持多样化主体参与，引入加拿大实业发展银行（BDC）和加拿大出口开发公司（EDC），通过设立风险基金和制定加强对知识型企业进行重点扶持的政策，使它们成为加拿大企业科技创新活动后期重要的依靠力量。同时，加拿大联邦政府还设立了新的项目和机构，专门对科技创新活动进行帮助。

此外，大学和科研机构是进行基础研究和培养人才的重要场所，是创新体系的重要组成部门。多年以来，加拿大大学和科研机构都缺少更新科研设备的资金。到20世纪90年代的时候，加拿大许多大学和科研机构的科研设施已非常陈旧，不能适应现代科研的需要。为了提高加拿大的科技研发和创新能力，加拿大联邦政府感到，有必要更新科研设备，重建加拿大科研的基础设施，于是1997年成立了加拿大创新基金会（CFI），致力于提高加拿大科研的基础设施。加拿大创新基金会成立后向加拿大的大学等单位已经提供了近30亿加元的支持，在它的资助下，加拿大大学的基础研发设施已经得到很大的改善，并建成了"加拿大光源项目"等一批世界领先的研究设施。

（3）积极鼓励创新成果应用转化：科技成果产业化在加拿大联邦政府的创新政策中占有重要地位，也是加拿大联邦政府对创新活动进行支持的重点环节。加拿大联邦政府设立了多个扶持项目。例如，科学研究及试验开发税收优惠计划（SR&ED）是通过税收优惠鼓励企业进行技术研发和创新的联邦项目，主要内容是向加拿大企业的科研和技术开发投资进行税收减免。企业按规模确定研发投入时的税收减免比率，规模越小获得的优惠就越大。此外，工业研究辅助计划（IRAP）是加拿大国家研究委员会设立的专门支持中小企业创新的计划，其使命是促进中小企业的创新，增加中小企业的创新能力，使这些企业的创新思想尽快变成营利的商品。它的任务是当中小企业在新产品的开发生产或服务中遇到技术挑战时，向它们提供帮助。加拿大技术伙伴计划（TPC）是主要对加拿大私有部门的科研和创新活动进行资助的联邦基金计划。它的资助对象为在一定领域内准备进行研发和创新活动并且具有能力实现其目标的加拿大境内的企业或组织。加拿大的国有公司和大学虽然也可以作为资助对象，但它们只能与其他机构联合申请，并且不能作为主申请者。与SR&ED及IRAP不同，TPC要求企业对投资有回报。在它的基础上，加拿大联邦政府明年将推出新的创新计划"转化技术计划"（TTP），这一计划将对技术伙伴计划中的不足进行改进。

四、新时代推动我国健康产业创新发展的启示

（一）坚持政府引导，加强规划引领

尽管在调研中相关机构较多强调企业和市场的作用，较少提及政府的作用，但事实上其诸多发展策略和活动都有政府引导和规划的作用。国际经验表明，政府是健康产业加快发展、形成核心竞争力的关键。瑞典通过《2013—2016年研究与创新法案》和国家研究计划等，整合政府各部门资源，加大生物医药等重点领域支持力度，确立起具有前瞻性和核心竞争力的战略目标，成功使瑞典成为欧洲最具竞争力的知识经济体。德国从二战后就开始将科技创新摆在国家发展全局的核心位置，在战后恢复阶段、科技振兴阶段、平稳发展阶段、两德统一调整阶段分别针对其不同的发展现状和侧重进行了创新驱动发展的顶层设计，制定了不同的创新驱动战略规划，并针对不同阶段的战略规划颁布了相应的法律法规作为保障措施，同时辅以系统性的政策设计和标准化的行动计划。完善的顶层创新体系极大地提升了德国的创新能力，推动德国成为全球创新强国。我国应通过国家规划引导，进一步优化产业发展环境，增强产业发展的内生动能，特别是在健康科技创新、重大创新药物、大型医用装备等关系国家战略安全和群众健康利益的核心领域，应统筹国内外资源和市场环境，加大扶持力度，引导社会力量融入国家战略，依托"一带一路"、中国制造2025等，变点状分散发展为点线面结合，推动实现面上带动和高质量发展。

（二）突出科技创新，助力产业升级

健康产业范围广、链条长，虽然具有广阔的市场空间和美好的发展机遇，但产业价值链中高端竞争同样激烈，特别是在传统健康产品制造和新兴健康融合业态领域，面临着来自欧美发达国家和许多新兴

经济体强而有力的竞争。以往低效率、低附加值、高能耗的产业发展道路不能适应经济转型升级的现实需要。瑞典和德国等健康产业发展的经验表明，要形成持续的健康产业全球影响力和竞争力，向健康产业价值链中高端迈进，就必须要始终不渝地坚持创新驱动战略，将创新发展作为健康相关产业发展的核心动力和根本举措。瑞典是全球领先的创新型国家，政府和企业 R&D 投入比重长期保持世界首位，其通过《高等教育法》等极大促进了高等院校与科研机构、企业的深度合作。为增强德国的科技创新能力，联邦政府和州政府逐年增加创新要素投入。稳步增长的研发经费和研发人员数量保证了德国研发创新的领先水平和实力提升。为促进科技创新要素和社会生产要素的紧密结合，德国政府参与或扶持组建了一系列创新联盟，并在全国范围内邀请各界代表开展创新对话，促进创新主体间联系。各类政策与创新要素的投入形成同向合力，使德国的创新活动进入快车道。我国要主动把握和适应全球健康产业发展和高技术竞争趋势，以医疗服务建设和健康创新能力提升为核心，加快建立医教研用一体化协同创新体系，加快前沿技术进入临床应用的有效转化机制。

（三）加快集群发展，增强辐射带动

健康产业国际竞争的显著特征之一就是以高水平健康产业集群为载体，通过充分发挥集聚效应，形成产业核心增长极，增强健康产业对关联产业和区域的辐射带动能力。瑞典斯德哥尔摩和乌普萨拉集聚区、"生物谷"，德国柏林生物科技集群、汉堡生命科学集群等，都探索形成了集聚发展的有效模式，成为两国经济发展和民生改善的重要动力。要发挥政府在产业集聚中的引导和监管作用，明确产业定位，合理选择发展方向和重点领域。我国幅员辽阔，各地经济社会发展情况差异较大，在产业集群的选择上应坚持因地制宜，避免盲目照搬固有模式，在集群的形成和发展过程中，应通过引进符合当地资源条件、区位优势、产业关联、市场等特点的极具竞争力的企业或一些公共机构，促进产业链延伸和上下游整合。同时，要发挥集聚优势，重点引进具有地域优势的大型龙头企业入驻，通过引领产业发展的大企业带动，形成集聚效应，逐步建立有特点的产业集群。注重产业集群内涵建设，营造有利于产业集聚效应发挥的优良环境，进一步完善金融服务、人才支持、科技成果转化等软环境服务。

（四）鼓励多元参与，培育中介组织

社会力量是发展健康产业、扩大多样化健康产品和服务供给的主力军。社会资本在瑞典和德国健康产业研发创新、产业集群集聚发展和扩大国际影响力方面都发挥着主体作用。如战后德国著名的马普学会、亥姆霍兹联合会、弗劳恩霍夫协会、莱布尼兹科学联合会等公共科研机构，具有完善的治理结构、高效的组织运营、高水平的创新能力和卓越的科研绩效。德国政府通过立法明确四大公共科研机构的功能定位，保障科研机构的研究方向及其功能定位的一致性。我国健康产业创新发展过程中，要有效激发健康相关领域企业机构和社会组织团体的活力和创造力，特别注重通过发挥行业协会和第三方专业化机构优势，将分散的产业资源和企业高效组织起来，提高运行效益和竞争力。同时，健康产业中介组织能够支持企业更好地开展研发创新，通过技术咨询、法律服务、产品评估等多种方式推动研究成果加速转化为临床应用技术和领先产品。要借鉴两国健康产业经验做法，重视"催化剂"和"加速器"发展，加强健康产业中介组织和支撑平台建设，构建专业化的创新服务、信息咨询、质量标准整体解决方案提供方和公共服务平台。注重发挥行业协会和第三方专业化机构优势，将分散的产业资源和企业高效组织起来，提高运行效益和竞争力。重视培育健康领域中小企业，突出经营管理、人才团队、技术方面独特优势，支持中小企业在自主研发、模式创新、重大项目攻关等方面发挥先锋作用。

（五）优化要素配置，补齐发展短板

瑞典和德国在健康产业发展过程中，都强调立足产业规划定位和市场需求，深入分析把握全球产业发展态势特别是新技术、新业态、新模式发展方向，突出重点，合理配置技术、资金、人才等要素资源。同时，要针对健康产业新兴行业发展变革的突出制约因素，面向产业发展和市场需求，完善健康相关领域学科体系建设，高等教育与职业技能教育并重，有效满足健康产业发展对高质量复合型、应用型技能型人才的需要。瑞典政府着力解决大学教学与研究和应用脱节的问题，对高等教育和非高等教育进行了分权改革，意在促进教育系统更加注重市场导向并提升国际竞争力，并且使得大学之间的竞争增加了系统柔性。近年来，瑞典拓宽了高等教育系统，开始大力发展职业导向的大众教育，有效克服了过去工程

技术短板问题。此外,特别值得一提的是,要通过面向社会公众特别是少年儿童的教育,增强国家创新文化、培养创新思维方式,瑞典、德国等国民普遍具有较高的科学文化素质和创新意识以及崇尚科学的传统,创新知识传播系统完善。

(六) 支持开放发展,融入国际分工

2008 年国际金融危机以来,我国经济发展的外部环境趋于复杂。2012—2016 年,全球贸易增速连续 5 年低于 GDP 增速,出口额降幅达到 16%,全球贸易结构性变化趋势显现,以美国、欧盟为代表的发达经济体开启"再工业化"进程,将包括健康制造、健康服务外包等在内的部分领域供应链转向本土,造成全球价值链链条缩短,原有国际分工格局发生深刻变化。这些都对我国健康产业发展向中高端迈进带来更多不确定性因素。瑞典和德国等的经验表明,健康产业发展必须深度融入国际市场,在产业链延伸拓展过程中找准产业发展定位,对标产业分工的中高端环节。德国联邦教研部设置下属部门德意志研究联合会、国际事务办公室、德意志学术交流中心作为其国际科技合作的主要实施部门,大力开展国际科技合作活动。德国在实施科研国际化战略,尤其是"战略"目标三"加强与发展中国家的长期科技教育合作"的过程中,特别注重根据合作对象的需求特点选择合适的机构,为其量身定制研究项目。因此,要加强对国际健康产业市场需求、产品和服务结构等信息的跟踪研究,特别注意对"一带一路"沿线主要出口市场的专题分析,及时掌握国际市场动向。发挥行业协会组织作用,推动区域内外企业机构加强交流对话,提高相关产业领域参与国际分工能力和水平,在组织形态、产业分工、运营模式、要素配置、信息共享等方面深度融入全球价值链,更好发挥创新引领与辐射带动作用,提升我国全球健康产业链地位和话语权。

(张毓辉、王昊)

第三部分　应用篇

第一章

海南省健康产业发展规划(2019—2025 年)

健康产业是以维护和促进人民群众健康为目的,全社会从事健康服务提供、健康产品生产经营等活动的集合,主要包括健康服务业、健康产品制造业、健康农林牧渔业以及跨界融合形成的健康新业态等,覆盖面广、产业链长、发展潜力大,是助推海南全面深化改革开放,探索实现更高质量、更有效率、更加公平、更可持续发展的重要抓手和突破口。在新的历史条件下,为全面贯彻党的十九大精神和习近平总书记系列重要讲话精神,履行好党中央、国务院赋予海南改革开放新使命,推动健康产业高质量发展,促进经济发展和民生改善良性互动,根据《"健康中国 2030" 规划纲要》《中共中央 国务院关于支持海南全面深化改革开放的指导意见》(中发〔2018〕12 号)和省委、省政府健康产业发展的决策部署,结合实际,制定本规划。规划期限为 2019 年至 2025 年。

一、基础环境

海南省是我国改革开放的重要窗口和 "一带一路" 国际交流合作大平台,全岛建设自由贸易试验区,探索推进中国特色自由贸易港建设,国务院批复设立海南博鳌乐城国际医疗旅游先行区,全岛实施 59 国入境旅游免签,具备发展健康产业的政策优势。海南地处泛珠三角 "9+2" 与东盟自由贸易区 "10+1" 的交汇处,紧密连接泛珠三角经济圈、东盟经济圈、中国—东盟自由贸易区、环北部湾经济圈及太平洋经济圈,区位条件优越;森林覆盖率和空气质量优良天数比例全国领先,作为独具特色的热带旅游海岛,形成了融阳光、海水、沙滩、植被、海岛、田园等为一体的旅游资源带,药用动植物资源富集,素有 "天然药库" "南药之乡" 之称,资源禀赋特色突出。

近年来,海南健康产业起步稳、成长快,总体呈现良好发展态势,产业规模持续扩大,特色不断凸显,集聚格局初步形成。2018 年上半年实现增加值 99.83 亿元,同比增长 23.2%,占同期全省 GDP 的 4.1%。以博鳌乐城国际医疗旅游先行区为龙头的健康旅游业发展迅速,在干细胞临床研究、肿瘤治疗、医美抗衰、辅助生殖等 4 个方面聚集资源,中医药健康旅游辐射俄罗斯、东欧、澳洲等市场。海南健康产业虽然取得一定发展,但仍处在起步阶段,医疗服务水平不高,健康制造业层次相对偏低,难以带动和支撑产业链上下游拓展,产业链条较短,新业态发展较为缓慢,区域差异化特色有待凸显,产业集聚度有待提升;科技支撑相对薄弱,高端产业孵化和服务平台缺乏,还未形成龙头企业和品牌效应;人才智力支撑不强,人才供给与产业发展需求不相适应。

当前,海南省健康产业发展环境面临深刻变化。党中央、国务院印发《"健康中国 2030" 规划纲要》,提出把健康放在优先发展的战略地位,把健康产业打造成为国民经济支柱性产业,对发展健康产业提出了新的要求;居民消费结构持续升级,群众健康需求持续增长并呈现出多层次、多元化、个性化的特征,快速推进的新型城镇化和人口老龄化进程也进一步推动健康需求迅猛增长;新一轮科技革命和产业变革加速到来,生命技术和生物科学不断取得新突破,基因工程、分子诊断、干细胞等重大技术加快应用转化,新一代信息技术推动传统医疗服务模式深刻变革,健康新业态、新模式蓬勃兴起。从全球范围看,健康产业成为许多国家加快抢占全球产业制高点的战略选择,亚洲国家普遍打造全球健康旅游目的地,发达国家"再工业化"进程加快,竞争态势趋于激烈。

二、总体思路

(一)发展定位

紧紧围绕建设"全面深化改革开放试验区、国家生态文明试验区、国际旅游消费中心和国家重大战略服务保障区"的战略定位,深入把握党中央赋予海南经济特区改革开放的新使命,依托海南自由贸易试验区和中国特色自由贸易港建设,实行更加积极主动的开放战略,加快构建开放型经济新体制,全面融入海洋强国、"一带一路"建设等重大战略,以打造实践中国特色社会主义的生动范例的历史担当,将海南打造成为全国健康产业先行先试试验区、健康产业高质量融合集聚发展示范区、健康产业科技创新驱动综合示范区、健康"一带一路"重要战略支点、全球健康旅游目的地。

(二)指导思想

以习近平新时代中国特色社会主义思想为指导,全面贯彻党的十九大和十九届二中、三中全会精神,深入贯彻落实习近平总书记在庆祝海南建省办经济特区 30 周年大会上的重要讲话精神和《中共中央、国务院关于支持海南全面深化改革开放的指导意见》(中发〔2018〕12 号),实施健康中国战略,认真落实省委、省政府重大决策部署,牢固树立新发展理念,以新时代人民日益增长的多样化健康需求为导向,以提高发展质量和效益为中心,以打造战略性支柱产业为目标,以创新、融合、开放、提升为主线,以新技术、新产品、新模式、新业态为创新引领,以一批重大工程项目为抓手,着力转变政府职能、强化创新驱动、突出特色产业、创新发展模式、转换增长动力,拓展全方位、全周期健康产业链,推动医、药、游、养、体、食与新一代互联网、健康大数据、健康人居、健康金融科技等深度融合发展,建设世界领先的智慧健康生态岛、健康产业强省和全球重要的健康旅游目的地,努力把健康产业培育成为海南经济转型升级的核心引擎。

1. 坚持政府引导、市场主导　强化政府在制度建设、规划、政策及监管等方面的职责。充分发挥市场在资源配置中的决定性作用,积极培育壮大多元市场主体,加速推进健康事业创新引导的健康产业创新,鼓励社会广泛参与健康产业发展,促进产业要素资源扩容和结构优化,满足人民群众多层次需求。

2. 坚持深化改革、扩大开放　以制度创新为核心,深化简政放权、放管结合、优化服务改革,消除制约健康产业做大做强的体制机制障碍,破解产业发展瓶颈,实施健康事业和健康产业"双轮驱动"战略。对标国际领先的健康产业集群,加快构建全面开放新格局,积极融入"一带一路"战略,充分利用"两个市场"和"两种资源",加强对国际市场分析研判,吸引全球高端要素集聚,提升国际国内健康消费吸引力,构建开放共赢的产业生态。

3. 坚持创新引领、提质增效　实施创新驱动发展战略,准确把握健康产业特点,瞄准国际创新前沿,积极探索符合产业发展需求的政策创新、技术创新、产品创新、服务创新、业态创新、模式创新和标准创新。围绕科技研发、成果转化、应用示范、产业集聚、要素保障等创新链条,培育一批创新人才、建设一批创新平台、发展一批创新型企业。

4. 坚持特色发展、融合集聚　围绕建设世界领先的智慧健康生态岛和全球重要的健康旅游目的地,因地制宜,科学确定全省和各市县健康产业发展重点,通过骨干企业、重大项目的示范引领作用,引导特色优势领域优先发展和集聚发展,连点成线、以点带面,促进产业内部的深度融合以及健康与相关领域的跨界融合,改造升级传统健康业态,培育壮大健康新业态。

(三)总体部署

以"三区一中心"为海南健康产业发展基准定位,以全面深化改革开放为海南健康产业发展基本手段,以走海南特色的健康产业发展道路为基本要求,深度融入海南自由贸易试验区建设,将健康产业打造成为推进中国特色自由贸易港建设、实现更高水平全岛开放的先行产业。坚定走创新发展之路,发挥资源禀赋优势,依靠科技和人才,实施差异化发展战略,坚持"人无我有、人有我特"的发展理念,瞄准细分市场,以特色为先导,推动优势领域加快发展,从纵向上带动产业链延伸拓展、从横向上促进健康与相关产业融合发展、从广度上实现地区间组团联动,推动健康产业整体向高水平迈进,打造"健康海南""世界健康岛""世界长寿岛"品牌。

1. 集中若干优势领域,带动产业链延伸拓展 依托博鳌乐城国际医疗旅游先行区,加快发展国际健康旅游和高端医疗服务。以高水平的医疗服务业和健康旅游业为先导,通过高水平医疗服务,推动医疗健康领域供给侧结构性改革和健康产品制造、健康服务设计和健康消费引领的创新升级,支撑引导,形成面向个人、家庭、社区、城市的全球重要的健康旅游目的地产业生态;强化康复疗养、中医药健康服务、健康保险等健康服务业高质量发展,带动高水平医药、智能可穿戴设备等健康产品制造业创新升级,推动健康新模式、新业态发展壮大,提升国际旅游消费中心核心竞争力;以先进医药制造业为支撑,依托现有医药产业基础,部署重大新药创制国家科技重大专项成果转移转化试点,加快先进医药产业发展,通过高端药品、医疗器械等医药产品,进一步推动健康服务业质量高水平提升。健康旅游、医疗、医药三大重点领域联动互促,以游带医、以医带药、以药促游,不断优化、拓展,打造全方位、全周期健康产业链。

2. 抓好一批工程项目,推动产业融合和新业态发展壮大 实施一批成长性好、支撑作用明显、引领带动能力强的重大工程项目,推动新一代信息技术、生命科学、生物工程技术与医疗健康领域的深度融合,以技术融合带动产品融合、市场融合,不断拓展发展新空间,加快健康产业一、二、三产业之间的融合步伐。

3. 发挥自身比较优势,实现地区间差异定位、组团发展 按照产业集聚、错位协同、均衡发展的原则,统筹考虑全省区域空间布局、产业基础、资源禀赋,以目前初步形成的产业集聚态势为基础,实施差异化发展战略,发挥地区间比较优势,因地制宜,突出特色,扬长避短,指导各市县精准定位目标人群,科学确定主导产业和发展路径,避免低水平、同质化竞争。

(四) 发展目标

到 2025 年,建立起体系完整、结构优化、特色鲜明的健康产业体系,初步建成领先的智慧健康生态岛和全球重要的健康旅游目的地。集聚一批具有较强创新能力和国际竞争力的大型企业,智慧健康服务达到国际领先水平,产业规模显著扩大,国际影响力不断提升,成为国民经济重要战略性支柱产业,总体发展水平走在全国前列。

1. 健康水平持续提高 巩固优化覆盖城乡居民的基本医疗卫生与健康服务体系,促进健康的制度体系更加完善,基层医疗服务水平不断增强,人均期望寿命、婴儿死亡率、5 岁以下儿童死亡率和孕产妇死亡率等主要健康指标加快迈向全国先进水平,为实现健康产业高质量发展打下坚实的全民健康基础。

2. 产业规模显著扩大 形成全方位全周期的健康服务业、创新驱动的健康制造业、特色鲜明的跨界融合新业态,经济社会发展带动作用显著,全省健康产业增加值占 GDP 的比重明显提升。

3. 产业结构明显优化 优质医疗资源和健康产品覆盖范围进一步扩大,卫生费用增速处于合理区间,健康新业态占比明显增加,国际国内健康消费市场吸引力不断增强。

4. 创新能力有效提升 健康科技创新、健康产业发展和营商环境达到国内一流水平,科技创新和成果转移转化能力达到全国领先水平,打造智慧健康产业集聚高地、具有全球影响力的健康产业创新中心,国产医疗器械创新产业集群以及健康大数据资源创新产业集群,国际竞争力明显提高。

5. 集聚效应初步显现 集聚一批具有较强国际竞争力的健康产业跨国企业和知名品牌,形成一批健康产业科技创新和转化应用平台、投融资平台和开放合作平台,成为全球高水平健康产业集聚示范区。

为实现以上目标,立足健康产业区域竞争态势和现有基础,分两个阶段部署推进:

(1)2019—2020 年,是海南省健康产业夯实基础、提质升档阶段。主要任务是进一步完善和提升智慧健康生态岛相关基础设施,加快升级区域服务综合配套,持续优化营商环境,高水平推动高端医疗服务、国际健康旅游、互联网智慧健康、康复疗养等重点领域和特色优势产业率先突破,多样化、个性化、高品质的健康服务供给显著扩大,博鳌乐城国际医疗旅游先行区在全省健康产业的核心作用进一步凸显,基本实现医疗技术、装备、药品与国际先进水平"三同步",医疗服务达到国际先进水平。海澄文、大三亚等健康产业集聚区域组团联动发展取得突破。健康产业增加值占全省 GDP 达到 5%,形成支柱产业。

(2) 2021—2025 年,是海南省健康产业全面发力、加速发展阶段。主要任务是大力推进健康产业高水平融合集聚和全方位创新突破,大幅提升产业辐射带动能力和核心竞争力,在健康服务领域重点产业高水平发展基础上,着力实现健康制造业做大做强和健康农业特色发展,基本形成一、二、三产高效协同、高质量发展的健康产业体系,海南健康产业发展质量和效益全面提升。健康产业增加值占全省 GDP 达到 10%。

三、区域布局

根据全省经济社会发展总体部署,考虑健康产业发展基础和资源要素配置条件,构建"一核两极三区"的健康产业发展格局,即以博鳌乐城国际医疗旅游先行区为核心,以海澄文一体化综合经济圈和大三亚旅游经济圈为两大增长极,有序带动全省东部、中部、西部三区协同发展。

(一)"一核"引领

以博鳌乐城国际医疗旅游先行区作为全省健康产业核心,集聚国内外优质医疗资源和高端要素,加快发展国际健康旅游业和高端医疗服务业,推动国际领先的生物医药产业高水平聚集发展,开展临床医学、医疗技术应用转化和热带病研究创新,辐射带动全省健康产业发展。将先行区打造成为世界一流的国际健康旅游目的地、全球领先的医疗创新平台和医疗健康中心、高水平医疗健康创新人才聚集区。

(二)"两极"带动

根据全省经济社会发展格局,立足海澄文一体化经济圈和大三亚旅游经济圈既有基础和优势,促进若干特色优势产业做大做强,不断提升国内外影响力与竞争力,打造北部和南部健康产业增长极,带动全省健康产业高水平发展。

1. 北部健康产业增长极 范围涵盖海澄文一体化经济圈,包括海口、文昌、澄迈 3 市县。重点推进高端医疗服务,互联网智慧健康,以"富硒""长寿"为特色的康养服务和医药研发制造发展:以海南省人民医院为龙头、以海口市优质专科医疗资源为依托,推动高水平医疗服务业发展;统筹规划建设全省全员人口、电子健康档案和电子病历三大数据库,支撑智慧健康产业发展;深度挖掘澄迈的长寿、富硒、生态等元素,发展健康养老养生服务业,打造"海南富硒地,世界长寿乡"品牌,在海南生态软件园打造智慧医疗项目聚集群;发挥文昌最长海岸线优势,沿铺前大桥、旅游公路建设医养带状公园,成为海澄文一体化的滨海养生高地;壮大海口药谷、美安新药谷产业集群,加快医药制造业发展。

2. 南部健康产业增长极 范围涵盖大三亚旅游经济圈,包括三亚、乐东、陵水、保亭 4 市县,重点推进中医药健康旅游、海上特色健身休闲、健康管理服务和以温泉、沙疗、热带雨林为特色的康复疗养、健康农业田园综合体等产业发展:以三亚市为中心,依托三亚市中医院,面向国际医疗旅游游客高标准打造国际化中医药健康旅游示范区,推进中医药服务贸易发展;加快三亚"国家体育休闲运动城市"建设,发展海上健身休闲运动产业;形成以运动、营养、心理、环境非医药健康干预服务为特征的主动健康管理连续服务城市运营体系;利用生态环境、气候条件和农垦土地资源优势,加快推进南平医疗养生产业园区建设,在乐东、陵水、保亭打造一批集生态、海洋、户外、民族文化等元素为一体的健康旅游度假产品,发展温泉、沙疗、热带雨林为特色的健康养生养老服务,延伸拓展垦区中医药产业链,与三亚国际中医药健康旅游目的地互补发展。

(三)"三区"协同

依托省域内东、中、西部地区丰富的自然生态资源、旅游资源和特色民族文化资源,支持各市县结合实际培育具有特色的主导产业,形成对全省健康产业发展的重要支撑,构建"节点小集聚、组团大联动、区域广覆盖"的协同发展格局。

1. 东部:以万宁市为主要节点。推进兴隆南药药用植物园建设,建设冲浪、龙舟、海钓、潜水、游艇、水上飞机 6 大运动基地,结合兴隆温泉等资源,打造海上健身休闲运动、南药特色温泉养生旅游目的地。注重加强与琼海和大三亚旅游经济圈组团发展。

2. 中部:以五指山、定安、屯昌、琼中、白沙 5 市县为主要节点。重点培育以南药、芳香药和黎药为特色的民族医药产业和健康食品产业,建设一批标准化、规模化、现代化的南药和芳香药良种良苗繁育基地,加强槟榔、益智、砂仁、巴戟、牛大力、裸花紫珠、诺丽、胆木等南药和芳香药资源开发,发展南药特色保健食品、健康食品,开展黎苗医药特色养生体验旅游;充分利用五指山、吊罗山等热带雨林产生的负氧离子和芬多精养生环境,开展雨林康体养生旅游。加强与东部地区养生养老产业的组团联动。

3. 西部:以儋州、东方、临高、昌江4市县为主要节点。依托优良的森林、滨海资源,建设以海花岛旅游度假区、东坡文化旅游区、昌江棋子湾度假养生区、原生态黎乡以及儋州蓝洋、昌江霸王岭温泉旅游度假区为代表的一批养生休闲健康旅游目的地。以儋州为中心,发展户外健身休闲产业,开展国际象棋、马拉松、沙滩运动、滑水、徒步、露营等项目的赛事与体验式活动。加强与海澄文、环北部湾以及中南半岛区域产业联动。

四、重点领域

围绕多层次、多样化健康需求,聚焦重点领域和关键环节,深入推进健康产业供给侧结构性改革,推动健康服务业高品质发展,引导健康产品制造业创新升级,加快健康农业现代化步伐,促进健康产业与相关产业融合发展,打造具有海南特色、全方位全周期的现代化健康产业体系。

(一)引导健康服务业高品质发展

健康服务业直接面向消费者,处于产业链和价值链的高端,既是满足多层次、多样化、个性化健康需求的载体,也是推动产业链延伸和产业融合发展的基础。引导健康服务业向高品质发展,扩大优质服务供给,是增强海南健康消费吸引力和辐射带动力的关键。

1. 大力发展覆盖全方位全周期的高水平、多层次医疗服务业。夯实医疗服务基础,着力满足省域内群众健康服务需求。深化医药卫生体制改革,加大财政投入力度,进一步建立健全基本医疗服务体系。健全农村三级医疗卫生服务网络建设,加大市县级医院、乡镇卫生院、社区卫生服务中心(站)、村卫生室的建设力度,提高服务能力。按照国家县级医院服务能力要求,提升市县医院服务能力,每个市县至少建设一所省级水平医院。支持海口、三亚、琼海、儋州、五指山五大区域医疗中心建设,巩固提升省级医疗卫生机构服务能力,构建"1小时三级医院服务圈"。支持海南省人民医院建设成为国家区域医疗中心。完善全省专科体系建设,加强临床重点专科建设,确保每个市县至少有2~3个省级临床重点专科。大力支持二级以上医院建设胸痛中心、卒中中心、创伤中心、危重孕产妇救治中心、危重儿童和新生儿救治中心。以远程、移动、智慧医疗一体化运营平台建设为支撑,建设中医、西医、体医结合的主动健康医院、主动健康管理连续服务中心;改革完善紧急医学救援体系,加强设施设备配置,构建覆盖全岛的全天候急救网络。全面加强公共卫生服务体系建设,加快建立健全政府主导、多部门配合和全民动员的慢性病综合防控机制,提高妇幼、老年人、残疾人等重点人群健康服务保障水平。发展高水平社会办医,加快形成多元化办医格局。鼓励社会力量以出资新建、参与改制等多种形式投资医疗领域,鼓励社会力量投资建设,公立医院管理经营的多种合作模式。鼓励社会力量进入专科医疗、第三方医疗服务、康复、护理、前沿医疗技术应用等领域,打造运动医学、医学美容与抗衰老、辅助生育、专业医疗救援等特色高水平医疗服务业态。强化社会办医专精特色,在五大医疗中心和先行区内培育一大批服务规范、技术精湛、管理过硬的社会办医疗机构品牌。支持社会力量在政府购买服务机制下参与基本医疗卫生服务提供,扩大优质高效医疗服务供给。将社会办医全面纳入分级诊疗体系,支持社会办医参加专科联盟等医联体建设。大力发展专业医学检验、卫生检测、影像、制剂、消毒、移动体检、慢病管理连续服务等医疗相关第三方服务,支持医疗设备第三方服务等健康中介服务发展。引导境外医药企业设立售后服务中心。

2. **打造具有国际影响力的健康旅游业** 充分利用海南"长寿之乡"的环境禀赋、"天然药库"的资源基础以及"先行先试"的政策优势;大力发展现代科技、传统医药与生态环境相叠加的国际健康旅游产品,建立完善的现代医疗体系和旅游服务配套体系,促进海南健康旅游向高端医疗服务、中医药特色服务、特色康复疗养和休闲养生协同发展迈进,高水准打造全球健康旅游目的地。

(1)进一步丰富健康旅游产品:依托博鳌乐城国际医疗旅游先行区等区域高水平医疗机构与旅游资源配套,发展高端医疗服务和国际健康旅游,瞄准国际市场打造以体检、健康管理、医疗服务、康复疗养、特许医疗、医学美容和抗衰老、生殖健康、国际健康会展服务等为特色的产业链条。依托海口、三亚中医健康旅游示范基地建设,发展集高端医疗、国际商务、康复、休闲疗养于一体的健康旅游品牌。支持各市县发挥自然资源优势和人文特色,发展气候养生、特色专科、康复疗养、医养结合、森林度假疗养、休闲养生等康养旅游系列产品。鼓励组建跨市县、跨省域、跨国界的健康旅游联盟或协作网络,积极延伸产业链。积极推动运动医养旅游规模化发展,培育照护康复、抗衰老、以及运动扭伤康复等医疗产业,全力将我省打造成为国际医养型康复旅游目的地。全面发展骑行、球类比赛、体操等普及性广、关注度高、市场空间大的大众休闲运动项目;重点发展水上运动、游艇运动、高尔夫等具有消费引领性的健身休闲项目。支持以社会力量为主体,深度整合提升健康旅游产品和服务项目策划、线路设计、业态培育、运营管理、宣传推广水平,提高产业发展质量和效益。

(2)推动健康旅游国际化发展:打造一批具有国际竞争力和影响力的健康旅游知名品牌,面向"一带一路"沿线国家地区,东亚、东南亚、澳洲、东欧等区域国家,联合国内健康产业发展优势省市,建设国际、国内健康旅游线路联合推荐平台和健康旅游、健康生活体验等精品拳头产品,开辟国际健康旅游线路。支持医疗机构取得国际医疗质量管理认证,与国际健康保险机构建立合作关系。

3. 做大做强海南特色中医药健康服务业

(1)发展中医养生保健服务:实施中医治未病健康工程,依托三亚国家中医药健康旅游示范基地,推动建设中医养生保健基地,规范中医养生保健服务。支持符合条件的机构积极申报国家中医药健康旅游示范区、基地和项目,打造一批体验性强、参与度广的中医药健康旅游路线和产品。将海南特色中医药优势与健康管理结合,探索融健康文化、健康管理、健康保险为一体的中医健康保障模式。试点推进"药食同源"在海南备案,推进中医药养生保健产品开发。

(2)推动中医药服务贸易发展:在服务质量标准等方面先行先试,探索并推行中医药健康旅游服务贸易示范基地建设规范和中医药服务贸易服务规范,推动产业规范化发展。推动中医门诊部、中医诊所和中医坐堂医诊所规范建设和连锁发展。推进多层次的中医药国际合作,鼓励有条件的中医医院成立国际医疗部或外宾服务部,提供高端中医医疗保健服务;鼓励有条件的中医药机构在境内外设立中医药服务贸易机构,推动中医药健康服务走出去。

4. 发展多样化康复疗养服务业 依托海南独特的气候条件和丰富的温泉、冷泉、森林、高负氧离子空气、富硒土等资源,以及南药、黎药和海洋药物等特色,通过药浴、针灸、中药民族药药疗等多样化服务形式,面向国内外市场提供高品质健康疗养、慢性病疗养、职业病疗养、运动康复、老年病疗养等健康产品和服务。打造具有海南特色的气候治疗服务业态,面向儿童、老年人等重点人群开展全球领先的气候治疗服务项目。发展特殊治疗服务,研究发掘海南温泉、沙疗等的医疗保健机制,培育一批服务模式整合连续、技术水平过硬、标准规范健全的高水平特殊治疗机构。建立面向航天员、潜水员等专业人员的康复疗养基地,打造与国际接轨的航天员、潜水员康复疗养项目。支持养老机构拓展和提高基本医疗服务的能力,养老机构可按照有关规定开办老年病医院、康复医院、护理院、中医类医院等。引导社会资本进入养老服务领域。创新智慧健康养老智能传感、监测分析等关键技术,加强相关机构与健康管理类可穿戴设备、便携式健康监测设备、智能养老监护设备等硬件融合对接,整合健康养老数据管理与服务系统,提供更加便捷、精准、高效的健康养老服务。

5. 广泛发展健身休闲运动业 充分利用公园绿地、城市空置场所、小区公共绿地、建筑物屋顶、地下室等区域,建设一批球场、健身步道、登山步道、体育公园、沿海沿河沿湖健身带、健身器械场地、健身房等社区健身休闲设施。依托国际旅游岛建设,积极对接引入国际赛事,打造一批国际性品牌赛事和年度大型节庆活动,积极推动休闲运动与健康领域人文交往、商贸会展、学术论坛等联动发展。推动实现全省社区健康促进服务中心建设全域覆盖。发掘民族民俗文化和节庆品牌,发展普及性广、关注度高、市场空间大的运动项目,扩大本土特色的传统体育健身活动影响力。建立完善针对不同人群、不同环境、不同身体状况的运动处方库,支持社会力量举办以科学健身为核心的体医结合健康管理机构,推动全民科学健身服务进入健康促进、慢性病预防和康复。

6. 积极发展健康保险服务 立足域内健康保险保障需求,整合基本医保资源,稳步提高保险保障水平。创新医保支付和管理运行机制,进一步便捷在琼跨省异地就医群众医保结算。全面推开个人税收优惠型商业健康保险试点和推广工作。鼓励商业保险机构、专业健康险企业拓展专业健康险品种范围,发展适应国际健康旅游要求的一体化保险服务,设计与健康服务新业态发展相衔接的多样化健康险产品,推出覆盖国际前沿医疗技术、创新药、高端医疗器械应用的医疗险品种,探索开发基于互联网的健康保险产品和服务。支持在博鳌乐城国际医疗旅游先行区等区域设立专业健康和养老保险机构,不断优化理赔服务,为境内外保单持有人提供境内医疗、救援、保险赔付及结算等服务。鼓励延伸拓展健康产业链,促进健康保险与健康管理服务协同发展,探索家庭医生团队、医疗机构、健康咨询机构、健康体检机构、商业健康保险机构深度融合模式,打造全方位全周期健康服务链条。

7. 加快发展智慧健康服务 深入推进"互联网 + 医疗",创新发展互联网医院、远程医疗、医疗人工智能等新型业态,探索线上线下结合发展模式。促进人工智能与医疗融合发展,推动 AI 辅助机器人手术、基于影响数据的辅助诊疗、药物筛选和挖掘、基因大数据、健康管理等领域的应用。以"互联网 +"为手段,结合大数据、人工智能等新一代信息技术,扩展医疗服务空间和内容,优化医疗服务流程,进一步改善医疗服务质量和效率。鼓励博鳌乐城国际医疗旅游先行区、海口、三亚等医疗资源集中地区借助互联网、人工智能、物联网等技术手段,扩展智慧健康服务辐射范围,提升服务便捷性与可及性,面向基层社区和村镇提供远程会诊、远程心电诊断、远程影像诊断、慢病管理等智慧医疗健康服务,支持分级诊疗体系和家庭医生签约服务发展。加强健康信息采集和预警预测能力,发展应急救援移动医疗专用车、船、直升机等重要装备,建设军民融合一体化应急救援信息平台,提升应急医疗救援全天候响应能力。依托互联网产业小镇、国家高新技术开发区、生态软件园等载体,打造健康医疗大数据产业集聚园区,探索可穿戴设备、智能健康电子产品、健康医疗移动应用等产生的数据资源规范接入人口健康信息平台,建立全流程多维度的个人健康数据链,基于大数据分析,构建打通院前、院中、院后的连续性智能化主动医疗服务,发展面向个人、家庭的精准健康服务,推动基于健康医疗大数据的新业态发展。引进培育专业化药品流通企业,支持药品流通企业与医疗机构、医保、电子商务企业合作开展医药电商服务。

(二)推动健康农业特色发展

健康农业涵盖以中药材、绿色健康食品、保健食品种植养殖为主体的健康农、林、牧、渔业,是新时期海南打赢脱贫攻坚战、加快实施乡村振兴战略、推进现代农业开放发展的重要抓手。

1. 优化健康农业产业结构,推动南药规范化、规模化发展。以南药和特色热带作物种植业为重点,加大对槟榔、益智、牛大力等优势南药种植支持力度,做精做长沉香产业链。加强标准化生产与 GAP 生产基地建设,提高南药标准化生产水平。制定南药种植业标准化生产技术规范,集成肥水管理、病虫害防控等一系列关键技术。加强健康农产品质量检测,建立质量追溯制度,保障产品质量。做精做优具有绿色健康食品功效的热带作物和水果瓜菜品种,突出营养和健康导向,全面推进农业产品结构调整。以农业科研院所和龙头企业为主体,建设标准化特色果品、热带作物基地。依托深海养殖、海陆一体化海洋农牧业,发展特色海洋健康食品、保健品产业。培育家庭农场、合作社、专业大户和龙头企业等新型经营主体,推动"企业 + 基地""企业 + 基地 + 农户"等新兴经营模式,提高组织化水平。加快培育健康农业龙头企业,鼓励农垦集团、重点种业企业、大型健康食品加工出口企业加大研发投入,延伸拓展健康农产品加工物流、营销推广、信息服务环节,优化健康农业产业链分布结构,推动高附加值产品开发利用,提高综合效益,推动海南健康农业提质增效。

2. 推动"健康 + 现代农业"融合发展 依托"美丽海南百镇千村"工程,以特色小镇和美丽乡村为载体,将健康农业发展融入乡村振兴战略,打造"大健康 + 农业"融合发展体系。利用南药、石斛、红茶、绿茶等特色种质资源,挖掘历史遗产、民族村镇、养生文化、民风民俗等文化,开发各具特色的休闲农业业态和产品,发展特色健康休闲农业。将健康农业发展融入脱贫攻坚,支持面向贫困地区建立经济效益好、市场成熟的健康农产品生产基地,大力发展健康农产品种植、管理和加工,加大贫困地区健康农产品推介营销支持力度,以健康农业全产业链增值带动贫困地区农户稳定脱贫。

(三)促进健康制造业做大做强

健康制造业涵盖药品、医疗器械、康复辅助器具等健康产品生产制造,是海南健康产业向高品质转型升级、迈向全球价值链中高端的技术支撑和物质保障。

1. 以生物药和制剂为重点,推动医药产业高水平发展。立足海南医药产业基础,用足用好博鳌乐城国际医疗旅游先行区支持性政策,探索开展干细胞临床前沿医疗技术研究,发展生物药、化学药新品种、优质中药、医疗器械、新型辅料耗材。支持南药产业做大做强,培育特色品牌。紧紧围绕"海陆空"发展战略,充分利用好海洋资源"宝库",依托三亚深海科技城等建设项目,加快发展以海洋生物制药、海洋生物制品、海洋生物保健品、深海基因技术应用为重点的海洋生物产业。支持省内企业通过多种方式,与国内外转化知名高等学校、科研院所、技术转移中心等合作设立研发中心、产业化基地。引导推动省内医药企业加快重组整合,提高产业集中度,培育一批具有国际竞争力、掌握核心关键技术和产品、产业链辐射带动能力强的医药产业龙头企业。鼓励制药企业开展仿制药一致性评价,实施药品、医疗器械上市许可持有人制度。优先支持国产医疗器械、柔性制造、人工智能融合发展,制定鼓励创新国产医疗器械创新发展和应用示范、成果转化、产业集聚的专项政策,支持组建产业联盟或联合体,推进全产业链整合优化。

2. 拓展多样化健康产品制造产业链 依托国家体育产业基地、专项训练基地,发展兴奋剂检测、运动营养、运动康复、生理生化监测、人体运动分析系统、运动员训练分析(决策辅助)系统以及人体评估测试系统等相关产品研发制造。依托海南品牌体育运动赛事和特色健身休闲活动项目,发展健身休闲运动产品制造业,支持企业围绕热带山地运动、海岛休闲、低空飞行等领域,设计制造定制化、个性化高端器材装备。对接大三亚、博鳌乐城国际医疗旅游先行区养老服务需求,引进布局智能化、适老化产品制造产业链,开发高品质的家用理疗、按摩、养生保健器械和智能养老监护设备,扩大多样化智能健康养老服务产品供给。引进高水平智慧健康产品研发制造企业,开发基于物联网、云计算、大数据等新一代信息技术的健康管理类可穿戴设备、便携式健康监测设备、自助式健康检测设备等产品制造。引进国际前沿企业,发展健康照护智能机器人、医疗服务机器人等高端智慧健康制造。推动健康农业与健康制造业融合发展,依托热带动植物资源、海洋生物资源,发展特色保健品制造业,开发多样化、高附加值的保健药品、保健化妆品、营养健康食品。

五、重大工程项目

围绕促进健康与相关领域深度融合发展,激发健康新业态、新模式、新产业成长活力与创新动力,加快实施一批支撑作用明显、引领带动能力强、融合集聚潜力大的重大工程项目,作为全省健康产业高质量发展的重要抓手,带动传统产业转型升级和新兴业态发展壮大。以此为基础,建立省级健康产业重大项目库,在项目审批、要素保障等方面给予重点支持,强化重大项目的引领和带动作用。

(一)博鳌乐城国际医疗旅游先行区工程

功能定位:打造"三地六中心",即国际医疗旅游目的地、尖端医学技术研发和转化基地、国家级新的医疗机构集聚地;特色明显、技术先进的临床医学中心,中医特色医疗康复中心,国际标准的健康体检中心,国际著名医疗机构在中国的展示窗口和后续治疗中心,罕见病临床医学中心,国际医学交流中心。

发展目标:到2025年,先行区国际健康旅游和高端医疗服务体系基本健全,基础设施配套完善,运营管理和服务标准国际化水平大幅提升,初步建成具有影响力的国际健康旅游目的地和国际知名的健康产业高水平集聚区,医疗服务及科研达到国内领先、国际先进水平,形成品牌效应。产业规模达到500亿元以上。

专栏1 重大工程项目

1. 博鳌乐城国际医疗旅游先行区国家健康旅游示范基地 加强先行区及周边区域旅游服务基础设施建设,完善国际旅游配套。引进一批医疗旅游龙头机构,支持航空公司、旅行社等加强医疗健康养生产品开发和旅游路线设计。发展第三方专业化医疗中介服务机构和专业化医疗旅游导诊平台。

2. 国际先进水平医疗机构引进和培育工程 引进和培育一批技术水平先进、市场号召力强的医疗机构。打造若干个高端健康管理机构、中医药康养示范医院和医疗旅游保健中心。引进、培育具有国际水平的第三方医学检测机构。引导境外医药企业设立售后服务中心。

3. 国家级医疗卫生机构聚集工程 联合创建热带病研究中心、药品生物制品检定研究中心、国际

293

医学交流会展中心和罕见病中心。试点建设国家级公共医疗平台,探索支持国家级医疗机构通过举办营利性国际医疗部、专业科室、互联网＋博鳌医院等多种方式进驻。

4. **国家级医学教育科研交流基地** 与世界知名医学院联合设立医学院校。鼓励、支持国内外重点医学院校、科研院所、国家重点实验室、知名企业在先行区设立分支机构。依托博鳌超级医院建设国家临床医学创新中心和国家先进技术临床医学研究中心,紧密结合临床建设若干国家级、省级重点实验室,设立院士、博士后工作站。将先行区内通过国际医疗卫生机构认证、符合条件的医疗机构纳入国家住院医师规范化培训基地。鼓励社会力量联合医疗机构投资设立临床试验机构。

5. **先行区高水平品牌提升工程** 推进一批品牌项目良性运营,创新管理模式,加快集聚人气,围绕国际医疗旅游策划推出若干精品服务项目和系列产品。

6. **中以海南国际康复医学中心项目** 在先行区内建设一所功能齐全、技术先进的现代化康复医学中心,借助以色列康复设备研发等优势,建设康复医学科技转化(研发)中心和康复医学教育培训中心。

7. **生殖医学服务中心建设项目。**依托海南资源环境基础和先行区前沿生殖医学服务特色优势,打造高端、标准化的"孕、产、育"全产业链条,开发多样化的辅助生殖、试管婴儿、生殖治疗、南药黎药调理等产品和服务,辐射带动省域生殖医学服务体系建设。

8. **健康产业国际开放合作平台** 依托博鳌亚洲论坛资源,进一步完善和丰富多层次、多领域国际交流合作,推进健康总部基地建设,鼓励健康领域跨国企业、国内大型企业集团在海南设立国际总部和区域总部。支持举办国际医疗器械及药品展销会等,健康产业重点领域展览会活动,建设全省健康产品展示贸易平台。支持举办新药创制相关科技、产业、资本等高层次论坛和成果交易会。每年举办一次博鳌健康论坛,定期举办海南健康产业博览会。

9. **加强与台港澳医疗健康合作** 引进台港澳知名医疗机构在海南建立分院或专科医院。提升海南医疗服务水平并吸引更多的国外医疗旅游游客,加强康复照护器械、设备研发合作,建立海南与台港澳医疗企业经营合作机制,强化医疗园区合作。

(二) 海口生物医药和转化医学基地建设工程

1. **功能定位** 依托海口市西海岸片区、观澜湖片区、江东片区和市区中心四个区域高水平健康服务布局,发挥海口高新区高新技术产业集群优势,大力开展健康科技研究成果临床转化应用创新,打造国家级转化医学基地,辐射带动亚太地区高端人才聚集,形成健康科技创新重要增长极。

2. **发展目标** 到2025年,基本建成产学研用一体化协同发展的国家级转化医学基地,在前沿医学和生命科学技术创新、疑难重症研究攻关、重大新药创制、诊疗新技术等关键领域取得一批突破性成果,对全省乃至全国健康产业发展形成有力支撑,医药工业产值约440亿元。

专栏2 重大工程项目

1. **国家新药转化基地项目** 海南省与科技部、国家卫生健康委三方共建国家新药转化海口基地,推动以重大新药创制国家科技重大专项为试点的成果转移转化,加快重大专项组织实施。将海南三甲医疗机构以及先行区纳入国家新药转化基地范畴。

2. **临床应用转化平台建设项目** 重点围绕国内急需紧缺的创新药物、医疗器械装备等开展成果转移转化和临床应用,构建"医研企结合""医工结合"机制,依托国内外知名医学院校和有实力的研发机构,与国内外大型医药企业深入合作,建立多机构、跨学科的研究中心,促进临床医疗与医药融合发展,缩短药品从研发到临床使用的时间,增强治疗的针对性和产业竞争力。

3. **海南省药物研究与开发科技园项目** 依托海口国家高新区,建成集药物安全性评价、药物研发为一体的,全国先进、与国际接轨的公共技术平台。

4. **海洋生物医药业研发转化项目** 支持海南海洋生物医药研究所、海洋药物工程技术研究中心和生物技术重点实验室横向联合,加快依托海南特色海洋生物医药资源的研发转化。

---

5. 药谷工业园医药产业集群建设工程　聚焦医药制造、研发和药品流通仓储,引进培育医药龙头企业和海南省药物研究所、海南高新医药研发平台等药物研发机构,提升"海口药谷"核心区竞争力。

6. 美安"新药谷"医疗健康产业集群建设工程　重点发展健康养生、医养结合,制药、医疗器械和特医功能食品等领域,积极对接引进高水平药品和医疗器械装备制造、医药研发和制药业综合服务机构,提升集群集聚发展水平。

(三) 三亚健康旅游示范基地建设工程

1. **功能定位**　以三亚国家健康旅游示范基地建设为主体,加快中医药特色健康旅游发展,打造具有全球影响力的中医药特色健康旅游集群和中医药服务贸易基地,引领全国中医药健康旅游服务发展。

2. **发展目标**　到2025年,国家健康旅游示范基地建设取得显著成效,中医药健康旅游服务体系持续完善,在国内率先建立中医药健康旅游认证体系,建立自贸试验区体系下的中医药健康旅游行业标准和规范,基本形成支撑中医药健康旅游发展的国际化服务设施和服务标准规范体系,接待国内外中医药健康旅游服务人次在2018年基础上翻一番,依托优势中医医疗机构打造5个国际中医药健康旅游特色基地,塑造海南中医药健康旅游服务知名品牌。

专栏3　重大工程项目

1. 综合医疗服务能力提升工程　加快三亚市中医院改扩建项目建设;支持海南省第三人民医院在原址改扩建,建设海南南部疑难重症治疗中心;提高三亚市人民医院医疗技术和管理水平,把三亚市人民医院建设成为海南南部区域医疗中心。

2. 高端医疗服务发展工程　积极引进国内外高端医疗机构落户三亚,创建与国际接轨的高端医疗技术服务机构,提升三亚医疗技术水平,加快推进三亚医疗高端化、国际化进程,加快三亚市现代服务业产业园医疗板块和半岭温泉医疗产业园建设。

3. 国际中医药健康旅游目的地建设　探索中医药服务贸易规范化、标准化和特色化,以三亚市中医院为基础建设"国家中医药服务贸易示范基地"。依托三亚市中医院,巩固与中亚、俄罗斯中医药健康旅游服务合作关系,争取三亚市中医院阿拉木图中医中心纳入国家"一带一路"医疗卫生合作境外中心名录;积极拓展与东欧、西亚国家中医药服务贸易合作领域,在医疗服务的基础上开展包括中医培训、科研等在内的系列项目。

4. 智慧健康城市创建工程　引进中国医学科学院生物工程研究所、国家住宅与居住环境中心等产、学、研机构,以中国健康建筑和健康人居标准创制工作为抓手,打造生产、生活、生态"三生"融合空间和宜居、宜业、宜游的"三宜"数字健康生态城市综合示范区,实现数字世界和真实世界同步规划、建设、运营;率先在全国开启数字健康城市运营和健康生活综合服务新时代,将三亚建设成数字健康城市国际应用示范先行体验目的地。

5. 高端中医养生服务品牌机构建设工程　加快推进和著名中医药科研机构、医疗保健机构合作,创新中医医疗机构服务模式,加快推进中国中医科学院广安门医院在三亚合作创建高端中医康复保健医院项目。开发中医药特色旅游产品,开发中医养生保健旅游路线,建设一批中医药特色的度假区、主题酒店。以吉阳区半岭温泉医疗健康产业园为开发建设重点,打造"中外游客向往的养生天堂"。

6. 中医药健康旅游国际化发展工程　建立完善与国际接轨的医疗健康服务体系,引导医疗机构通过国际医疗标准、ISO质量管理体系等认证。加强医疗旅游服务体系建设,提高服务质量,加强医疗旅游宣传,提高医疗旅游服务信誉,树立高端品牌形象。实施中医药"一带一路"海外中心建设项目,鼓励优秀的中医药企业和医疗机构在境外合作设立中医药服务机构。

7. 中医药特色产品研发推广工程　依托大三亚区域中医药医疗服务、中药材种植加工和科研基础,支持面向国内外消费市场,研发生产中医药保健食品、保健用品、中医药保健音像文化产品、中医药创意产品等,推动相关产品系列化发展。

（四）南药产业规范化、规模化提升工程

1. 功能定位 依托海南独有的热带资源环境禀赋和民族文化特色,打造涵盖中医药民族医药健康服务、药用动植物种养殖、药食同源健康食品保健品制造等南药产业体系,推动产业链由传统农业生产向规模化、品牌化、高附加值的价值链中高端升级,打造全球知名的南药产业集群。

2. 发展目标 到2025年,南药药材种植规模化标准化水平显著提高,以南药、黎药和香料为突破口,研发中医药养生保健产品,形成产值达700亿元种植规模大、产业链长、技术支撑强的南药芳香药大品种,培育药香两用特色芳香型和药食同源保健型南药产品,树立海南中药"香岛"和"健康岛"品牌。

专栏4 重大工程项目

1. 良种良苗繁育基地项目 依托南繁育种科技开放发展平台建设和开放发展支持政策,在优势区域内建设一批标准化、规模化、现代化的良种良苗繁育基地。

2. 热带药用植物基因资源库 加强与中国医学科学院和国家药用植物种质资源库合作,加快构建完整的中药种质资源保护体系,支撑热带药用植物研究创新,保障国家药用植物资源安全。

3. 沉香产业体系建设工程 重点突破规模化繁育、良种选育、种植、结香、加工、质量控制等关键科技问题,攻克共性关键技术5~8项,选育高产优质新品种或良种2~3个,单株结香产量增加1~2倍,开发沉香大健康产品15~20种。建成年交易额50亿元以上的中国(海南)国际沉香交易服务平台。

4. 南药规范化生产基地 大力推广槟榔、益智、莪术、胆木、广藿香、高良姜、草豆蔻、胡椒等地道药材、大宗药材、名贵特色药材和重点中成药品种所需中药材的规范化种植。开发黎药南药保健品,推进黎药南药配方与现有成熟产品(如保健食品、化妆品)相结合。

5. 国家南药工程技术研究中心 建设南药基因种质库、南药研发平台;探索与中国医学科学院共建南药研发中心,以南药、黎药和香料为突破口,研发中医药养生保健产品。

6. 省级中医药资源动态监测和信息服务体系。

7. 保亭南药、黎药、芳香药提升工程 到2020年,围绕益智、槟榔、牛大力打造3个标准化生产示范园,扩大砂仁、益智、巴戟等南药种植面积,打造林下南药经济品牌。

（五）气候治疗与特殊治疗中心建设工程

1. 功能定位 充分依托全省生态、气候、森林、温泉、民族医药和食品资源优势,借鉴国际领先的气候治疗、自然元素特殊治疗发展模式,面向儿童、老年人、职业人群等的哮喘、呼吸道治疗养护需求,辐射国内以及俄罗斯、东欧等市场,形成一批具有全球影响力的高水平气候治疗与特殊治疗中心。

2. 发展目标 到2025年,基本建成以海口、三亚等为核心区域的2~3个气候治疗中心;在温泉、日光、雨林等特色资源富集地区建成若干模式先进、功能丰富、服务水平领先的特殊治疗中心。

专栏5 重大工程项目

1. 气候疗养中心项目 依托海南独特的气候资源,引入国际领先专业化服务机构,开发利用空气、日光、海水、土壤等元素对相关疾病和亚健康状态进行自然治疗调理产品,打造一批面向疾病康复、术后疗养、运动复健等人群的中高端服务集群。支持开展气候治疗机制、关键技术、适宜装备和服务模式标准研究创新。

2. 儿童上呼吸道过敏疗养中心 加强与上海儿童医学中心等合作,发挥海南高负氧离子空气疗养优势,建设面向儿童过敏性哮喘、上呼吸道感染、气管炎、百日咳等的治疗与康养一体化服务机构。

3. 南平医疗养生产业园工程 依托区域热带气候资源及农垦土地优势,打造以与气候治疗相结合的慢病康复、疗养领域为核心,以南药康养健康科技和养生文化为特色的医养结合产业体系,推动建设以气候治疗为特色,面向国内外亚健康人群和老年人提供优质高端康疗养生养老服务的国际生态颐养基地。同步建设南药和海洋生物药科技研发示范区、医药健康旅游先导区、中医和传统医学文化

教育中心等,构建融合发展的特色医疗养生综合体。

4. **呼吸小镇**　选择适宜地点,面向国际国内呼吸病等慢性病人群,创新高品质、连续性、标准化服务模式,打造一批康养特色呼吸小镇。

5. **慢性阻塞性肺疾病患者康养治疗中心**　发挥海南四季无冬、冬季气温高、空气清洁湿润等优势,依托大三亚旅游经济圈建设若干慢阻肺患者康养治疗中心,创新多元参与模式,打造辐射全国的高端品牌。

6. **特殊治疗中心**　依托温泉、日光、雨林资源,建设若干特殊治疗中心,以功能性温泉、日光疗养、沙疗、负氧离子疗养等为特色,打造一批知名品牌。

（六）以康养服务业为核心的康养特色健康小镇打造工程

1. **功能定位**　以提升乡村生态环境,保障居民生理、心理、道德、社会适应性等多维度健康,培养健康生活方式为目标,结合百镇千村建设工程,突出海南适宜康养产业发展的环境气候优势和特色资源,产业、文化、旅游"三位一体",生产、生活、生态融合发展,打造一批以康复疗养为支撑的特色小镇。

2. **发展目标**　到2025年,力争在全省建成一批产业特色鲜明、文化底蕴浓厚、生态环境优美、富有生机活力、示范效应明显的康养特色健康小镇。

专栏6　重大工程项目

1. 健康小镇建设标准化工程　引进国家级建筑设计研究院,针对海南的气候特点、资源禀赋,构架海南健康小镇的评价标准和管理规范,指导各类康养特色健康小镇的建设。

2. 沉香小镇　引导和扶持在基础条件较好的海口、万宁、澄迈等市县建设高标准沉香健康博览园或沉香特色小镇,将沉香文化、科技、养生、产品与旅游有机融合,带动海南沉香观光游和沉香健康养生发展。

3. 养生保健小镇　立足海南健康旅游发展总体布局,重点开发建设的一批养生保健小镇:澄迈慢生活国际养生保健社区、半岭生命健康休闲小镇、兴隆健康养生小镇、蓝洋温泉养生休闲小镇、南平温泉养生小镇、霸王岭森林康养休闲小镇、文昌航天康养小镇、屯昌新兴康养小镇等。

4. 运动休闲小镇　推动建设海口观澜湖体育健康特色小镇,三亚水上运动综合体和水上运动特色小镇,澄迈智力运动特色小镇,万宁冲浪小镇。发挥保亭、昌江、琼中、乐东等少数民族聚集区域民俗资源优势,培育发展具有民俗风情的民俗体育旅游小镇、民俗体育村、民俗体育驿站等。

5. 海棠湾·上工谷中医药康养特色小镇　加快推进中医药老字号商业街、运动医学与康复中心、特色康养民宿项目建设,发挥海棠湾自然风光和交通区位优势,汇聚中医药老字号企业机构,拓展面向国内外专业运动员和身体运动功能康复人群的全流程服务体系,打造中医药、康复疗养、休闲运动深度融合的健康综合体。

6. 狮子岭康养小镇　主要建设医养与生态修复特色小镇,打造以血液透析中心、医学养老中心、国际医院、月子中心、医学培训中心、医学康复中心等特色康养机构。

7. 温泉旅游度假小镇　对接国际标准,以温泉休闲度假为核心,开发中医康疗、养生运动、美容美体等配套产品,提升打造海口观澜湖、三亚南田、儋州蓝洋、琼海官塘、万宁兴隆、保亭七仙岭等6大精品温泉旅游产业聚集区。支持开发文昌官新、万宁尖岭、东方马龙、澄迈九乐宫、定安久温塘、屯昌青奥、陵水高峰、琼中上安、昌江霸王岭、白沙木棉等10个温泉旅游度假区。培育和发展一批具有国际竞争力的温泉品牌。

8. 健康人居功能绿植小镇　以国家健康人居功能绿植系统标准创新为抓手,充分发挥海南绿植资源优势,通过与植物疗养功能的研究机构合作(如清华大学,哈尔滨工业大学,中国林业大学等)建立正向健康功能(净化空气、心理治疗、美化环境等)植物系统的研发基地,并建立相关种苗培育、植株繁殖、工程产品配套服务的健康功能植物产业园区。聚焦无花粉悬挂鲜花系统、绿植墙工程系统、智慧宠植机器三大创新重点,打造全球领先的健康人居功能植物系统科技创新和产业集聚区,形成引领全国健康功能植物研发与培育的特色小镇。

(七) 国家运动健康示范区建设工程

1. 功能定位 依托海南丰富多样的海、岛、山、河、林、文等资源,发挥绿色海岛、山海具备、四季温暖、空气优良的区域优势,聚焦运动康复、运动疗养等特色领域,实施陆、海、空三维同步发展,发展健康与体育运动、旅游深度融合的运动休闲健身产业,建设国家体育旅游示范区。

2. 发展目标 到 2025 年,健康与运动休闲健身融合水平明显提升,建成一批功能齐全的健身休闲场馆,打造一批具有地方特色的大众健身休闲活动与大型品牌赛事,建设一批以健身休闲为主题的体育文化旅游重点项目和休闲运动小镇,运动休闲健身产业规模达到 400 亿元,建成全国体育旅游示范区和国际知名的健身休闲旅游首选目的地。

专栏 7 重大工程项目

1. 国家运动康复基地 利用环岛自行车赛、环海南岛国际大帆船赛等赛事项目,以及国家奥运项目冬训基地建设,推动运动康复、康体中医理疗等项目发展,在海口、大三亚区及五指山,打造国家运动康复基地。

2. 体育训练基地建设工程 继续强化"阳光海南,冬训天堂"品牌,辐射带动大众化体育培训行业发展。重点建设一批体育训练基地,完善和提升中国足球(南方)训练基地、国家冲浪训练基地国家帆船帆板训练基地、国家沙滩排球训练基地、五指山国家综合训练基地等相关设施建设。

3. 运动休闲健身精品赛事工程 打造富有健康文化和康养内涵的特色节庆品牌。发展融入健康元素的运动休闲康养赛事活动。

4. 智慧体育旅游示范点建设 实施"智慧体育旅游景区(点)试点示范"工程,推动智慧体育旅游示范城市建设。

5. 海口体育旅游产业集聚区 依托海口连接珠三角、粤港澳大湾区的区位优势,发挥国家"一带一路"的战略支点城市和北部湾大城市群的中心城市的战略地位优势,强化省会城市的示范引领和创新带动作用,将海口打造成为以体育赛事旅游、体育休闲旅游、体育文化旅游、体育康复旅游等为主,具有较强国际竞争力和影响力的体育旅游产业集聚区。

6. 三亚体育旅游产业集聚区 发挥三亚入选全国体育产业联系点典型案例的优势,强化三亚体育产业的引领和示范作用,整合三亚全市体育旅游优势资源,将三亚打造成海南体育休闲旅游产业发展的高地、国际高端体育赛事的龙头城市、国际水上运动的首选地。

7. 社区健康促进服务中心建设工程 围绕新周期全民健身计划(2016—2020)关于"探索建立社区健康促进服务中心"的要求,在三亚全市街道,创建社区健康促进服务中心,为社区居民的卫生健康、文化、教育、养老、残联、旅游、宣传和健康生活服务,提供共享的健康空间环境和数字化、精准化、智能化服务平台,重点加强运动、营养、心理、环境健康干预的社区服务能力和全民健康保障能力建设,促进主动健康。

(八) 夯实基本医疗卫生服务工程

1. 功能定位 坚持把人民健康放在优先发展的战略地位,强化政府责任,深化医药卫生体制改革,加大财政投入,优化资源配置,补齐基层短板,深入推进城乡医疗卫生均衡发展,为打赢脱贫攻坚战、推进"健康海南"建设提供坚实的健康保障。

2. 发展目标 到 2025 年,基本建立全方位全周期健康服务体系,基层医疗卫生机构标准化水平和服务能力大幅提升,更好满足人民群众日益增长的健康需求,全面实现人人享有基本医疗卫生服务的目标。

专栏8　重大工程项目

1. **基础设施建设项目**　包括乡镇卫生院、门诊部、其他医院、社区卫生服务中心(站)和行政村卫生室建设项目,推进相关项目新建、改建、扩建、装修改造等。

2. **医疗设备配置项目**　按照填平补齐的原则,分类配置,完善和提升基层医疗卫生机构仪器设备和工作设施。

3. **人员配置优化工程**　完善基层医疗卫生机构人员配置,优化各级各类医疗机构人员结构。

4. **基本医疗卫生服务信息化建设工程**　全省基层医疗卫生机构统一使用基层医疗卫生机构信息系统,实现专业公共卫生服务信息系统(计划免疫、精神卫生、妇幼健康)、中医健康服务和医疗保障基金服务等各垂直系统在基层医疗卫生机构信息系统的联通;推动远程医疗全覆盖,完善远程医疗运行机制和人才队伍建设。

5. **机构运行保障工程**　落实"两个允许"政策,推进基层医疗卫生机构运行机制改革,加快探索实施县乡村紧密型一体化管理模式或县域内医疗集团模式。

6. **军民融合共建国家海上紧急医学救援基地(海南)**　通过海上紧急医学救援基地的建设,打造南海地区卫生应急保障战略支点,逐步构建海陆空医学救援体系,进一步提升深海远海卫生应急救援能力。

7. **国家核辐射紧急医学救援基地(海南)**　根据核辐射事故应急处置原则,坚持以人为本,按标准建立完善平急兼容的核与辐射紧急医学救援基地,切实提升突发事件核辐射卫生应急水平和处置能力。

8. **"一县一院"工程**　按照国家县级医院能力提升推荐标准要求,加大财政投入,按照县级医院标准化建设要求,每个市县至少建成一所省级水平医院,县域外转诊率下降到10%内。

9. **临床重点专科建设项目**　到2020年前,每年建设70个临床重点专科项目,每个市县至少建设2~3个临床重点专科。

10. **国家区域医疗中心建设项目**　按照国家区域医疗中心统一部署及标准要求,加大财政投入,支持海南省人民医院建成国家区域医疗中心,成为全省疑难重症救治中心。

11. **五类专业急救中心建设项目**　大力支持二级以上医院建设胸痛中心、卒中中心、创伤中心、危重孕产妇救治中心、危重儿童和新生儿救治中心。

12. **智慧医院建设项目**　按照以电子病历为核心的医院信息化要求,加大医院信息化建设力度,将二级以上医院建成智慧医院。

(九)人才培养基地建设工程

1. **功能定位**　坚持人才链、产业链、创新链良性互动,培养与引进并重,强化健康产业人才支撑。

2. **发展目标**　引进一批具有国内影响力的高层次领军人才,力争通过引进一个高层次人才、集聚一个高层次团队,带来一个高科技项目、崛起一个新兴产业。构建高等教育、职业教育和成人教育协调互促的健康产业人才培养体系,打造具有一定影响力的健康产业人才输出基地。

专栏9　重大工程项目

1. **人才引进项目**　扎实推进"百万人才进海南"引才战略,常态化实施"百人专项"引才工程加大国际人才引进力度,接续实施"好院长、好医生""妇幼双百"和"京医百人团"项目,深入开展"院士海南行"和"院士专家琼海调研"等活动,探索实施"银发精英汇聚计划""名医培养工程""首席专家"制度和"名医会海南"项目,为海南健康产业发展集聚一大批优秀的医疗卫生人才。

2. **高端人才培养基地**　鼓励国内外知名医药类高校在海南设立分校,支持相关高校开设健康产业相关专业、培育建设健康产业重点实验室,建设符合海南医疗健康产业发展的热带医学、旅游医学等特色学科,打造一批研究型和应用型健康产业人才培养基地。加快海南卫生职业技术学院建设。拓展人才海外培养培训合作范围,深化与新加坡、日本等国家高水平健康培训机构合作,提升基础医疗团队水平。

3. 技能型人才培养基地 加大对高等专科学校、高等职业技术学校健康服务类相关专业的扶持力度,通过支持校企合作、推行"订单培养"模式,重点打造健康管理、健康养生、中医药保健、康复护理、健康旅游等领域的技术技能型健康产业人才培养基地。

4. 健康产业实训基地 依托职业院校和成人(社区)学院,建设一批实训基地,开展大健康产业从业人员的在岗培训和继续教育。

六、支撑保障

按照党中央、国务院对海南经济特区改革开放的新要求、新部署,加大改革创新力度,建立与自由贸易试验区要求相适应的健康产业管理体制和运行机制。

(一) 全面落实"国九条",进一步加大先行区改革创新力度

在全面落实"国九条"政策基础上,争取国家支持授权博鳌乐城国际医疗旅游先行区全面先行先试,加强事中事后督导检查,为先行区发展成为国际一流的医疗旅游目的地提供更加开放的政策环境。加强先行区内使用临床急需进口医疗器械的监督管理,探索推动完善药品、疫苗进口使用管理。鼓励开展干细胞等临床前沿医疗技术研究项目和成果转移转化;探索国内医疗机构自制中药制剂在先行区销售、使用。高水平高质量建设国内一流水平的特许药械追溯管理平台。制定承办国际医学会议和吸引国际卫生组织入驻的便利措施,扩大先行区国际影响力。研究制定支持境外患者到先行区诊疗的便利性政策,为外国公民入境长期就医提供签证便利。进一步落实先行区关税、企业所得税和增值税减免有关政策。支持先行区内公立医疗卫生机构探索更具竞争力的服务收费、人才引进、薪酬待遇制度。完善先行区行政体制,提高管理运行效率。支持先行区探索更加灵活的人事薪酬制度和人员管理模式,完善先行区财政体制和开发建设模式,拓展灵活多样的融资模式,保障开发建设投入。

(二) 深化"放管服"改革,消除体制机制障碍

以制度创新为核心,加快建设法制化、国际化、便利化的医疗服务环境和公平统一高效的健康产业营商环境。探索完善设置审批和执业登记管理,支持具备全科医师资质的执业医生开办全科诊所,支持和鼓励医疗卫生机构专业技术人员兼职创新、在职或离岗创新创业。完善社会办医疗机构审批制度。完善医疗技术备案制度,探索创新社会办医疗机构乙类大型医用设备管理模式,鼓励发展共享医疗服务模式。完善社会办医疗机构医保结算政策。鼓励引导医疗机构参与 JCI 等国际认证。探索逐步放宽人身险公司外资股比限制。出台互联网医疗企业、医生集团等新企业注册便利措施,支持医疗健康产业新业态发展。研究推动药品管理体制改革。研究出台重大专项研制新药纳入省医保目录的相关举措。支持医疗机构开展基因检测服务,探索推动把临床需求确切、成本效益高的基因检测项目纳入医保支付目录。试点探索更加便利的南药、黎药及特色保健品和健康食品的认证与审批手续;探索经典名方中药复方制剂申请上市时,简化注册审批流程。

(三) 实施创新驱动,增强产业发展动能

积极推动产学研医协同发展,鼓励医疗机构与健康产业园区、企业合作建立供需对接机制,出台新技术转化应用的支持性政策,形成"示范应用—临床评价—技术创新—辐射推广"的良性循环。探索在海南设置药品交易所。对市场需求明确的健康科技创新,通过风险补偿、后补助、创投等方式吸引各种社会资金投入。落实研发费加计扣除以及创业投资企业和天使投资个人投资种子期、初创期科技型企业等税收优惠政策。着力加强知识产权保护,保护健康产业创新成果,营造公平公正、平等竞争、开放包容、宽松和谐的健康产业发展软环境。鼓励医疗技术、新装备、新药品的研发与临床应用,并建立严格的事中事后监管工作机制。探索实行医疗技术临床应用清单管理制度,对负面清单的医疗技术禁止使用,对限制清单的医疗技术实行备案制。

（四）补足要素短板，推动优质高效发展

研究支持海南省在医药领域实行自由贸易政策，引入国际领先的研发设备和物料。探索推动商业保险和消费金融与健康产业有机融合新路径。鼓励银行业金融机构创新信贷产品，提升服务水平，支持医疗健康企业发展。进一步完善医师执业政策，创造性落实"两个允许"，建立符合医务人员特点的人事薪酬制度。优化健康产业人才培养、流动和使用机制。推行"订单班"人才培养模式，引导和支持校校、校企合作培养医药产业急需紧缺人才。完善健康产业高端人才引进机制，研究制定健康产业领域高层次人才个人所得税减免优惠政策。制定境外医师在琼执业、居留的便利化政策，探索建立外籍家政服务人员相应期限的出入境及居留许可便利政策。鼓励国家知名高校和研究机构在海南设立分支机构，支持在海南设立整建制科研院所。落实国家高新技术企业、技术先进型服务企业的企业所得税优惠政策。综合运用财税、价格、土地等政策工具，降低健康产业创业门槛和运营负担。鼓励医疗健康产业企业利用多层次资本市场融资。

（五）深化国际合作，拓展产业发展空间

加强海南大健康品牌宣传推介，充分挖掘利用博鳌亚洲论坛资源，进一步完善和丰富多层次、多领域国际交流合作平台。支持在海南设立 21 世纪海上丝绸之路健康交流平台，推动海南与"一带一路"沿线国家和地区在健康产业方面开展更加务实高效的合作，重点加强与东南亚国家在医疗健康旅游方面的交流和协作，拓展"健康丝绸之路"，深度融入全球产业链。加强与健康产业相关领域标准规范国际协会组织合作，积极参与健康产业国际规则与标准制定。探索以共建合作园、互设分基地、成立联合创投基金等多种方式，深化国际创新交流合作。加强区域合作交流，积极融入粤港澳大湾区建设，谋划建设琼港、琼澳健康产业合作，密切与港澳台地区在健康领域的合作。加强与其他自由贸易试验区的交流合作，共同谋划建设一批合作园区。

七、组织实施

（一）强化组织领导

组建由省政府领导担任组长，卫生健康、发展改革、财政、人社、工信、市场监管、中医药等部门共同参与的健康产业发展工作协调推进机制，明确牵头部门，制订健康产业年度工作计划，及时协调解决产业发展中的重大问题。

（二）加强监测评估

健全健康产业统计分类体系，在国内率先建立完善的健康产业统计制度，掌握动态变化情况，加强对国际国内典型地区健康产业发展态势跟踪研判，引导行业规范、健康、可持续发展。加强监督考核，将相关部门、各市县健康产业发展指标纳入目标责任制考核，构建决策、执行、评价互相监督的运行机制。发挥第三方评估机构作用，对规划落实情况开展监测评价，依据评价结果及时调整完善相关政策。

（三）完善监管体系

积极探索适合新技术、新产品、新业态、新模式发展的监管方式。对发展前景和潜在风险看得准的新业态，量身定制监管模式；对看不准的领域，加强监测分析，鼓励包容发展；对潜在风险大、有可能造成严重不良社会后果的，切实加强监管；对以创新之名行非法经营之实的，坚决予以取缔。加强从业人员健康监测和从业健康证明的数字化、移动化和全程可溯源监管。整合现有信用信息资源，逐步建立以社会信用代码为索引的健康产业机构和管理相对人信用档案。鼓励行业协会等第三方开展信用评价，引导行业行为规范，完善商事争议多元化解决机制。

（四）营造良好氛围

加强对健康产业发展的跟踪研判，及时总结相关领域的好经验好做法，探索形成一批可复制、可推广的经验。及时发布健康产业相关信息，为企业提供行业新技术资讯及招商合作信息，搭建交流平台。加快企业信用与商品质量保险体系建设，形成良好的健康产品与健康服务消费环境。加强海南健康品牌宣传推介，提升国际知名度。充分利用广播电视、互联网等媒介，营造全社会关心健康产业发展的良好氛围。

（傅卫、张毓辉、王秀峰、王昊、王荣荣）

第二章

云南大健康产业发展战略研究

一、云南省大健康产业发展现状与形势分析

(一) 云南大健康产业发展基础

1. 自然环境优美 云南犹如一块碧绿无瑕的翡翠,镶嵌在中国的西南边陲。云南湖泊清泉星罗棋布,江河溪水源远流长,蓝天白云让人心旷神怡,湖光山色使人流连忘返,这些都为发展大健康产业提供了绝佳的自然环境基础。云南年平均温度 15℃ 左右,气候宜人,除海拔较高的迪庆州年平均气温相对偏低以外,其他地区冬暖夏凉、四季如春,省会城市昆明更是素有"春城"的美誉。同时,云南呈现南北气候差异、立体垂直气候差异、气候综合等特点,是其他省市所无法比拟的。云南省森林资源丰富,林地面积 2 607.11 万公顷,占国土总面积的 68%,森林面积 2 273.56 万公顷,森林覆盖率 59.30%,负氧离子浓度高,被称为"天然氧吧"。云南临近热带海洋,处于西南暖湿气流和东南暖湿气流的共同影响之下,具有水汽充足、降水量丰富的特点,全省年均降水量为 1 278.8 毫米,全省年均地表水资源量为 2 210 亿立方米,约占全国的 1/13,全省多年平均产水模数为每年每平方千米 57.7 万立方米,约为全国平均水平的两倍。

2. 生态资源丰富 云南是我国重要的生物多样性宝库和西南绿色生态屏障,素有"植物王国""动物王国""微生物王国""药材之乡""香料之都""生物基因宝库"的美誉,为发展大健康产业提供了强有力支撑。云南境内共有动植物中药资源 6 559 种,占全国药用植物品种数的 51%,为中国之首,其中药用植物 6 157 种,堪称是我国药用植物的一大宝库,而且多具有"野""鲜"特点;药用动物 372 种,药用矿物 30 种,云南还是许多道地名贵中药材的产地,如文山三七种植面积和产量占全国总数 90% 以上,昭通天麻中天麻素较其他地区同类相比含量最高、质量最优。据统计,云南省温泉点 1 240 余处,约占全国总数的 1/3,数量分布居全国之冠,温泉资源分布广、温度适中、类型多样,而且云南的温泉资源普遍与生态环境结合较好,如大理下关温泉、洱源温泉城位于风景秀丽的大理风景名胜区内,香格里拉下给温泉、天生桥温泉位于三江并流国家级风景名胜区内,形成了独特的温泉休闲和养生资源。云南水能、地热能、太阳能、风能、生物能有较好的开发前景,水能资源 82.5%,蕴藏在金沙江、澜沧江、怒江 3 大水系,尤以金沙江蕴藏的水能资源最大,占全省水能资源总量的 38.9%。

3. 区位优势独特 云南地处祖国西南边疆,具有"东连黔贵通沿海、北经川渝进中原、南下越老达泰柬、西接缅甸连印巴"的独特区位优势,自古就是我国通向南亚东南亚的门户。云南集通江、达海、沿边于一体,具有贯通南太平洋和印度洋,连接中国、东南亚、南亚三大市场的特殊区位优势,是畅通"一带一路"和长江经济带的重要节点,是全国铁路主骨架"八纵八横"中"两横一纵"的交汇点,拥有"七出省、四出境"高速路网、"八入滇、四出境"铁路网,是唯一能够通过公路、铁路和水路进入环太平洋和环印度洋地区的省份,是参与中国—中南半岛和孟中印缅两个经济走廊建设的主要承载省份,是承接长江经济带东部城市转移产能的重要载体,具有建设辐射南亚东南亚大健康产业发展中心的先天条件,在我国全

方位开放新格局中的地位和作用日益凸显,对外开放继续取得突破。

4. 民族文化绚丽 云南多民族聚居形成了浓厚的少数民族风情,各民族文化交流融合创造了特色鲜明、异彩纷呈的民族文化艺术,尤其是各民族保留了自己古老的民族文化传统,在衣食住行、节日庆典、民居等各方面均有其独特的体现,以元谋猿人、腊玛古猿为代表的史前文化,古滇青铜文化、大理南诏文化、爨文化、抗战文化等构成了云南历史文化的主线,南方丝绸之路、茶马古道为代表的文化足迹至今充满着无穷魅力,文化丰厚的白族风情、源远流长的纳西风情、刚毅深邃的傈僳族风情、鲜为人知的独龙族风情、神秘独特的摩梭风情等,孕育和传承了一个个风格迥异的民族文化和古朴神秘的民俗风情,还有世界文化遗产丽江古城、红河哈尼梯田等,都是云南重要的资源和财富。云南与周边国家山水相连、血脉相通、民族相依、人文相亲,"古南方丝绸之路"和"茶马古道"自古以来就是中国西南民族经济文化交流的走廊。这些异彩纷呈的民族文化为发展大健康产业积累了丰厚的人文基础。

5. 旅游资源丰富 云南以独特的高原风光,热带、亚热带的边疆风物和多彩多姿的民族风情,闻名于海内外,已经建成一批以高山峡谷、现代冰川、高原湖泊、石林、喀斯特洞穴、火山地热、原始森林、花卉、文物古迹、传统园林及少数民族风情等为特色的旅游景区,云南省有景区、景点200多个,国家级A级以上景区有134个,其中,列为国家级风景名胜区的有石林、大理、西双版纳、三江并流、昆明滇池、丽江玉龙雪山、腾冲地热火山、瑞丽江—大盈江、宜良九乡、建水等12处,列为省级风景名胜区的有陆良彩色沙林、禄劝轿子雪山等53处,丽江古城被列入世界文化遗产名录,三江并流、石林被列入世界自然遗产名录,具有发展健康旅游、养老养生、体育休闲健康产业,打造国际健康旅游目的地和康养胜地的优质条件和丰富资源。

6. 产业质效不断提升 经过长期发展,云南省大健康产业体系逐步健全,基本形成以生物医药、中(民族)医药、医疗服务、健康食品、健康养老养生、健康旅游等为主的产业格局,健康服务和产品供给日益丰富,特色优势产业逐步凸显,创新能力不断增强,对外开放取得突破,大健康产业产值不断增长,新产品、新服务、新业态不断涌现,具有较好的发展基础。产业规模不断壮大,2016年,云南省生物医药和大健康产业实现增加值766亿元,同比增长13%,首次成为云南省支柱产业[①]。云南省医疗卫生服务体系不断完善,服务能力大幅提升,昆明医科大学附属医院、省第一人民医院、原成都军区昆明总医院、省中医医院等医疗机构规模和社会影响力迅速扩大。云南省目前已形成了云南白药系列、血塞通系列、灯盏花系列、生物疫苗系列、美洲大蠊系列等"云药"品牌,云南白药、昆明制药等产值超亿元的企业62户,云南山瀣图像传输科技有限公司远程医疗技术服务水平全国领先。医药商贸流通发展迅速,2015年云南省有5户企业进入全国药品批发企业百强榜,5户企业进入全国药品零售企业百强榜。同时,云南省立足丰富的生物资源、天然药物和民族医药资源,特别是中药(民族药)的"野""鲜"药材资源,形成了具有特色优势的中药种植加工业、生物医药产业和保健及绿色食品、健康食品产业。

7. 后发优势突出 近年来,中央和地方各级政府对大健康产业的支持力度在不断加强,为我国大健康产业发展营造了积极的政策环境。京津沪粤、深圳、江苏、浙江、成都、武汉、贵州等超过27个省(自治区、直辖市)出台健康产业、健康服务业发展实施方案或专项规划,把发展健康产业作为新的经济增长点,依托本地特色优势推动产业融合发展,率先规划建设健康产业集群。总体来看,全国健康产业还处于起步阶段,各地根据自身优势及特点进行了大量探索,使云南省产业转型升级的路径更加明确、产业发展政策空间更大、产业融合发展模式更为清晰,云南省可顺势而为,发挥后发优势,全面推进大健康产业更好更快发展。

(二)云南大健康产业需求分析

1. 经济社会发展带来居民健康需求增长 从世界健康产业的发展历程看,一个国家或地区人均GDP达到1 500~3 000美元时,健康产业就会崛起,达到5 000美元时,健康产业会迅速发展。据中国

---

① 云南省人民政府办公厅.云南省生物医药和大健康产业发展规划(2016—2020年)及三年行动计划(2016—2018年)的通知.云政办发〔2016〕133号.

科学技术战略研究院预测,到2020年,我国健康产业的潜力将达到10万亿元左右,健康产业将成为引领经济发展和社会进步的重要产业[1]。近年来,云南省人均GDP不断提高,从2005年的7 833元提高到2015年的29 015元[2],十年翻了近4番,人均GDP的不断提高引发全民健康需求热潮,未来居民健康需求市场蕴藏巨大潜力。2015年,我国全社会用于医疗卫生服务所消耗的资金总额(用卫生总费用表示)占GDP的比重是5.48%,云南省为7.24%,而美国、法国、德国、英国、日本该比重分别为17.1%、11.5%、11.3%、9.1%和10.2%,云南省医疗卫生服务消费释放较全国已提前加快步伐,但与发达国家相比,仍具有较大增长空间(见图3-1)。

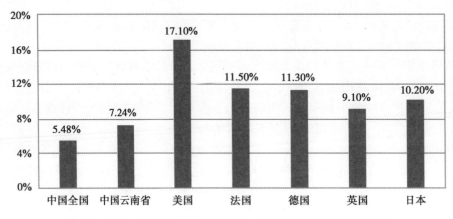

图3-1 2014年云南省卫生总费用占GDP比例及国际比较情况

2. 居民消费水平提升和消费结构升级带来中高层次健康服务需求 不管从全国还是云南层面看,居民消费均呈现出从注重量的满足向追求质的提升、从有形物质产品向更多服务消费、从模仿型排浪式消费向个性化多样化消费等一系列转变,加剧拓展了中高层次健康服务需求。2008—2015年全国城镇居民人均支出年均增速为9.63%,但城镇居民人均医疗保健消费支出年均增速仅为9.07%,低于人均支出年均增速0.56个百分点,然而,云南省城镇居民人均支出年均增速为9.99%,城镇居民人均医疗保健消费支出年均增速为12.12%,反而高于人均支出年均增速2个百分点。同一时期,全国农村居民医疗保健消费支出年均增速高出人均消费支出5.19个百分点,云南省农村居民医疗保健消费支出年均增速高出人均消费支出5.42个百分点,仍高于全国水平。从城镇居民医疗保健支出消费的环比增速来看,除2010年和2014年外,云南省始终高于全国增长速度(见表3-1、图3-2)。居民消费水平不断提升,消费结构也逐渐升级,中高收入群体越来越多地选择出国看病、医疗旅游,不仅涉及体检、整形美容、康复理疗等"轻度医疗",而且出现了肿瘤、心血管病等重症患者因国内医疗水平欠缺而寻求国外发达的医疗资源的现象。云南必须加快发展大健康产业,服务省内、省外,乃至国外三个市场,满足区域内居民和域外居民中高端健康服务需求。

3. 人口老龄化催生健康养老服务需求 据全国老龄委预测,2015—2035年,我国将进入急速老龄化阶段,老年人口将从2.12亿增加到4.18亿,占比提升到29%。2016年,云南省65岁及以上老年人口达到426万人,占总人口的比例达到8.9%[3],且呈现出不断上升的趋势,同时高龄化、空巢化现象严重,预计到2020年云南省人口将达到4 910万,其中老年人口将达650万,占比达到13%[4](见图3-3)。人口老龄化正在催生出庞大的老年医学、康复医疗等健康养老市场需求,带动由养老机构产业、养老服务产业、养老用品产业、养老金融产业以及养老地产等构成的新型养老产业链发展。云南独特的自然条件对于应对本省、承接全国健康养老需求有得天独厚的优势。

① 石家庄市人民政府. 石家庄市健康产业"十三五"发展规划[Z].2016-12-26.
② 云南省统计局. 云南省2015年国民经济和社会发展统计公报[N].云南日报,2006-03-10.
③ 云南省统计局. 云南省2015年国民经济和社会发展统计公报[J].2016-04-27.
④ 云南省人民政府.《云南省医疗卫生服务体系规划(2016—2020年)》[Z].2016-11-01.

表 3-1 2008—2015 年云南省城乡居民人均医疗保健消费支出与全国比较

消费支出	2015 年		2008 年		年均增速
	数值	占比	数值	占比	
全国城镇居民人均消费支出(元)	21 392.4	100.00%	11 242.85	100.00%	9.63%
全国城镇居民人均医疗保健消费支出(元)	1 443.4	6.75%	786.2	6.99%	9.07%
全国农村居民人均消费支出(元)	9 222.6	100.00%	3 660.68	100%	14.11%
全国农村居民人均医疗保健消费支出(元)	846	9.17%	245.97	6.72%	19.30%
云南城镇居民人均消费支出(元)	17 675	100.00%	9 076.61	100.00%	9.99%
云南城镇居民人均医疗保健消费支出(元)	1 351.9	7.65%	606.86	6.69%	12.12%
云南农村居民人均消费支出(元)	6 830.1	100.00%	2 990.61	100.00%	12.52%
云南农村居民人均医疗保健消费支出(元)	577.6	8.46%	181.97	6.08%	17.94%

资料来源:中国统计年鉴

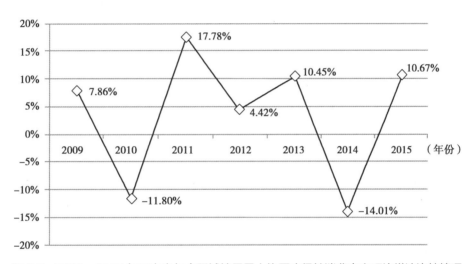

图 3-2 2013—2015 年云南省与全国城镇居民人均医疗保健消费支出环比增速比较情况

资料来源:中国统计年鉴

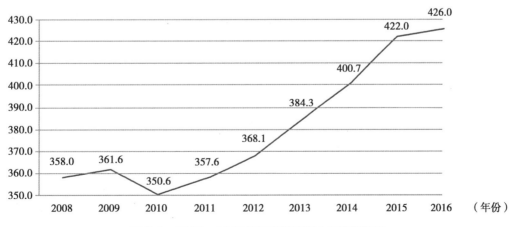

图 3-3 2008—2016 年云南省老年人口变化情况

资料来源:中国统计年鉴。

4. 城镇化带来社区健康服务需求数量和水平提高 2016年全国城镇化率达到57.35%,与2008年45.7%相比,提高了近12个百分点,2016年云南省城镇化率达43.33%,与2008年33.0%相比提高了10个百分点,但仍远低于全国水平,到2020年和更长一段时期,云南城镇化率将进一步提升(见图3-4)。随着城镇化进程加快,城镇人口迅猛增加,对社区健康服务需求会越来越高,人民群众对社区健康服务机构的既有数量要求,又有质量要求。从乡镇到城市,居住环境的优化使居民更加重视对自身健康状况的关注,对社区健康服务机构、社区心理医生、社区健康顾问的需求数量将大大增加,未来不断增加的城镇化人口带来了广阔的社区健康需求市场,与全国相比,云南省社区健康服务需求缺口巨大,具有广阔的市场发展空间。

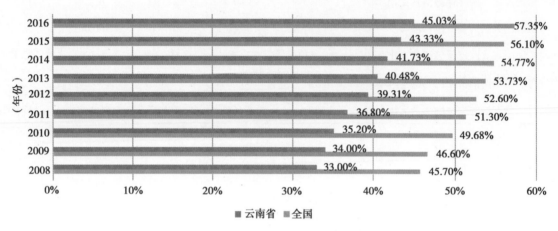

图3-4 2008—2016年云南省城镇化率与全国比较情况

5. 生活方式变化带来慢性病服务需求猛增 慢性病又被称为生活习惯、生活方式疾病,它与人们的生活方式息息相关。吸烟、过量饮酒、高盐、高脂的不健康饮食习惯加之缺乏运动等,构成慢性病发生的危险因素。截止到2015年,我国现有烟民人数超3亿,暴露在二手烟的人数比例达高达73%,全国18岁以上成人人均年酒精摄入量达3升,肥胖率也直线上升。心脑血管病、癌症和慢性呼吸系统疾病患病率持续上升成为主要死因,占总死亡的80%左右,不断威胁着我国人民的健康状况。因此我国对慢性病提供健康服务的需求极其迫切,云南省优越的自然生态环境及不断提升的医疗服务水平将为慢性病患者提供更有针对性的健康服务。

同时,我国慢性病逐渐呈现出年轻化的趋势。世界银行在《创建健康和谐生活:遏制中国慢性病流行》(2011)报告中指出,慢性病已经成为中国的头号健康威胁,该报告估计我国在未来20年中,35~65岁的人群成为主要慢性病患者,40岁及以上人群慢性病的患病人数将成倍增长,五种主要慢性病——心肌梗死、脑卒中、慢性阻塞性肺病(COPD)、肺癌和糖尿病的患病人数将分别从2010年的810万、824万、2 566万、141万和3 616万,增加到2030年2 263万、3 177万、5 517万、739万和6 429万。

6. 科技进步带来健康产业发展新空间 近年来,在创新驱动战略的大背景下,生物技术发展不断取得重大突破,全基因组检测与基因治疗、干细胞治疗、3D细胞打印技术等有望率先实现产业化,为人类生命健康需求提供新手段、新途径。以云计算、大数据为代表的信息技术加速发展,2016年,云南省出台《关于促进和规范健康医疗大数据应用发展的实施意见》(云政办发〔2016〕117号),提出了区域人口健康信息平台建设、健康医疗云建设、医疗信息互联互通建设、居民健康卡建设、行业全要素监管平台建设和省级中医药大数据中心建设等六项重大建设工程,推动信息技术与健康产业的融合发展,促进人类健康管理的智能化,远程医疗服务、个体治疗等健康服务新业态和新模式不断出现,智能健康服务正在走进寻常百姓的生活,技术进步和模式创新进一步促进了健康需求释放,为健康产业发展带来新空间。

(三)云南大健康产业发展的问题与挑战

1. 产业能级不高,企业规模普遍偏小 云南省大健康产业发展能级不高,存在产业规模普遍偏小、龙头企业较少、集群化程度较低等问题,面临亟须培育大健康产业跨界融合、集聚发展的整合型产业或平台等挑战。健康服务仍以常规服务项目、服务内容为主,发展水平相对较低,健康产品仍以资源的初级加工为主,产品附加值偏低。龙头企业是大健康产业动能生成的主力军,但云南省大健康龙头企业较少,全国百强医药工业企业仅云南白药1家规模以上企业,是大健康产业动能生成的主力军,但它们数量有限、种类不齐,局限了总动能的快速生成扩张,其他中小企业实力较弱,政产学研合作不畅,缺乏从研发、小试、中试、临床研究等推动成果转化的高效对接平台,企业发展呈现资源型和粗放型特征,创新意识、市场意识明显不足。

2. **要素支撑缺乏,制约产业发展** 处于产业转型窗口期,在创新驱动力与创新机制双跨越的挑战下,面临交通瓶颈、专业及高端人才紧缺、科技基础薄弱、研发能力不足、信息化水平较低、投融资体系不够完善、营商环境较差等要素支撑缺乏问题。发展观念和发展思维较为传统,发挥比较优势并一以贯之的战略思维较为缺乏,对自身比较优势认识和挖掘不足,创新意识、开放意识不强。医疗教育资源薄弱,专业人才和高端人才紧缺,中医师等专业人才培养难、成才晚、资质审核通过难,高层次人才面临难招、难留等问题。健康领域的国家级重点实验室缺少,远程医疗、健康大数据等先进技术应用不够广泛。投融资体系不够完善,大健康相关企业融资渠道窄、融资成本高等问题较为突出,健康保险等金融产品普及度不高。道地药材种植标准、中医馆管理办法等政策措施不完善,部分政策制定不合理,不利于相关产业的发展。

3. **发展方式粗放,产业亟须转型升级** 云南经济发展方式粗放,是典型的资源导向和资源消耗型经济。长期以来,云南因其资源禀赋而充当着“原料产地”的历史角色,处于“富饶的贫困”状态。由于资源开发方式较为原始、落后,导致资源利用率低下,影响了大健康产业布局的合理化和产业机构的升级创新,同时,由于部分地方政府和部门对大健康产业发展形势缺乏了解,对大健康产业促进经济社会发展的意义和作用认识模糊,部分地区对发展健康产业缺乏思路与具体措施,亟须深化行政管理体制改革、推进涉外经济体制改革、深化外贸管理体制改革、深化医药卫生体制改革破除健康产业发展的体制机制障碍,不断优化健康产业投资和发展环境,实现将资源优势、生态优势向经济优势和发展优势转化,促进重点产业特色化、差异化、集约化发展。

4. **区域劣势围限,周边地区竞争激烈** 云南省远离经济核心区和经济重心(沿海),在市场经济条件下,各类资本、项目、人才都要向着最适合其增值的大中城市、平原地区流动,云南在招商引资、人才引进及培育等方面竞争力较弱,对经济发展的制约作用明显。同时,云南还面临周边地区激烈竞争,市场空间受到一定挤压。素有“中国南大门”之称的广西作为“一带一路”交汇对接和陆海统筹的重要节点具有得天独厚的区位优势、港口优势、沿边优势。广西生态环境良好,民族医药资源、药用动植物资源丰富,中草药数量仅低于云南排名第二,近年来,广西将发展大健康产业作为全力构建开放型经济新体制的重要举措之一,各产业优势互补,深度融合,健康旅游产业、特色养老产业、医药产业等实现跨越式发展。贵州地处西南南下出海通道的交通枢纽位置,是连接丝绸之路经济带和海上丝绸之路的重要门户,近年来贵州省积极主动适应新常态,因地制宜大力发展健康产业和健康大数据,围绕“医、养、健、管、游、食”打造大健康产业体系。

(四) 云南大健康产业发展面临的机遇

1. **习近平总书记视察云南讲话为云南省大健康产业发展指明方向** 习近平总书记在视察云南重要讲话中提出云南要努力成为“民族团结进步示范区、生态文明建设排头兵、面向南亚东南亚辐射中心”的战略定位和目标,提出云南要“坚持走生态优先绿色发展之路”,极大提升了云南生态及民族文化资源禀赋的经济价值。大健康产业具有生态、绿色、低能耗、零污染等特点,是云南走“生态优先绿色发展之路”的必然选择,习总书记讲话明确了云南在对外开放中的定位,为云南省建设辐射南亚东南亚大健康产业发展中心,进一步推动经济社会转型发展指明了方向。

2. **“健康中国”上升为国家战略助力云南大健康产业发展** 党中央、国务院高度重视大健康的发展,将“健康中国”上升为国家战略,要求全国各级党委和政府把健康摆在优先发展的战略地位,牢固树立“大健康”观念,全面实施《“健康中国2030”规划纲要》,坚持正确的卫生与健康工作方针,以基层为重点,以提高人民健康水平为核心,以改革创新为动力,把健康融入所有政策,鼓励各地区要大胆创新、先行探路,关注生命全周期、健康全过程,将健康产业培育成为国民经济支柱产业。《"健康中国2030"规划纲要》从大健康、大卫生、大医学的高度出发,实施一系列综合政策举措推进大健康产业发展,为云南发展大健康产业创造了良好的政策环境,并明确了发展模式和发展方向,为云南大健康产业提供了发展助力。

3. **"一带一路"等倡议和战略加速云南走向开放前沿** "一带一路"、孟中印缅经济走廊、中国—中南半岛国际经济走廊建设、"长江经济带"等一批国际倡议和国家战略在云南叠加交汇,将推动云南省与周边国家和地区互联互通、投资贸易,推动东部沿海工业向西部转移,加快西部地区发展,构建全方位开放格局。云南要抓住从开放边缘向开放前沿、由交通瓶颈向交通枢纽、由市场低端向市场中心转变的重大机遇,统筹利用国际国内两个市场、两种资源,加快综合交通运输体系建设,畅通人流、物流、信息流、资金流,形成连接东南亚、南亚的对外经济走廊。云南从我国发展的边缘地区,战略性地转变为面向南亚、东南亚的开放前沿和辐射中心,有利于立足云南全方位和全产业链视角审视和谋划云南大健康产业发展。

4. **国家昆明大健康产业示范区建设为云南大健康产业发展增添新动能** 2017 年 5 月,国务院正式批准建设国家昆明大健康产业示范区,昆明市以建设面向南亚东南亚的区域性国际中心城市为目标,重点发展生物医药、高端医疗、健康管理、养生养老等大健康产业,着力打造"中国健康之城"。医疗服务是健康产业的关键环节和核心内容,处于健康产业链的高端;医疗资源的集聚为健康产业集群发展提供坚实基础,没有优质的医疗服务,其他衍生、外延服务也难以持续发展。美国和亚洲国家均依托其高水平的医疗资源吸引其他资源的集聚,迪拜健康城也将医疗区作为建设开发的第一步。昆明大健康产业示范区建设将不断提升对云南省大健康产业的引领和辐射带动能力,为云南省大健康产业发展增添新动能。

二、云南省大健康产业发展总体战略

(一) 指导思想

全面贯彻落实党的十九大精神,高举中国特色社会主义伟大旗帜,以马克思列宁主义、毛泽东思想、邓小平理论、"三个代表"重要思想、科学发展观、习近平新时代中国特色社会主义思想为指导,深入贯彻习近平总书记系列重要讲话和考察云南重要讲话精神,按照"五位一体"总体布局、"四个全面"战略布局和党中央、国务院决策部署,牢固树立创新、协调、绿色、开放、共享的发展理念,主动服务和融入国家发展战略,以全面满足人民多层次、多样化健康服务需求为出发点和落脚点,以绿色发展为主题,以强化特色优势健康产业、打造精品高端健康产业、推动融合发展健康产业为重点,以科技创新和体制机制改革为动力,着力扩大健康产品供给,创新健康服务模式,把发展大健康产业作为推进云南省供给侧结构性改革的重要内容,推动云南省经济社会实现跨越式发展。

(二) 基本原则

1. **坚持市场主导,政府引领** 充分发挥市场在资源配置中的决定性作用,鼓励社会资本进入健康产业领域,强化企业的主体地位,激发社会活力,不断增加健康服务供给。有效发挥政府在规划引导、政策制定、统筹协调、行业监管等方面的作用,持续深化简政放权、放管结合、优化服务改革,出台扶持和激励政策,优化健康产业发展环境。

2. **坚持立足优势,绿色发展** 立足云南自然环境、中(民族)医药资源、民族文化等方面资源优势,充分融入绿色、低碳、环保发展理念,正确处理好保护与发展的关系,坚定不移地走绿色发展之路,发挥大健康产业在实施产业替代、推动生态建设、统筹城乡发展等方面的积极作用,推动产业模式创新发展,提高发展质量和效益,不断形成新特色、新优势,为全国发展绿色经济、建设生态文明探索路径、作出示范。

3. **坚持创新驱动,跨越发展** 以科技创新和制度创新激发产业主体的活力和潜力,加快科技研发和产品创新,加大科技成果的产业转化力度,推动企业商业模式创新,通过深化医药卫生体制改革破除大健康产业发展的体制机制障碍,促进大健康产业大众创业、万众创新,加速青山绿水向金山银山转化,提高大健康产业市场化、社会化、国际化水平。

4. 坚持集聚资源,融合发展 坚持自主创新和开放创新相结合,积极吸引国内外有关大健康产业领域领先技术、专业人才等高端要素集聚,引进知名企业及大学名校入滇发展,形成助推产业发展的强大合力。利用现代技术改造提升传统优势产业,切实推动传统产业转型升级。树立产城融合理念,促进产业发展与城市功能相互协调,实现以产促城、以城兴产。推动健康产业与旅游、互联网、休闲健身、食品等产业深度融合发展,积极培育新产品、新技术、新模式、新业态。

5. 坚持完善布局,开放合作 紧紧围绕"一带一路"倡议,积极主动参与中国—中南半岛经济走廊、孟中印缅经济走廊建设以及中国东盟自贸区、澜湄合作机制建设,以双向开放促发展,强化区域合作,集聚国内外大健康产业高端要素,提高共建共享、互联互通水平,全面提升面向南亚东南亚健康产业开放合作的层次和水平。

(三) 发展战略

1. 绿色发展战略 深入贯彻落实绿色发展理念,深入实施"生态立省、环境优先"战略,以建设生态文明建设排头兵为目标,把生态文明建设融入云南大健康产业发展各方面和全过程,推动大健康产业绿色发展。将绿色发展作为云南大健康产业的出发点和落脚点,协同推进大健康产业生产绿色化、生活绿色化、生态绿色化,大力发展极具云南优势和潜力的生物医药产业、中(民族)医药产业、健康养老养生业、健康旅游业、高原特色农业、保健品、绿色食品及健康食品产业等生态特色产业,促进体育休闲健身业等服务业提质增效,推动产业结构从过度依赖资源消耗、环境消耗的中低端,向更多依靠技术和服务的中高端提升,推动建立云南经济社会与环境协调发展的品牌形象,大力推动智慧健康服务产业,破除能源、资源和环境因素等制约瓶颈,更加有效地利用资源,培育绿色经济新的增长点。

2. 品牌引领战略 加强顶层设计,建立协调推进机制,在财政、税收、金融、科技、知识保护等方面出台健康产业品牌发展的支持政策,确立强有力的政策导向,鼓励品牌发展与创新驱动深度融合。以质量创新为突破口,引导各方面将推动发展的立足点真正转移到提高质量和效益上来,优化升级云南白药、云南大理等已有产品和服务品牌优势,巩固品牌发展的质量和技术基础,不断培育地区品牌,把产品和服务的品质、信誉、美誉度、文化归属感统一起来,实现产品和服务向品牌的转变。特别是在推进"一带一路"倡议等国际合作过程中,以培育云南健康产业品牌、扩大云南健康产业品牌知名度为重点,支持和引导更多云南健康产业品牌企业、品牌商品走出国门,扩大云南健康产业品牌影响力。营造健康产业品牌发展良好环境,使品牌战略成为全社会的自觉行动。

3. 融合发展战略 牢牢把握生物前沿技术加快突破,大数据、互联网、物联网、人工智能等新一代信息技术革命与健康产业加速融合的战略机遇,大力推进健康产业新技术的发展应用,引领传统医疗模式向覆盖生命全周期、健康全过程的新型健康保障模式快速转变,推动健康产业链条不断延伸。结合各中小城镇资源优势,不断完善相关制度和体制,坚持资源开发与市场需求的统一,找准地方特色和市场对接的着力点,吸引具有市场整合能力的健康产业企业到本地发展,使资源特色经济产业化、产业品牌化,促进健康产业空间有序转移,同时要增强中小城市对人口要素等的集聚力,并提升其承接产业的能力,实现产业和城镇融合发展。

4. 中医药振兴战略 立足云南省生物资源优势,特别是中(民族)药"野""鲜"资源优势,坚持将中医药融入卫生与健康所有政策,通过体制、机制、科技和知识创新,推动中医药理论实践与医疗保健模式创新发展,不断形成新特色、新优势,永葆中医药薪火相传。不断提升省内中医药健康服务能力和中医药养生保健服务能力。加强民族医药能力建设,推进民族药标准建设,提高民族药质量,加大开发推广力度,不断推进民族医药传承创新和产业发展。着力推进中医药科技创新,健全中医药协同创新体系,加强中医药科学研究,完善中医药科研评价体系。积极推动中医药海外发展,推动中医药在"一带一路"倡议等国际合作中发挥引擎作用,扶持优秀中医药企业、医疗机构到南亚东南亚国家和地区开办中医药服务机构,全面推进多层次、宽领域中医药国际贸易。

5. **对外开放战略** 立足云南全面对外开放的功能定位与区位优势,以国际健康服务消费中心、国际健康商贸中心、健康科技创新中心和健康制造业集聚发展中心为支撑,主动服务和融入"一带一路"倡议,加强"中国—中南半岛经济走廊""孟中印缅经济走廊"建设以及"澜沧江—湄公河合作"中大健康领域的交流与合作,抢抓区域性国际经济贸易中心、科技创新中心、金融服务中心和人文交流中心建设重要机遇,构建大健康产业领域立体开放与互联互通格局,推动建设面向南亚东南亚大健康产业发展中心。全面推进多层次、宽领域的中医药国际合作与交流,助推中医药民族医药"走出去",提升中医药海外影响力。同时,加强与长江流域、泛珠三角区域、京津冀、成渝经济区和周边省区的交流合作,为内陆省(区、市)和大型央企、民企依托云南沿边开放强化服务、搭建平台、当好桥梁纽带,顺势借力加强自身辐射能力建设。

6. **健康信息化战略** 以健康需求为导向,以应用发展为牵引,突出健康医疗重点领域和关键环节,拓展服务渠道,延伸服务内容,提升服务效率,更好满足人民群众多层次、多样化的健康医疗需求。坚持统筹规划、示范引领,激发大众创业、万众创新活力,形成多方参与、共建共享、授权分管、服务规范的便民惠民新格局,消除信息壁垒和孤岛,建立互联互通、信息共享、统一高效、业务协同的区域全民健康信息云平台和"健康医疗云"。着力破除体制机制障碍,推进"政产学研用"联合协同创新,整合信息资源,建立健全统一权威的大数据采集、存储、发布、应用的平台和服务体系,组织实施"互联网+健康医疗"行动,探索基于现代信息技术的新型医疗卫生服务模式,扩大健康医疗资源有效供给。贯彻执行信息安全等级保护制度、分级保护制度和信息安全审查制度,同步规划、同步设计、同步实施医疗卫生信息系统安全建设。

(四) 发展目标与战略步骤

到 2030 年,全面建成覆盖全生命周期、特色鲜明、内涵丰富、形式多样、体系完整、结构优化的大健康产业体系,全面构建层次丰富、产城融合的大健康产业发展模式,特色优势领域不断拓宽,创新能力明显增强,大健康产业规模显著扩大,国际影响力不断提升,集聚一批具有创新能力和国际竞争力的龙头企业,建设成为全国一流的大健康产业科技创新中心、高端健康制造中心和健康食品生产基地,打造"世界一流"的国际健康医疗城和国际知名的健康生活目的地,大健康产业成为带动云南省经济发展的新的增长极。

上述目标采取分三步走的战略步骤:

1. **近期目标** 从现在起到 2020 年,在优化和提升传统产业基础上,大力推进生物医药、中(民族)医药、保健品和健康食品、健康养老养生、健康旅游等特色优势产业发展,稳步推进健康与旅游、养老、休闲健身、互联网等有机融合发展,积极培育高端医疗服务、高端健康制造和健康商贸物流等精品高端产业发展,充分利用全国乃至全球创新资源,积极推进与省域外企业在健康产业科技创新方面的交流与开发合作,初步建立起具有云南特色的大健康产业体系,生物医药大健康产业主营业务收入达到 3 800 亿元左右,助力云南实现脱贫攻坚、同步跨入小康社会目标。

2. **中期目标** 从 2020 年到 2025 年,大健康产业体系更加健全、结构不断优化,着力推进高端医疗服务、高端健康制造等精品高端产业发展,继续加强特色优势产业发展,不断提升体育休闲健身、智慧健康、健康商贸物流等产业融合发展水平,坚持自主创新和开放创新相结合,积极融入全国健康产业科技创新网络,研发一批现代中(民族)医药和生物医药独家优势品种,做强做大一批大健康产业龙头骨干企业,大健康产业发展环境继续优化,产业规模日益扩大,产业布局日臻完善,生物医药大健康产业主营业务收入达到 9 455 亿元左右,把大健康产业培育成为云南省经济支柱性产业。

3. **远期目标** 从 2025 年至 2030 年,体系完整、结构优化的大健康产业体系全面建成,大健康产业结构优化完善,大健康产业辐射南亚东南亚能力持续强劲,产业自主创新能力不断增强,掌握一批生物医药前沿关键技术和核心技术,形成一批保健品和健康食品知名品牌,形成一批健康旅游目的地、养生天堂、养老福地和康体胜地等健康品牌,打造成为国际知名的健康生活目的地,健康产业集群效应显现,大健康产业影响力、凝聚力、竞争力和辐射力不断提升,生物医药大健康产业主营业务收入达到 23 529 亿元左右,成为带动云南省实现跨越式发展的战略性支柱产业。

三、云南省大健康产业发展的重点领域

按照全国卫生与健康大会讲话精神和《"健康中国 2030"规划纲要》部署,结合云南省大健康产业基础与战略定位,重点围绕特色优势产业、精品高端产业、多彩融合产业三大重点领域,打造以"特、精、彩、新"为主线的云南大健康产业体系,充分发挥云南大健康产业综合竞争优势,带动健康相关产业领域融合创新发展,有力促进产业转型升级,培育云南健康经济新动能。

总体来看,云南大健康产业主要包含三大类 10 个行业领域(见图 3-5):一是云南省具有特色优势的中(民族)医药产业、生物医药产业、保健品和健康食品产业、健康养老和健康养生业、健康旅游服务业;二是瞄准高层次、个性化健康需求,迈向中高层次的产业领域,主要包括高端医疗服务业和健康制造业;三是以健康建设为中心,与其他产业融合发展形成的新产业、新业态,包括体育休闲健身产业、智慧健康服务业和健康商贸物流业。

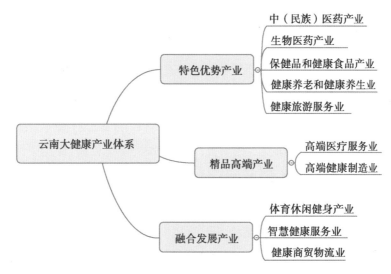

图 3-5　云南省大健康产业体系及重点领域

(一) 中(民族)医药产业

到 2020 年,云南中医医疗服务体系进一步健全,每千人口公立中医类医院床位数达到 0.55 张以上,中医药健康服务能力显著增强,健康服务领域拓宽,中医药产业现代化水平显著提高,中药工业总产值占医药工业总产值比例达到或高于全国平均水平,建立规范化、规模化、标准化的中药材(GAP)种植(养殖)基地 60 个以上,中药材良种繁育基地 30 个以上,有规模有影响力的优质种子种苗专业化经营公司 10 个以上,促使中医药产业成为云南省国民经济重要支柱之一。

到 2030 年,中医药健康服务能力进一步增强,中医药服务领域实现全覆盖,中医药工业智能化水平迈上新台阶,云南省成为全国优质的中药材和健康产品原料供应基地,"云药之乡"在全国的影响力显著提升,中(民族)医药产业发展成为云南省大健康产业的特色优势产业,对经济社会发展的贡献率进一步增强。

1. 积极推进品牌中医药战略　实施中医药品牌培育与创建工程,以实施吴佩衡扶阳学术流派、姚氏妇科流派、管氏特殊针法、戴氏流派工作室等和名老中医学术经验传承工作室为重点,在云南省建设一批国家级、省级、州市级、县级名中医工作室和学术流派(含地方)传承工作室,全面系统继承名老中医药专家学术思想和临床诊疗经验,总结中医优势病种临床基本诊疗规律。大力打造"福林堂"等品牌,继续保持在所有的药房都有中医坐堂问诊的百年传统,借鉴"慈溪鸣鹤国医馆"模式,大力引进名老中医,开展快捷、高效预约名老中医诊疗及养生保健咨询服务项目,打造具有区域影响力的"福林堂""一心堂""东骏""健之佳"等连锁精品药房品牌,不断提升中药材品质,加强现有名药如回生再造丸、益肾烧腰散、黑锡丹、济洲仙丹、加味银翘散及糊药及养容驻颜茶、明目杞子等中药健康产品的宣传推介力度,

力塑"名店、名医、名药"形象。

2. 大力提高中医健康服务能力　切实提高中医医疗服务能力。全面建成以中医类医院为主体、综合医院等其他类别医院中医药科室为骨干、基层医疗卫生机构为基础、中医门诊部和诊所为补充、覆盖城乡的中医医疗服务网络,将云南省中医医院建设成为辐射南亚东南亚国家的区域中医医疗服务中心,鼓励社会力量优先举办儿科、妇科、骨伤、肛肠等中医专科医院,鼓励举办只提供传统中医药服务的中医门诊部和中医诊所,引导其向规模化、多层次方向发展。实施中医临床优势培育工程,提高中医药防病治病能力,争取新增10个以上国家级、150个以上省级中医临床重点专科和一批重点专科培育项目,着力推进基层中医药服务能力"提质增效"工程,提高县级中医医院和基层医疗卫生机构中医优势病种诊治和综合服务能力。

提高中医养生保健服务能力。积极同社会办中医养生保健服务机构开展合作,鼓励中医院成立"治未病"和养生保健类的门诊治疗部门,将治未病科室与健康体检结合,积极开展健康体质辨识、亚健康与慢性病风险评估、生活方式指导、危险因素干预等中医养生保健服务。积极探索融医疗、养生保健、康复于一体,带动、辐射院外中医养生保健机构的医院发展模式。开展中医理念、技术、产品的社会输出,建立养生保健基地、集团、连锁机构,以中医药理论为基础,结合西方现代养生保健服务新技能,引进国际养生保健新业态,大力推广中医传统疗法与中西方现代养生保健服务。鼓励中医医疗机构研发、改进、推广中医体质辨识评估及干预技术与产品。鼓励中医师在完成所在医疗机构工作任务的前提下,到社会办中医养生保健机构提供保健咨询和调理等服务。举办中医养生"治未病"的系列活动,积极推行"未病先防、既病防变"的中医理念,提供融"理疗""食疗""药疗"教育与咨询为一体的综合性服务,引导居民开展居家养生保健;注重与现代康复学相结合,推动中医药继承创新,促进中医健康养生模式转变。积极推广针灸、按摩、推拿、拔罐、刮痧等手法、温泉药浴等各种自然疗法,为游客提供养生保健服务。加强药食两用植物的种植及产品研发与应用。建立中医健康状态评估体系,发展集健康监测、咨询评估、养生调理、跟踪管理于一体的中医养生保健服务。

3. 全面提升中药产业发展水平　全面推动中医药工业转型升级。加强云南省中药材、中药饮片标准的研究制定和标准提升。把握国家和云南省中医药、药品监督管理等部门古代经典名方中药复方制剂、中药配方颗粒剂、中药饮片等政策方向和发展机遇,推动云南中医药高水平发展;深入研究中药注射剂再评价机遇和挑战,加快相关产业领域整合,提升产业转型升级动能。以云南白药系列、三七系列、灯盏花系列、天麻系列、肿痛系列、美洲大蠊系列等产品为重点,实施中(民族)药上市品种二次开发,加快中药制剂大品种培育。开展"老药新用"研究,每年盘活5~10个休眠品种。运用现代生物技术开展中(民族)药成药性及药理药效研究。针对肿瘤、心脑血管疾病、多发感染性疾病、艾滋病等传染性重大疾病,研究开发中(民族)药新产品。支持血塞通制剂、痛舒胶囊、肿痛气雾剂、三七素、草乌甲素等在美国FDA申请植物药临床试验和新药上市,开展国际多中心临床试验,以国际标准构建现代中药标准生产体系和质量评价体系。鼓励对三七系列、灯盏花系列等特色品种进行同系列品种整合。扩大中(民族)药医院制剂在民族地区及中医医疗机构使用规模。重点支持云南白药、昆药集团、龙津药业等通过收购、兼并、重组,做大做强,大力推动大理药业、云南植物药业、盘龙云海、生物谷药业、三七科技等20家以上企业通过整合资源,成为国内外知名企业,并推进初步具备条件的企业规范改制,尽快在证券市场上市挂牌。

大力发展中药材种植养殖。以提升原料产品质量为核心,扩大中药材绿色种植、生态种植,提高大宗道地药材标准,研究制定一批中药材等健康产品原料的国内和国际标准,规范原料种植(养殖)全过程管理,建立覆盖云南省中药材主要产区的质量监测网络。建立健康产品原料的第三方检测评价平台。依托省内主要中药材产区,打造"云药之乡",建立三七、灯盏花、天麻、滇重楼、石斛、云当归、白及、美洲大蠊、水蛭等中药材GAP种植(养殖)基地。促进中药材规范化种植,培育中药材种植(养殖)龙头企业,发展各类经济合作组织,建设技术推广队伍,创新种植营销模式,提升现代化种植(养殖)水平,发展区域特色中药材品种,扩大种植(养殖)规模效益,提升"云药之乡"在全国的影响力(见表3-2)。

表 3-2　云南中药材及健康产品原料发展布局

序号	州市	发展目标（主要大品种）
1	昆明	草乌、重楼、附子、三七、雨生红球藻
2	曲靖	当归、银杏叶、魔芋、玛咖、万寿菊、小黄姜、薏苡、食用玫瑰
3	玉溪	芦荟、辣木、三七
4	保山	美洲大蠊、水蛭、三七、草果、重楼、天麻、滇龙胆、续断、石斛、红花、辣木、党参、诃子
5	昭通	天麻、重楼、连翘、党参、黄精、黄柏、杜仲、厚朴、山银花、花椒
6	丽江	重楼、玛咖、螺旋藻、雨生红球藻、云木香、秦艽、当归、白及、天麻、珠子参、羌活、红花、青刺果、草乌
7	普洱	石斛、茯苓、重楼、黄精、佛手、美登木、白及、草果、砂仁、灯台树、葛根、肾茶
8	临沧	滇龙胆、红花、魔芋、茯苓、续断、山银花、辣木
9	楚雄	重楼、红花、茯苓、续断、滇龙胆、辣木、魔芋、雨生红球藻
10	红河	三七、灯盏花、草果、石斛、重楼、龙胆草、除虫菊、红豆杉、万寿菊、黄精、白及、马蹄香、大黄藤、南板蓝根、通关藤、熊胆、獐牙菜、胡椒、砂仁
11	文山	三七、草果、八角、红豆杉、石斛、重楼、万寿菊、银杏叶、黄精、白及、小黄姜
12	西双版纳	砂仁、石斛、沉香、龙血树、美藤果、辣木、魔芋、肾茶、黄姜
13	大理	重楼、当归、附子、红花、灯盏花、续断、玛咖、金铁锁、白及、熊胆、食用玫瑰、红豆杉
14	德宏	石斛、草果、魔芋、胡椒、辣木、重楼、砂仁、薯蓣
15	怒江	草果、秦艽、当归、桔梗、云黄连
16	迪庆	当归、云木香、玛咖、重楼、金铁锁、秦艽、白术、党参、桔梗、附子、冬虫夏草、雨生红球藻

4. 着力促进民族医药发展　支持有条件的西双版纳州、楚雄州、德宏州、迪庆州等民族地区举办民族医医院或在具备开办民族医诊疗活动的中医医院加挂民族医医院牌子。依托云南中医学院、云南省中医中药研究院、云南省彝医院、西双版纳州傣医院和迪庆州藏医院，建立彝医药、傣医药、藏医药、苗医药和其他民族医药临床研究基地。开展哈尼族、瑶族、拉祜族等民族医药资源保护与基础研究，抢救、挖掘、整理民族医药古籍文献及民族民间诊疗技术。依托普洱市民族医药研究所、版纳傣医药研究所和州傣医院等民族地区医药研发机构，积极构建民族药研发平台。深度挖掘云南民族医药资源中的 1 300 余种民族药和 1 万余个民族民间验方，以彝医药、傣医药、藏医药、苗医药为开发重点，加快推进名方名药二次开发和推广利用，并积极开展与世界卫生组织、世界标准化组织、世界旅游组织的交流与合作，同时积极争取得到国家民委、国家标准化管理委员会和国家中医药管理局的政策及资金的支持。扩大在南亚东南亚地区开展国际区域中药民族药合作。

5. 积极推动中医药海外发展　借助海外中医孔子学院、澜沧江—湄公河传统医药交流会等平台，推动中医药文化国际传播。借助国家"一带一路"发展战略，全面推进多层次、宽领域的中医药国际合作与交流。鼓励有条件的中（傣）医医院成立涉外健康服务区，为境外消费者提供中医药特色健康服务。推进多层次的中医药国际教育合作，支持云南中医学院等中医药院校赴南亚东南亚等国家开展多种形式的境外办学。扶持优秀中医药企业、医疗机构到南亚东南亚国家开办中医药服务机构，鼓励援外项目与中医药健康服务相结合[①]。

（二）生物医药产业

充分发挥云南区位优势和生物技术制药特色，引入基因检测、干细胞治疗等新技术，结合环境、气候、旅游、民族、文化等优势，加快提升生物医药科技创新能力，到 2030 年，将云南打造成为服务全国、辐射南亚东南亚的生物医药产业中心和生物医药产业创新发展示范区。生物医药产业增加值增速持续位

---

① 云南省人民政府 . 云南省中医药健康服务发展规划（2015—2020 年）［Z］.2016-02-03.

居各工业行业前列,生物技术专业化高新园区建设取得显著成效,打造一批以生物医药为主体、产值超过 50 亿元的医药产业专业园区,培育若干具有较强国内外市场竞争力和品牌美誉度的生物医药企业集团。

1. 推动云南生物医药产业创新发展 大力开展新型生物疫苗、抗体药物、干细胞制剂、新型生物检测试剂、血液制品及其他蛋白类、多肽类、核酸类药物新产品研发和生产,促进生物疫苗上市品种二次开发和升级换代。利用遗传资源优势,推进干细胞库、病理组织库等研发服务平台建设。支持突破一批单克隆抗体构建、大规模纯化、新型疫苗生产、新型生物检测试剂、生物芯片等关键核心技术,形成若干具有国际先进水平生产生物技术产品的科技型企业,做特做强云南省现代生物技术药产业[①]。提高抗体药物、肿瘤免疫治疗药物等生物技术药物的研发和制备水平,加快临床急需的生物类似药和联合疫苗国产化[②③]。聚焦高端化学原料药、仿制药研发基础和供应能力薄弱等突出瓶颈,加强政府引导,大力推进云南生物医药创新团队建设,支持关键技术平台建设和团队建设相结合,构建以具备关键技术和产品优势高水平创新团队为核心的创新体系。

2. 支持生物医药技术企业"走出去" 重点支持培育中国医科院医学生物学所、沃森生物、舜喜再生医学公司、玉溪九州生物等 3~5 家领军企业[④]。把玉溪高新区打造成云南省现代生物医药生产研发的重要基地和集聚区。探索生物技术领军企业与国际研究机构深度合作的新模式,构建符合国际标准的疫苗生产供应基地和国内领先的单抗药物产业基地。支持国际人才和技术交流,引进和输出先进产品和技术,鼓励国外和省外企业在省内设立研发、生产基地,积极开拓南亚、东南亚、非洲及欧美市场。

(三)保健品和健康食品产业

到 2025 年,以云南丰富的生态资源为基础,积极培育发展地理标志商标和知名品牌,重点打造"云茶、云咖、云花、云硒、云果"等云系列保健品和健康农产品,培育一批保健品和健康农产品方面的龙头企业,打造形成一批销售收入超过 10 亿元的具有云南特色的保健品牌产品。到 2030 年,保健品和健康食品产业规模不断壮大,产业结构持续优化,保健品和健康食品工业规模化、智能化、集约化、绿色化发展水平明显提升。

1. 加快发展特色保健品业 支持依托云南茶产业优势,提升茶叶精深加工技术工艺,发展保健茶、茶化妆品(药妆)、健康茶枕等产品。借鉴美国 LEPTIN 公司推出的减肥咖啡,以云南德宏后谷公司等单位为主要研发基地,深入研究咖啡中主要成分绿原酸、咖啡因等活性物质,结合其他提取物质,研发推出具有降低血脂、改善肝脏健康、促进人体新陈代谢功效的适合肥胖人群的系列咖啡保健品。发展"咖啡 + 特殊营养添加物质"等功能保健产品。支持食药用真菌结合,从食用菌中寻找新的抗菌、抗癌等药物,研究食用菌的药用价值,开发研制功能性食品和医药用品,制作食用菌功能性或口服液等营养保健品;利用灵芝、茯苓等食用菌具有养颜、抗衰老等的功效,开发"纯天然灵芝系列圣品""灵芝润肤露"等保健化妆品。借助食品加工技术,从水果中提取果酸、纤维素、色素、香精、油脂等高附加值中间体,发展营养保健品和功能性食品。

2. 做优做强系列健康农产品业

(1)打造云茶优势产业:稳定茶园面积,以生态茶园、贡茶园、高山茶园、古茶园等为基础,建设发展集茶叶生产、旅游、茶文化、茶体验、茶养生、茶餐饮于一体的茶庄园。依托科技对茶叶资源进行多元化研发,研制速溶茶、茶果冻、灌装茶水等产品,以茶叶副产品为原料提取物,开发茶香皂、茶牙膏、茶沐浴露、抗氧化剂等精深加工产品。

(2)打造云咖系列产品:依托德宏、普洱、保山、临沧四大咖啡主产区,推广"朱苦拉""爱伲""云

---

① 云南省人民政府.云南省中医药健康服务发展规划(2015—2020 年)[Z].2016-02-03.

② 工信部.医药工业发展规划指南[Z].2016-11-7.

③ 云南省人民政府办公厅.云南省生物医药和大健康产业发展规划(2016—2020 年)及三年行动计划(2016—2018 年)的通知.云政办发〔2016〕133 号.

④ 云南省人民政府办公厅.云南省生物医药和大健康产业发展规划(2016—2020 年)及三年行动计划(2016—2018 年)的通知.云政办发〔2016〕133 号.

咖""云潞""北归"等咖啡品牌。试验发展咖啡复合栽培丰产稳产新技术,通过不同生态区咖啡＋橡胶、咖啡＋澳洲坚果、咖啡＋龙眼等复合栽培组合,改善咖啡园地的环境条件。

(3)开发云花系列产品:发挥"云花"营养保健价值,根据花卉成分提取鲜花天然色素、香精香料,研发具有美容、药用价值的护肤品与功能性产品。利用各种花卉品种和果树进行搭配,花期与果期的互补,实现观赏性和食用性结合。

(4)开发云硒系列深加工产品:发挥云南省作为富硒土壤充裕区的优势,针对不同人群开发营养强化食品,大力开发云硒系列深加工产品。发挥元阳哈尼族盛产富硒红米优势,重点打造"哈尼富硒软红米"品牌,建设元阳红米示范基地、旅游观光和生态农业,提升元阳富硒红米特色产业优势。

(5)开发云果系列产品。加大景洪、安宁、邵通、宾川、楚雄元谋等水果基地建设,继续深化景洪香蕉、安宁梨红、邵通苹果、宾川柑橘、葡萄等"绿色果品"品牌效应,开发柑桔、脐橙、苹果、梨、石榴、葡萄系列果酒、果汁饮料,打造西番莲汁、菠萝汁、芒果汁、酸角汁等热带水果饮料知名品牌。

(四)健康养老服务业

发挥云南宜居宜养的区位优势和资源优势,大力发展养老服务产业,到 2020 年,推动 85% 以上的养老机构与所在地二级以上医院建立"医养结合"工作机制[①],重点发展一批健康养老产业基地,引进一批健康养老产业龙头企业,建成一批健康养老基地和具有云南特色的健康养老服务品牌,力争把云南打造成候鸟式健康养老目的地。到 2030 年,更多瞄准中高端消费者,为国内外老龄人提供休闲度假、疗养康复等高品质的养老服务[②],建成 150 个健康养老项目,建设成为面向全国,兼顾南亚、东南亚的疗养型养老旅游目的地,打造"七彩云南、养老福地"品牌,为国内外老龄人提供休闲度假、疗养康复等高品质的健康养老服务。

1. 积极推进医养结合发展　全面贯彻落实《云南省关于推进医疗卫生与养老服务相结合实施意见的通知》和《云南省人民政府办公厅关于印发云南省中医药健康服务发展规划(2015—2020 年)》中关于推进医疗服务、中医药健康服务与养老服务相结合的相关工作要求。按照互惠互利原则,鼓励和支持医疗卫生机构与养老机构开展合作,以协议方式明确双方的责任与义务,鼓励养老机构与所在地二级医院建立合作关系,鼓励医疗卫生机构为养老机构开通预约就诊绿色通道,确保入住老年人能够得到及时有效的医疗救治,鼓励医疗卫生机构与养老机构开展对口支援、合作共建,探索建立医疗养老联合体,为老年人提供一体化的健康养老服务。支持养老机构拓展和提高基本医疗服务的能力,有条件的养老机构可按照有关规定申请开办老年病医院、康复医院、护理院、中医类医院、临终关怀机构等。不断增强城乡社区健康养老服务功能。有序引导社会资本进入康复、护理、养老服务领域,通过放宽大型设备配置、放宽准入条件等措施,支持社会力量举办医养结合机构以及老年康复、老年护理等专业医疗机构。

2. 打造旅居式健康养老天堂

(1)乡村型生态养老基地:在环境优美、交通便利的近郊区县规划建设养生公寓,适应不同类型老年人需求,主要建设集医疗、养老、康复、健身、文化等功能于一体的生态养老基地,为患有呼吸道疾病、皮肤病等慢性病老年群体提供优良疗养环境。

(2)高端社区型候鸟养老基地:以环滇池、环阳宗海、环抚仙湖、环洱海等湖滨区域的大型旅游地产为依托,引入持续照料性退休社区(CCRC)模式,针对老年人日常生活需求,配套建设相应的养老服务设施,搭建健康管理服务平台,打造具有养老功能的物业设施,为老年人提供自理型、介护型、介助型一体化的居住设施和服务。

(3)酒店型候鸟式旅游养老:以省内各类度假酒店为主要依托,注入"健康生活"的养老理念,把温泉、康复、理疗、营养、膳食等功能一体化,通过完善或是整合周边医疗、健康、休闲、运动等配套服务设施,打造为老年人提供全方位养老服务的度假酒店,并充分发挥云南省国际大通道的区位优势,引进国际知名

① 云南省人民政府办公厅. 云南省人民政府关于促进健康服务业发展的实施意见[Z]. 云政发[2014]57 号.2014-10-14.
② 云南省人民政府法制办公室. 云南省人民政府法制办公室关于以省政府名义举行《云南省人民政府关于进一步加快老龄产业发展的决定(草案)》听证会的公告(第 1 号)[Z].2013-06-27.

养老酒店品牌,开发建设一批国际连锁养老旅游酒店。

3. 打造长寿养生胜地品牌　结合云南少数民族较高的幸福指数文化特征,以临沧市、普洱市、西双版纳州为核心,依托云南芒市—勐海—景洪长寿带[①],盘活乡村、景区和地产资源,通过融入长寿资源、民族医药、生物保健等资源,完善养老服务配套设施,开发健康长寿健康养老产品,打造“长寿之乡”健康养老品牌。以景洪为重点,充分挖掘长寿资源,以勐海贺开、景洪嘎洒等特色乡村为依托,开发长寿养老产品。以跨境旅游合作区为契机,利用异国优良的传统医药资源和特色景观资源,重点在勐腊、沧源、孟定、江城等口岸开发边境疗养养老旅游产品和边境休闲养老旅游产品。

(五) 健康旅游服务业

围绕全面实施“国际旅游强省”战略,突出“慢生活、深体验”理念,以“云南只有一个景区,这个景区叫云南”的理念全面打造全域健康旅游,到2025年,力争建成高端医疗旅游项目10个以上,建成30个以上中医药健康旅游示范区,引进和培育健康管理旅游项目10个以上[②],形成一批健康旅游基地,建设成为在国内有较大影响力、在国际上有较高认知度的重要会展举办地和国际区域性的会展商务旅游目的地[③]。到2030年,健康旅游服务体系基本健全,健康旅游服务能力大幅提升,发展环境逐步优化,把云南建设成为承载力大、知名度高、竞争力强,吸引更多海内外游客的国际著名、国内一流、辐射南亚东南亚的健康旅游目的地和会展举办地。

1. 大力发展高层次医疗旅游　依托云南省肿瘤医院、云南省基因检测应用示范中心、云南省阜外心血管病医院、昆明艺星整形等高端医疗服务机构,引进先进的医院管理理念、管理模式和服务模式,优化医疗设施建设,提升医疗机构服务质量,重点打造一批有国际竞争力的医疗旅游产品,鼓励有条件的医疗机构取得国际医疗质量管理认证,支持相关机构与国际健康保险机构建立合作关系,大力发展中介服务组织,加强医疗旅游推介平台建设,推动云南高层次医疗旅游发展。

2. 大力发展中医药健康旅游　鼓励各地充分利用云南省丰富的旅游和自然资源优势,开展药浴、中药熏蒸、中医药文化体验、气功等养生保健项目,发展中医药健康旅游。鼓励在酒店、景区和旅游度假区等场所周边开设中医药机构,提供针灸、推拿和药膳、中药茶饮等健康服务项目。积极推动中医药文化元素突出的名胜古迹、中药材种植基地(庄园)、生产企业、中医药文化基地、“中华老字号”名店和特色中医药诊疗技术等中医药资源有效融入旅游产业发展范畴。支持举办代表性强、发展潜力大、符合人民群众健康需求的中医药健康服务展会。

3. 大力发展休闲养生旅游　打造以优良生态环境为基础,依托旅游度假区、森林公园、高原湖泊、自然保护区、风景名胜区及乡村旅游点,以放松身心、缓解疲劳、调节情绪为目的的生态休闲养生旅游。一是森林养生旅游,依托云南省12个国家级风景名胜区、26个国家级森林公园、10个国家级自然保护区和12个规划建设的国家公园等资源,运用国际先进的生态建设模式开发生态养生旅游产品,开发一批森林浴、雾浴、生态温汤浴、生态阳光浴、森林跑步浴等森林生态为依托的养生旅游产品和活动,实现生态建设与旅游开发的完美统一。二是湖滨休闲养生旅游,以滇池、阳宗海、抚仙湖、星云湖、杞麓湖、泸沽湖、异龙湖、程海、洱海九大高原湖泊为重点,在水质持续改善和严格保护水体的前提下,依托周边医疗卫生服务资源、丰富优质的温泉地热资源、绚丽多姿的民族医药文化和宗教文化,发展一批集旅游度假、休闲养生、康体运动、商务会展、民俗文化于一体的健康旅游和温泉养生旅游产品。三是都市休闲养生旅游。着力把云南(石林)国家农业科技园(台湾农民创业园)、昆明斗南国际花卉产业园区、云南(曲靖)国际农业食品科技园、云南(红河)国家农业科技园、云南(嵩明)现代农业科技示范园、云南(玉溪)农业科技园等建设成融“农业、文化、旅游”于一炉、集“欢乐乡村、农耕人家、密林野趣、田园牧歌”为一体的现代都市农业体验区。

4. 大力发展民族文化旅游　依托“滇文化”“爨文化”“大理文化”和“傣文化”等民族文化载体,

---

① 王五一,杨林生,谭见安,李日邦,李海蓉.地理环境与长寿健康的关系[A],中国地理学会2007年学术年会论文摘要集[C],2007.

② 云南省人民政府.云南省加快推进旅游产业转型升级重点任务[Z].2017-06-30.

③ 云南省人民政府.云南省旅游产业发展和改革规划纲要[Z].2008-11-19.

不断收集、开发民族文化中的健康理念和健康文化,打造形成与旅游相结合的健康文化产品,推出以民族历史为线索的健康雕塑、健康壁画、健康旅游推介片、健康歌舞剧、健康茶文化、健康民族饮食、健康民俗传统节庆等,重点举办中国国际火把狂欢节、森林旅游节、花卉旅游节、野生菌美食节、六大湖开海节、中国花腰傣花街节等,宣传"不忘健康初心"主题,借助健康文化传播平台,寓教于乐,促使游客养成健康理念、健康心态、健康行为、健康习惯。

5. 大力发展健康会展旅游　利用云南四季如春的气候优势和毗邻东南亚、南亚的良好区位条件,加快会展和商务设施建设,不断提高会展商务的服务水平,做强做大重点展会,依托生物医药和大健康、旅游文化、现代物流、高原特色现代农业、食品与消费品制造等重点产业,以及传统优势产业和战略性新兴产业,构建展会助推产业经济发展的支持服务体系。重点支持昆明建设成为面向南亚东南亚的区域性国际会展中心城市和会展及配套产业集聚区,支持西双版纳、德宏、红河、保山等沿边州、市面向周边国家发展会展旅游产品,支持重点旅游城市发展商务会议旅游产品[①]。

(六) 高端医疗服务业

到 2030 年,初步建成满足云南省域内及西南地区高端特色健康需求、辐射南亚东南亚的高端医疗服务业中心,引进形成一批拥有国际前沿医疗技术与先进经营管理模式的健康服务的重点企业和企业集群。社会力量办医质量和水平明显提升,社会办医机构医疗技术、服务品质、品牌美誉度和国内外市场竞争力大幅提升,成为优质医疗健康资源总量增长和布局优化、高端医疗服务能力大幅提升的重要驱动力。

1. 发展多样化高端医疗服务　依托云南生物医药、医疗器械以及生产、加工、制造、信息化的良好基础,整合产学研究力量,重点发展肿瘤治疗、心血管疾病以及医学美容和第三方医学检测等领域,推动云南医疗服务高质量发展。一是打造肿瘤诊治中心,集合国际医疗资源,围绕国际最前沿的癌症基因筛查、靶向治疗、干细胞治疗、免疫细胞治疗等方面创建肿瘤诊治中心。依托云南省人民医院、云南省肿瘤医院等医疗机构与华大基因、舜喜转化医学、博奥生物、清华启迪等企业构建一批专业化研发平台,大力发展基因(DNA、RNA)检测、生物检测芯片等技术与产品,积极建设云南省基因检测应用示范中心。二是打造心血管病治疗中心。依托云南省第三人民医院、昆明市延安医院、西双版纳州人民医院与即将建成的云南省阜外心血管病医院等医疗机构,加强与美国梅奥医学中心等国内外顶级高端心血管病医疗机构的合作,整合省内优势资源,对接国内外先进的诊疗水平,把云南省打造成立足云南、面向西南、辐射南亚东南亚的心血管病治疗中心。三是打造医学美容中心。引进多个国内与国际高端医学美容机构,整合现有优势资源,在省内各大城市尤其是旅游城市实现合理布局,基于云南现有的医学美容机构引进艾尔建、赛诺秀与高德美等欧美高端医学美容机构,将云南打造成中国西南乃至面向南亚东南亚的医学美容新高地,并打造具备吸引欧美高端人士能力的整容基地[②]。四是大力发展第三方服务。引导发展专业的医学检验中心和影像中心。支持发展第三方的医疗服务评价、健康管理服务评价,以及健康市场调查和咨询服务。鼓励药学研究、临床试验等生物医药研发服务外包。引进华大基因、舜喜转化医学、博奥生物、清华启迪与迪安医学检验中心、艾迪康医学检验中心以及达安基因等具有高水平的医学检验龙头企业在云南省设立分支机构,加快高端医疗服务检验中心建设。

2. 发展特色专科医疗服务　依托云南省第二人民医院、昭通第一人民医院和文山州人民医院等康复学科实力较强的医疗机构,整合云南省康复器械研发制造资源,推动新型康复服务产业化发展,形成预防、治疗、康复、照护四位一体的康复服务体系。以昆明医科大学第一附属医院、云南省第一人民医院等优质医疗资源为基础,结合云南省优越的气候和环境等因素优势,积极开展上呼吸道感染、慢阻肺、支气管哮喘等呼吸系统疾病的治疗及康复服务,将云南打造成西南地区以及面向南亚东南亚的呼吸治疗中心。

---

①　云南省人民政府办公厅.云南省人民政府关于印发云南省旅游产业转型省级三年行动规划[Z].2017-01-04.
②　美国第三方市场研究机构 Technavio 对 2017+—2020 年全球医疗美容市场的预测研究报告显示,Allergan(艾尔建)、Cynosure(赛诺秀)、Merz Pharma(RADIESSE 微晶瓷厂商)、Galderma(高德美,丝塔芙、瑞蓝厂商)成为全球医疗美容市场主要参与者.

3. 发展高端健康管理服务　强化健康管理的市场细分,针对高层次健康管理需求,重点发展以个人健康状况的检查监测、评估咨询、恶性疾患筛查与控制、个人健康维护与支持、个人养生与保健、个人健康顾问、个人健康指导、导医导药服务等为主要内容的个性化健康管理。加大对儿童健康管理的力度,利用信息化技术,构筑从体质检测评估、营养处方、运动处方、心理评估及健康心理处方、健康档案管理等为主要内容的儿童健康管理体系。鼓励发展以会员制模式运作的社会化健康管理机构,提供点对点、人对人的个性化健康管理服务。

支持社会力量开展健康体检、健康咨询、健康风险评估、健康干预、就诊指导、就诊预约等全流程整合型健康管理服务。在大型医院体检中心、独立体检机构、健康管理公司中进一步拓展集健康筛查、评估、干预和健康档案建立于一体的综合健康管理服务,提供对个体或群体健康进行全面监测、分析、评估,提供健康咨询和指导以及对健康危险因素进行干预的全过程健康管理服务。依托云南美年大健康、云南昊邦等专业化健康管理咨询公司,积极引进国内外知名的专业性健康体检机构和品牌如麦肯锡国际健康管理有限公司与英国 BUPA 健检中心等,提升云南省专业化服务能力和健康体检市场发展水平,满足云南省内外人民不同的健康管理需求。

(七) 高端健康制造业

到 2030 年,通过与省外相关企业、研究机构等联合与合作,基本形成较为齐全的高端健康制造产业价值链体系,健康制造业智能化、信息化、网络化、个性化水平显著提升。省内在高端化学药、高性能医疗器械与医用装备、智慧健康装备、体医融合等领域打造一批竞争力强、掌握关键核心技术和自主知识产权的龙头企业、产业集群。高层次健康制造业占云南省制造业增加值比重大幅提升,在国内外大健康产业分工和价值链中的地位明显上升。高端制造绿色发展、集约发展取得突出成效,重点行业单位工业增加值能耗、物耗及污染物排放明显下降。

1. 做优做强高端化学药制造业　支持开展对国外化学药大品种的仿创研究,支持具有自主知识产权的三七素、治疗脑卒中药物苯甲酸钾(dl-PHPB)、抗艾滋病注射用 DT-835 等新药品种研发,支持莫吉司坦、扎托布洛芬、盐酸纳美芬等仿制药品研发,支持具有发展前景的蒿甲醚、天麻素、磷酸萘酚喹、铂类抗肿瘤药等化学药大品种实施二次开发。支持省内企业开展仿制药质量和疗效一致性评价,促进优势企业的优势品种、独家批文或独家品种做大做强。依托云南省缓释制剂产业化工程研究中心、云南省甾体激素工程研究中心、大规模综合性化合物库等化学药研究中心的建设和一批重大项目的实施,推动骨骼、泌尿等专科化学药(仿制)新药研发及产能扩大。支持高端药物制剂产品制造。

2. 鼓励发展高性能医疗器械制造业　依托云南云械医疗器械有限公司、昆明康菲医疗器械有限公司等企业及周边配套产业优势,加速云南省中高端医疗器械、诊断类设备,生物医药材料、组织工程材料、介(植)入材料、医用卫生材料等新型生物材料的研发;开展中医诊疗、中医药养生保健仪器设备,医药保健品辅料、包装材料等新产品研发。加强医疗器械核心技术和关键部件开发,提升集成创新能力和制造水平,重点突破高端智能医疗器械创新研发技术,形成若干具有国际先进水平生产医疗器械产品的科技型企业。

整合省内相关研发力量,创新发展模式,组建医疗器械研发机构和创新团队,引进国内外先进生产技术和专业人才,建立医疗器械创新研发中心。开展适宜医疗器械和家用小型医疗保健产品、康复辅助器具等产品研发,加强与电子科技企业合作,建立医疗器械研发生产基地,重点研发互联网医疗设备、高性能医学影像设备、体外诊断产品、植入介入产品和医用材料、移动医疗产品等。加快发展适宜高质量民族医医疗器械产品。

发挥云南省与多国相邻的区位优势,重点针对南亚东南亚市场需求,引进国内外医疗器械、生物材料等方面的企业、科技研发机构、团队、技术成果,形成一批龙头企业和知名产品,探寻与南亚东南亚地区医疗机构和生产企业间的合作模式,面向国内及南亚东南亚市场生产高端智能医疗器械。

3. 大力发展体医结合休闲健身产品制造业　与深圳国家体育产业基地合作建设,依托深圳高新技术的优势领域,通过引进与培育并重的方式,研发基于电子信息技术的现代化场馆智能管理系统以及体育运动电子信息展示产品;基于生物医药技术的兴奋剂检测、运动营养、运动创伤和运动恢复、生理生化监测、人体运动分析系统、运动员训练分析(决策辅助)系统以及人体评估测试系统等相关产品;基于新材料技术的各种高端运动器械、器材、体育服装的研发和生产;融合多种技术的高端体育消费用品的研发和生产(运动模型、滑雪器材、水上运动装备、专业球类用品、运动及竞赛型行车)。

4. 积极发展智慧健康制造业 依托智慧城市建设,把握智能、网络、标准化的新趋势,深化生物医学工程技术与信息技术融合发展,构建移动医疗、远程医疗等诊疗新模式,发展智能化移动化新型医疗设备制造,开发智能医疗设备及其软件和配套试剂、全方位远程医疗服务平台和终端设备及技术服务。鼓励省内企业自主研发或者引进知名企业,瞄准物联网、云计算、大数据、智能硬件等新一代信息技术产品和现代服务业产业聚集趋势,开发应用健康养老、家庭照护、智能康复器具等智能终端,培育健康管理类可穿戴设备、便携式健康监测设备、自助式健康检测设备、智能养老监护设备等企业,发展能够实现个人、家庭、社区、机构与健康养老资源的有效对接和优化配置的产品和服务,推动健康养老服务智慧化升级,提升健康养老服务质量效率水平。

重点依托昆明经济技术开发区、嵩明杨林经济技术开发区、玉溪研和工业园区、蒙自经济技术开发区等智能制造等先进装备制造业发达的园区,强化智能系统建设和关键部位零件的技术突破,并打造云南省的可穿戴医疗设备的研发生产基地,研发手持传感器、智能眼镜、心电监测智能设备、病人活动监测器等智能产品,以及家用医疗器械产品。引进同心医联科技(北京)有限公司与美国直觉外科公司等国内外顶尖高端医疗制造企业,发展智能机器人、医疗服务机器人等高端智慧健康制造,推出智能血压计、智能血糖仪、智能手环/手表,智能手术刀与轻量化、精密、灵巧的导诊、辅助护士操作、残障辅助、安防监控等需求的智能服务型功能的机器人产品。推进智慧健康产品生产过程智能化,开展智能工厂和数字化车间建设示范。加快人机智能交互、工业机器人等技术装备在医药、可穿戴设备等生产过程中的应用。

(八)体育休闲健身业

深入推进七彩云南全民健身工程,建立健全全民健身公共服务体系和产业链、生态圈,推进健身休闲与旅游、健康等产业融合互动,到 2020 年,县级以上体育场馆实现全覆盖,乡镇和行政村基本体育设施均等化显著提高,新建城市社区普遍建有 15 分钟健身圈,群众体育健身意识明显增强;到 2025 年,体育重点领域改革取得新突破,职业体育发展创新取得新成果,云南特色体育产业体系基本形成,推进健身服务新业态,建成 30 个山地运动、水上运动和洞穴探险体育旅游基地,建设 5 个国家级体育旅游示范基地;形成高黎贡山、虎跳峡、梅里雪山等 10 条国际著名的徒步精品线路;打造格兰芬多国际自行车赛、昆明马拉松、曲靖铁人三项等 20 个国际性品牌赛事;到 2030 年,将云南建设成世界著名的体育旅游胜地、户外运动天堂,在南亚东南亚地区的影响力和辐射力日益增强。

1. 夯实休闲健身产业群众基础,完善全民健身服务体系 积极引导和培育社会公民的体育健身观念、体育消费习惯、体育投资理念与文明健康的体育生活方式。通过体育文化氛围的良好营造,鼓励广大职工、老年人、妇女、幼儿、残疾人等群体开展足球、篮球、排球、乒乓球、羽毛球、网球、游泳、徒步、路跑、骑行、棋牌、民族健身操(舞)、马拉松(中长跑)等健身活动,树立"运动云南""健康云南""幸福云南""快乐云南"的体育形象。

统筹体育运动公共服务设施建设,完善全民健身基础设施服务体系。优化市区体育基础设施的合理布局,实现城市社区"15 分钟健身圈"。新建一批适应老年人、残疾人等特殊人群使用的体育场地设施。合理利用优质户外运动资源,支持建设有健身步道、健身路径(乐园)等体育元素的景区、郊野公园、城市公园、公共绿地、广场等城乡公共空间。充分利用旧厂房、仓库、老旧商业设施、农村"四荒"(荒山、荒沟、荒丘、荒滩)和空闲地等闲置资源,改造建设为全民健身场地设施①。重点建设步行道、自行车道、健身馆、训练场等健身运动设施,大力发展高原康体俱乐部、协会等新兴组织,建设集健身、训练、比赛、康复于一体的特色健体场馆。

2. 发展多样化体育健康产品和服务体系 推动群众体育赛事活动品牌化,包括"一带一路·七彩云南国际足球公开邀请赛""一带一路·七彩云南国际汽车拉力赛""大山包翼装飞行世界杯""普洱马拉

---

① 云南省人民政府.云南省人民政府关于印发云南省全民健身实施计划(2016—2020 年)的通知[Z].2017-01-05.

松"等品牌赛事。积极申报具有国际影响的重大赛事,引进知名体育企业进入健身娱乐、竞赛表演、体育中介、体育培训、体育旅游等体育服务市场,支持各类体育企业在各地设立分支机构,推动云南体育产业规模快速发展。发展休闲型体育旅游,包括"动感云南全民健身运动会"、香格里拉哈巴雪山登山徒步精品线路、梅里雪山徒步朝圣等。大力推广节庆型体育旅游,包括"七彩云南格兰芬多国际自行车节"、红河梯田自行车赛、罗平菜花自行车赛、保山花海自行车赛、咖啡园自行车赛等。着力发展民俗型体育旅游,开展中越国际自行车赛暨民俗文化旅游节[①]、"格萨尔杯"民族传统射箭赛。

加快建设高原体育基地群。充分利用云南独特的立体资源条件,以国际海拔梯次训练的科研成果为依据,积极申建"国家体育产业示范基地",打造以"高原—低海拔—亚高原—高高原"立体化运动训练服务体系,主要包括昆明高原训练基地、富宁低海拔训练基地、普洱亚高原体育训练基地和丽江、会泽高原体育训练基地。

3. 推动体医一体融合发展 依托健康社区、健康村镇建设,建设集知识普及、咨询、科研成果转化为一体的群众体育科学健身服务平台。实现省内健康教育、体质测定与医疗服务一体化,科学合理地干预不良生活习惯,准确有效地制定运动处方和营养处方,为城乡社区居民、义务教育阶段学生等提供全面、科学、个性化的运动健康指导服务。探索建立涉及医学、健康管理、运动、营养等多方面的运动促进健康公共服务指导体系,在社区卫生部门引进既懂医学又会指导健身运动的复合型人才。建立"医体结合"的继续教育及职业认证体系,加强对医务工作者运动促进健康指导能力的培训。促进医学院校与体育院校联合办学,使体育教育与医学教育之间形成优势互补,医学院校与体育院校可以通过联合办学、联合培养的方式,设置具有医体结合特色专业课程和实践教学体系,培养具备医学和体育学知识的复合型人才。

4. 鼓励社会组织参与产业转型升级 加大云南体育中介经纪市场的培育力度,积极扶持体育经纪、体育策划、体育创意、体育咨询、体育营销、体育传媒、体育广告、体育贸易、体育培训等企业的发展;成立"云南体育产业促进会""云南体育产业发展协会"等民间社团组织,充分发挥民间社团组织在云南省体育产业发展中的重要作用;以民间社团组织与产业协会为依托,积极开展体育产业的对外合作交流、招商引资、产品推介、项目策划、人员培训、信息服务和理论研讨等活动,形成云南体育产业协同发展的巨大合力。

(九)智慧健康服务产业

到 2020 年,以信息化基础设施为引领,以移动医疗、可穿戴设备、大数据分析发展为支撑,以电子病历和电子健康档案为重点领域,加强顶层设计,全面建成基于云南省的健康大数据网络平台,并与省内三级甲等医院实施定点合作的网络连接和数据共享,实现医疗数据的规范化、开放化。在网络体系全面建成的基础上重点推动远程医疗、家用医疗器械和医药在线交易活动的产业化发展。到 2030 年,构建形成网络化、智能化、服务化、协同化的"互联网 + 健康"产业生态体系,智慧健康新经济在经济社会总体中的比重显著提升,成为经济社会创新发展的重要驱动力量。打造一批智能高端制造企业,建成多个体系完善、影响力突出的产业园区,实现云南省在大数据及大健康领域的全国示范性作用,把云南建成国家健康信息和智慧医疗示范区。

1. 完善电子健康档案、电子病历与居民健康卡建设 推进居民健康卡建设与应用,共享全员人口、电子健康档案和电子病历信息,促进居民个人电子健康信息动态、实时、连续更新。以家庭医生签约服务为基础,探索居民健康卡、社会保障卡等应用集成,激活居民电子健康档案应用,推动覆盖全生命周期的预防、治疗、康复和健康管理一体化电子健康服务,方便群众享受连续、高质量的健康医疗服务。依托规模较大的信息技术公司,完善人口、电子健康档案和电子病历三大基础数据库,加强信息安全防护体系建设,注重保护客户的隐私。规范电子病历填列板式,开创医院电子病历数据共享模式。建立检查检验、医学影像技术互认、质控标准体系和动态管理库,推进各级各类医疗卫生机构资源共享、业务协同。

2. 推动健康大数据资源共享开放 完善基础架构、云数据中心资源池、计算机机房及其占地和通信

---

① 云南省人民政府办公厅.云南省生物医药和大健康产业发展规划(2016—2020 年)及三年行动计划(2016—2018 年)的通知.云政办发〔2016〕133 号

线路等相关配套设施、网络设备、服务器设备、终端设备等基础设施。建设物联网基础平台、云计算平台、大数据应用平台。完善信息化软件系统建设。建设云南省的智慧医院系统、区域卫生系统和家庭健康系统。完善信息化组织体系建设、健全信息化系统安全体系、设置灾难备份与恢复体系、加强组织的信息化与业务连续性管理意识的培养和强化。加快建设和完善以居民电子健康档案、电子病历、电子处方等为核心的基础数据库。探索推进可穿戴设备、智能健康电子产品、健康医疗移动应用等产生的数据资源规范接入人口健康信息平台。

3. 构建移动医疗、远程医疗服务体系 建立云南省的移动医疗 APP。依托昆明医科大学、云南中医学院等高校以及云南省第一人民医院、云南省第二人民医院等在预约挂号、问诊咨询、医药服务等领域，为患者提供优质服务。根据患者电子健康档案，通过移动端管理，为慢性病和亚健康患者提供实时检测和诊疗服务。支持和鼓励各级健康医疗服务机构与社会力量合作，整合线上线下资源，探索基于"互联网+"的健康医疗服务新模式，推进智慧医疗建设，开展互联网健康咨询、网上预约分诊、移动支付和检查检验结果查询、随访跟踪等应用，形成规范、共享、互信的诊疗流程。建设和完善省、州市、县三级远程医疗网络，构建云南省统一的远程医疗会诊服务云平台，积极引导三级医院利用自身优质医疗资源，面向中小城市和农村边远地区基层医疗机构提供远程会诊、远程病理诊断、远程影像诊断、远程心电诊断、远程手术示教等服务。

（十）健康商贸物流业

到 2030 年，打造一批具有国际影响力、跨区域流通企业，形成若干健康产业营销商贸物流中心和展示交流中心。依托云南省医药物流骨干网络，发挥大数据与智慧健康产业优势，建设若干医药、健康大数据等健康产品交易中心。打造云南大健康产业贸易博览会、国际论坛等品牌活动，将云南省打造成为西南地区乃至面向南亚及东南亚的健康医药产业仓储、物流、展示、交易中心。

1. 完善大健康医药商贸物流网络与体系建设 服务"一带一路"建设、长江经济带、金沙江对内开放合作经济带与"孟中印缅"经济走廊建设、大湄公河次区域等国家战略，借助"互联网+"、大数据、云计算等现代技术手段，打造具有国际竞争力、区域带动力的全国性医药等健康产品商贸物流节点城市和具有地区辐射能力的区域性商贸物流节点城市。构建医药商贸物流分拨中心、专业配送中心、末端配送网点三级网络为主的城市配送体系。加强农村物流网络体系建设，支持建设县、乡镇生物医药与大健康产品配送中心和末端配送网点。依托云南物流产业集团有限公司、普洛斯集团等企业，利用其医药配送市场渠道，为西南地区、全国各级医疗卫生机构、医药企业和药品零售企业提供配送服务。

2. 打造大健康医药电商产业园 重点依托滇中空港经济区、水富特色产业园区、通海五金产业园区、文山三七产业园区、中国老挝磨憨—磨丁经济合作区及保山水长、丘北、罗平特色等工业园区，引进和培育大型物流企业，推进第三方物流与制造业联动发展，完善医药物流服务体系，建设形成连接西南地区及面向南亚东南亚的物流大通道。依托云南普洛斯集团、云南省东南亚南亚电子商务产业园示范基地等企业建设集物流中心、现代化仓储中心、国家级质检中心、电子商务中心、中药材精品馆、中药材交易馆、医药和医疗器械交易中心、金融服务中心、医药和医疗器械会展中心等为一体的连接西南地区及面向南亚东南亚商业物流中心。

3. 打造健康商贸物流服务平台 依托云南文山三七、灯盏花、滇重楼、云南石斛、昭通天麻等知名中药材品牌，以及云南白药系列、血塞通系列、灯盏花系列、生物疫苗系列、美洲大蠊系列等优势产品，建立专业化的市场运作平台，负责全球化市场营销与推广，打造云南大健康产业商贸物流支撑平台。支持中医药、民族医药等健康产品申请国家地理标志，保护云南省原创的医药和保健品品牌。建立一只高效的招商融资团队，逐步建立全球招商融资的渠道管理，建设道地原产地 GAP 药材供应、大企业中药原料批量采购、种植基地与原产地药材展示、中药饮片加工、仓储、物流、营销一体化的交易市场，进而成立发布区域乃至全球中药材行情指数的信息中心。

四、云南省大健康产业布局

遵循大健康产业发展市场经济规律，以云南人口、自然环境、生态资源和大健康产业发展状况为基础,根据"集聚发展、产城融合、差异发展、功能互补"的原则,形成"一核、六区、多点"产业空间布局结构,实现"核心引领发展、六区协同推进、多点联动支撑"的辐射延伸式大健康产业空间布局体系。同时,以建设云南辐射南亚东南亚大健康产业发展中心为导向,推动构建"一港、三园区、四中心"的大健康产业对外开放总体格局,着力形成云南全省大健康产业空间布局与产业对外开放格局"层次鲜明、内外联动、横纵交汇、深度融合"的良性互动局面,助力"健康云南"建设。

(一)集中打造昆明大健康产业示范发展中心

以昆明国家大健康产业示范区为云南省大健康产业核心驱动引擎,打造云南大健康产业示范发展中心。发挥昆明国家大健康产业示范区医疗资源丰富、基础设施完备、交通网络发达和人力、资本、信息资源集中等优势,着力支持中国昆明大健康产业示范区加快发展,按照"世界一流"的标准打造国际医疗健康城,经过几年努力,把昆明建设成为国际先进的医疗产业集聚地和医疗旅游目的地。同时,不断强化昆明的核心带动能力,全力建设生命科学创新中心、国际先进医学诊疗康复中心、健康产品制造中心、候鸟式养生养老中心、高原健体运动中心、民族健康文化中心"六个中心",示范引领全省大健康产业发展。

聚焦生物医药产业高端环节,强化国家生物产业基地产研综合体的核心引领地位,重点发展天然药物、民族药、新型疫苗、医疗器械等产业。加快引进优质医疗资源,建设立足云南,面向南亚东南亚的国际医疗、技术、人才交流服务中心,提供高端医疗服务。依托独特的立体气候、良好的生态环境、丰富的云系列产品,积极发展休闲度假、生态养生、健康医疗旅游、老年康复等养生养老产业,打造候鸟式休闲养生养老中心。以培育高原特色体育运动产业为切入点,扩大海埂训练基地竞技体育品牌影响力,引入马拉松、足球等国际性赛事,带动大众体育发展,积极开展高原射击、徒步登山、高原球类等特色体育运动,打造特色化的高原体育运动中心。充分挖掘昆明深厚的药食药膳、民族节庆、民族艺术等健康文化底蕴,建设民族产品和文化艺术的集中展示交易中心,打造民族特色景区,提供民族特色服务,打造具有世界民族发展演进标本意义的健康文化中心。

(二)协同推进六大特色大健康产业集聚区发展

1. 滇中大健康产业综合发展集聚区 滇中大健康产业综合发展集聚区包括昆明市、楚雄州、曲靖市和玉溪市,依托滇中良好的生态资源和气候优势,全面布局大健康产业,高起点建设融合健康养生、健康旅游、健康养老、休闲健身服务于一体的健康服务业,同步推进高端医疗服务业、高层次健康制造业、智慧健康产业发展。以高端医疗服务业作为带动大健康产业创新发展的重要引擎,通过引进世界一流的医疗机构、研究中心、医科院校及医学人才建设国际健康医疗城,可以整合健康医疗产业上下游资源,带动整个医疗健康产业链的融合发展,并形成产业集群效应,带动引领全省大健康产业加快发展。以昆明安宁温泉、曲靖麒麟温泉、楚雄禄丰罗次温泉等温泉资源为重点开展温泉养生,以滇池、抚仙湖、阳宗海、星云湖和杞麓湖五大高原湖泊为主体发展湖滨休闲养生旅游,依托昆明高原训练基地和曲靖会泽高原训练基地带动滇中康体健康服务发展,加快形成安宁温泉养生、五湖养生旅游、楚雄森林养生、春城养老旅游等区域性健康服务品牌。依托滇中气候优势发展健康养老服务。在昆明高新技术产业开发区、昆明经济技术开发区、玉溪高新技术产业开发区、楚雄高新技术产业开发区、曲靖经济技术开发区及五华科技园、呈贡信息产业园、楚雄工业园等园区重点发展生物医药、化学制药、现代中药、新型医疗器械以及健康医疗大数据、智能可穿戴设备制造等产业,打造成为西南地区乃至全国的医药产业、高端健康制造和智慧健康产业发展新高地,把滇中建成云南省健康产业综合发展引领区。

2. 滇西北康体特色产业发展集聚区 滇西北康体特色产业发展集聚区包括迪庆州和怒江州,主要以康体运动为特色,以避暑避寒养生养老、森林养生旅游、温泉养生旅游、民族文化旅游等健康旅游为重点,以生物医药、健康食品等产业为支撑,积极发展滇西北大健康产业。依托滇西北横断山系、滇西北怒江、澜沧江水系,大力发展水上运动和山地运动等康体养生旅游,在迪庆发展傈僳族民族运动。依托滇西北怒江峡谷、澜沧江峡谷高黎贡山自然保护区等资源,分别面向西藏、青海、川西等高海拔藏区避寒需求人群和四川、重庆、贵州及南亚东南亚避暑需求人群,积极发展避暑避寒养生特色健康养老和健康旅游业。依托普达措国家公园、飞来寺国家森林公园等开展森林养生旅游。依托怒江六库登埂温泉、亚巴温泉、古炭河温泉、滴水河温泉、玛布温泉、蛮英温泉、香格里拉天生桥温泉发展温泉养生旅游。以香格里拉工业园、泸水工业园、兰坪工业园为载体,发展生物医药、中药及健康食品生产制造。

3. 滇东北绿色食品和商贸物流产业发展集聚区　滇东北绿色食品和商贸物流产业发展集聚区主要指昭通市,主要依托三省交界区位优势和新型绿色能源富集优势,发展以特色农产品加工、天然药物种植、商贸物流以及生态养生旅游、候鸟式养老为主的绿色食品和商贸物流产业发展集聚区。以昭阳工业园、鲁甸工业园区、水富工业园区、彝良工业园区为载体,发展特色食品制造、中医药种植、现代商贸物流等产业。依托滇东北苹果、蜜橘、猕猴桃、盐津乌骨鸡、苦荞、竹荪、土豆、核桃、牛干巴等发展高原特色农产品,大力发展绿色健康食品加工制造。依托天麻、半夏、杜仲等中药材资源,建设大宗优质规范化中药材生产基地,以及中药材良种繁育基地。依托昭阳、镇雄、水富三大物流核心的工程建设,大力推进沟通滇川渝黔,连接东、中、西部,面向南亚、东南亚的区域性健康产业商贸物流体系。依托大山包黑颈鹤自然保护区、大龙洞景区、小草坝森林瀑布群、大雪山原始森林景区、铜罗坝国家森林公园等发展生态养生旅游。依托两合岩峡谷、水富温泉大峡谷、金沙江等河谷气候发展候鸟式养老旅游。

4. 滇西养生特色产业发展集聚区　滇西温泉养生特色发展集聚区包括丽江市、大理州、保山市、德宏州。滇西主要以温泉养生、民族文化养生等健康养生服务为特色,以云咖和药膳等健康食品和康体养生为重点,推动滇西大健康产业集聚发展。

依托保山—施甸、兰坪—巍山、普洱—江城、勐连—澜沧、中甸—鸣音和鹤庆—祥云六个温泉分布带,加快形成地热国腾冲、丽江永宁温泉、大理洱源温泉、德宏贺宛温泉等温泉养生品牌。依托咖啡、野生菌、漾濞核桃、宾川柑橘、金芒果、螺旋藻等丰富的植物资源,以大理经济技术开发区、丽江华坪工业园、永胜工业园、丽江南口工业园、瑞丽工业园为载体,大力发展健康食品产业,形成"云咖"等特色品牌。依托当归、云木香、茯苓、石斛等中药材资源,大力发展药膳养生业态,形成"云膳"养生特色品牌。依托黑龙潭公园、玉龙雪山、高黎贡山、怒江大峡谷、狮子山、象山、观音峡、文笔峰、云杉坪、沪沽湖、虎跳峡等自然资源,大力发展山地运动、水上运动和冰雪户外运动康体运动养生业态,积极发展丽江纳西族及普米族传统体育、德宏傣族传统体育、大理白族传统体育等传统体育健身运动。

5. 滇西南养老特色产业发展集聚区　滇西南避寒养老特色发展集聚区包括西双版纳州、普洱市、临沧市。滇西南主要以避暑避寒养老养生为特色,以云茶、云咖、云花、云果等健康食品产业以及药膳滋补养生、森林养生等健康养生产业为重点,大力推进滇西南大健康产业发展。

依托临沧恒春之都品牌、芒市—勐海—景洪长寿带品牌,发展避寒度假养生养老服务,加快形成景洪长寿养生、临沧避暑避寒养老等品牌。以临沧凤庆滇红生态产业园区、普洱工业园区、景洪工业园、勐海等工业园区为载体,大力开发以咖啡、茶叶、花卉、水果为原料的云系列健康食品及以石斛、砂仁等中药材原料的药膳滋补养生产品,加快形成"云茶""云果"养生品牌。依托澜沧江百里湖顾家森林公园、孟定国家森林公园、五老山森林公园、大浪坝森林公园、菜阳河森林公园、西双版纳原始森林公园,大力发展森林养生业态。

6. 滇东南健康制造和健康食品产业集聚区　滇东南健康制造和健康食品产业集聚区包括红河州、文山州。以中药材种植、生产制造及流通为主的中药产业和以茶叶、咖啡、富硒产品为主的健康食品产业为特色,以健康制造、康体运动、温泉养生为重点,发展滇东南大健康产业。

依托三七、石斛等中药材主产区优势,以文山三七产业园区为引领,大力推动中药材研发、种植、生产制造及商贸流通等中药全产业链发展。发挥滇东南富硒土壤优势,大力发展富硒红米、富硒茶叶等特色健康食品生产制造,形成"云硒"特色养生品牌。以泸西工业园、建水工业园、蒙自工业园、弥勒工业园、百色—文山跨省经济合作园、河口进出口加工工业园、砚山工业园等工业园区为载体,大力发展以生物医药、化学药、医疗器械、智能可穿戴设备等为主的健康制造产业。围绕蒙自亚高原体育训练基地开展群众康体运动,大力发展红河州、文山市哈尼民族民间传统体育运动。依托红河弥勒温泉、泸西吾者温泉、金平勐拉温泉、个旧丫沙底温泉、建水曲江温泉推动温泉养生服务业发展。

(三) 加快健康特色小镇建设,推动云南新型城镇化

依托云南省各地要素禀赋和资源优势,立足健康特色小镇产业"特而强"、形态"精而美"、功能"合而彩"等特点,将大健康产业发展与特色小镇建设、健康扶贫、县域经济发展等有机结合,紧扣"特色、产业、生态、易达、宜居、智慧、成网"七大要素建设健康特色小镇,杜绝滥竽充数和变相房地产开发,坚持高质量、高标准建设,培育"定位精准、特色鲜明、产城融合、绿色生态、美丽宜居"的健康特色小镇,形成"一村一品""一镇一业""县域健康经济带"等产业形态,实现多点联动支撑,以大健康产业发展促进经济转型升级,推动新型城镇化和新农村建设。根据云南区域内资源特色优势不同,拟规划建设中医药特色、温泉养生、康体休闲、避暑避寒、生态养生、健康食品、健康文化等七类健康特色小镇,使云南的蓝天白云、青山绿水、特色文化转化为发展优势,建设云南成为世人健康生活的向往之地。

1. **中医药特色小镇** 充分利用中药材主产区和生态旅游区资源优势,形成一批中医药特色浓厚,与民族医药文化、名贵中药材种植、田园风情生态休闲旅游相结合的中医药养生体验和观赏基地,打造一批以三七、天麻、灯盏花、石斛、黄精、重楼等云南道地药材为特色的,融康复、养生、文化传播与展示、中药材科考与森林旅游为一体的中医药特色小镇和旅游度假村。

2. **温泉养生特色小镇** 依托云南资源丰富且种类繁多的温泉资源,在滇西保山—施甸、兰坪—巍山、普洱—江城、勐连—澜沧、中甸—鸣音和鹤庆—祥云六个中温热水分布带,滇中昆明—禄劝、建水—石屏、宜良—玉溪带、滇东南弥勒—师宗、文山—乐诗冲等五个中低温热水分布带,滇东北昭通—鲁甸、永仁—元谋、会泽—东川和宣威—沾益等低温热水分布带,布局一批温泉养生小镇。

3. **康体休闲特色小镇** 依托云南喀斯特地貌,开展山地户外运动、冰雪户外运动、水上运动、高原运动、航空运动、民族特色体育运动等一批康体休闲特色小镇。依托云南滇西北横断山系、滇中拱王山系建设山地丛林线路以及喀斯特地貌等奇特地形,充分利用地形地貌带来的优势,发展一批具有云南特色的山地户外运动小镇。

4. **避暑避寒养生小镇** 在滇中昆明轿子山风景区转龙镇、昆明官渡区福保村避暑养生小镇等,布局滇东南、滇西与滇西北三带避暑养生小镇,集中建设一批避暑养生小镇。在滇西南一带为主要基地,打造临沧市、西双版纳勐海县勐巴拉、景洪县勐罕镇橄榄坝傣族园、楚雄彝人古镇、红河元江县、玉溪市新平县戛洒镇、德宏瑞丽一侧莫里热带雨林景区、保山腾冲火山公园等一批避寒养生小镇。

5. **森林养生小镇** 依托云南省丰富的森林资源、物种资源、草甸湿地、田园风光,开发一批森林养生小镇和花卉养生小镇。在昆明富民县、普洱的孟连县景谷县和普洱县、迪庆香格里拉、怒江州贡山县独龙江乡、红河州弥勒市西三镇可邑小镇、临沧市的双江县等地规划建设一批森林养生小镇。

6. **咖啡风情小镇** 在普洱思茅区、宁洱县、墨江县、景东县、景谷县、镇沅县、江城县、孟连县、澜沧县,西双版纳勐海县,保山潞江镇和芒宽乡,德宏芒市、弄贤村,临沧耿马、镇康、云县、沧源、永德等主要咖啡基地开发一批咖啡风情小镇。

7. **健康文化特色小镇** 依托崇圣寺三塔、南诏德化碑、3座国家级历史文化名城(丽江、大理、巍山)、5座省级历史文化名城(腾冲、保山、漾濞、剑川、香格里拉)等历史文化旅游资源和腾冲、保山、大理、丽江、香格里拉所串起的滇西地区组成的云南省历史文化旅游的黄金长廊,立足禅茶意境,建设西双版纳勐海县茶禅世界、临沧云县茶禅世界、文山富宁县茶禅小镇、昭通大关县翠华茶禅修小镇、腾冲高山乌龙茶茶禅小镇等一批特色小镇。

(四) 同步构建"一港、三园区、四中心"大健康产业对外开放总体格局

深入把握全球范围大健康产业转型升级和产业资源要素跨国跨区域流动日益活跃的总体趋势,以开放思维与全球视野,在产业空间地理位置和行政区划基础上,聚焦持续提升云南大健康产业影响力与辐射带动作用,积极融入全球大健康产业分工,加快迈向大健康产业价值链中高端,构建"一港、三园区、四中心"大健康产业对外开放总体格局,实现与产业空间布局的协同配合,共同推动云南辐射南亚东南亚大健康产业发展中心建设,实现跨越式发展。

1. **"一港"** 以昆明为核心,建设中国(昆明)自由贸易港,在空间布局上与昆明大健康产业示范发展中心、滇中大健康产业综合发展集聚区相协调,支撑自由贸易港区划内大健康产业开放发展。

2. **"三园区"** 以云南德宏州瑞丽市、临沧市和西双版纳州为关键节点,着力打造"健康自由贸易园区",有力支撑云南沿边对外开放健康产业经济带建设,助力构建以健康自贸园区为基础的"云南(沿边)大健康产业自由贸易试验区",从而形成云南沿边大健康产业开放布局体系。

3. **"四中心"** 围绕辐射南亚东南亚大健康产业发展中心建设,打造面向南亚东南亚国际健康服务消费中心、国际健康商贸中心、健康科技创新中心和健康制造集聚发展中心,横纵交汇、深度融合,全面提升昆明大健康产业示范发展中心、六大产业发展集聚区和特色小镇对外开放发展水平。

五、云南省大健康产业发展政策建议

(一)加强组织保障

大健康产业发展涉及行业职能部门众多,要进一步贯彻落实全国卫生与健康大会精神和推进健康中国建设战略部署,抓好《"健康中国2030"规划纲要》等一系列促进大健康产业发展的政策文件部门分工与细化实施。政府应加快完善大健康产业发展领导体制,成立由省政府主管领导同志担任组长的大健康产业发展领导小组(大健康产业发展推进办公室),统筹规划、协调解决云南大健康产业发展中的重大问题,统筹各部门大健康产业发展行动方案,支持提出产业发展重大政策,协调各领域要素资源投入,避免政出多门或管理真空的现象。建立健全由科学技术、卫生计生、发展改革、财税、国土资源等部门组成的信息通报、商议决策与重大事项沟通协调常态化机制,统筹协调云南大健康产业发展涉及的医疗、医药、健康旅游等重点领域的政策举措落地,推动产业融合发展。鼓励探索建立云南省大健康产业部门联席会议制度,形成工作合力。支持发挥大健康产业发展协调机制作用,切实明确部门分工,加强考核力度,对政策实施进行动态管理和监督,定期评估规划的实施效果,及时就规划调整提出政策建议。

(二)完善政策保障

各级政府部门要统筹利用省内医疗、中医药民族医药、健康旅游、健康食品等优势特色资源,支持开发建设以养老、医疗、康复、旅游等为主体的示范园区基地,健全大健康产业服务综合体系。鼓励在医药(含民族医药)领域充分发挥政府的引导和推动作用,营造激励创新的政策环境。支持强化企业技术创新主体地位,发挥骨干企业整合科技资源的作用,扶持掌握关键技术的研发型小企业发展。推动企业加强与高校、科研院所和医疗机构技术协作,建立符合新药研发特点的投入、收益、风险分担机制,加速研发成果产业化。支持申报设立国家市场监督管理总局技术审评云南省分中心和行政许可办事机构。支持有关部门推动实施科技成果收益分配管理改革试点,鼓励高等学校、科研机构、检验检测机构、医疗卫生机构向新区企业许可或转让科技成果。鼓励政府部门探索根据企业需求给予"一企一策"协调服务,优化审批流程、提升办事效率。支持企业开展融资、并购、改制上市。省级层面应督促省级相关部门、地市将大健康产业发展指标和规划落实情况纳入目标责任制考核。鼓励推动将云南省纳入大健康产业核算试点,探索建立云南省级健康产业统计核算和监测体系,拟定专项统计指标体系,更清晰地反映健康服务业发展水平,掌握动态变化情况,以便引导行业规范、健康、可持续发展。落实国家政策举措,在人才培养、行业监管、科技创新等方面作出细化规定,支持提升大健康产业发展科学决策能力和水平。

(三)强化人才保障

加快完善云南省大健康产业人才支撑体系。优化人才结构,采取"摸清需求、精准引进"的策略,各部门、各地方在系统全面掌握行业和区域内大健康人力资源配置状况的基础上,重点加大全科、妇产、儿科、老年康复护理、精神卫生、医院管理等紧缺人才引进政策倾斜。支持昆明市发挥示范区政策优势,制订更具吸引力的人才引进战略,做好产业人才引进和储备。支持组建大健康产业高水平人才协会组织和信息平台,通过人才柔性流动政策引智引才。鼓励政府牵头引导建设海内外人才健康产业创业园,积极引进具备较高专业素养的优秀人才,鼓励相关企业建设博士后科研工作站,积极引进高质量博士、硕士毕业生。鼓励政府设立专家活动基地,定期或不定期邀请国内外著名专家进行学术交流和短期工作。健全大健康产业复合型经营管理人才、科技研发人才的培养机制。支持企业面向全球吸引高端领军人才和高层次团队,并在人才引进、居留出入境、职称评审、子女入学、公租房配租等方面给予支持。

进一步加大支持云南大学、云南中医药大学等高校全面深化办学模式和人才培养模式改革力度,鼓励院校把握健康服务业发展趋势和岗位需求,加强师资、实验室、临床教学等人才培养的核心环节,提升人才培养质量。现有相关医科院校要优化课程体系和专业结构,鼓励高职院校增设养老护理、康复治疗、心理咨询、医技、健康管理、社区康复等专业。政府统筹协调有关部门和地方资源,探索在全国率先建立

"云南健康大学",以新型健康学理论为指导,开设专业,编制教材。加强全省职业院校健康服务类示范专业点建设,引领健康服务类专业发展。探索推进与住院医师规范化培训有机衔接的临床医学硕士专业学位研究生培养改革,推进与全科医生培训有机衔接的临床医学高职(专科)人才培养改革。将非公立医疗机构所需人才纳入省级卫生人才发展相关规划,在引进高层次人才以及开展继续医学教育、全科医生培养、住院医师规范化培训等方面,细化对非公立医疗机构的支持举措。落实公立医院用人自主权,形成能进能出的灵活用人机制。省级卫生计生部门在医师执业区域注册的基础上,进一步加快探索医师自由执业,建立人才充分有序流动机制;加大对社会办医的重点学科建设、人才培养培训实施倾斜支持,提高其人才"造血"能力。

(四) 拓展融资渠道

继续加大对大健康产业相关领域财税价格的支持力度,增加政府采购基本健康服务和产品的类别数量,不论非公立医疗机构用地性质,在用水、用电、用气、用热等一律实行与公立医疗机构同价政策。加强投融资支持,探索通过政策性金融方式支持大健康产业发展,允许营利性医疗机构有偿取得的土地和设施用于抵押,允许无形资产用于质押,研究设立出财政资金和社会资本共同筹资的健康产业投资基金。各相关部门推动建立医疗机构执业登记前跨部门全流程并联审批制度,推进一站式审批,探索合并医疗机构设置审批和执业登记审批。进一步简化和下放健康服务业利用外资审批,放宽境外专业人才引进限制。简化医保定点的协议管理,探索实行机构审批和医保协议管理同步完成。积极争取国家对卫生健康领域基础设施和公共服务设施建设项目的财政资金补助和项目贷款贴息政策的支持。争取国家开发银行的基础设施贷款,并申请政府财政贴息,降低融资成本。采用信誉担保,利用信托、基金等融资方式。提供风险投资机制以推动生物与医药项目研发和孵化。

(五) 完善公共服务平台

支持云南依托国家神经系统疾病临床医学研究中心云南省分中心等机构,加强协同创新网络建设,进一步强化实验室、工程中心等科研基地能力建设,完善医学研究科研基地布局。支持运用数据库、计算机筛选、互联网等信息技术,建设医药产品技术研发、产业化、安全评价、临床评价等公共服务平台。发挥政府引导作用,加强医药成果转化推广平台建设,促进医学成果转化推广。建设智慧健康养老创新中心,推动关键技术、核心器件、重点产品研发,完善产品检测认证、知识产权保护等服务,提升智慧健康养老产业的协同创新能力和产业化能力。健全体育产业领域科研平台体系,推进全民健身科技创新平台、企业研发中心、工程技术研究中心等建设。

积极推进健康信息化与健康大数据平台建设。争取国家生物医学大数据、生物样本资源、实验动物资源等资源平台落户昆明,建设心脑血管、肿瘤、老年病等临床医学数据示范中心,打造面向西部、辐射东南亚的健康大数据研究应用高地。鼓励引入社会力量参与,应用物联网、大数据和云计算技术,构建省级健康大数据公共服务云平台,加快推动健康、医疗、医保等信息的互联互通。以推广医保信息管理系统为切入点,建立居民健康档案,实现医疗保障、医疗服务、健康管理等信息联合利用。采用云计算、大数据等新技术,降低发展成本,提高信息利用效率。加强健康医疗大数据应用体系建设,实现健康信息深度挖掘,培育应用新业态。

(六) 推进创新示范发展

政府相关部门要加强协同配合,着力编制《云南省大健康产业发展示范省建设方案》,主要包括发展基础、发展目标、主要任务、实施计划和政策措施等内容。发展基础要突出区域特色健康服务和产品、品牌机构和基础设施等;建设方案实施内容要细化具体,根据发展目标和主要任务,紧密结合地方实际,形成安排合理、分工明确、具体可操作的实施计划。支持主管部门协调推进"先行先试",建立大健康产业发展"一事一议"政策机制。积极争取在云南省区域范围内落实"云南大健康产业示范省建设先行先试政策十条",争取在医疗新技术、新药品、新器械审批准入等方面先行先试,为形成国家层面的普惠性政策提供试验、示范,充分吸收借鉴第一批示范基地经验,体现地方改革创新亮点,凝练"云南模式"。

(王荣荣、张毓辉、郭锋、王昊、高峰、王习农)

第三章

黔西南州大健康产业发展规划(2018—2030年)

前　言

　　健康产业是以维护和促进人民群众健康为目的,以医疗卫生和生物技术、生命科学为基础,全社会从事健康服务提供、健康产品生产经营等活动的集合,主要包括健康服务业、健康产品制造业、健康农林牧副渔业和跨界融合形成的健康新业态等,覆盖面广、产业链长、发展潜力大,具有环境生态友好、发展路径绿色集约、劳动和技术密集、产业关联度高、成长潜力大等特征。加快发展大健康产业,构建科学合理的大健康产业发展规划体系,既是全方位全周期维护人民健康的重要途径,也是推动构建现代化经济体系、深化健康领域供给侧结构性改革的重要任务,对推动黔西南州经济社会转型升级、培育壮大健康经济新动能具有重要而深远的意义。

　　从全球范围大健康产业发展趋势看,健康产业在未来经济格局中的作用和地位将不断提高,许多国家特别是发达国家都把健康投资作为国家重要的战略性投资,把健康产业作为打造未来竞争优势、抢占战略高地的关键领域,产业竞争态势日趋激烈。以美国为例,2016年美国仅在生物医药研发领域投入就超过320亿美元,占到这一领域全球研发投入的接近50%。近十年来,美国健康产业总就业人数增加了近80%,年均增长始终快于同期经济平均增速,远超过制造业、传统服务业和房地产业。全球100多个国家(地区)开展健康旅游,超过50个国家(地区)将健康旅游确定为支柱性产业。同时,从国内及周边发展环境看,越来越多的省、区、市高度重视健康产业相关领域发展,注重发挥资源、区位、生态等优势,以优势/特色产业(资源)为核心,逐步向上下游产业链延伸,特别是邻近的四川、重庆、云南、广西、海南等省(市),以区域资源禀赋为依托,加快培育健康产业特色优势产业,形成了一批具有较强竞争力的健康产业集聚区;贵州省内的贵阳、安顺、遵义、贵安新区等,也注重整合资源要素,实行差异发展战略,在中医药民族医药、健康旅游等细分领域深耕细作的基础上,延伸拓展产业链,推动一、二、三产融合发展。

　　当前,国家和贵州省均将发展大健康产业纳入国民经济和社会发展总体战略部署。《国务院关于促进健康服务业发展的若干意见》(国发〔2013〕40号)提出“到2020年,我国健康服务业总规模达到8万亿元以上,成为推动经济社会持续发展的重要力量”,并要求“鼓励各地结合本地实际和特色优势,合理定位、科学规划, ……打造健康服务产业集群”;《贵州省大健康医药产业发展六项实施计划》和《贵州省大健康产业“十三五”发展规划》明确提出在贵州全省建设以智慧健康产业发展示范基地、健康旅游产业发展示范基地、大健康产业开放发展示范基地和大健康产业扶贫示范区“三地一区”“四位一体”的大健康产业集聚发展示范区。黔西南州是贵州省大健康产业发展的重要引擎。在新时代背景下,根据贵州省对黔西南州发展的总体定位,发展大健康产业是发挥黔西南州生态环境和自然资源优势、守住发展和生态两条底线、实现百姓富与生态美有机统一的必然选择。

　　在新的历史条件下,为全面贯彻党的十九大精神和全国卫生与健康大会精神,履行好贵州省赋予黔西南州的经济社会发展使命,推动全州大健康产业高质量发展和跨越式发展,促进经济发展和民生改善良性互动,依据国务院《关于促进健康服务业发展的若干意见》(国发〔2013〕40号)、《国务院办公厅关于促进医药产业健康发展的指导意见》(国办发〔2016〕11号)、《中医药健康服务发展规划(2015—2020年)》(国办发〔2015〕32号)、《贵州省关于加快推进新医药产业发展的指导意见》《贵州省健康养生产业发展规划(2015—2020年)》《贵州省大健康医药产业发展六项实施计划》《贵州省大健康产业"十三五"发展规划》《黔西南州大健康医药产业发展实施意见》《中国(黔西南)健康服务产业开放试验区规划》《兴义万峰林现代服务业集聚区建设规划(2015—2020年)》《黔西南州山地户外运动产业发展规划(2013—2020年)》《黔西南州人民政府关于进一步加快推进养老服务业发展的实施意见》,结合本州实际,制定本规划。规划期为2018—2030年。

本规划所指大健康产业是以大卫生、大健康观念为引领,以医药生产和流通为主导,以健康医疗产业为基础,健康养生养老业、健康旅游业、体育休闲运动业、智慧健康业等各产业协调发展,健康产业与金融业、保险业、文化业、房地产业等相关产业关联融合、集群集聚发展的战略性新兴产业体系。

规划范围为黔西南州全部行政区划区域,包括兴义市、兴仁市、安龙县、贞丰县、普安县、晴隆县、册亨县、望谟县等8个市县和义龙新区,规划总面积16 804平方千米,涉及区域常住总人口287.17万人。

一、规划背景

健康产业是三次产业中的健康产品和服务的生产和供应领域的集合,具有覆盖面广、产业链长、集聚融合度高、社会效益和经济效益显著等特征。健康产业日益成为世界各国关注的产业新焦点,是全球各主要经济体带动国民经济增长的强大动力源,发展前景广阔。为促进我国健康产业全面持续快速发展,国务院相继出台《关于促进健康服务业发展的若干意见》《全国医疗卫生服务体系规划纲要(2015—2020)》《中医药发展战略规划纲要(2016—2030年)》《"健康中国2030"规划纲要》等文件,推动我国健康产业进入了快速发展轨道。

目前,黔西南州已经进入工业化、城镇化发展的加速期、推进经济结构战略性调整的关键期和全面深化改革的攻坚期,经济社会转型升级与打赢脱贫攻坚战任务重大,改革发展面临新的重大机遇和挑战。为此,要按照"大健康""大卫生"的观念,充分发挥大健康在助脱贫、惠民生、促增长领域的优势和特性,按照健康产业发展内在要求,整合优化全州健康产业资源,推动健康产业转型升级,实现区域内三次产业融合创新发展,全面融入区域发展大格局,加快构建开放型经济新体系,培育新的经济增长点,努力实现后发赶超和与全国同步全面建成小康社会。

(一) 区位条件

黔西南州位于西江上游经济区北部和大西南黔滇桂三省结合部,是西江上游经济区的核心区之一和贵州连接云南、广西的主要通道和西南出海大通道上的重要节点,同时也是贵州通往北部湾经济区及中国—东盟自由贸易区的桥头堡。在国家区域经济布局中,黔西南州处于国家西江上游经济区西北部,周边近邻黔中经济区、北部二湾经济区和滇中经济区,州府所在地兴义市分别距云桂渝三省首府均在5小时经济圈,是贵州西南部重要的区域性交通枢纽。

(二) 地理气候

黔西南州地处云贵高原中南部向广西丘陵的过渡地带,地势西高东低,北高南低,海拔大多在1 000~2 000米之间。地形起伏较大,地貌类型多样,山地面积占53.8%,丘陵面积占14.9%。喀斯特地貌分布广泛,岩溶出露面积103.98万公顷。气候属亚热带湿润气候区,热量充足,雨量充沛,雨热同季,冬无严寒,夏无酷暑。年平均常年日照数为1 589.1小时,常年平均气温13.8~19.4℃;年平均降雨量1 352.8mm,5~9月降水量占全年的80%;终年温暖湿润,无霜期年平均317天。河谷深切,地势高差悬殊,热量资源在不同高度上差异较大,形成若干典型立体气候区域。

(三) 资源禀赋

全州共有河长10千米以上、流域面积大于20平方千米的河流102条,河网密度0.146千米/平方千米。境内地表水丰富,多年径流量达到106.06亿立方米,多年平均地下水资源总量19.36亿立方米。森林植被良好,生物资源种类繁多,森林覆盖率达54.87%,是珠江上游重要生态屏障。境内植物种类达到 3 913 种,有国家Ⅰ、Ⅱ级保护植物 303 种,珍稀树种 20 余种。植物药 1 800 多种,可作中药材的植物 1 000 余种,是贵州省中草药药源宝库之一。山川秀美,气候宜人,自然风光神奇独特,文化旅游资源富集,拥有国家风景名胜区、国家水利风景区、国家地质公园、国家森林公园、全国工业旅游示范点(贵州醇 AAAA 级工业旅游示范区)、全国唯一少数民族婚俗博物馆各 1 个,省级风景名胜区 7 个,州级自然保护区 4 个;有 12 个定点少数民族旅游村寨,其中全国农业旅游示范点 2 个;国家级非物质文化遗产 5 个,省级文物保护单位 25 处。其中贵州龙化石、何应钦故居、布依族"八音坐唱"等在国内外具有较大影响。

(四)产业基础

工业化城镇化进入加快发展阶段,基本形成了特色食品、医药工业等优势产业,建设工业园区和经济开发区 16 个。特色农业加快发展,形成全国最大的薏仁米生产基地,茶叶、蔬菜、烤烟、水果、中药材、油茶等在全省具有重要地位,纳入全省"5 个 100"的现代高效农业示范园区 14 个,建成优质农产品基地 500 万亩。现代服务业发展加快,形成了一批依托中心城市的服务业聚集区。文化旅游加快发展,建成 20 多个重点旅游景区,正在成为贵州旅游发展的热点地区和特色旅游目的地。全州有 3 个三甲医院,按"大专科、小综合"的办院模式发展,疗养设施逐步完善、医疗水平显著提高;拥有苗药、德良方等自主品牌,启动建设医药产业园区,一批种植、研发、生产企业入园发展。初步形成以贵州九洲通欣益天地医药有限公司、国药控股黔西南州医药有限公司为主的黔、滇、桂交界处西南医药现代物流中心。

(五)科教条件

全州共有劳动力有大学文化程度的人口 10.98 万人,高中(含中专)文化程度的人口 19 万人,初中文化程度的人口为 87 万人,为大健康产业发展提供了良好的劳动力资源。拥有各类专业技术人才 4 万多人,高等院校 2 所,职业技术学校 11 所,在校学生 4 万多人。共有科研机构 20 家,苗医药等民族医药理论研究和创新成果不断涌现。健康服务人才队伍建设取得新成效,通过考试、定向招聘等引进人才充实州、县、乡、村四级医疗卫生机构,面向全科医生和乡村医生开展专项培训,县级医疗卫生机构专业人才待遇得到改善。

(六)政策优势

国家深入实施西部大开发,加大对西部地区发展的支持力度,研究制定出台一系列政策措施,支持西部重点经济区域发展,积极引导东部地区产业向中西部地区转移,强化发达地区对西部的对口支援,加强对民族地区、贫困地区的重点扶持,为黔西南州健康产业加快发展提供了重大机遇。国务院制定下发《国务院关于进一步促进贵州经济社会又好又快发展的若干意见》,支持把"三州"建设成为承接产业转移、旅游休闲度假、民族文化保护和生态文明示范,为黔西南州实现跨越发展提供了新的重大发展机遇。省委、省政府明确提出"加速发展、加快转型、推动跨越"的主基调和重点实施"工业强省和城镇化带动"两大战略,加快实施"五个 100 工程",为黔西南州大力推进工业化、城镇化发展提供了重要支撑,对打造大平台、吸引大项目、发展大企业、培育大产业、推动大发展具有十分重要的作用。这为黔西南州发挥后发优势,加快优势资源开发和承接产业转移,推进"四化同步"和统筹区域经济发展提供了重大战略机遇。

二、指导思想和战略定位

(一)指导思想

以习近平新时代中国特色社会主义思想为指导,全面深入贯彻党的十九大和十九届二中、三中全会精神,贯彻党的基本理论、基本路线、基本方略,坚持和加强党的全面领导,坚持稳中求进工作总基调,坚持新发展理念,紧扣我国社会主要矛盾变化,按照高质量发展的要求,统筹推进"五位一体"总体布局和协调推进"四个全面"战略布局,按照党中央关于打赢脱贫攻坚战决策部署,坚持以供给侧结构性改革为主线,充分挖掘现有基础和优势,坚持以产业化为根本,实施差异化发展模式,瞄准优质医疗、民族特色医疗、医疗器械、养老休闲、健康旅游、健康管理等重点方向,注重"研、产、购、医、养、游"融合发展,因地制宜发展绿色康体养生运动、特色养生保健、民族传统医疗保健等,努力建成"三省区中心经济带"大健康产业集群基地、黔滇桂三省结合部健康商贸物流中心、西江上游经济区和贵州重要的生态文化旅游融合发展创新区和健康服务产业开放试验区。

（二）基本原则

1. 坚持市场主体，政府主导 遵循产业发展规律，以需求为导向，发挥各类市场主体重要性和创造力。积极转变政府职能，发挥规划、政策、标准的引导规范作用，完善相关支持政策，持续深化简政放权、放管结合、优化服务改革，为产业发展创造良好环境。

2. 坚持创新驱动，转型发展。以制度创新、管理创新、科技创新激发产业主体的活力和潜力，提升健康产业规范化、专业化水平，积极培育新产品、新技术、新模式、新业态，推动健康产业实现转型升级。

3. 坚持城乡并举，统筹发展 将健康产业发展与打赢脱贫攻坚战、新农村建设、县域经济发展、山地特色城镇化建设结合起来，从发展健康村落、健康小镇、健康县域经济入手，培育"一村一品""一镇一业""县域健康产业带"等大健康医药的基层产业形态，以健康产业的发展推动城乡统筹发展。

4. 坚持跨界融合，协调发展 抓住产业跨界融合发展新机遇，推动健康产业与相关领域融合发展。正确引导智慧医疗、健康保险、健康地产、保健养老、健康养生的发展方向。培育一批健康产业综合体和集群集聚集约发展园区。坚持把结构调整作为发展健康产业的关键环节，统筹规划主要领域产业规模、资源配置标准等核心指标，优化产业结构和布局，形成全域大健康产业协调发展的格局。

5. 坚持突出特色，全面发展 突出黔西南州民族医药文化特色和区域资源优势，把苗医药等民族医药产业做大做强，把道地药食资源深加工产业做特做精，把健康养生养老业做优做好。以全面建成基本医疗卫生制度为目标，打造一个以医疗服务体系为基础，以生物医药产业为主导，以健康保险业为介导，以医药商贸物流为推手的特色鲜明、全面发展的健康产业体系。

（三）战略定位

站在构建国家内陆现代服务业创新开放试验区和西南"两江一河"生态文明先行示范区的战略高度，紧紧围绕打造黔滇桂三省区结合部的商贸物流中心、世界知名山地旅游目的地和国际山地旅游城市、现代健康服务业集聚区等战略定位，把握区域脱贫攻坚任务要求，推动大健康产业与现代农业、山地旅游业、信息业等产业融合发展，以集聚化、集群化、集约化发展为主线，以龙头企业为驱动，以重点项目为依托，推动"一区三中心三基地"建设，即把黔西南州建设成为西南地区大健康产业发展示范区；积极推进医疗健康养生产业中心、区域性医药商贸物流中心、黔滇桂交汇区优质医疗服务中心建设；高水平打造国际山地健康旅游和避暑养生基地、国家重要的民族医药文化发展特色基地以及内陆地区重要的保健品和绿色食品生产加工基地。以"一区三中心三基地"建设为支撑，着力实现黔西南州大健康产业高质量发展，建成西南地区大健康产业发展重要增长极，高水平发挥黔滇桂区域大健康产业创新驱动、市场辐射、融合集聚发展作用。

（四）发展目标

充分利用区位优势、地理气候、自然生态、医药产业等有利条件，整合民族医药、健康食品、医疗保健、养身养老、旅游休闲等资源，推动黔西南州大健康产业高质量示范发展。根据《"健康中国2030"规划纲要》和《贵州省大健康产业"十三五"发展规划》等规划文件目标要求，坚持"近期与远期相结合，可操作性与战略引领性相结合"，将黔西南州大健康产业发展目标划分为近期目标和远期展望两个部分。

1. 近期目标：2018年到2020年。健康产业体系初具规模，产业重大项目建设取得重要阶段性成果，产业资源基础和要素保障水平明显提升，产业发展环境进一步改善，健康产业有力助推打赢脱贫攻坚战，确保与全国同步建成小康社会。

2. 远期展望：2021年到2030年。按照两个阶段分步骤安排。第一阶段为2021—2025年，健康产业发展规模和质量显著提高，产业发展与经济社会转型升级协同性明显增强，力争成为促进区域经济发展的重要新动能，在推动医疗卫生服务体系建设、深化医改方面更好发挥支撑保障作用，区域健康水平和群众健康获得感持续提升，健康产业链条和产业布局加快拓展完善。第二阶段为2026—2030年，全面建立覆盖全生命周期、内涵丰富、结构合理的健康产业高质量发展体系，打造一批知名品牌和良性循环的健康服务产业集聚区，产业集群效应和示范效应得到有效发挥，形成较强的国内外竞争力和影响力，基本满足广大人民群众的健康需求，健康产业"一区三中心三基地"建设取得重大进展，全面建成"健康黔西南"。

表 3-3 黔西南州大健康产业发展主要指标

领域	指标	2020	2030
产业体系	医药工业产值(亿元)	27	80
	医药流通销售额(亿元)	25	60
	道地、大宗中药材种苗繁育基地数	5~7	>10
	中药材规范化种植基地数	3~5	>8
	中药材特色产业种植规模(万亩)	100	180
	医疗健康信息化覆盖率(%)	100	100
	每千名老年人口拥有养老床位数	35	持续改善
	居民健康素养水平(%)	20	30
发展质量	空气质量指数(AQI)达到优良天数占比(%)	>92	持续改善
	地表水质量达到或好于Ⅲ类水体比例(%)	>70	持续改善
	生态环境状况指数(EI)变化幅度	<~3	<~3

三、产业布局

(一)总体布局

根据黔西南州大健康产业资源禀赋、基础条件、区域特色和发展态势,规划构建"一核一圈两带多点"的大健康产业空间布局体系,推动黔西南州大健康产业向着核心示范引领、圈层协同带动、产业带特色突出、乡镇多节点支撑方向发展,以健康产业优化布局推动区域经济社会发展、产业结构升级和对外开放战略的实施,助力全州大健康产业跨越式发展。

"一核"即兴义—义龙新区大健康产业示范发展核心区,包括兴义市和义龙新区。重点发展特色医疗、新医药、中高端健康旅游与健康制造、健康商贸物流和健康人力资源产业。

"一圈"即兴兴贞安大健康产业协同发展圈,主要包括兴仁市、安龙县和贞丰县。重点发展特色健康食品、生态养生养老、康养旅游、健康药食材种植加工、特色健康制造等产业。

"两带"即北部休闲康养运动产业带和东部民族特色旅游文化产业带。北部休闲康养运动产业带主要包括晴隆县和普安县,发挥山地运动特色优势和康养资源基础,与晴隆·普安县城拓展区发展深度融合,重点发展健康旅游、生态养生养老、休闲运动健身等业态。东部民族特色旅游文化产业带包括望谟县和册亨县,突出民族文化特色与区位有利条件,重点培育民族特色休闲养生、健康旅游、民族文化传承创新、健康药食材种植加工等领域。

"多点"即在全州范围内规划支持一批重点乡镇、脱贫攻坚重点区域以及开放发展前沿地区,围绕实施"一县一业、一乡一品"战略、带动群众增收实现脱贫致富,打造各具特色、互补互助、差异发展、开放联动的大健康产业重点项目载体(园区、基地),支撑黔西南州大健康产业加快发展。

(二)大健康产业示范发展核心区

依托兴义市、义龙新区相对富集的优质医疗服务资源、较为发达的交通物流网络和体系完整的制造业基础,在兴义市核心区、顶效经济开发区和红星工业园等地建设兴义—义龙新区大健康产业示范发展核心区,全力打造全国重要的大健康产业特色示范区、大健康产业融合创新发展新高地。

1. 特色医疗集聚区 以黔西南州人民医院、兴义市人民医院、黔西南州中医院、义龙新区医院等为载体,发展集现代诊疗技术、特色专科、中(苗)医药为优势的特色医疗服务集聚区。

2. 新医药创新发展集聚区 支持依托义龙新区和兴义市轻工业园区,建设中药民族药新药 GMP 研发中试公共服务平台,完善医药创新服务公共平台。支持建设兴义中药材资源保护基地,建设 1 个现代化高品质中药材种苗繁育中心。依托兴义市轻工业园区、顶效工业园区引进发展基因检测关联产业基地。在义龙新区红星医药产业园发展生物医药研发创新园区。

3. 中高端健康旅游中心 依托兴义中心城区建设黔西南州健康旅游中心,支持建设国际化高端体检医疗旅游中心,发挥引领示范作用。以兴义市清水河镇车榔温泉度假村、坝美森林公园大健康温泉疗养基地、义龙坡岗生态养生谷为载体建设康养旅游集群。以义龙新区为核心打造以健康文化创意与健身休闲运动为一体的健康文化特色小镇,集中发展健康文化创意产品开发、健康知识宣传推广影视艺术制作、民族文化演艺、健身运动出版物和多媒体产品生产等业态。

4. 健康商贸物流中心 以兴义市核心区为主体,以贵州九洲通欣益天地医药有限公司、国药控股黔西南州有限公司、汇珠薏仁集团等龙头企业为支撑,重点建设冷链物流基地,在医药公司等产业聚集区建立专业分拨中心,打造黔西南州健康商贸物流集散中心、健康商贸物流示范城市。支持健康信息化建设,在兴义市以西南现代医药物流中心为基础建设黔西南州健康商贸物流信息平台。依托义龙新区红星医药产业园、大数据产业园基础,打造集药品集散中心、仓储中心、中(民族)医药交易中心、金融服务中心、品牌设计中心、营销推广中心等为一体的电商产业园。

5. 健康人力资源培养培训中心 以兴义民族师范学院、黔西南州职业技术学院等院校为载体,构建黔滇桂大健康人力资源培养培训中心。支持建设健康养生人才培训基地、健康体检应用技能人才培养基地、苗医药人才培训基地及山地旅游人才培训基地。

(三) 大健康产业协同发展圈

地处州中部的兴仁市和安龙、贞丰两县具备交通运输便利、要素融通密集、邻接兴义核心区便于协同发展、产业基础较好等优势。通过统筹规划,有序对接兴义—义龙新区示范发展核心区建设,积极推动三县大健康产业价值链有效延伸拓展,重点发展特色健康食品、生态养生养老、康养旅游、健康药食材种植加工、特色健康制造等产业,着力打造"兴兴安贞大健康产业协同发展圈",构建黔滇桂大健康产业辐射中心、西南地区大健康产业一体化协同发展枢纽。

1. 特色健康食品集聚区 在兴仁市以薏仁为品牌打造特色健康食品园区,重点发展薏仁米、茶系列产品。依托安龙县中国西南部绿色农产品供应基地建设,以普坪镇等为中心建设健康食品保健品基地。在贞丰县龙场镇发展以茶为主的健康食品业,在者相镇、北盘江镇、白层镇等乡镇发展以精品水果为重点领域。

2. 生态养生养老集聚区 以贵州省规划建设兴义—晴隆—贞丰—安龙生态养生养老组团为基础,整合兴兴安贞城市群资源,打造生态养生养老集聚区。安龙县围绕龙头大山自然保护区、仙鹤坪自然保护区等资源,以"中国国安龙养生谷"项目为载体,在招堤街道办事处西河村湾子组发展生态养生业;以"安龙大健康综合体"为基地,推进龙山镇康养项目建设。贞丰县以者相镇、北盘江镇为载体,依托双乳峰景区、三岔河景区、北盘江大峡谷等景区,在三岔河疗养基地、北盘江国家湿地公园、龙头大山避暑生态旅游度假区,发展中医药养老、旅居健康养老产业。支持兴仁市以"薏品田园"为载体建设观光休闲和养生养老基地。

3. 康养旅游集聚区 支持兴仁市打造以马金河旅游景区为中心,形成放马坪高原生态旅游区、马金河旅游景区、鲤鱼坝苗族风情寨等景区带。支持安龙县以大坡村为引领,培育成历史文化和自然风光为特色的旅游、休闲度假中心;以笃山溶洞群、笃山国家地质公园、笃山海尾户外攀岩基地为基础,打造笃山山地户外攀岩运动基地。贞丰县以者相镇、北盘江镇、挽澜镇为重点乡镇,发展休闲观光、山地运动旅游;在双乳峰、北盘江国家湿地公园(在建)、龙头大山避暑生态旅游度假区等景区发展以气候养生、森林康养和避暑避寒为主的养生旅游;在贞丰古城、花江铁索桥、古驿道、白层古渡口发展文化旅游。

4. 健康药食材种植加工业 兴仁市以城南街道为核心,发展中国薏仁生态经济区,打造薏仁米种植、加工、研发、物流综合体;以龙角茶叶合作社和石角龙茶苗圃园基地为基础,打造兴仁市石角龙茶生产加工基地。支持安龙县以石斛、天麻、艾纳香、白芨、灵芝等名贵中药材为重点,以笃山镇、海子镇、龙山镇等地建设中药材规范化种植基地;依托万亩白芨产业园、石斛养生谷等打造一批全产业链特色园区。贞丰县以龙场镇、挽澜镇为重点,以入选贵州省生态茶博馆中心馆展出的龙场镇坡柳村娘娘茶为重点发展对象,以挽澜镇龙头大山茶旅一体化产业园区为推动积极发展茶产业;以者相镇、连环乡、北盘江镇、珉谷镇为重点乡镇,依托连环乡砂仁种植基地、北盘江镇花椒种植基地、珉谷镇金银花种植基地和三岔河铁皮石斛种植示范基地,发展以砂仁、花椒、金银花、铁皮石斛为主的中药材种植、加工、销售产业。

(四)休闲康养运动与民族特色旅游文化产业带

1. 北部休闲康养运动产业带　依托北部山地旅游资源和国际山地旅游暨户外运动大会品牌优势,抓住晴隆·普安县城拓展区建设机遇,重点发展健康旅游、生态养生养老、休闲运动健身等业态。打造以晴隆县、普安县为核心的"北部休闲康养运动产业带"。

(1)健康旅游综合体:依托晴隆·普安县城拓展区建设,支持沙子镇建设沙子生态文化旅游区,江西坡镇打造慢病康疗基地,将拓展区建成康养旅游示范区。支持晴隆县依托二十四道拐景区及国际山地运动大会,在景区周边规划建设山地运动主题度假村,打造中医理疗养生中心。重点在茶马镇、光照镇、三宝黎族乡等地打造一批特色民宿、农家乐集群,打造一批休闲、美食、运动旅游主题镇村。以光照镇为引领,完善旅游小镇基础设施,打造光照绿色旅游小镇。重点依托规模村布依族文化特色及发展乡村旅游基础,打造规模村布依族文化生态旅游。普安县依托温泉资源基础,在普安茶文化生态旅游休闲度假景区规划建设集茶文化展示、茶叶体验、茶艺表演、温泉疗养等为一体的茶文化养生温泉度假村。依托民族文化资源,以龙吟"中国苗族第一小镇"为引领,重点在青山镇、兴中镇、高棉乡等发展健康旅游集群和特色健康旅游镇村。

(2)山地休闲运动健身产业集群。依托晴普一体化建设,支持晴隆县依托国际山地旅游暨户外运动大会金州品牌,扩大"史迪威公路晴隆二十四道拐汽车拉力赛""二十四道拐杯贵州·晴隆中国汽车场地越野锦标赛"等汽车运动赛事影响力,建设"二十四道拐"汽车运动基地。依托普安国际山地自行车赛道,在普安世界茶源谷建立普安国际山地自行车运动基地;在此基础上规划建设山地自行车环线、国际标准山地自行车越野赛道、山地自行车公园、杜鹃花婚纱摄影基地等多个景点,打造承接国际山地旅游赛事、吸引国内外自行车爱好者的山地户外运动胜地。

2. 东部民族特色旅游文化产业带　依托民族特色及东部自然生态资源,重点培育民族特色休闲养生、健康旅游、民族文化传承创新、健康药食材种植加工等业态,着力建设以望谟、册亨为核心的"东部民族特色旅游文化产业带",打造西南地区重要的特色农产品生产加工基地、全国知名的布依族苗族特色旅游文化目的地。

(1)健康旅游集聚区:支持望谟县在蔗香乡、乐旺镇、桑郎镇,打尖乡以望谟双江口水库、六里峡谷景区、桑郎峡谷景区、羊架河峡谷景区为主要资源,发展健康旅游业。以甘莱村为引领,整合纳王布依寨、新屯村、桑郎村、乐宽村、蔗香村等村寨资源,发展布依族乡村旅游休闲度假旅游。支持册亨县依托者楼河沿岸、南北盘峰回路转的景观及龙滩水电站库区湖面、林区等绿色资源,发展生态农业、林业观光、湿地公园、亲水休闲田园风光旅游;以秧箐万重山、板坝、双江口、冗渡羊博园、大寨、坡鼐和秧坝福尧、南北盘江特色森林、板万布依乡村博物馆和岩架"布依水乡·渔港小镇"旅游休闲度假、坡妹解放战斗遗址和册亨烈士陵园为爱国主义教育基地等乡村旅游景点,打造布依特色民俗风情体验产品。

(2)民族特色休闲养生集聚区:支持册亨县以板其温泉、溶洞资源为核心,加之邻近的龙骨石奇观、巧马林场至南盘江的森林浴体验、秧坝天然氧吧运动区、县城至岩架沿河徒步休闲区、南北盘江滨江冬季养生区等,在坡妹镇、秧坝镇、丫他镇、岩架镇发展集森林生态、山水田园、历史文化等要素为一体的特色休闲养生基地。依托册亨县纳福街道、冗渡镇大寨村、坡鼐古寨、丫他镇板万村、岩架镇布依水乡渔港小镇及健康养老服务基地。

(3)民族文化传承创新中心:支持望谟县以油迈乡、平洞街道、蔗香乡、乐旺镇、油迈乡为主发展提升贫困居民的健康水平、健康文化知识和素养,倡导以乐观向上的精神面貌开展健康脱贫行动。依托望谟县的布依民族文化资源、依托布依族医药文化,结合复兴、油迈、蔗香等乡镇及新屯街道艾纳香、灵芝、天麻等中草药的种植,积极发展健康文化产业。

(4)健康药食材种植加工业集聚区:在望谟县以油迈乡、平洞街道、蔗香乡为重点发展乡镇,辐射带动乐元镇、昂武镇、桑郎镇、王母街道办、大观镇、石屯镇、边饶镇等望谟县境内低热河谷地带乡镇发展有机亚热带水果产业;支持油迈乡、大观镇扩大澳洲坚果种植面积,打造黔西南州澳洲坚果基地;依托望谟县有机油茶产业示范园区,发展油茶精深加工产业基地。依托册亨县南部乡镇气候特点和丰富的宜林荒山资源优势,加快推进南部片区生态经济产业园区、盘江芭蕉生态产业园区、生态畜禽养殖示范园区建设,发展壮大特色农产品精深加工,布局带动冗渡镇、丫他镇、岩架镇、弼佑镇、百口乡果品,弼佑镇油茶,巧马镇甘蔗、有机蔬菜等健康食品的发展。依托生态农产品种(植)养殖,坡妹镇、冗渡镇杜仲等中药材基地,发展具有滋补养生保健作用的药膳产品。

四、产业体系

(一) 健康医疗产业

1. 发展目标 到 2020 年,基层医疗服务体系建设取得明显成效,服务能力、人才队伍建设和设施设备条件显著改善,县域内就诊率明显提升,偏远地区群众跨区域异地就诊比例持续降低。健康医疗产业对贫困人口稳定脱贫发挥重要带动作用,努力实现贫困地区人人享有基本医疗卫生服务,农村贫困人口大病得到及时有效救治保障,个人就医费用负担大幅减轻,基本公共卫生指标接近全国平均水平,深度贫困县、村医疗保障实现全覆盖,健康扶贫取得重大胜利,有力助推全州打赢脱贫攻坚战。

到 2030 年,建立健全医疗卫生服务体系,满足居民多层次医疗卫生服务需求,并使之成为黔西南州健康养老养生业、健康旅游业和健康人力培训业强有力的技术支撑。医疗卫生服务体系健全。建成以黔西南州人民医院和中医院等公立医院为主体,社会办医共同发展,基层医疗卫生机构和专业公共卫生机构健全的医疗卫生服务体系。医疗卫生服务能力大幅提升。加强医疗卫生机构能力建设,以州人民医院为龙头,以各县市中心医院为纽带,持续推进医疗联合体和分级诊疗体系建设,全州医疗质量和水平明显提高。健康医疗产业与相关产业融合发展。实现全州医疗卫生服务业与健康养老业、健康养生业、健康旅游业深度融合,使之成为健康产业其他领域发展的重要技术支撑。

2. 优先领域和主要任务

(1)医疗服务:民族特色医疗服务。支持黔西南州中医院建成全州中医药医教研和技术指导中心、民族医药发展研究中心及中医康复保健中心。按照国家卫生服务体系建设规划要求每县建设 1 家中医院,全州建成 3 家以上三级甲等中医院。实施"治未病"工程,在州县两级公立中医院设置"治未病"中心。加大中医类人才培养力度,支持黔西南民族职业技术学院设置中医类专业。深入推进中医药"三名三进"工程,培养一批名中医师、建成一批名中医科、打造一批名中医院,推动中医药进农村、进社区、进家庭。充分利用民间中医药资源,挖掘一批民间中医传承人,鼓励到医疗机构开展特色中医民族医服务。允许有资质的中医师在中医养生保健机构提供保健咨询和调理等服务。实施基层中医药服务能力提升工程,启动万名村医中医能力提升计划。支持开展民族医药的研究、挖掘、整理、保护和开发利用。鼓励和扶持传统老字号品牌及优质中医药民族医药机构到境外开办中医(民族)连锁机构,培育国际知名品牌和服务机构。支持中医疗与互联网融合,发展中医养生保健互联网服务,推动中医药健康养老信息化。

特色专科医疗服务。以社会力量举办各类医疗机构为主,按照全州所属县市(义龙新区)行政规划区域常住人口总数,结合区位地理自然环境等特点,打造特色专科医疗机构聚集区。①以兴义市作为黔西南州医疗中心。主要规划建设康复、肿瘤、精神病、传染病、口腔、心脑血管、耳鼻喉、骨科、眼科等专科医院,预留社会办医床位控制数 1 600 张。②以兴仁市、安龙县、贞丰县、普安县、义龙新区作为特色康养基地。主要设置中医康复、养老养生、精神病等专科医院。③以晴隆县、册亨县、望谟县等县作为专科补充。主要规划建设综合性、中医专科、精神病、传染病等专科医院。县级按照每千常住人口不低于 2 张床位为社会办医院预留规划空间,同步预留诊疗科目设置和大型医用设备配置空间。④以晴隆·普安县城拓展区为主体,设置运动、慢病康复示范基地,主要规划建设中医康复、慢病诊疗、老年病等专科医疗机构。

山地旅游综合应急医疗服务。以构建完善的游客紧急医疗救援网络为基础,大力发展航空救援等新型救援方式,积极打造覆盖全域的山地旅游综合救援体系。到 2020 年实现"5 个 1"的目标,即在每个主要景区景点至少建成 1 个游客紧急医疗救援点、组建 1 支以上专业山地旅游综合救援队、设置 1 个以上航空救援站、设立 1 个山地旅游综合应急救援调度平台并开通 24 小时救援热线。

基本医疗卫生服务。聚焦打赢脱贫攻坚战,完善基本医疗卫生服务体系,提升贫困人口健康水平。①大型综合医院。黔西南州人民医院、州中医院、兴义市人民医院建成黔滇桂三省区结合部区域医疗中心。兴仁市人民医院升级为三级甲等综合医院。安龙县、贞丰县和普安县人民医院建成三级综合医院。义龙新区新建1所三级综合医院。黔西南州妇幼保健院建成黔滇桂三省区结合部的妇女儿童医疗保健中心,达到三级甲等妇幼保健院的标准。新建设三级医院3所,总量达到6所,其中:新建三级甲等医院1所,总量达到4所;新建民营三甲综合医院1所以上,民营二甲综合医院3所以上。全州社会力量举办的医疗机构床位数占总量的25%以上,服务量达到总量的25%以上。②中医、民族医院。规划期内,每个县(市)建成1所二级甲等中医院,构建以县中医院为骨干的民族特色医疗体系。贞丰县民族中医院、安龙县中医院升级为二级甲等中医院。二级以上综合医院设置标准化的中医科室,各镇中心卫生院、街道社区卫生服务中心设立中医科(诊室)或中西医结合科和康复理疗科。③专科医院。以精神病医院为主体、综合性医院精神科为辅助、基层医疗卫生机构和精神疾病社区康复机构为基础,以县市民营精神病专科医院为补充的精神卫生服务体系。每个县(市、义龙新区)至少建设1所精神卫生机构(含民营)。④社区卫生服务机构。按照城市规划布局,每个街道办事处(社区)建成1所标准化社区卫生服务中心。⑤乡镇卫生院。每个乡镇建成1所标准化乡镇卫生院。将有条件的乡镇卫生院建成中心乡镇卫生院。全州建成70所以上中心乡镇医疗卫生服务机构。每个县(市、义龙新区)可以按现有乡镇区域覆盖面和人口密度重点提升2~3个中心乡镇卫生院参照二级医院的标准建设。远程医疗覆盖全州所有县级以上医院和中心乡镇卫生院、社区卫生服务中心。⑥村卫生室。每个行政村建成1所以上标准化村卫生室,每个异地扶贫安置点至少设置1个卫生室。⑦公共卫生服务体系。完善黔西南州紧急医疗救援中心和急救站的紧急医疗救援中心标准化建设。每个县(市、义龙新区)及风景名胜区建成1所标准急救中心(站);加强州中心血站标准化建设。州妇幼保健院、州儿童医院、州妇产医院"三院合一"建设成为黔滇桂三省区结合部的妇女儿童医疗保健中心。每个县(市)建成1所标准化的二级妇幼保健院(爱婴医院),50%的县(市)妇幼保健院创建二级甲等妇幼保健院。

(2)智慧医疗

1)信息化基础建设:①进一步完善人口健康信息平台体系,健全人口、电子健康档案和电子病历三大基础数据库建设。强化公共卫生、人口和计划生育服务、医疗服务、医疗保障、药品供应、综合管理等应用系统平台建设,推进数据采集、集成共享和业务协同。加快基层医疗卫生机构管理信息系统建设,构建远程医疗服务系统、区域影像信息系统、医院管理和信息共享系统。建立医疗机构检查、检验结果互认制度,与国内、省内相关领域优势医疗机构建立合作机制,大幅提高州内远程会诊、远程医疗水平。②依托"中国南方绿色云基地"和"云上金州"为载体,建设"医疗健康云",促进和规范"健康黔西南"云服务,到2020年实现州、县、乡、村四级全覆盖。整合全州医疗卫生资源,实现跨机构、跨部门、跨地区的信息互通和资源共享,为居民和患者提供医疗、健康管理、远程会诊和保健服务,为政府监管提供大数据支撑,为健康服务机构和企业提供健康相关信息服务。

2)医疗电子服务:建设面向患者、医生、医院、保险机构、药企的线上线下一体化的健康服务新业态。大力推进互联网健康咨询、预约分诊、移动支付和检查检验结果查询、随访跟踪等应用。推进居民健康卡、社会保障卡等应用集成,激活居民电子健康档案应用。发展医疗健康移动终端应用。建立健康医疗科技文化产业园区试点,发展健康医疗大数据在文化、体育、教育、旅游、食品等领域的新业态。积极引导医疗机构面向中小城市和农村地区开展基层检查、上级诊断等远程医疗服务。

3)互联网医院建设:鼓励具备条件的医院试办互联网医院,建立起新型智慧健康医疗服务平台。政府要监管网上注册医生的资格并加强对平台提供者的监管,保障网上的信息安全。

4)远程医疗系统建设:发挥兴义市人民医院远程医疗服务体系建设示范带动作用,加强与上海复旦大学附属中山医院、上海儿童医院的长期合作。完善远程医疗临床专家库和评估评价专家库,开展以远程视频会诊、病理诊断、影像诊断、远程监护、手术示教指导、远程门诊咨询和远程教学查房等为主要内容的远程医疗服务。积极推进互联网＋医疗服务管理信息平台建设。扩大"互联网＋医院"和远程心电诊断系统的安装范围,提高域内患者特别是偏远贫困地区患者高质量医疗服务可及性。

(3)精准医疗

1)打造精准医疗"黔西南模式":推进黔西南州人民医院产前诊断分中心、各县(市)产前筛查分中心的建设,建立黔西南州精准医疗中心、基因检测咨询门诊和调度中心,规范全州基因检测工作,加强检测成果的运用,形成"健康教育+基因筛查+精准干预+科学随访+健康保险"一体化的"黔西南模式"。

2)扶持研发类龙头企业项目:支持与基因检测领域龙头企业开展合作,发挥黔西南生态资源和环境优势,有序落地实施基因检测、数字医学、转化医学、基因资源库等一批重大项目,带动相关基因检测和生物产业的培育和发展。进一步完善基因检测相关耗材的供应链体系,完善相关服务流程,加快基因检测重点实验室建设,保障全州检测标本能够实现本地化检测,提高项目效益和群众获得感。

3)开展个性化精准医疗:依托黔西南州人民医院、州中医院、兴义市人民医院等医疗机构,发展一批特色诊断治疗专科和医学检测、检验平台。支持相关医疗机构大力发展基因(DNARNA)检测、生物检测芯片等技术与产品,积极建设全州基因检测应用示范中心,促进干细胞治疗、肿瘤免疫治疗、组织工程与再生医学、第三方医学检测等高端医疗服务业发展,推进发展精准医疗。

4)建立儿童身份识别信息系统:通过将新生儿特异性的遗传基因数据用现代测序技术读取并存储,为个人身份鉴定、医学急救、器官移植配型、失踪人口寻找、预防儿童走失、打击拐卖儿童、灾难身源鉴定等各项应用提供科学依据,并通过试点逐步建立DNA档案数据库和DNA识别标准。推进黔西南州新生儿DNA身份识别卡项目。

5)开展儿童中高端基因检测项目:利用基因测序、影像、大数据分析等手段,通过无创产前基因检测,在产前胎儿罕见病筛查、肿瘤、遗传性疾病等方面实现精准的预防、诊断和治疗。在产后对新生儿耳聋、代谢病、遗传代谢病、地中海贫血等遗传性疾病进行基因检测。推广儿童安全用药及饮食微量元素等保健类检测。拓展儿童天赋基因检测。

6)建立生命健康服务业:通过建立大型样本库、数据库及数据清洗产出解读平台,实现样本、数据存于当地服务于当地。建立黔西南州健康大数据"云平台",形成基因样本和数据的双向可溯源,为下游应用开发提供战略支撑作用。与社会资本合作,成立基金和产业平台,孵化、引进、培育数据应用及相关健康医疗服务主体,逐步建立起黔西南州生命健康服务业。

专栏1 健康医疗产业发展工程

1. 综合性医院提升工程 新建或改扩建10所综合性医院。黔西南州人民医院、兴义市人民医院建成黔滇桂三省(区)结合部区域医疗中心。

2. 民族医药品牌创建工程 建立黔西南州中医药医教研和技术指导中心、民族医药发展研究中心及中医康复保健中心。支持开展中医药、民族医药的研究、挖掘、整理、保护和开发利用,延请省内各地民族医生入驻行医,支持开展苗医药等民族医药的研究、挖掘、整理、保护和开发利用。整理完善黔西南州民族医药理论体系,打造以苗医药为主的民族医药特色品牌,培养一批名中医民族医师、建成一批名中医民族医科、打造一批名中医民族医医院。

3. 智慧医疗建设工程 完善黔西南州人口健康信息平台及基层医疗信息平台、网络安全平台采购项目。优化生物医学大数据布局,加强临床和科研数据资源整合共享,提升医学科研及应用效能。

4. 精准医疗建设工程 成立儿科临床遗传中心。推进黔西南州新生儿DNA身份识别卡项目。推动兴义市打造生物基因科技产业运用基地。

(二)健康医药产业

医药产业是推动经济转型升级的重要行业,有着强大的成长性和带动性。依托黔西南州民族医药资源禀赋和良好的区位环境条件,大力发展中药民族药、基因检测、医药中高端制造、健康食品保健品制造等,对于促进全州大健康产业向中高端迈进和健康惠民具有重要意义。

1. 发展目标 以生物技术和现代中药技术研发为先导,以中药民族药产业体系和基因检测产业体系建设为主线,以医疗器械装备中高端制造、健康食品保健品制造等领域为增长点,发挥医药龙头企业的整合带动作用,构建特色鲜明、点线融合、梯度发展的医药产业格局,建成具有较强竞争力的全国民族医药发展示范区。

(1)到2020年,将医药产业打造成为黔西南州支柱产业,形成区域领先、全省前列的医药产业创新发展高地。民族药二次开发和深度研究水平达到贵州省内领先水平,中药材、民族药产学研一体化技术支撑和服务平台初步形成。力争重点扶持打造1个苗药膏贴剂产值达到6 000万元品种,力争培育医药产业省级重点龙头企业2~3家。力争医药工业产值达27亿元以上。

(2)到2030年,基本建成体系完备、特色突出、可持续发展动力强劲的医药产业体系,医药龙头企业与知名品牌数量大幅增长,产业中高端研发制造能力显著增强,医药产业链进一步延伸拓展,中药现代化科技服务体系基本完善,形成一大批具有自主知识产权的新药品种和科技成果。力争医药工业产值达80亿元以上。力争形成以贵州九洲通欣益天地医药有限公司、国药控股黔西南州医药有限公司为主的黔、滇、桂交界处西南医药现代物流中心,力争实现60亿元销售额。

2. 优先领域和主要任务

(1)做强做特中药民族药产业体系:培育中药民族药龙头企业。支持贵州苗药、心意药业、苗通医药等企业加快特色苗药贴膏、布依族贴膏系列产品研发创新,重点开发新型膏贴、液体膏贴、儿童膏贴等产品,引进新一代聚合体材料技术实现传统贴剂精准给药和有效控释;发挥苗医、布医传统贴剂优势,巩固其在风湿骨病、祛痛除湿、活血通络等领域名优产品市场地位;支持贵州苗药等企业发挥医药产品特色,做大"六味祛风活络膏""苗医堂"牌苗族贴膏系列产品、"修正炎痛苗贴"等品牌,支持企业申报"中国名牌产品"称号,力争到2020年实现1个贴剂产品单一品牌产值达到6 000万。以技术提升和苗医布医经典名方二次开发加工为重点,大力发展现代中药民族药新药。支持德良方药业提升益肾养元颗粒、强身颗粒、三七丹参片、柏花草胶囊等中药新药市场占有率和影响力;支持贵州苗药、心意药业加大研发和名方转化应用投入,拓展中药饮片、天然药物领域系列产品;大力推动药食两用中药材产业化生产,支持以天麻、太子参、刺梨、石斛、金银花、艾纳香等为原料药食两用产品和养生保健品开发。支持州内民族医药企业依托义龙新区红星医药特色产业园配套设施便利条件,积极对接内地及港澳台大型医药企业,探索开展现代中药制造外包合作、优质中药原料药以及中药提取物委托生产,提升本地企业生产标准化规范化水平。

实施苗医药理论研究和标准化建设工程。支持州卫健委牵头组建由黔西南中医院、兴义民族师范学院、黔西南州民族职业技术学院、兴仁等各区县中医院组成的"黔西南州苗(布、瑶)医药理论研究网络",加强与贵州省苗医药研究院、贵州省苗药产业联盟的交流协作,重点开展黔西南州特色苗医药传统技法传承保护、苗医药特色良方发掘整理、苗医药思想文化及方志整理等工作;编制黔西南州苗药药材重点发展品种目录和濒危保护品种目录;加强政府主导的苗医药秘方、良方收集整理和转化应用工作,建立民族医医师数据资料库;走访偏远山区民族医传承人,编纂黔西南州民族医药典籍文本。完善黔西南苗医药理论体系,推动苗医药标准化建设,解决苗医师执业资质、苗医医疗机构设置标准、苗医药诊疗标准等制约苗医药发展的突出问题;探索苗药院内制剂、经典名方等在全州范围内率先实现标准化生产和使用。加强苗药工艺标准化研究,与贵阳、黔东南等地科研机构开展中药生产工艺创新,促进现代医药技术与苗药传统工艺有机融合,推广生物酶仿生提取、膜分离、超临界萃取等新技术新工艺在民族药生产中的应用,不断提高苗药提取提纯和精深加工工艺水平,加快实现苗医药现代化发展。

建成黔滇桂结合部现代医药物流交易中心。支持以贵州九洲通欣益天地医药有限公司已建成的现代医药物流中心为基础,完善配套设施和功能,建成集医药物流、电商平台为一体的现代医药物流交易中心。

(2)打造领先的基因检测产业体系:拓展基因检测上下游关联产业。瞄准基因检测产业链上游必需的耗材试剂领域,支持兴义市、义龙新区引进国内基因检测领域龙头企业,落地建设耗材试剂生产线;支持天地药业积极参与基因检测产业链延伸拓展。以贵州国家大数据中心建设为抓手,建设人群基因健康大数据存储中心;加强基因检测结果临床应用推广,支持通过省级医院创新联盟和医学院校机构合作扩大基因检测结果在新药研发、健康食品保健品开发、遗传病研究等领域市场化应用。

(3)培育生物医药和中高端制造业:支持中高端医疗器械装备产业发展。鼓励引进劳动密集型康复辅助器具制造企业,与中医民族医深度融合,运用传统中医康复技术,打造中医民族医特色突出的康复辅助器具产品。发展依托物联网和移动互联网的智慧健康产品制造企业,开发可穿戴生理信息监测设备、智能远程医疗、养老家庭照护、智慧运动健身等产品。开发民族特色养生保健设备,重点生产推广养生舱、全感养生舱、PD健脑仪、排毒仪养、生理疗仪等。发展中高端制药设备生产企业,生产制药机械产品,重点发展输液灌装生产线、液体灌装线、冻干粉针分装机、压片机、胶囊灌装机、包衣机等制药机械。

提升生物医药、医用材料辅料产业水平。扩大输液注射剂生产能力,加快塑瓶和软袋制剂生产线建设,巩固全省大输液行业领军企业地位。引进国内外领先企业,发展药用辅料产业,重点发展纤维素及其衍生物、高质量淀粉及可溶性淀粉、注射用吸附剂、新型材料胶囊等系列产品。

(4)实施医药产业关键环节提升工程

1)完善医药产业中介体系:医药产业相关中介组织是促进产业发展、加快产业融合的必要"催化剂"。发展医药科技中介。引进专业化的第三方科技创新孵化器运营管理企业,提升医药技术评估、企业招投标管理和医药项目咨询等服务规范化水平;发展医药领域特别是民族医药法律中介。针对苗医药、布医药民间秘方发掘整理与产品开发工作对知识产权保护、防范化解经济活动纠纷等现实需求,设立黔西南州民族医药法律服务工作室,开展民族医药知识产权保护、民族医药法律法规知识宣传推广、法律援助与相关标准规范研制,推动黔西南州苗医药特色品牌、健康食品保健品积极参与申报国家地理标志保护产品、绿色食品认证等。

2)加强医药产业平台建设:构建连通线上线下、跨越州内州外的医药产业综合平台,通过与清华大学、农业科学院等科研院所建立长期科研合作关系,构建高端产品研发体系,联合组建中药新药研究开发平台,中药民族药新药开发。构建医药创新服务公共平台,支持依托义龙新区和兴义市轻工业园区,建设中药民族药新药GMP研发中试公共服务平台,合理发展民族药科学仪器设备共享服务平台、检验检测平台;探索第三方平台运营机构与省内、州内健康产业技术创新联盟组织合作开展黔西南州医药创新平台建设指导与运行管理。

专栏2 健康医药产业发展工程

1. 中药民族药龙头企业培育工程 支持贵州苗药、心意药业、苗通医药等企业开展贴膏产品创新;支持贵州苗药等企业做大"六味祛风活络膏""苗医堂"牌苗族贴膏系列产品、"修正炎痛苗贴"等品牌,支持企业申报"中国名牌产品"称号;支持德良方药业和贵州苗药、心意药业系列特色产品开发;支持州内民族医药企业在义龙新区红星医药特色产业园开展现代中药制造外包合作、优质中药原料药以及中药提取物委托生产,提升本地企业生产标准化规范化水平。

2. 苗医药理论研究和标准化建设工程 支持州卫健委牵头组建由黔西南中医院、兴义民族师范学院、黔西南州民族职业技术学院、兴仁等各区县中医院组成的"黔西南州苗(布、瑶)医药理论研究网络";编制黔西南州苗药药材重点发展品种目录和濒危保护品种目录;建立民族医医师数据资料库;完善黔西南苗医药理论体系,推动苗医药标准化建设;加强苗药工艺标准化研究;建设黔滇桂结合部现代医药物流交易中心。

3. 基因检测产业体系建设工程 支持兴义市、义龙新区引进国内基因检测领域龙头企业,落地建设耗材试剂生产线;支持天地药业积极参与基因检测产业链延伸拓展;建设人群基因健康大数据存储中心。

4. 生物医药和中高端制造业提升工程 鼓励引进劳动密集型康复辅助器具制造企业;引进发展中高端制药设备生产企业;扩大输液注射剂生产能力;引进国内外领先企业,发展药用辅料产业,重点发展纤维素及其衍生物、高质量淀粉及可溶性淀粉、注射用吸附剂、新型材料胶囊等系列产品。

5. 医药产业关键环节提升工程 引进专业化的第三方科技创新孵化器运营管理企业;发展医药领域法律中介;设立黔西南州民族医药法律服务工作室;建设医药产业综合平台;建设医药创新服务公共平台,在义龙新区、兴义市轻工业园区建设中药民族药新药GMP研发中试公共服务平台。

(三) 健康养老产业

1. 发展目标　创新养老服务体系,大力推进健康养老,助力精准扶贫。建立以生态为基础,以乡村为依托,以文化为底蕴的医养融合、生态智慧养老方向,打造民族特色养老产业品牌,把黔西南州打造成为全省重要的宜居养老基地。

到 2020 年,基本实现居家社区养老服务全覆盖,每千名老年人口拥有养老床位数达到 35 张,其中护理型床位比例不低于 30%。全州老龄事业发展整体水平明显提升,老年人的获得感和幸福感明显增强,贫困地区健康养老服务需求有效满足。基本建成以居家为基础、社区为依托、机构为补充、医养相结合的"大健康养老服务基地、区域性敬老院、社区日间照料中心"为基本框架的养老服务体系。

到 2030 年,以"政府兜底保障型养老、社区居家养老、社会化中高端养老"为重点,着力构建养老服务产业投融资平台、养老服务业发展平台、"互联网 + 智慧养老"综合信息服务管理平台三大平台,力争建成区域特色鲜明的智慧健康养老基地和辐射全国的"康养黔西南"养老度假胜地,形成"基本有保障、中端有市场、高端有选择"的多层次养老服务格局。

2. 优先领域和主要任务

(1)打造基层社区居家养老新模式

1)发挥家庭养老的传统功能,优先发展居家养老服务。从失能失智老年人的需求出发,重点建设康复护理型养老机构,增强机构养护功能,创新"合众优年"机制打造基层社区居家养老新模式,逐步探索走出一条具有区域基层社区特色、操作性强的居家养老服务新路子。

2)社区 + 社会组织,创新为老服务新机制。以建设老年人日间照料中心、老年人活动中心为主导,由外部引进提供分层服务。与国内较为成熟的社会组织合作,为老人提供分层服务,对独居、空巢、高龄、失能老年人实施精准扶贫,根据其经济困难程度,提供无偿或低偿的供老服务;对中高收入的普通老年人,通过个人自付或给予一定优惠的方式享受居家养老服务。内部培育推行"以老助老",对于不能纳入政府购买服务但确有需要的老人,打造一支"金色夕阳"助老员服务团队,为老人提供老年精神慰藉、慢性病管理、应急救助、家政服务等服务。

3)社区 + 娱乐养老,提供一站式的养老服务。加强社区养老服务设施与卫生、文化、体育等设施的功能衔接,支持和引导各类社会主体参与社区综合服务设施建设、运营和管理。在社区建立娱乐养老生活馆,根据老年人精神文化需求设计娱乐养老服务功能区:乐享社区院线、书香老人阅览室、娱乐养老社区文化艺术中心、银发餐桌、老年营养食品超市。

4)社区 + 院校机构,创建养老服务新示范。建立居家养老服务规范化示范项目基地,与黔西南州民族职业技术学院签订正式合作协议,启动"校社合作"项目,积极创建"银发无忧"居家养老服务规范化示范项目基地。引进全国人口福利基金会扶助资源,联合黔西南州民族职业技术学院、普安县江西坡健康养老服务基地等多家单位,争取将富兴社区居家养老服务中心建成全国幸福家庭示范点。

(2)推进公建民营"社区嵌入式微型养老"模式

1)公建民营社区"微养老":在各县、区建设拥有床位 10 张以上、50 张以下的社区微型养老机构,让居家养老照料中心与民营微型养老机构相互融合,尝试养老机构与残联、医疗机构多方合作,开展残、医、养结合试点,推动"公办民营、养医结合、城乡一体"连锁化发展。

2)护理人员"订单培养、定点上岗":鼓励中等职业学校和民办职业技能培训机构,开设为老年人服务的老年服务管理、医疗保健、护理康复、营养调配、心理咨询等职业技能专业;利用职业技能培训中心,搞好初级资格培训,提高养老护理人员服务水平;依托院校、医院和养老服务机构,建立养老服务实训基地,对城乡从业人员进行专业化培训,并纳入农村劳动力培训补助范围。

3)养老服务个性化:鼓励养老机构开展特色区域性服务,定期开展伴居学堂系列活动,满足老人"离家不离亲"的养老梦想。

(3)做大做强中医药养老:打造特色鲜明、优势明显中医民族医药养老示范园区,推出富有黔西南州特色的健康养老文化,让"游古寨,读秘籍,享康养"成为黔西南州养老新名片。

支持兴仁市中医医院结合社会资本开设老年病科,在兴仁市梨树坪德政园区成立"晨曦国医堂",运用苗医方法及针刺、灸法、针刀、穴位埋线、走罐法等康复治疗手段,为中风、面瘫、风湿痛、颈椎病、腰痛、膝关节疼痛病人提供个性化康养服务。

重点引进和培育一批带动能力强、具有竞争力的大型医药集团、战略投资者,在义龙新区中药医养基地建立苗医药健康养老产业联盟,开发具有地域特色的中医药养老产品,发展具有优质服务,先进管理模式的高端中(苗)医药养老机构,鼓励名老苗医在社区个体行医或开办个人工作室,为老年人提供养生保健、体质辨识、中(苗)药调护、保健品消费指导等服务。

(4)差异化打造旅居养老系列品牌:在兴义市白龙山茶旅一体化园区、万峰林新区、义龙新区,册亨县万重山健康养老基地、羊博园新村康养基地等地重点建设面向黔滇桂渝乃至珠三角和长三角地区的退休老人和康复疗养人员的高品质、复合型的综合性旅游养老示范基地,加快形成以"健康长寿"为主题的养老度假产品。

1)建设生态文化养老旅游区:支持在州医院益康生态健康城、贞丰县三岔河虎字崖健康养老养生基地、册亨县康养中心、望谟云溪谷民生园区等地建设老年公寓楼、老年别墅区、门诊部、康复中心、老年活动中心、老年商贸旅游购物、生态种植养殖业、生态果蔬采摘区、老年运动场地、老年温泉度假中心等,兴建具有布依族风格的养老园区,形成"养生 + 养老"的生态文化养老服务体系。

2)打造运动旅居养老基地:推进养老与运动、旅游融合发展,大力发展度假康养、运动休闲的"黔景美好"山地旅居养老基地。在安龙、兴义、兴仁、贞丰、晴隆等休闲运动基地布局若干运动休闲项目,设置沿湖沿河景观步道、登山步道、跑马观光道,为老人创造户外休闲和运动的空间。成立专门老年运动康复中心,针对老年人面临的身体功能衰退以及常见健康问题,建设心肺功能训练区、肌肉力量训练区、体适能功能训练区和律动微循环促进区。

3)挖掘长寿文化养老品牌:发挥兴仁"中国长寿之乡"美誉的优势,大力宣传黔西南州"山清水秀空气好,金贵之州好养老",保护开发原生态民俗文化、孝道文化、红色文化,挖掘提炼长寿文化,着力打造长寿食品的基地和长寿养老胜地名片。合理布局长寿食品产业园,开展"生态长寿,黔货出山"活动,扩大黔西南州健康长寿产品的知名度和市场占有率。创办"长寿探秘、生命科学"论坛,加强长寿之乡品牌宣传力度,建设一批长寿村、长寿乡、长寿区。建设长寿文化研究院,举办健康长寿文化博览会,开展耄耋文化寿宴、老年健康生活讲座、敬老大型公益义诊等公益活动,唱响长寿文化品牌,打造健康长寿文化品牌示范区,加快建设一批长寿养老文化小镇。

(5)抢抓机遇加快发展智慧养老:抢抓贵州建设国家级大数据综合试验区的战略机遇,以兴义市则戎乡的州市共建大健康示范园为中心,将养老服务信息和智能终端服务延伸到农村、社区和每一个家庭,并为老年困难群众送去智能养老产品,利用公司专业养老技术优势和资源优势,将"互联网 +"引入精准扶贫,为老年贫困群众送去健康保障,合力推进黔西南州智慧养老服务产业建设。

1)提供智慧健康服务:积极引进国内智慧养老领域的领航企业,联合开发以居家养老为主的云端智能信息服务平台,以社区、村卫生室和健康管理驿站为载体,通过手机 APP 试点物联网设备应用,为老年群体提供网络问诊、健康安全监护、休闲娱乐、综合上门服务等在线服务。

2)搭建远程医疗服务平台:整合州内旅游云、大健康云、智慧城市、呼叫中心服务平台等资源,与国内一流医疗机构建立远程互联平台,为签约患者提供在家中就能享受的"一对一"专属家庭医生的健康管理、远程查房、用药指导、健康咨询、特色健康课堂等多种服务。对病情有特殊需要的老人,由国内、国际重症专家进行在线会诊或联系转诊提供"远程监护"服务,积极对接有实力的国内民用航空运输、通用航空企业,通过专业医疗救援直升机,实现疾病转诊与救治。

3)发展中医药健康养老信息化:借鉴乌镇国医馆"中医药 + 互联网 + 人工智能"创新模式,引进乌镇互联网国医馆的"悬壶台中医辅助诊疗系统",实施互联网中医诊疗、在线体质辨识、智能药品配送、现代膏方制作、在线中医远程教育等服务。与康美药业股份有限公司等达成战略合作,着力打造一批有影响力的新媒体移动终端和账号,鼓励应用"网上下单、实店消费"等 O2O 模式,并打造中医养老保健智慧云,推送中医养老保健知识,形成"中医药 + 互联网 + 养老"式的新的医疗养护服务生态系统。

专栏3　健康养老产业发展工程

　　1. 基层社区居家养老模式创新工程　重点建设康复护理型养老机构,创新"合众优年"机制打造基层社区居家养老新模式;以建设老年人日间照料中心、老年人活动中心为主导,由外部引进提供分层服务;在社区建立娱乐养生生活馆;建立居家养老服务规范化示范项目基地,积极创建"银发无忧"居家养老服务规范化示范项目基地;争取将富兴社区居家养老服务中心建成全国幸福家庭示范点。

　　2. 中医药养老服务工程　支持兴仁市中医医院结合社会资本开设老年病科,提供个性化康养服务;在义龙新区中药医养基地建立苗医药健康养老产业联盟。

　　3. 旅居养老品牌建设工程　依托兴义市白龙山茶旅一体化园区、万峰林新区、义龙新区、册亨县万重山健康养老基地、羊博园新村康养基地等,建设高品质、复合型的综合性旅游养老示范基地;支持生态文化养老旅游区基础设施建设;建设老年运动康复中心。

　　4. 智慧养老发展工程　依托兴义市则戎乡州市共建大健康示范园,开展智慧健康养老试点示范;搭建远程医疗服务平台。

(四) 健康运动产业

　　1. 发展目标　以国际山地旅游运动大会和美丽乡村万峰林峰会等国际性的赛事为驱动,以建设国际山地运动目的地为目标,以发展山地运动为主导,带动全民健身运动、民族体育运动和智慧运动产业的协同发展,打造融体育、旅游、度假、健身、赛事、休闲娱乐等业态为一体的黔西南山地运动产业示范区。

　　到2020年,完善全州体育场馆建设,推广全州居民体育健身意识的形成,打造一批体育运动训练基地、山地户外运动基地、和水上运动基地,举办国际性体育赛事,集中打造10个具有国际知名度和影响力的精品体育赛事、9个体育公园,形成黔西南户外运动赛事品牌。

　　到2030年,形成完备的健康运动产业体系,将黔西南州山地运动品牌推向世界,把黔西南打造成"国内一流、国际知名、四季多元、宜游宜居"的国民运动休闲基地和国际山地户外运动旅游休闲目的地。

　　2. 优先领域和主要任务

　　(1)优先发展全民健身运动:实施全民健身计划,加强城乡三级公共体育设施建设,改善城乡公共体育设施条件,以建设全民健身活动中心和公共体育场为重点,推进各县区体育运动设施、射击场、游泳馆、武术馆、田径场、足球场、自行车赛道建设。充分利用城镇绿地、广场、公园等公共场所和适宜的自然区域建设城乡健身步道或绿道等户外健身设施,实现社区、村镇体育设施全覆盖。结合全国山地运动会、国际山地旅游暨户外运动大会、"八月八"等有影响力的赛事活动,组织居民开展各类休闲健身活动,倡导健康的生活方式,促进群众体育和竞技体育共同发展,构建全民健身服务体系。

　　(2)加快发展户外运动:以山地运动、水上运动、低空运动为主要发展方向,开发户外运动和康体养生产品,发展融合运动健身、休闲娱乐、旅游度假、餐饮会议为一体的户外休闲运动产业。将黔西南州山地运动品牌推向世界,形成"山地体育首选黔西南"的社会效应。

　　大力发展攀岩、登山、山地自行车、汽车爬坡、极限攀爬、探险、野外拓展等运动项目,完善山地运动的基础设施建设,携手国内体育赛事活动专业公司,合作举办以山地体育运动为主题的赛事活动,将山地运动项目与山地养生相衔接。建设一批山地度假酒店、运动主题酒店,结合当地的养生文化和民族医药基础,推动保健食品、保健饮品、功能性饮料和运动服饰、运动装备租赁和器械制造业的发展。大力推进晴隆"二十四道拐"汽车运动基地,兴仁放马坪露营风筝基地,安龙国际喀斯特山地户外运动基地,贞丰三岔河国际露营基地等运动基地建设,形成黔西南山地运动品牌,把黔西南建设成国际山地运动示范区。大力发展划水、漂流、溯溪、野钓、游泳、跳水、舟渡、水球、水上摩托等运动项目,着力打造万峰湖野钓、水上运动区,马岭河峡谷激流皮划艇运动区和南盘江峡谷水上运动区,建设一批露天游泳馆、水上乐园、水上运动基地等,从运动场地、服务质量、配套设施、赛事规格等方面提升水上运动项目整体品质。引进国际性、时尚性的水上娱乐项目,如闯关类比赛、喷射快艇、水上飞人等,积极开展民族风情节、音乐节、嘉年华等,将水上娱乐活动和节庆活动相结合,植入餐饮、购物、设备租赁、出售等基本旅游服务业态。大力发展索道、速降、低空攀岩、热气球等空中运动项目,依托万峰湖万峰林、马岭河大峡谷、双乳峰、放马坪草场和三望坪草场,推动万峰林·万峰湖低空飞行运动基地,贞丰双乳峰低空飞行运动基地等一批空中运动基地建设。

运用 PPP 等模式吸引社会资本,加强黔西南州体育运动的基础设施和服务建设。大力推进黔西南国际山地运动总部、晴隆24道拐国际汽车运动基地、兴仁放马坪国际滑草基地、贞丰三岔河国际露营基地、普安国际山地自行车运动基地、安龙笃山户外综合运动公园、望谟红水河国际野钓基地、册亨万重山山地休闲运动基地("一总部、七基地")建设。丰富运动基地利用方式,通过运动表演、运动赛事、户外俱乐部场地租赁合作、校企事业单位户外拓展合作、高端专业人群训练等方式,形成常态化与赛事型相结合的体育旅游产品体系,把黔西南州打造国际知名的综合性户外体育运动训练基地。

加快万峰林徒步穿越运动区、万峰湖野钓、水上运动区马岭河峡谷激流皮划艇运动区奇香园拓展项目运动区等12个户外运动区建设,重点打造国际山地运动大会、中国自行车联赛兴义万峰林站、环万峰林国际持杖徒步大会等知名赛事活动,打造一批有影响力的国际性山地运动精品赛事。注重联动周边村落的产业、旅游项目、村落居民等,为村民提供更多的就业岗位和创业机会,实现体育旅游产业扶贫。

(3)大力扶持民族体育运动:积极开展少数民族体育健身活动,充分利用布依族三月三、六月六,查白歌节,苗族八月八,彝族火把节等民族传统节假日,将运动休闲元素融入民族民俗民间体育文化,开发大众参与的休闲健身活动,形成具有黔西南特色的民族体育运动形态。

(4)创新休闲运动健身新业态:利用物联网、大数据、云计算、移动互联网等手段,通过推动共享场馆、共享教练、共享赛事、共享活动、共享体育器械等手段共建共享健身服务体系,运用"体育＋互联网＋物联网＋大数据"的方式整合资源,以体育基地、体育公园、体育小镇为孵化平台,推动体育运动产业的信息化建设,把智慧体育服务落到实处。

专栏4　健康运动产业发展工程

1. 全民健身运动发展工程　以建设全民健身活动中心和公共体育场为重点,推进各县区体育运动设施、射击场、游泳馆、武术馆、田径场、足球场、自行车赛道建设;利用城镇绿地、广场、公园等公共场所和适宜的自然区域建设城乡健身步道或绿道设施。

2. 户外运动品牌工程　完善山地运动的基础设施建设;建设一批山地度假酒店、运动主题酒店;推进晴隆"二十四道拐"汽车运动基地,兴仁放马坪露营风筝基地,安龙国际喀斯特山地户外运动基地,贞丰三岔河国际露营基地等运动基地建设;加强黔西南州体育运动的基础设施和服务建设;打造一批有影响力的国际性山地运动精品赛事。

(五) 健康管理与健康养生业

1. 发展目标　面向州内外的健康需求,发展具有黔西南州特色的健康管理与健康养生融合发展模式。培育壮大健康养生与特色健康管理产业体系,加快发展乡野生态养生、滋补养生、康复养生、文化养生、茶道养生、山体养生等产业,重点推进健康养生基地平台建设,鼓励健康管理与旅游、医药、养老、养生等领域深度融合发展,带动贫困村产业发展,助力黔西南州健康经济跨越式发展。

到2020年,着力开发建设一批资源品位高、配套条件好、市场潜力大、带动作用显著的健康管理与健康养生产业精品项目,创建一批高质量、高水平的知名品牌。

到2030年,按照"国际知名的宜居颐养胜地"的发展定位,借鉴国际国内先进的健康管理理念和发展模式,建设一批国内领先、国际一流的健康养生产业基地,把健康养生产业培育成黔西南州新的经济增长点,全面提升国内外健康管理与健康养生业影响力,力争建成"中国养生第一州"。

2. 优先领域和主要任务

(1)康复养生:建立民族医药康复养生示范中心。在江西坡镇的中国西部健康城创办苗医研究开发机构和苗医馆,开发苗医天然草本与苗医独特技法相结合的特色养生方贴、药浴助剂等系列健康功能产品。推出针对风湿骨痛病人、肾虚患者等人群的苗家草茶、驱寒健体的草本沐足、促进新陈代谢的穴位按摩与牛角拔罐、活血化瘀的药油刮痧以及中药热敷等。

建设母婴养生康复中心。引入婴月堡养生月子会所、馨尚母婴国际月子体验馆等知名月子养护机构,结合西医精准医疗、中医传统精髓和基因检测尖端科技等,建立起"孕前备孕、孕期调理、产后修复、母婴护理"等一站式健康保健管理体系。

(2)休闲养生:结合扶贫开发,发展以乡野生态养生为特色的健康养生业态。在兴义市、兴仁市、安龙县和贞丰县综合利用废弃房屋建设"沉醉山水,逐梦乡野"主题开心农场。建设一批农耕主题的稻田酒店。开展插秧、育苗、施肥、灌溉、修剪等系列农事体验活动。组织山林骑行、探访古茶、夜宿洞居等山间趣味活动。

培育做强山体养生。在马岭河峡谷、贞丰北盘江大峡谷景区、龙头大山避暑生态旅游度假区等地,策划发展森林氧吧浴、山水康疗养生等养生服务项目。打造梦幻山林天幕主题游览区、活力山林休闲运动区、山林风光体验区、静谧山林养生体验区。建设一批生态度假村、高端会所、养生大宅等业态。

提升文化养生品牌知名度。开发养生文化体验型和生活方式体验型服务产品,以原生态文化养生品牌树立黔西南州形象,打造以布依族查白歌节、"八月八"苗族风情节、"六月六"布依族风情节、"三月三"布依族文化节、晴隆彝族火把节等"五节"为中心的民族传统养生文化体系;将食疗与药疗有机结合,开发诸如染色饮食文化、民间蜡染工艺以及药染保健民族服饰等原生态养生精品。

(3)滋补养生:挖掘地方特色美食文化,开发具有黔西南州特色的药膳、调养身心的美味食品和滋补类饮食,加快黔西南州养生功能菜系品牌培育。创建布依族、苗族健康养生菜品示范点、连锁店,传授名家养生私房菜秘技,研制一批独具特色的少数民族药膳药宴、养生私房菜。编写养生菜品文化故事,面向全州各类餐馆推广健康食谱。

(4)茶道养生:以自然山水、生态基底、茶源文化和富硒物产构建普安县、晴隆县独具吸引力的"轻生活"空间,以"茶道"文化作为主线,品茗怡情,打造富有黔西南风情和优质养生休闲服务特色的系列产品,突出雅致、静修、逍遥、闲适的自然健康生活方式。

专栏5　健康管理与健康养生业发展工程

1. 建立民族医药康复养生示范中心　支持江西坡镇中国西部健康城创办苗医研究开发机构和苗医馆,提供系列产品和服务。建设母婴养生康复中心,提供一站式健康保健管理服务。
2. 休闲养生建设工程　发展与扶贫攻坚融合的特色开心农场项目;建设一批农耕主题的稻田酒店。

(六)健康旅游产业

1. 发展目标　以建设具有国际吸引力和竞争力的世界知名健康旅游目的地为目标,打造以山地休闲养生旅游为主导、民族(中)医药康体保健旅游为特色、乡村农业生态旅游为品牌、高端体检医疗旅游为引领的健康旅游体系,形成以兴义市为中心,兴仁市、贞丰县、安龙县为支撑,协同带动其他县区共同发展的"一中心、三支撑、多节点"的健康旅游格局,把黔西南建设成为国内一流、国际知名的健康旅游胜地。

到2020年,建成3个具备现代服务功能的山地健康旅游基地,培育一批中医药健康旅游示范区,打造一批生态农业园区和民族村寨,完善高端体检医疗旅游服务链,形成基础设施基本完善、项目体系基本完整、服务品质基本达标的健康旅游产业体系。

到2030年,形成完善的黔西南州健康旅游产业链,推动产业结构优化升级,促进黔西南州健康旅游业与农业、体育、医药、房地产等多种产业的融合发展,塑造东方山地健康旅游品牌,把黔西南州打造成世界知名的健康旅游目的地。

2. 优先领域和主要任务

(1)休闲养生山地旅游

1)休闲观光旅游:在兴义马岭河峡谷、万峰林景区、贞丰三岔河风景区、双乳峰景区,安龙笃山溶洞群、招堤旅游景区等地,发展以放松身心、缓解疲劳、调节情绪为目的的生态观光旅游;依托以南明文化、招堤文化为代表的历史文化,布依族、苗族为代表的民族文化以及以二十四道拐为代表的红色文化,发展以传承美德、陶冶情操、养护心灵为目的的文化体验旅游。在贞丰三岔河健康疗养基地、望谟县蔗香休闲度假中心度假村、义龙坡岗生态养生谷等地,重点建设一批健康疗养、生态养生基地和主题酒店、会所,开发健康旅游工艺品、保健品,以"望峰息心"为主题,把兴仁市的长寿文化和苗族、布依族的养生保健观念融入旅游全程。

2) 温泉养生旅游:以兴义市为中心,开发利用车榔温泉、海子温泉、纳绕温泉、克地温泉、龙滩温泉等温泉资源。加大对晴隆、望谟两县的温泉资源勘探开发力度,力争做到县县有温泉。以兴义市清水河镇车榔温泉度假村、坝美森林公园大健康温泉疗养基地、兴仁帝贝温泉酒店为基础,建设体验型温泉泡浴景区。积极开发植物精油等美容保健泡浴产品,推广黔西南州的温泉品牌,把黔西南州打造成贵州省温泉基地。把当地盛产的金银花、三七、红茶、薏仁、玫瑰等植物元素加入温泉泡浴,推出茶泉、药泉、香薰水疗等康体保健温泉。利用黔西南丰富多彩的苗族、布依族民族文化和普安"世界茶源"的茶文化、以及松岿寺禅文化,把温泉养生和文化养生相结合,通过温泉产品演绎文化主题,形成具有特色和感召力的文化养生温泉。把天然温泉的健康理疗因素与优美的自然风光、组合多样的山地运动,绿色健康的农家田园相结合,推出集旅游、疗养、娱乐、会议接待为一体的综合性温泉疗养景区。

3) 气候养生旅游:以"水墨金州,康养胜地"为主题,以兴义万峰林万峰湖为中心,依托安龙招堤国家湿地公园、北盘江大峡谷国家湿地公园、晴隆光照湖国家湿地公园、仙鹤坪森林公园等特色景区,建立峰林气疗、气候健康管理中心等养生保健机构。开发森林漫步、溪涧瑜伽、天然温汤等以森林生态为依托的康养旅游产品和活动,发展具有养身、养心、养性、养智、养德"五养"功效的森林康养旅游。在白龙山亚高原避暑旅游度假区(白龙山茶园)、龙头大山避暑生态旅游度假区、安龙仙鹤坪国家森林公园度假区、兴仁打鱼凼滨湖休闲旅游度假区、望谟蔗香滨湖休闲度假区等地,打造一批避暑避寒特色精品酒店、疗养院、养生养老度假机构,促进避暑避寒旅游与研学、休闲度假、康养保健等融合发展,多层次、高标准发展避暑避寒养生度假产业。

4) 山地康体旅游:以山地运动会、国际山地旅游大会、中国美丽乡村·万峰林峰会为品牌,大力发展山地汽车爬坡、攀岩、登山、徒步、露营、蹦极、自行车,垂钓、漂流、溯溪、热气球、运动飞机、跳伞、滑翔、山地风筝等山地运动产品。建设一批以体育休闲健身为核心,具有竞技、休闲、旅游、娱乐等特色的山地体育运动基地、水上运动基地和生态体育运动公园,把黔西南建设成"国际体育旅游示范区"。

(2) 民族(中)医药旅游

1) 民族(中)医药观光游:积极推进中医药、民族医药观光旅游,借助州内景点建设和温泉建设,以不同季节生长的中药为景观基底,大力推进中药材种植基地、药用植物园、中草药观赏园、中药采摘园等项目建设,以兴仁薏品田园小镇为基础,形成一批以山银花、白芨、铁皮石斛、天麻、三七、艾纳香为主的中药材旅游观光园区,打造"黔西南药谷"。

2) 民族(中)医药文化游:建设一批中医药特色文化街区、主题公园,打造中医药博物馆、中医药文化馆、中医药传习所等融合文化体验、文化学习、文化交流为一体的文化旅游产品。

3) 民族(中)医药体验游:积极推进药膳餐厅、美容美体馆、保健养生馆、中草药理疗中心等建设,打造集民族(中)医预防、医疗、康复、养生保健、健康管理、养生咨询、文化传播、中药材科考为一体的民族(中)医药体验基地、特色小镇、中医药特色生态旅游度假村。开展中医诊断、治疗等临床服务和针灸、按摩、推拿、拔罐、刮痧等特色保健服务,开发药膳、药茶、药泉、药浴等中医药、民族医药产品,形成观光、科普、采摘、餐饮、养生、保健、医疗、康复的产业链产品。与省内外医药企业进行合作,建立民族医药研发中心,举办民族(中)医药会展,加强对药食两用植物的种植及产品研发与应用,打造中医药健康旅游示范区。

(3) 生态乡村旅游

1) 乡村农业生态旅游:以兴义白龙山高山生态茶园、普安古茶树、十里坪农业生态观光示范园区、兴仁薏仁生态经济区、大五星枇杷种植生态园等一批农业融合发展示范项目建设为引领。利用五星枇杷、狝猴桃、高钙苹果、脐橙、红心火龙果等特色水果,兰花、百合、三角梅、玫瑰等特色花卉,核桃、板栗、花椒、桉树、椿树、构树、古茶树等特色草木,普安红茶、绿茶、"娘娘茶"等特色茶叶以及晴隆羊、长毛兔、肉牛等特色农畜产品,积极开发"农业观光类""生态度假类""养生餐饮类""户外休闲类"等特色鲜明的乡村健康旅游产品。以观赏、品尝、劳作、娱乐等活动为重点,打造一批富有吸引力的特色民宿、观光果园、垂钓渔村、休闲农庄、乡村酒店和农家乐集群,建设一批宜居、宜游、宜养的特色健康旅游镇村。把健康旅游和旅游扶贫相结合,将农产品开发为土特产品、旅游纪念品、生态有机食品等乡村旅游商品,延长农业产业链,促进健康旅游业与一、二、三产业融合发展,打好田园牌、生态牌、健康牌,引导生态乡村健康旅游走特色化、精品化、差异化发展道路。

2)特色民族村寨旅游:以贞丰—册亨—望谟民族文化风情旅游组团为发展重点,在纳灰村、楼纳村、纳孔村、大寨村、陂鼐布依古寨、鲤鱼坝、蔗香港等苗族布依族村寨,完善少数民族村落基础设施建设,将少数民族音乐文化、农耕文化和盛行的健康旅游文化相结合,把健康扶贫和旅游扶贫相结合,打造一批具有历史记忆、地域特色、民族特点的健康旅游民族村,建设一批集民族风情、农耕体验、中药材养生、生态餐饮为一体的特色民宿、村酒店和农家乐等,重点推出灵芝酒、茶酒、糯食、菌汤等健康食品,把黔西南大地上的民族村寨打造成黔西南州健康旅游带上的一串串明珠。

专栏6　健康旅游产业发展工程		
一中心	兴义市	建设兴义国际山地健康旅游城市,打造世界山地健康旅游城市示范区。
三支撑	兴仁市	以兴仁放马坪高原生态旅游区和薏品田园小镇为核心,打造养生旅游胜地。
	贞丰县	以贞丰的双乳峰风景区、三岔河风情区、北盘江大峡谷、民族村寨为核心,培育山地休闲旅游品牌。
	安龙县	以笃山户外综合运动公园、招堤和十八先生墓、仙鹤坪国家森林公园为核心,发展以休闲运动旅游为主、文化旅游为辅的健康旅游产业。
多节点	山地养生区	以兴仁、普安、义龙新区的薏米、茶叶、温泉、民族(中)草药为核心资源,发展养生旅游业。
	休闲度假区	以兴义、贞丰、安龙的溶洞、峡谷、湖泊、森林为核心,发展休闲旅游业。
	生态乡村区	以望谟、贞丰、册亨的特色民俗、乡村酒店、农家乐等为核心,以健康旅游带动扶贫。
	医药文化区	以册亨、望谟的布依文化为主线,开发少数民族保健食品游。

(七)健康药食材产业

1. 发展目标　加快发展中药材规范化种植养殖,推进绿色健康食品种植及加工,提升健康药食材产业发展质量和效益,有力支撑区域扶贫攻坚,打造全国中药材商品生产基地、中药材源料基地、国家中药材出口基地。

到2020年,形成100万亩中药材特色产业种植规模,建设形成5个道地、大宗中药材种苗繁育基地和3个中药材规范化种植基地;建设1~2个以中药民族药为特色的现代高效农业、特色民族药产业园区。积极培育发展地理标志商标和知名品牌,重点打造茶、天然饮用水、薏仁米、菌类、野菜野果、生态有机果品、山茶籽油、健康肉食材、古方红糖、养生酒等系列健康食品,培育一批保健品和健康食品方面的龙头企业,建立产业基地。贫困地区健康食品和保健品原材料种植养殖、加工业规模进一步提升,健康药食材产业在脱贫攻坚中发挥重要带动作用。

到2030年,健康药食材产业规模和发展质量持续提升。中药材特色产业种植的达到180万亩,新增5个大宗道地中药材种苗繁育基地和5个中药材规范化种植基地;力争建立名贵野生中药材资源保护体系,力争新增濒危珍稀药材保护基地 3 个。保健品和健康食品工业规模化、智能化、集约化、绿色化发展水平明显提升,新技术、新产品不断涌现,形成多样化健康药食材产品体系和名优标志品牌体系,健康药食材产业增加值占全州大健康产业增加值比重达到 20% 以上。

2. 优先领域和主要任务

(1)中药民族药药材种植业:药材种植是中药民族药发展的物质保障。开展薏苡、重楼、三叶青、艾纳香、越南槐、黄精、何首乌、天麻、前胡、白芨、灵芝、龙胆草、天麻、杜仲、半夏、石斛、淫羊藿、砂仁、金银花、红豆杉等道地药材规模化和规范化基地建设。建设兴义、安龙、册亨等中药材资源保护基地,开展低矮山林坡地仿野生中药材种植;支持利用干道路网开展倒提壶、金线莲等濒临绝灭的珍稀中药材种植。建立珍稀濒危中药材资源调查和保护网络。建设中草药种子种苗基地,在兴义、兴仁、安龙等区域建设 2~4 个现代化高品质中药材种苗繁育中心,重点建设兴义市石斛组织培养室及配套大棚种苗供应基地、安龙金银花种子种苗基地。支持企业根据产品需求自建中药材种植基地,优先实现对药品品质疗效影响较大的主要原材料自给。鼓励推广"基地 + 农户 + 标准化 + 地理标志""协会 + 企业 + 农户""互联网 + 企业 + 农户"等药材种养殖与精深加工一体化模式,扩大地理标志产品生产经营规模,支持黔西南州中医院等中医医疗机构与中药民族药企业、种植大户等构建以优质药材订单种植为主要方式的联合体,从源头提升药材质量,并促进农民增收致富。

(2)茶产业:依托黔西南州"山高雾重出好茶"的优势条件,结合精准扶贫,在现有茶园基础上,规范、改建老茶园,稳步扩大茶园面积,到 2020 年,建设标准化优质茶园 50 万亩。积极引进大型茶企,采取"公司 + 合作社 + 基地 + 农户模式"实行集团化发展方式,积极发展晴隆绿茶、普安红茶和白茶、兴义七舍茶、兴仁石角龙茶、贞丰坡柳茶等地方名茶,继续培育"晴隆绿茶""普安红""24 道红""四球茶""万峰报春"、兴义市七舍茶等品牌。开展多种形式茶宣传活动。推进一批茶旅一体化项目建设。重点发展精品茶系列产品、茶保健系列产品、茶功能系列产品,将黔西南州建成黔、滇、桂三省区结合部优质生态茶基地,成为"西南茶市"。

做强做大"晴隆绿茶""普安红""24 道红""四球茶""万峰报春"、兴义七舍茶等品牌,形成速溶茶、袋泡茶等形式多样的精装茶叶产品,增加市场占有率。积极培育坡柳茶、石脚龙茶、有机绿茶、各种花茶的品牌。开发茶香皂、茶牙膏、茶沐浴露、茶化妆品、新型茶饮料等茶功能系列。开发茶多酚、茶多糖、茶氨酸、茶色素等保健产品。发挥茶业在脱贫攻坚中的重要作用,大力实施"白茶一号"工程等一批重点项目,拓展茶产业链条,提升经济效益和社会民生效益。

(3)天然饮用水产业:开展全州范围内天然饮用水资源普查,打造天然饮用水资源信息动态管理平台。积极引进大型矿泉水产业,整合州内现有企业资源,引导饮用水企业向特定区域集聚,引导和鼓励饮用水企业向价值链中高端迈进。借助省内外饮用水企业知名品牌,重点培育打造 2 家矿泉水龙头企业,塑造 2 个本土矿泉水知名品牌。促进产业融合延伸产业链条,形成不同系列的矿泉水产品,重点发展纯天然矿泉水系列、保健型矿泉水系列、美容型矿泉水系列、医用型矿泉水系列。发展纯天然饮用水产品,面向国内市场,打造金州硒矿泉水品牌。融合本地特色食草药资源,打造保健型矿泉水系列产品。积极开发母婴专用水、医用矿泉水、有氧功能水、无汽苏打水、矿物质软水等医用矿泉水系列产品。

(4)薏仁米产业:积极构建兴仁市、晴隆县、安龙县薏仁米种植产业带,建设兴仁—晴隆薏仁米加工基地,到 2020 年,全州薏仁米种植面积发展到 70 万亩左右,薏仁米原料总产值达到 14 亿元。以龙头企业为引领,以现有的"聚丰薏苡""逸仁""壹心壹薏""薏米阳光"等品牌为基础,建立融生产、加工、销售、休闲度假、生态观光、健康养生旅游、餐饮于一体的现代高效农业示范园区、特色生态旅游小镇。重点发展精品薏仁米、薏仁米健康食品精加工,开发高档薏仁精油、抗癌化疗产品、高端美容食品。打造薏仁文化观光旅游项目,将黔南州打造成为贵州省薏仁米生产、加工主要基地、全国乃至东南亚地区的薏仁加工首要集聚区和产品集散地。

(5)菌类食品产业:积极培育龙头企业,建立食用菌发展研发平台,实行"政府引导 + 金融扶持 + 合作社经营 + 基地"经营模式,大力促进食用菌种植、加工等发展。结合食用菌技术研发、精深加工、生物医药、保健养生等模块延伸产业链,形成集食用菌生产、养殖、接种、冷藏、物流、烘干、观光体验、旅游养生等于一体的产业链。积极打造"蘑菇小镇",扩展食用菌种植基地,建设食用菌发展示范园区。大力发展以姬松茸、香菇、金针菇、秀珍菇等为代表等高端有机绿色食用菌品种、食用菌保健产品、食用菌美容产品、食用菌辅助用药及药类产品。

发展姬松茸、香菇、金针菇、秀珍菇、双孢蘑菇、杏鲍菇、白灵菇、木耳、灰树花以及鸡枞菌、羊肚菌、灵芝等品种的种植及加工。开发灵芝破壁孢子粉、灵芝孢子油、灰树花保健饮料、灵芝饮料、牛肉香菇酱、香菇露、灵芝保健酒、香菇保健蛋糕食用菌保健产品等食用菌保健产品。开发食灵芝润肤露、灵芝洗发露等美容产品。开发香菇多糖粉针剂、云芝糖浆、猴头菌片、云芝糖肽、香云片等菌类医药产品。

(6)野菜野果系列产品:普查全州野菜野果资源,引进大型企业,鼓励引导州内有条件企业选取规模产量大、营养价值高、市场前景好的野菜野果品种进行开发。开展野生蔬菜的人工栽培与开发利用技术。打造1~2集野菜野果开发种植区、生产加工区、生态保护区、旅游观光区于一体的山野菜、野果示范生产基地,重点开发特色美味山野菜、野果佳肴系列产品,山野菜、野果食疗系列产品,以及山野菜、野果休闲食品和保健品系列产品。开发醇香鲜嫩椿芽拌豆腐、红火爆炒刺五加、浓香芥菜排骨煲、清爽凉拌蒲公英、清热滑炒鸡丝蕨菜、美味清明菜粑粑、健胃水芹羊肉饺等品质优良、色香味美的山野菜系列佳肴,全力打造精美山野菜、野果品牌。

积极打造胆固醇芥菜粥,降压佛耳草汤、清热芙蓉莼菜汤、排毒鱼腥粥、祛风通络拐枣四莓汤、活血炖肉川莓煲等野菜野果食疗系列产品。开发独具特色的果脯、野果罐头、蔬菜薯片、果冻、果丹皮、枣制品、野菜干、特色野菜饼干等绿色休闲食品系列产品。采用高新技术从野菜中提取维生素、胆碱、氨基酸钾等营养成分,开发研制功能性食品和医药用品,制作功能性或口服液等营养保健品。

(7)生态果品产业:建设册亨和望谟等为重点的热带和亚热带精品水果产业带、兴义和贞丰等特色精品水果产业带、晴隆和普安等高海拔冷凉区落叶水果产业带。大力建设核桃、板栗等干果生产基地。打造集生产、贮藏、运输、水果精加工、销售、休闲度假、生态观光、健康养生旅游于一体的健康绿色果品产业,加快标准化精品果品基地建设。大力发展生态有机果汁、果酒系列产品、美容保健产品等。

大力发展高钙苹果、梨、桃、李、橙、柑、柚、葡萄、芒果、火龙果、枇杷、板栗、核桃等新鲜果品,积极打造黔西南州水果地理标志性商标和中国知名品牌。开发各类果品果汁、果酒、果脯等深加工产品。大力发展栗子蹄面膜、香蕉面膜、苹果面膜,水果沐浴露、水果洗面奶、水果香皂、水果精油、水果润唇膏等美容产品。加大各种水果保健品开发力度。

(8)山茶籽油产业:以册亨、望谟、贞丰、兴义及安龙南部沿江为主要区域,打造特色油茶产业带。聚焦脱贫攻坚,将山茶籽油种植与加工项目与区域产业脱贫有机结合,创新农户+企业合作模式,提高山茶籽油产业增收稳定性,扩大市场占有率和知名度。

(9)特色肉食产业:建立兴义矮脚鸡、晴隆肉羊、盘江小黄牛、普安"黑山羊"、乌骨鸡等特色优质肉食资源的养殖示范基地,培育特色肉食龙头企业,打造肉食材品牌,重点发展生态有机肉食材产品、肉食材保健品。大力发展新鲜牛羊肉等生态有机肉食材产品。大力推广滋补乌骨鸡汤、黑山羊菌汤火锅、枸杞蒸鸡、蘑菇焖鸡等等保健美食。

(10)糖产业:把蔗糖生产作为精准扶贫攻坚的重要抓手。鼓励企业技术创新,研究开发以古方红糖为主导的蔗糖系列多元化、差异化的高档糖果及保健糖、药糖等功能性糖产品,打造糖果时光主题乐园,建设富有民族特色的婚恋蜜月基地。

多元化开发蔗糖深加工产品。引导、鼓励和扶持制糖企业重点开发除白砂糖外的有机糖和古方红糖等保健糖、具有活化人体肠道菌群提高机体免疫能力的低聚果糖类食品饮料和配方奶粉等产品;开发具有抗氧化活性的甘蔗果酒和甘蔗果醋系列保健产品、以及硬质结晶山梨醇、药品压片填料、注射用结晶山梨醇等具有医药用途的产品、以二十八烷醇为主要成分功能性产品等。

打造糖果时光主题乐园。以"糖果时光,甜蜜相约"为主题,开发糖果主体系列活动。

建设民族文化特色婚恋蜜月基地。依托贞丰县丰富的高原湖泊三岔河、双乳峰、花江铁索桥、三国宰相城遗址等山水人文资源,规划建设山水婚恋蜜月基地,打造集婚纱摄影、喜宴仪式、婚品服务、蜜月度假、亲子游于一体的一站式蜜月婚恋基地。

(11)保健酒产业:积极引进大型酒企,培育龙头企业,打造融合酿造、技术研发、物流、文化、培训、养生、保健、观光体验于一体的"琼浆佳酿"示范园区。重点发展以册亨灵芝酒、兴仁薏米酒为代表的保健药酒系列,以晴隆葡萄酒为代表的养生果酒系列,以及"古安南茶酒"为代表的茶酒系列。以册亨县灵芝酒厂等企业为平台,积极打造灵芝酒、兴仁薏米酒、刺梨酒、金银花酒、石斛泡酒、何首乌酒、天麻酒、前胡酒、白芨酒、春砂仁酒等一系列保健药酒品牌。以晴隆葡萄酒厂的企业为平台,研制开发葡萄酒、板栗酒、枇杷酒、苹果酒、芒果酒、核桃酒、柑橘酒、生梨酒、柚子酒等养生果酒系列产品。积极培育打造以"古安南茶酒"为代表的茶酒品牌。

专栏7　健康药食材产业发展工程

1. 中药民族药药材种植业提升工程　开展道地药材规模化和规范化基地建设;建设兴义、安龙、册亨等中药材资源保护基地;建立珍稀濒危中药材资源调查和保护网络;建设中草药种子种苗基地,在兴义、兴仁、安龙等区域建设2~4个现代化高品质中药材种苗繁育中心,重点建设兴义市石斛组织培养室及配套大棚种苗供应基地、安龙金银花种子种苗基地。

2. 健康茶产业项目　规范、改建老茶园,稳步增大茶园;大力推进茶馆建设;打造高效特色生态茶叶产业示范园区。

3. 健康菌类项目　结合精准扶贫,扩展食用菌种植基地;建设食用菌发展示范园区;打造"蘑菇小镇"。

4. 薏仁米重点项目　积极建设兴仁市薏仁现代高效农业示范园区、建设兴仁—晴隆薏仁米加工基地、规划建设下山镇薏仁米良种繁育基地,建成薏仁研究开发推广中心和薏仁种质资源库。

5. 野菜野果重点项目　开展野菜野果资源普查;建立野菜野果研究平台;成立野菜野果开发企业。

五、产业高质量发展支撑体系

(一)健康商贸物流业

1. 发展目标　加快完善健康商贸物流网络,重点建设1个现代化专业冷链物流基地,打造电子商务物流园,构建健康商贸物流信息和服务平台,开展健康产业贸易博览会等品牌活动。到2020年,医药健康企业积极参与全州商贸物流网络建设,建成一批重点项目,健康商贸物流对偏远山区脱贫起到有力支撑。到2030年,广覆盖、立体式和开放型的健康商贸物流骨干体系基本形成,专业化、社会化、规模化、信息化和便利化水平明显提高,建设成为黔滇桂三省(区)结合部的健康商贸物流中心、西南现代健康商贸物流创新示范区。

2. 重点领域和主要任务

(1)完善健康商贸物流体系:构建具有区域带动力的医药等健康产品商贸物流城市和具有地区辐射能力的区域性健康商贸物流节点县区,形成以兴义市为中心的"一中心一支点五节点"健康商贸物流网络。整合现有物流基础,改造提升一批具有影响力的商贸物流园区和中药材、农特产品交易市场。引入多元化投资及第三方物流企业,重点建设1个现代化中药材、农特产品专业冷链物流基地。完善城乡健康商贸物流网络,在健康产业集聚区规划建设综合型、专业型的物流分拨中心,以贵州九洲通欣益天地医药有限公司、国药控股黔西南州医药有限公司、汇珠薏仁集团等龙头企业为主体打通全州健康商贸物流主干网。建设改造一批集公共仓储、加工分拣、区域配送、信息管理等服务功能于一体的现代化配送中心。支持第三方物流末端网点的铺设,加快物流配送渠道下沉,促进城乡物流高效衔接。完善应急物流基础设施。形成布局合理的健康商贸物流仓储配送网络。

(2)建立信息和交易网络平台:开发建设覆盖全州的健康商贸物流公共信息服务平台。推进商贸物流服务企业、物流园区、中(民族)药材等大型批发市场及公共信息资源查询系统联网。积极推进物流电子交易平台建设,引导建立以网络平台为依托、以第三方物流服务为主体,集信息发布、在线交易、跟踪追溯、信用评价等功能于一体的智能物流交易中心。

(3) 大力发展电商产业：依托义龙新区红星医药产业园、大数据产业园，引进一批知名电子商务企业开设区域运营中心，吸引渠道推广、营销广告、网店摄影、电商培训等电商企业，打造集药品集散中心、仓储中心、中(民族)医药交易中心、金融服务中心、品牌设计中心、营销推广中心等为一体的电商产业园。加强与阿里巴巴、京东等国内知名电商平台的合作，打造推广本地品牌，重点销售炎痛贴、风湿疼痛贴等苗药系列膏贴、晴隆绿茶、薏仁系列保健食品和护肤品等线上快销产品，形成线上营销，线下分装、运输等一整套专业化、标准化流程。推进县级电商服务中心、乡级电商服务站、村级电商服务点三级电商公共体系建设，推广"政府＋合作社＋电商"合作模式。鼓励发展"保税自营＋直采""海外品牌直供、国内保税仓备货"等跨境电商模式。

(4) 创新发展健康商贸物流新业态：建设好现有中药材市场等大型批发市场，支持各类中药材、农特产品等大型批发市场完善物流服务功能。支持有条件的商贸企业跨界经营，打造"生产＋互联网＋实体店铺＋物流＋金融"的综合服务模式。整合物流园区、电商企业等信息资源，开发物流信息交易软件，依靠专业团队在各大城市建立连锁实体店铺，与知名医药零售连锁企业建立合作机制，推动自身企业的发展进而推广道地中医药产品走向全国。

(5) 打造健康商贸服务平台：组织开展"中医药健康养生展""中国金州·黔西南民族医药博览会""茶树之源·黔茶飘香"等大健康产业推介活动。与"药博会""中国(杭州)国际茶博会"等国内知名博览会对接，组织当地健康商贸企业参展进行行业交流与产品展销，拓展对外发展的市场空间。定期公布招商目录和重点招商项目，通过举办项目推介会等形式，积极引进国内外优强商贸物流、医药、绿色食品、保健食品、无公害农产品加工生产企业和养老、护理、康复、保健等企业和项目。在做好"千企引进""500强·上市企业金州行"的同时，创新招商方式，选择产业发展较好、企业较为集中的长三角、珠三角等经济区域建立良好的招商互助机制，进一步做实驻点招商，在深圳、上海等经济发达地区长期开展招商引资。积极探索比较优势招商，大力宣传黔西南在健康产业上的综合比较优势和资源特色。

专栏8　健康商贸物流业发展工程

"一中心"指兴义市。以现有德良方药业、汇珠薏仁集团等龙头企业为支撑，重点建设冷链物流基地，在医药公司等产业聚集区建立专业分拨中心，打造黔西南州健康商贸物流集散中心、健康商贸物流示范城市。

"一支点"指义龙新区。以红星医药产业园、大数据产业园以及德良方药品现代物流配送中心为支撑，重点建设健康产业电子商务园区。

"五节点"指兴仁市、普安县、贞丰县、安龙县、望谟县。重点建设现代商贸聚集区、规划现有物流园区健康商贸服务功能，建立专业化分拨中心和配送中心。

兴仁市：建立综合性药材批发市场，打造面向全国乃至世界的薏仁产业综合物流园区以及全州，乃至全省中药材集散、仓储和物流中心。

普安县：重点建立茶叶大型综合交易中心。

贞丰县：发展农特产品商贸产业，重点建立花椒加工及交易中心。

安龙县：建立中药材交易市场、山银花加工及交易中心。

望谟县：建立以艾纳香、灵芝为主的中药材加工及交易中心和临港物流基地。

(二) 健康人力资源业

1. 发展目标　建成立足贵州省，辐射西南地区，面向全国的高技能应用型健康人才培养基地群。以社会需求为导向，实施"规模化、订单化、品牌化"方针，采取"校企""校校"的合作模式，为黔西南州、贵州省、西南地区乃至全国输送人才。

到2020年，以兴义师范民族学院、黔西南民族职业技术学院2所高等院校以及黔西南州各县(市)中职学校为基础，联合省内外相关高校和社会力量新建3所健康应用型人才培训机构，重点培养山地旅游、健康养生、乡村旅游、养老护理、保健食、药种植加工制造、健康体检等应用型技能人才。

到2030年,继续扩大健康服务人才的培养规模,发展重点由中端人才转向高端人才,培养山地旅游、养生保健服务、保健食品研发、民族药研发技术、医疗器械加工制造、健康体检、专业化旅游项目管理、个性化养老护理等领域的高端高技能实用型人才,建成人才培养基地群,建立高端旅游职业人才教育集团,打造中国健康产业职业教育知名品牌。

2. 优先领域和主要任务　在黔西南州人民政府领导下,由州卫生计生委牵头,会同州人力资源和社会保障局、教育局、旅发委、发改委、财政局等部门共同编制黔西南州健康产业人力培养规划。科学预测健康产业发展对各类人才的需求,确定适应产业发展的人才培养层次、专业结构和培养规模。完善、强化现有职业培训院校,鼓励政府和社会力量依照相关规定举办各类健康人力培训学校,建立健全职业培训机构考核、评审制度,加大财政投入力度。

(1)山地旅游实用型技能人才:以健身、度假、疗养、保健为重点,培养各类专门的山地运动教练员、指导员、观光导游、运动康复师、旅游翻译、应急救护员、山地旅游大数据管理、旅游管理等领域的人才,为省内外的体育运动产业基地、山地休闲园山地、山地旅游度假区、户外运动基地、山地体验式公园、水上训练基地等输送高素质应用型山地旅游人才。

(2)健康养生实用型技能人才:充分挖掘民族医药优秀民间人才,联合省内外知名高校和社会力量建设健康养生人才培训机构,建立健康养生人才培训基地。重点围绕休闲养生、滋补养生、康体养生和温泉养生等领域,培养针灸、推拿、熏洗、敷贴,药膳、茶饮、民族药食材、绿色长寿食品、香薰水疗、民族药泉、动感温泉、户外运动,水上运动、运动调摄、康复训练、心理干预等方面的人才。培养熟练运用传统和现代养生基本技能的民族(中)医养生师、民族(中)医推拿师、民族(中)医灸疗师、民族(中)医刮痧师、民族(中)医美容保健师、药膳养生指导师、心理咨询师、营养治疗师、户外运动教练员、水上运动教练员等,为省内外的养生保健中心、养生馆、保健馆、养生会所、温泉度假养生基地、健康养生小镇、亚健康调理机构、养老综合护理中心等机构输送高素质应用型养生保健人才。

(3)健康养老高技能应用型人才:鼓励社会力量联合州内职业院校、医养结合机构,建设健康养老人才培训基地,开设健康养老服务专业,规模化规范培养养老护士、养老护理员、康复治疗师等从业人员;开设民族医药类特色职业技术服务人员培训专业,挖掘培训掌握苗医药特色药膳、民族特色长寿食品、弩药针疗法、角罐法、隔药纸火疗法、刮痧疗法、苗药熏蒸疗法、走罐法等技能的服务人员以满足当前各地的社区养老、敬老院、护理院、健康养生中心、休闲养老、旅居养老基地等养老机构对高质量养老护理人力的急切需求。

(4)健康产业种植加工制造应用型技能人才:以校企合作为依托,以民族药、健康食药材、保健品、绿色长寿产品、民族特色药膳,医药化妆品等为重点,为制药企业、中(民族)药加工机构、保健品加工企业等培养掌握中药材种植养殖技术、营养食品和保健品生产技术、药品生产技术、中(民族)医药传统加工技术、制药设备应用技术、医疗设备应用技术等方面的人才;重点培养药品质量与安全技工、制药设备维修与养护高级技工、药物制剂高级技工、中药加工制药高级技工、药品物流高人才、药品质量检测高级技工、药品营销人才、营养食品和保健品生产技工等高技能应用型人才。

(5)健康体检应用型技能人才:以基因精准检测为主,结合影像医学,重点发展孕妇产前检查和新生儿出生缺陷、新生儿耳聋、宫颈癌、地中海贫血、HPV感染等的精准检测、常规健康体检,健康检测评估、健康管理等,建立健康体检应用型技能人才培养基地,重点培养健康基因检测大数据分析人才、生物医学人才、化验技术人员、检验技术人员、导检护士、影像医学技术人员、健康顾问、营养师、健康管理人才、超声影像技术人员、放射影像技术人员等,为省内为健康体检中心、健康管理企业等输送人才。

(6)民族医药专业人才:由州政府牵头,兴义民族师范学院、黔西南民族职业技术学院作为支持,挖掘民间民族医药人才,联合社会力量,创建民族医药学科,建立起民族医药教育体系和民族医药人才培训基地,培养一批骨干人才和领军人物,推动民族医药朝着规范化,科学化的方向发展。

(7)健康人力培训基地和培训师资:在大健康产业规划中,同步规划覆盖全产业链的职业教育集团,大力发展一批品牌化、连锁化的人才培训教育集团。建设2~3个适应技能型人才培养需求的多功能职业教育实训基地,加强职业院校教师队伍建设与管理,重点培养职业学校专业教师和实习指导教师成为"双师型""一体化"教师。

(8)"校企合作"和"校校合作"模式创新:健全校企合作规划、合作治理、合作培养机制,使人才培养融入企业生产服务流程和价值创造过程。职业院校和合作企业要不断完善知识共享、课程更新、订单培养、顶岗实习、生产实训、交流任职、员工培训、协同创新等制度。推动学校把实训实习基地建在企业,企业把人才培养和培训基地建在学校。探索引校进厂、引厂进校、前店后校等校企一体化的合作形式。

专栏 9　健康人力资源业发展工程

1. 山地旅游人才培训基地　依托兴义民族师范学院、黔西南州职业技术学院、联合州内的中职学校,将引进优秀人才与培养本地师资相结合,借助国际山地旅游研究院等机构建立山地旅游职业教育基地。

2. 健康体检人才培训基地　探索建立兴义民族师范学院与相关基因检测企业的校企合作模式,联合黔西南州的医疗机构建立高端基因检测的实用型技能人才培养基地。

3. 苗医药专业人才基地　由州政府牵头,兴义民族师范学院、黔西南州职业民族技术学院作为支持,挖掘民间苗医人才,联合社会力量,创建苗医药学科,建立起苗医药教育体系和苗医药人才培训基地。

(三) 健康扶贫与健康文化业

党的十九大报告强调,"坚持大扶贫格局,注重扶贫同扶志、扶智相结合"。健康产业是推进健康扶贫的重要领域,健康文化等产业领域能够为大健康产业发展和脱贫攻坚营造良好"软环境",是黔西南州实施特色产业扶贫、健康扶贫的基础性工程,对于完善区域贫困人群健康保障,提升人口职业技能水平,促进贫困人口就业增收,助推打赢脱贫攻坚战具有重要意义。

1. 发展目标　以人民群众健康素养提升和打赢脱贫攻坚战为目标,以健康村镇、健康社区建设为载体,将健康保障、健康文化与健康风尚融入经济社会发展全过程,推动形成人人关注健康、健康红利全民共享的格局,促进黔西南州大健康文化建设与产业发展协调一致。到 2020 年,健康文化相关领域在支撑精准脱贫、全州农村贫困人口实现脱贫方面作用得到充分发挥,居民健康素养水平提升到20%。到2030 年,健康文化对经济社会发展的引导带动作用显著增强,形成一批特色明显、机制健全、具有广泛社会影响力的健康村镇、健康社区,大健康产业思想文化领域基础进一步夯实,居民健康素养水平超过30%,有力助推"健康黔西南"建设。

2. 优先领域和主要任务

(1)建立健全健康扶贫长效机制:以促进人的全面发展和乡村风貌改善提升为抓手,将健康领域"扶志"与"扶智"有机结合。通过大健康产业发展提升贫困群众健康水平、健康文化知识和素养,振奋贫困乡村和贫困群众精神风貌,形成科学正确的健康生活行为方式,乐观向上的精神面貌和积极奋进的健康脱贫行动。开展以倡导健康生活方式为主题的健康文化环境建设工程,移风易俗涵养文明乡风,加快清理破除各市县民族贫困地区在日常行为、饮食习惯、生产方式等方面的不健康因素,制定完善健康领域乡规民约,推动群众性自治组织在禁赌禁毒、控烟限酒、重点人群健康管理与心理健康关怀等领域发挥监督与服务功能。系统开展健康"扶智"工作。在州内扶贫易地搬迁、特色产业扶贫相关计划中植入现代生活方式和生活理念,改进落后生产方式,完善搬迁集中安置点健康文化宣传教育设施;加大州内学校健康教育力度,以中小学为重点,聚焦健康知识教育、健康基本技能素养培育、健康生活行为方式培养,课堂教育与课外实践相结合,推动健康文化进校园、进家庭,实现健康文化从娃娃抓起,斩断健康领域精神穷根。

(2)推动民族文化传承创新,发展健康文化产业:推动民族文化资源与大健康产业创新融合,探索开发以民族健康历史故事、民族健身休闲文化创意、民族健康养生经典、苗医药文化等为代表的系列民族健康文化产品。以艺龙新区为核心打造以健康文化创意与健身休闲运动为一体的健康文化特色小镇,集中发展健康文化创意产品开发、健康知识宣传推广影视艺术制作、民族文化演艺、健身运动出版物和多媒体产品生产等业态。探索发展健康文化新业态,借助三省交汇区位优势,发展健康文化传播、服务保障、人才培养培训等企业及行业组织。

(3)推进大健康思想文化建设

1)弘扬创新精神,培育企业家:在大健康产业各类企业机构中开展以鼓励创新、追求卓越、锻造企业家精神为主题的思想文化建设活动,倡导健康惠民的民生情怀和品质立足的道德操守。加强企业经营管理者交流培训,通过组织专题讲座、参观考察等,促进黔西南州大健康产业广大经营管理者提高大健康领域理论知识积累与业务水平,增加对国内外大健康产业发展趋势、重点领域和重大创新方向的思考和认识,助力企业创新发展、高质量发展。加强对大健康产业优秀企业家先进事迹和突出贡献的激励和表彰,弘扬优秀企业家精神,凝聚崇尚创新创业正能量。

2)营造积极的文化环境:加强健康文化宣传,引导广大干部群众树立绿色发展、创新发展和特色产业服务民生理念,增强全社会对健康文化知识、健康生活行为方式的认同与尊重,将健康思想文化建设与民族文化保护传承、社会主义核心价值观教育紧密结合,倡导落实个人家庭、行业社会等各方面的健康责任。开展多样化的宣传教育活动,充分利用苗族、布依族等少数民族传统节庆活动,将健康文化融入民心,加强对健康新风尚的宣传报道,营造积极向上的健康舆论氛围和有利于大健康产业发展的社会文化环境。

专栏 10　健康扶贫与健康文化业发展工程

1. 开展以倡导健康生活方式为主题的健康文化环境建设工程　制定完善健康领域乡规民约,推动群众性自治组织在禁赌禁毒、控烟限酒、重点人群健康管理与心理健康关怀等领域发挥监督与服务功能;完善搬迁集中安置点健康文化宣传教育设施。

2. 健康文化产业发展工程　以艺龙新区为核心打造以健康文化创意与健身休闲运动为一体的健康文化特色小镇。

六、组织实施

(一) 加强组织领导

建立黔西南州健康产业发展联席协调机制,统筹全州大健康产业发展和改革的管理职权和职责。成立健康产业发展联席会议办公室,统筹组织各部门健康产业相关发展规划制订工作,提出产业发展重大政策,协调各部门资源投入,形成合力,促进产业全面协调发展。

(二) 强化财税保障

加大财政对健康产业发展支持力度,更好发挥财政政策对市场主体行为的导向作用。充分利用各种专项资金,加大对健康领域的创新和创新的扶持力度。落实小微企业、创新型企业税收优惠政策。逐步扩大政府购买基本健康产品和服务范围,支持社会办健康产业和重大民生健康产业发展。发挥金融创新对技术创造的助推作用,更好发挥政府投资引导基金的杠杆作用,提高信贷支持创新的灵活性和方便性。

(三) 推进放管服改革

凡符合规划条件和准入资质的,不得以任何理由限制。优化规范各项审批条件、程序和时限,精简整合审批环节,向社会公布后实施。取消无法定依据的前置条件或证明材料,严禁违反法定程序增减审批条件,相关规划和政策要向社会及时公开,鼓励健康产业企业品牌化连锁化经营。建立监管主体的统筹协调机制,转变监管理念,提升监管效能,强化健康产业各领域的全行业监管。加强监管体系和监管能力建设。

(四) 完善土地保障

做好健康产业发展与土地利用总体规划、城乡规划的联动设计,列入健康产业发展规划的重大项目,优先安排土地指标,并优先在城乡规划中落实用地布局。按照优化用地结构,提高利用效率的要求,创新建设用地供给方式,更好满足健康产业新投资项目用地需求。优化新增建设用地结构,加快实施有利于健康产业领域的新产业新业态发展和"双创"的用地政策,重点保障健康产业发展的公共设施、交通设施等用地。鼓励原用地企业利用存量土地发展健康产业。

(五)加强人才体系建设

加强急需紧缺专业人才培养,全面实施高层次人才队伍优先发展战略,建设"经营管理人才+专业技术人才+技能人才"的健康产业人才发展体系。扩大人健康、养老等领域的专业人才规模,加强医疗、医药等领域高技能人才和专业技术人才建设。着眼于民族医药研发创新、中医药传承、健康旅游产业运营等方面的需求,健全人才引进、培养、激励机制。支持企业与高等院校、医疗机构合作建设应用技术教育和实训基地,培养技艺精湛的应用型技能人才队伍。

(六)强化中小微企业支持

由健康产业主管部门、医药产业重点企业共同组建中小微企业联盟组织,形成能够有效回应中小微企业现实诉求的企企对接与合作机制,鼓励优势互补,聚力互助,组团发展。支持中小微企业转变经营理念和方式,在遵循医药产业、健康产业发展规律基础上,改变以往单一的医药制造模式,发挥自身在技术储备、人才队伍、销售网络、管理体系、中介服务等方面特长,向产业链上下游合理转型。

(七)增强健康产业智力支撑

成立由国内高校、科学研究机构、以及相关单位的学者、专家组成的黔西南州大健康产业专家咨询委员会,就州内健康产业发展和改革的重大决策、发展规划以及相关配套政策的制定等听取专家委员会咨询和建议。对健康产业发展和改革中重点和难点以及发展改革中新任务实行课题招标研究或委托研究制度。

(八)建立健全监测与评估机制

政府卫生行政部门等相关部门要根据本规划,制订各个领域的具体实施计划和方案,明确年度计划并组织实施。本规划确定的相关指标按年度应分解到各市、县,严格落实。

制定科学的健康产业发展的监测和评估指标体系和监测评估办法,充分利用移动互联网、大数据、云计算等平台,分析大健康产业发展趋势,促进大健康产业向着更高层次、更高水平发展,建立"大数据"+"大健康"的先进发展理念。充分发挥监测评估指标在规划实施中的导向作用。监测评估指标应包括健康产业发展的速度、效益、结构、布局、规模等主要方面,把能够综合反映健康产业发展水平的健康产业增加值、健康产业就业人数、每千人口床位数和医生数、医药产业增加值等指标纳入健康产业监测与评估指标体系。

建立规划实施的监测、评估与动态调整机制。建立独立与规范的监测和评估机构,政府开展规划评价的组织机构分别为各级卫生行政主管部门的相关机构。各评价组织机构根据工作需要可以联合组织成立评价工作组和专家咨询组。建立规划中期和末期评估制度,定期评估规划的实施情况,监督重大项目的执行情况。规范评估和监督程序,完善评估和监督机制。根据评估结果和经济社会形势变化,对规划适时修订和完善。采取多种方式和渠道,鼓励公众参与,提高评估和监督的公开性与透明度。

(九)创新健康产业规划宣传推广

开展公众宣传和广泛交流,增强社会健康产业发展战略的普遍认识,争取各方面的有力支持,保证战略措施有效实施。通过电视、广播、报纸和网络等媒体广泛宣传相关法律法规,宣传我州健康产业面临的现状、形势和挑战,提高社会各界对健康产业的重视,促进政府各部门、各社会团体、科研与教学单位、企业以及媒体等自觉履行责任和义务,积极为全州健康产业发展作出贡献。大力开展健康产业发展规划的宣传和教育,培育全社会发展健康产业浓厚意识,营造健康产业领域大众创业、万众创新的积极氛围。

(王昊、张毓辉、吴华章、宋扬)

第四章

重庆市南岸区健康产业发展规划（2018—2030 年）

前　言

依据《国务院关于促进健康服务业发展的若干意见》（国发〔2013〕40 号）、《"健康重庆 2030"规划》，为全面推进重庆市南岸区健康产业发展，结合本区实际，制定本规划。规划期为 2018 — 2030 年。

本规划所指健康产业是以医药生产和流通为主导，以医疗服务业为基础，健康养生养老业、健康旅游业、体育休闲运动业、智慧健康业等各产业协调发展，健康产业与互联网＋、金融业、保险业、文化业、房地产业等相关产业关联融合、集群集聚发展的战略性新兴产业体系。

一、规划背景

（一）发展基础

南岸区位于重庆市主城区，坐落重庆长江南岸，依山傍水，仰拥南山，俯临长江、嘉陵两江，山水园林秀丽宜人。辖区西部和北部濒临长江，与九龙坡区、渝中区、江北区、渝北区隔江相望，东部和南部与巴南区接壤。全区面积 265 平方千米，区内工业基础良好，交通设施发达，区位优势显著，旅游资源丰富，科教基础坚实，医药卫生条件良好，具有发展健康产业的优越的综合条件。

生态资源和人文资源。南岸区热量丰富，雨量充沛，境内山峦起伏，森林面积 44 平方千米，素有"山城花冠"和"重庆肺叶"美誉。全区植物资源丰富，植物品种达 1 632 个，初步形成花木、优质水果、观赏鱼和休闲旅游农业四大产业生产格局。旅游资源得天独厚，人文景观众多，山城夜景秀美，水热条件良好，矿产资源种类繁多。

区位条件。南岸区在"主城核心区"建设中居于重要地位，区内交通十分便捷，渝黔高速公路横穿境内，形成轨道交通、隧道、索道、铁路、水运相互贯穿的现代立体交通网络。南岸区是重庆市主城核心区中的中央商务区、自贸试验区、国际会展区，未来重要的金融、商贸口岸，42 个各类消费品市场具备了大流通的集散和辐射功能，区位优势突出，商机无限。

产业基础。产业门类齐全，体系相对完整，结构日趋合理，形成了以会展经济、机械制造、消费类电子、汽车、摩托车、医药化工、皮革制品、轻纺、建材、服装等为支柱，综合配套能力较强的产业集群。以智能移动通信终端、物联网为代表的国内重要电子信息产业集聚区基本建成，智能家电、环保装备、交通装备等高端装备制造业加快发展。以医药生产和销售为主的医药产业以及养生养老、文化创意等新兴服务业态初具规模。重庆药交所等多个重点平台相继落地，旅游和都市休闲农业联动发展，南坪智慧商圈建成投用，口岸经济、商贸物流、信息服务等新兴服务业集聚壮大。

科教基础。南岸区有 10 余所国家部省级科研机构，有重庆邮电大学，重庆交通大学，重庆工商大学，重庆第二师范学院等 4 所大专院校，3 所市级民办职业培训学校，具有较为雄厚的科研实力，丰富的智力资源。

健康服务业。经过长期发展,南岸区健康产业体系逐步健全,以医疗服务、生物医药、中医药、健康食品、养生保健、智慧健康、健康旅游为主的产业格局逐渐形成。医疗卫生服务体系不断完善,服务能力大幅提升。医药产业规模快速成长,供应能力显著增强。中医药总体规模不断扩大,服务能力稳步增长,对经济社会发展贡献率明显提升。体育健身和智慧健康发展态势良好,互联网、大数据、云计算、人工智能等健康领域的应用持续增强,国家和省级人口健康信息平台及全国药品招标采购业务应用平台互联互通,远程诊疗业务不断拓展。健康食品质量标准逐步健全,产品供给日益丰富。健康养老业发展迅速,医养结合机构和床位得到较快增加。健康服务和旅游广泛融合,特色健康旅游基地创建和健康旅游特色品牌培育工作进展良好,健康旅游服务能力不断提升。

政策优势。重庆市是西部唯一直辖市,党中央、国务院高度重视重庆经济社会发展,南岸区作为重庆主城核心区之一,是体制和政策优势的直接受益者。得益于中西部的广阔市场,南岸区主动融入"一带一路"和长江经济带发展战略、《中国制造二〇二五》、"互联网+"行动计划等新经济浪潮,特别是中新(重庆)战略性互联互通示范项目的推进,为全区扩大开放、加快发展打开新窗口。就南岸区而言,重庆东站定位为全市综合交通枢纽,手机、物联网等产业上升为全市战略,国家级经开区、中央商务区、自贸试验区、国家现代服务业综合改革试验区等开发开放平台功能日趋完善,这些优势和政策效应的日益扩大,都将为南岸区在经济新常态下实现新跨越创造有利条件。

(二) 发展定位

按照南岸区建设"三生三宜"品质城市的总体要求,依托重庆市中央商务区(南区)、自贸试验区、南坪现代服务业聚集区、南滨路沿线区域、南山风景区、广阳岛国际生态休闲旅游岛、重庆市战略性新兴服务业集聚示范区(南岸区江南新城大健康集聚示范区、南滨路文化旅游集聚示范区)等产业资源,把南岸区建成西南地区的生物医药和医疗器械研发制造中心、健康商贸物流中心,国内先进的健康信息和智慧医疗示范区,国家级健康养老养生示范区和健康旅游示范基地。

二、总体要求

(一) 指导思想

全面贯彻党的十九大和全国卫生与健康大会精神,深刻领会习近平新时代中国特色社会主义思想的历史地位和丰富内涵,认真落实习近平总书记视察重庆和在 2018 年全国"两会"期间参加重庆代表团审议时的重要讲话精神,统筹推进"五位一体"总体布局和协调推进"四个全面"战略布局,认真落实党中央、国务院和市委、市政府决策部署,落实健康中国战略、健康重庆和健康南岸建设规划,把握"一带一路"战略和长江经济带建设的战略机遇,聚焦健康南岸和幸福南岸发展目标,以"创新、协调、绿色、开放、共享"为引领,发挥区域优势,推动健康产业向集群化、集约化和多元化发展,丰富市场供给形态,带动全区建设"三生"最优空间和"三宜"品质城市。

(二) 基本原则

1. 坚持市场主导,政府引导。遵循产业发展规律,以需求为导向,发挥各类市场主体重要性和创造力。积极转变政府职能,发挥规划、政策、标准的引导规范作用,完善相关支持政策,持续深化简政放权、放管结构、优化服务改革,为产业发展创造良好环境。强化生产和服务组织的主体地位,发挥市场对产业发展方向、要素价格、资源配置的决定性作用和政府宏观调控的作用,提高产业发展效率。

2. 坚持创新驱动,转型发展。以科技创新、管理创新、制度创新,激发产业主体的活力和潜力,提升健康规范化、专业化水平,积极培育新产品、新技术、新模式、新业态,推动健康产业实现转型升级。

3. 坚持结构优化,协调发展。坚持把结构调整作为发展健康产业的关键环节,统筹规划医疗服务业、医药业、中医药业、健康养老业、健康保险业、健康管理业、健康旅游业、健康文化业等主要领域的产业规模、资源配置标准等核心发展指标,优化产业空间布局,形成全区健康产业协调发展的大好格局。

4. 坚持跨界融合,全面发展。抓住产业跨界融合发展新机遇,推动健康产业与保险业、互联网业、房地产业、金融业的融合发展。积极引导智慧医疗、共享医疗、精准医疗、健康保险、健康地产、保健养老、健康养生的发展方向。培育一批健康产业综合体和集群集聚集约发展园区。

（三）规划目标

到 2020 年,基本建立覆盖全生命周期、内涵丰富、结构合理的健康产业体系,打造一批知名品牌和良性循环的健康产业集群,并形成一定的区域竞争力。实现健康产业总规模在 2016 年基础上翻一番。

到 2030 年,全面建成质量优良,结构合理,创新能力显著增强,具有一定国际化竞争力的健康产业体系。实现健康产业总规模在 2020 年基础上翻两番。

1. **医疗服务能力大幅提升** 以公立医疗机构为主导、非公立医疗机构共同发展的多元办医格局形成。医疗卫生服务体系更加完善,分级诊疗制度基本健全,儿科、精神疾病、康复、护理等各类服务供给快速增长,各类医疗卫生机构服务质量和安全进一步改善。

2. **医药产业规模显著扩大** 生物医药、医疗器械和医用材料、康复辅助器具、保健用品、健身产品等研发制造技术水平有较大提升,具有自主知识产权产品的市场占有率大幅提高,相关流通行业有序发展。

3. **中医药健康服务能力明显增强** 中医药服务领域逐步实现全覆盖,产品种类更加丰富,品质更加优良,中医药工业智能化水平迈上新台阶,带动相关支撑产业发展,对经济社会发展的贡献率进一步增强。

4. **健康信息和智慧健康产业全面发展** 建成医疗卫生信息开放应用平台,基本实现城乡居民拥有规范化的电子健康档案和功能完备的健康卡。健康医疗大数据产业体系初步形成。智慧医疗成为南岸"互联网＋"产业生态体系重要组成部分,"互联网＋医疗"新经济形态充分发育。健康养老服务快速发展。专业化医养结合人才培养机制基本形成,医疗卫生和养老服务资源实现有序融合,覆盖城乡、规模适宜、功能合理、综合连续的医养结合服务网络和覆盖全生命周期的智慧健康养老产业体系基本建成。健康旅游服务供给能力不断提升。健康管理与促进服务水平明显提高,中医医疗保健、健康养老以及健康体检、咨询管理、体质监测、体育健身、医疗保健旅游等多样化健康服务得到较大发展。

5. **健康服务业发展环境不断优化** 健康服务业政策和法规体系更加健全,行业规范、标准更加科学完善,行业管理和监督更加有效,人民群众健康意识和素养明显提高,形成全社会参与、支持健康服务业发展的良好环境。

三、重点领域

（一）医疗服务业

1. **发展目标** 建立以高端医疗服务和特色专科医疗服务为主导,以基本医疗卫生服务为基础的医疗服务体系。鼓励社会资本举办医疗机构,形成非营利性医疗机构为主体,其他各类医疗卫生机构全面发展的医疗卫生服务格局,更好地满足全区群众的基本医疗卫生服务需求和多样化医疗卫生服务需求。

到 2030 年,建成以重庆医科大学附属第二医院江南医院、重庆市第五人民医院、重庆市第六人民医院和武警总队医院为主体的高端医疗体系。建成以南岸区中医医院和南岸区中西医结合医院为中心的中医医联体。完善以疾控中心、妇幼保健机构为龙头,以社区卫生机构为依托的公共卫生服务和基层医疗卫生服务体系。每千人口拥有的执业医师数量和床位数量达到国内发达地区水平,社会资本办医规模和水平居全国领先地位。

2. **优先领域和主要任务**

（1）基本医疗卫生服务体系

1）三级综合医院:规划期内设置 4 所三级甲等综合医院。继续完成重庆市第五人民医院迁建项目,建设重庆医科大学附属第二医院江南医院和重庆市第六人民医院。

2）中医医院和中西医结合医院:规划期内,至少保留 1 所中医医院和 1 所中西医结合医院。调整南岸区中医院、南岸区中西医结合医院和下属社区卫生服务中心的关系,明确发展定位和相应职责。完成南岸区中医院迁建项目,建成精品治未病中心和康复治疗中心。加快南岸区中西医结合医院发展。全区二级以上综合医院建成具有浓郁中医文化氛围的国医馆,各社区卫生服务中心、镇卫生院建成中医综合服务区。

3)社区卫生服务机构:区内一级和二级公立医院根据需要,通过结构和功能改造转为社区卫生服务中心。鼓励社会资本在未设社区卫生服务站的社区按规定举办民营社区卫生服务机构,并且不受规划布局限制。合理增加社区卫生服务机构护理、康复病床的设置。

4)公共卫生服务体系:按照区内常住人口配备公共卫生人员。健全以重庆市南岸区精神卫生中心(精神病专科医院)为主体,以医疗卫生机构和精神疾病社区康复机构为补充的精神卫生服务体系。建设功能完备的健康教育中心、疾病预防控制中心、综合监督执法等公共卫生机构。重组南岸区公共卫生服务中心,将南岸区疾控中心和卫生计生监督执法局迁至西南国际健康产业园。升级建设南岸区妇幼保健计划生育服务中心。

5)鼓励社会资本办医:优先支持社会资本举办达到二级甲等医院以上建设标准的综合医院、中医或中西医结合医疗机构,以及老年疾病、护理、康复、精神卫生、儿科、产科等非营利性专科医院。鼓励有资质人员依法开办个体诊所。

(2)高端医疗和特色医疗体系

1)国际化综合医疗中心:以个性化服务和定制服务为方向,推动以专科专病精准医疗为主的高端医疗和特色医疗的发展。引入国际知名医疗机构和医院管理团队,打造国际化医疗中心和国际化医院,构建高端医疗服务体系。重点发展妇产、儿科、辅助生殖、肿瘤、精神卫生等需求旺盛的临床专科。推动市属医院与国际保险机构合作,建立与国际医疗保险机构费用结算相衔接的支付体系。建立外籍专家和国际交流培训活动机制。

2)特色专科聚集区:在南岸区江南新城大健康集聚示范区,依托西南健康产业园打造国际一流的平台式医疗服务综合体。根据南岸区基础和专科服务需求,选择眼科、儿童、口腔、妇产、肾病、心脑血管、肿瘤治疗、医疗美容、抗衰老等特色重点打造。

3)中医特色医疗中心:提升区中医院、区中西医结合医院的核心竞争力,创建二级甲等中医院。积极引导社会资本举办非营利性中医医院,鼓励发展连锁中医医疗机构。帮助名老中医开办中医诊所和名中医工作室。鼓励药店开展中医药诊疗服务。大力发展中医养生馆、中医养生街区,支持有资质的中医师在养生保健机构提供医疗保健咨询和调理等中医服务。弘扬传统中医治疗手法建立特色康复治疗中心。积极与重庆市中药研究院合作,促进成果转化,推动中药文化产业和中药服务贸易产业发展。

4)第三方医疗服务体系:发展第三方医疗服务评价、健康管理服务评价、健康市场调查和咨询服务、医药科技成果转化服务和专利信息服务等相关第三方服务机构。鼓励社会资本举办专业医学检验中心(如艾迪康医学检验中心)、影像中心(如东软影像中心)、血液透析中心和病理诊断中心、制剂中心、消毒中心等第三方服务机构。

专栏1　医疗卫生体系建设工程

1. 南岸区国际高端医疗中心　引入国外知名医疗机构和国际化医院管理团队,推进各大型综合医院力争 JCI 认证工作,建立南岸区高端医疗中心。

2. 第三方医疗服务　引进艾迪康医学检验中心、东软影像中心等第三方医疗服务机构,推动医疗机构、科研院所开展药学研究、临床试验等生物医药研发服务外包。

3. 南岸区特色专科医疗机构聚集区　依托西南健康产业园,引进国内外高端专科医疗机构,重点建设儿科、妇产科、眼科、口腔、肿瘤、心脑血管、医疗美容、抗衰老等临床专科,打造特色专科医疗机构聚集区。

4. 中医药文化传承　建设"全国名老中医夏中和工作室",重点开展肿瘤、脾胃病、老年性疾病、糖尿病及其并发症、内科疑难杂的诊疗活动。

5. 完善公共卫生体系　完成以疾病预防控制中心、卫生监督机构、卫生应急系统、健康教育机构、妇幼保健机构、精神卫生机构等为重点的公共卫生服务体系建设任务。

6. 社会资本办医创新行动　举办一批上规模、重诚信、有特色的社会办专科医院。

(二) 医药产业

1. 发展目标 遵循"规划引领、创新驱动、集聚发展、绿色发展"原则,坚持优化结构、集约发展的方向,以国家药品监测审批分中心、全市药品科研成果转化基地、药品交易定价中心、市级药品仓储配送中心、进口药品保税口岸、全市医药创新创业基地建设为抓手,构建以迎龙医药健康产业园为中心、茶园新区、东港工业园及原长江工业园"三园一组团"的产业发展布局,推动医药产业保持高速发展并顺利实现向中高端转型。到 2030 年,建设集产业孵化、研发生产、交易结算、贸易批发、仓储配送、药品口岸、检验检测为一体的千亿级医药产业集群,建成重庆市医药产业中心和我国西部医药商贸物流中心。

2. 优先领域和主要任务

(1) 完善医药研发服务体系:加强产学研用合作,建设医药产业技术创新体系。在现代中药新型生产技术、生物医药创制等优势领域,依托重庆医药工业研究院、重庆中药研究院和桐君阁药厂,整合迎龙医药健康产业园的研发资源,搭建医药产品技术研发、产业化、安全评价、临床评价等公共服务平台,打造医药研发基地和成果转移转化基地。鼓励科瑞制药、莱美制药加强企业技术研发中心建设,提高企业自主创新能力。整合区内现有药品生产制造厂房,采用 GMP 共享制造平台方式促进资源的共享利用,提升企业创新能力和降低研发成本。

(2) 提升医药制造水平

1) 生物医药:优先发展抗体药物、疫苗、基因工程蛋白质及多肽药物,开展核酸药物、基因治疗药物、干细胞等细胞治疗产品的研发,开发具有自主知识产权的拳头产品。建设生物医药共性技术服务平台,为生物医药企业的产品研发、中试、产业化提供配套先进设备、技术支撑和项目服务,构建分析检测服务、新药研发服务、成果转化、信息服务等四大核心子平台。加强与长江经济带沿线省市以及港澳台、珠三角等区域的合作,重点承接生物医药产业转移项目。

2) 现代中药:重点支持壮骨麝香止痛膏、鼻窦炎口服液、复方熊胆通鼻喷雾剂、芪黄颗粒和消郁安神胶囊等优势产品的深度开发。提升穿龙骨刺片、生力雄丸、归芎花粉口服液、参锁巴戟口服液等中药新型制剂产业化水平。鼓励开发基于经典名方、医疗机构制剂的中药新药及特色中药饮片和精制配方颗粒,支持中药研究院的肝康宁注射剂、消郁安神胶囊、复方菥冥胶囊等 100 个新药研发及产业化。鼓励桐君阁、陪都药业、科瑞制药等企业开展中药大品种工艺改进及质量标准提升研究、上市后中药临床、药理药效再评价研究,推动中药大品种二次开发及产业化,提高药品现代化水平。大力引进优势中药企业。支持桐君阁等有实力的企业在市内外并购重组,增强企业实力。

3) 医疗器械和制药装备:支持重庆天海医疗设备有限公司等企业研发血液处理耗材、超声辅助材料、X 线成像材料等医疗耗材和胶囊内镜、无创脑水肿监护仪、血液流变仪等医疗器械。加强智能生产设备芯片、传感器半导体等核心零部件的研发生产。重点发展高分子材料人体器官医疗器具、一次性塑料医用卫生用品等医用材料。引进新技术和新工艺,不断提高新型医用包装材料和卫生材料的质量。支持重庆医信通实业有限公司等企业生产智慧医疗和健康设备。

(3) 推动医药商贸物流转型升级:高度重视商贸流通与物流仓储服务的介导作用,依托南岸区在中西部地区的交通区位和市场优势,重点培育大型医药流通企业,建设医药产业专业市场,推动医药商贸物流规模化、集约化、信息化发展,为医药产业发展提供物流服务保障。

1) 推动医药商贸物流信息化发展:鼓励开展医药电子商务,建设域内知名品牌在线交易平台。推进互联网和药品流通的深度融合,引导"互联网 + 药品流通"规范发展。加强药品流通企业与互联网企业的合作,推进线上线下融合发展,培育新兴业态。规范零售药店互联网零售服务,推广"网订店取""网订店送"等新型配送服务。鼓励有条件的药品零售连锁企业开展药师网上处方审核、合理用药指导等药事服务。支持药智网等国家级电子商务示范企业发展壮大,推动医药流通产业创新发展。

2) 提高医药商贸物流集约化水平:加快培育医药物流龙头企业,促进九州通、国药控股重庆医药、和平医药等大型医药流通企业发展。引导药品流通企业总部、物流、批发业务、服务产业链上端的业务向茶园商圈、迎龙医药健康产业园集聚。建设迎龙医药健康产业园第三方物流仓储平台。推动大型医药物流企业获得第三方医药物流资质。搞好药品和医疗器械批发企业间整合兼并、重组,大型药品连锁企业收购小型药品连锁企业、加盟药店和单体药店,实现规模化、集约化、现代化和互联网+经营。支持中小型药品流通企业发展采购联盟和药店联盟,以联购分销、统一配送等方式降低经营成本,向批零一体化、连锁化经营方向发展多业态混合经营。

3)建设医药专业市场:推进国家药品监测审批分中心落户南岸区,推动重庆市药品交易中心落户迎龙医药健康产业园,建设集医药产品审批、医药产品展示体验与交易、医药产业产权交易、医药产业信息发布、医药产业知识产权保护于一体的医药专业市场。建设集仓储、物流配送、产品交易等功能于一体的南岸医药进出口服务基地,打造中国内陆最大的药品保税口岸。

4)推动医药流通企业转型升级:促进医药流通企业开展管理创新和服务创新,拓宽流通渠道和丰富发展模式。推动医药流通企业创新服务理念,改善服务环境,提高服务质量,扩展经营门类,丰富经营业态,创新经营模式。发展药品零售连锁经营,扶持药品流通企业建设和发展医药连锁经营门店,形成品种齐全、质量可靠、覆盖范围广阔、药学服务规范的医药连锁服务网络,打造一批医药流通业的名牌、名企、名店。

专栏 2　医药产业重点工程

1. 迎龙医药健康产业园建设工程　以迎龙医药健康产业园为基地,引进医工院、医股化研院、重庆药交所等医药公共服务平台,同步建设医药总部、研发服务、展示交易、电子商务等功能板块,打造集创业孵化、研发生产、网络交易、贸易批发、仓储配送、药品口岸、质量监管等功能于一体的千亿级医药基地。

2. 医药技术创新平台　在超声、微系统、现代中药生产技术、生物医药创制等优势领域,依托龙头企业建设一批工程实验室,支撑产业前瞻性技术、核心技术开发和重大装备设计试验。

3. 生物医药共性技术服务平台　为生物医药企业的产品研发、中试、产业化构建分析检测服务、新药研发服务、成果转化、信息服务等四大核心子平台。优先发展抗体药物、疫苗、基因工程蛋白质及多肽药物,开展核酸药物、基因治疗药物、干细胞等细胞治疗产品的研发,开发具有自主知识产权的拳头产品。

4. 现代中药研发中心　以清热解毒、养生药妆等现代中药为重点,推动一批创新中药的临床和产业化研究;开展名贵中药材的人工替代品的研究,扶持优质饮片发展。

5. 第三方仓储物流平台。在迎龙医药健康产业园建设建筑面积约 10 万平方米、拥有 10 个巷道、静态存储 55 万件、年动态存储 1 100 多万件次、存储物流产值约 400 亿元的第三方物流仓库。

6. 医药电子商务平台　以"网上购物+实体连锁体验店"模式,启动医疗器械 O2O 销售工程。

7. 迎龙医药健康产业园药品交易平台　按照"质量优先、价格合理、规范配送、限时结算"模式,打造大型场馆式药品交易区,规范西药及中药材药品经营市场。

8. 迎龙医药健康产业园医疗器械交易平台　建设建筑面积约 6 万平方米的包括销售中心、物流中心、产品展示中心的街店式独立医疗器械交易区。

(三)智慧健康产业

1. 发展目标　弘扬"健康南岸,智慧南岸"的智慧健康理念,建成完整的物联网产业链,打造高端智慧健康体系,推动南岸区"智慧健康"战略落地,把南岸区建成国家领先的健康信息和智慧医疗示范区。

到 2020 年,全面建成基于全市的健康大数据网络平台,利用区块链技术,力争与重庆市全部三级甲等医院实施定点合作的网络连接和数据共享,实现医疗数据的规范化、开放化,智慧医疗相关产业市场化发展,提升南岸区的经济增加值。

到 2030 年,建成"西南之首,国内先进"的高端医疗服务示范先行试验区,实现"全天候全周期医疗健康服务"的愿景。

(1)健康物流和移动医疗网络体系:建成覆盖医疗卫生机构,城乡居民、药品及医疗耗材供应商的物联网和移动互联网,完善大数据对医疗数据的采集、处理和运用,普及可穿戴设备,做好疾病监测预警和卫生监督信息系统的建设。依托由智慧医院系统、区域公共卫生系统以及家庭健康系统组成的协同合作的智慧医疗体系,开展远程医疗服务和家庭健康监测,使居民足不出户得到良好的医疗保健服务。

(2)医疗数据库:建成医疗机构、医生、医疗设备、患者四位一体的网络数据库,实现定点医疗机构数据库共享,大幅度提升医疗机构医疗服务效率。建成一批数据库分类创新发展、数字医疗实验室及相关企业实验室。

(3)大数据智能化产业:依托科大讯飞、平安等人工智能技术领军企业,强化智慧医疗等项目培育,加速互联网、大数据、人工智能同实体经济深度融合,打造重庆南岸"智能经济"先行示范区,让大数据智能化产业成为南岸区经济发展的重要支柱性产业,建成领先西部、辐射全国、影响全球的智谷核心区。

2. 优先领域和主要任务 重点发展基础设施云服务、数据资源管理与公共服务云服务、信息安全保障云服务,积极推进互联网医疗、可穿戴设备、远程医疗发展。

(1)信息化基础设施

1)物联网基础平台建设:扶持中移物联网、紫光展锐、锐迪科微电子有限公司、京兴未来信息科技有限公司等知名企业,建设利用射频识别(RFID)、传感器技术、红外感应器、激光扫描器、二维码技术、GPS定位技术、无线通信技术等识别设备和信息感知手段,开展对患者的智能化识别和管理服务的物联网基础平台。

2)云计算平台建设:引进阿里云计算有限公司等企业建设基于云计算的医疗信息公共平台,实行医院、医疗器械、医生、患者医疗信息资源集中管理应用,实现医院数据、患者就医数据海量存储,集中存储与分布式存储相结合,提高医疗机构流程效率。

3)大数据应用平台建设:联合国云数据科技有限公司、北京拓尔思信息技术股份有限公司、重庆大数据研究院有限公司等企业,开发物联网和移动互联网采集的医疗大数据,实现数据的增值。建立针对不同特征的处方数据库。鼓励区医药企业利用诊疗数据库系统开发新药物和医疗器械新产品。

(2)电子健康档案、电子病历以及健康管理服务:利用中兴通信、江苏环亚医用科技集团股份有限公司等企业的技术支持,建设覆盖全市所有人口的电子健康档案和电子病历数据库,建立健康档案数据开放制度,促进电子病历、健康档案数据共享。大力发展健康物联网、健康云计算、智慧医疗、智慧健康管理等前沿健康科技产业,建设面向全民的健康咨询服务平台,提供基于体检数据的健康分析及保健建议。引导健康管理服务向集约管理、分散经营、贴身服务、产业联合的方向发展,强化健康数据集成和信息集成,打造"健康云",提供全天候的医疗健康信息服务。

(3)移动医疗、远程医疗和可穿戴设备:大力构建医学影像、健康档案等医疗信息共享服务平台,建立跨医院的医疗数据共享交换标准体系。建设南岸区的移动医疗APP。依托重庆市第五人民医院、重庆医科大学附属第二医院江南医院等龙头医院,在预约挂号、问诊咨询、医药服务、远程诊断、远程会诊、远程监护等等领域,为患者提供优质服务。与紫光展锐、中移物联网等企业联合,建设南岸区可穿戴医疗设备的研发生产基地,研发手持传感器、智能眼镜、心电监测智能设备、病人活动监测器等智能产品,以及家用医疗器械产品。

(4)智慧健康管理:利用"端—管—云"协同平台,加快公共卫生、计划生育、医疗服务、医疗保障、药品监管、综合管理六大功能互联,积极拓展健康管理服务模式。支持运用智慧健康技术开展在线健康教育、健康知识宣传、网络诊疗咨询等新型健康管理服务。鼓励签约医生利用所在单位的云医院、网络平台、健康咨询热线、手机及电视终端等多种途径,为签约居民提供便捷的健康咨询互动服务。推进居民健康卡、社会保障卡等应用集成,构建覆盖居民全生命周期的预防、治疗、康复和健康管理一体化健康医疗信息服务体系。支持商业保险机构运用现代信息技术,借助地方健康信息平台,提高人口健康信息分析应用能力和业务智能处理水平。

(5)互联网医疗:促进互联网与医疗健康服务深度融合。鼓励依托医疗机构发展互联网医院,支持医疗机构使用互联网医院作为第二名称,允许在线开展部分常见病、慢性病复诊。支持以重庆聚悦健康管理有限公司为代表的从事互联网医疗的企业构建以连接患者和医疗资源为中心,慢病管理服务为重点,延伸护理、体检、营养、运动、用药、支付、保险等增值服务,打造院内院外一体化、医院社区分级化的全流程医疗的发展模式。支持重庆医科大学附属第二医院江南医院等三甲医院加快建成与国家级医院并网运行的医疗平台;支持南岸区医药企业发展互联网医院,开展导医、预约、咨询、指导、随访、监测等在线健康管理服务和互联网延伸医嘱、电子处方等网上诊疗服务。加强医保智能审核技术应用,利用信息化手段对门诊、住院诊疗行为及费用开展全程监控和智能审核。

专栏3　智慧医疗业发展工程

1. 争取市政府及市卫生计生委支持,在建设中国智谷(重庆)的基础上,推进医疗数据库的云端存储平台建设,实现医疗云中数据的实时调用和完善,完成南岸区、重庆市乃至西南地区医院医疗数据库的收集、处理、共享。

2. 以智慧城市为依托来推进智慧医疗发展,加快实现智慧家庭、社区智慧中心、基层医疗机构与医院"点对点"的互联互通和系统整合。

3. 加快推进南岸区"互联网+"创新应用项目的实施,重点建设能够提供基于大数据运营的软件服务和数据服务的大数据平台。

4. 智能化"医疗卫生服务体系"建设工程。以"大数据技术"为支撑,以"居民健康卡"为介质,建设集区域影像中心,分级诊疗、远程诊疗、健康咨询、网上挂号、健康管理等"六位一体"的智能化健康管理体系,为居民提供连续的、跨机构、跨地区、全生命周期、集预防保健和医疗救治为一体的智能化"医疗卫生服务体系"。

5. 加深智谷建设。打造全球最大手机基地、以数据智能平台打造国家级数据平台、设立以人工智能为主题的综合展示中心、建设智能制造示范基地、培养大数据和智能化人才队伍、建设"三生三宜"品质城市、探索智能产业与资本互融发展模式。

(四)健康养老业

1. 发展目标　加快培育养老健康服务业,将南岸区建设成为集健康养老、健康疗养服务功能为一体的国内知名"绿色生态健康养老"服务示范区。

到2020年,养老服务设施更加完善,基本建成以居家为基础、社区为依托、机构为支撑的医养结合养老服务体系。到2030年,建成一个融合观光旅游、康复护理、安宁照护等多元服务功能,养老健康服务业态丰富、产品高端、具有国际化人文关怀的健康养老服务体系。

2. 优先领域与主要任务

(1)拓展社区养老模式:加强日间托老、老年活动、艺术文化养老、康复理疗等个性化养老服务,建立区级老年人综合信息管理服务平台和服务标准化体系。依托社区养老服务公司,成立让低龄老人发挥余热的"以老养老"志愿服务团队,开展一天一见面、递健康饮食、解晚年孤独等活动,共筑社区邻里交流互动平台,营造健康文明的养老氛围。

(2)创新居家养老服务:根据不同人群,开发合居养老服务,实现"抱团养老,温暖晚年"。引入上海伙伴聚家养老服务社,为入住老人提供健康管理+生活陪护+营养配餐等配套服务。利用社会公益组织为居家老年人提供医疗预约、心理咨询、代购代办、康复辅助以及"读书读报、谈心交流"等服务。

(3)打造国家级"医养结合"养老产业集聚区:大力推进集群式医养结合养老产业发展,重点布局以失智照料、介护照料、介助照料、医疗康复四大中心服务为特色,融入发达国家人性化的服务理念,在软硬件设施方面为老人提供"刚性"和"柔性"关怀的养老托老、疗养保健、休闲度假等集群养老业态。

打造高标准医养活力社区。依托东南医院、中西医结合医院康复治疗专科优势,鼓励聚悦健康管理公司等,以慢性病恢复为核心,在茶园新区投资打造高标准医养活力社区。搭建"三甲医院临床诊疗+社区配建二级康复医院+CCRC(财产捐助模式)持续关爱养老社区"三层次医养服务体系,实现"在医院养老,在家看病"的医养结合模式。

(4)发展中医药养老:建设中医健康养老城,提供包括身体照料、情感陪护在内的中医健康管理、养生保健和乐活养生服务,周边一小时区域配套无公害食品生产基地,为健康养老城提供绿色食品。深化北京同仁堂与重庆聚丰集团在南岸区域范围的合作,通过中医健康管理、中医慢病康复、养生养老、失能失智照护四大支柱服务,为不同年龄阶段和不同健康状况的老人提供健康养老服务。

(5)智慧养老:结合"智慧南岸"建设,探索建立智慧和人文养老综合服务平台,加快构建安防急救、主动关怀、亲情通话和生活服务"四位一体"的智能养老服务网络,实现个人、家庭、社区、机构与健康养老资源的有效对接和优化配置,满足长者尊享、快乐和安康生活的养老服务需求。建立以养老服务热线和"一键通"紧急呼叫为主要内容的居家养老服务网络。根据老人的需要,推广智能化服务模式。

专栏4　健康养老业发展工程

　　1. 医养结合养老产业集聚区　在南山建设集群式医养结合养老产业小镇,重点布局失智照料、介护照料、医疗康复等服务内容。

　　2. 中医药养老综合服务平台　设立中医药健康养老服务专区,根据不同的服务功能开设物理治疗中心、心理调适减压治疗中心、睡眠医学中心等中医药健康养老服务。

　　3. 智慧养老综合服务平台　"智慧养老"综合服务平台包括家庭服务、紧急求助、医疗保健、安全监控、精神慰藉等内容。

(五) 健康养生业

1. 发展目标　全面提升全区健康管理服务能力,完善服务流程,丰富服务内容,不断满足区内外群众多层次多样化的健康管理需求。以满足消费者日益增长的养生需求为目标,加快完善健康养生产业体系,打造南岸特色突出的健康养生品牌。

到2020年,南岸区健康养生业发展水平明显提升,培育一批健康养生业龙头企业,健康养生产业体系基本形成。到2030年,健康养生业体系基本完善,把南岸区建设成为国内知名的宜居颐养胜地和健康旅游目的地。

2. 重点领域和主要任务　依托南岸区在生态环境、医疗卫生、体育健身、历史文化等资源优势,发展回归自然、放松身心的休闲养生、滋补养生的健康养生业态。

(1)休闲养生:以南岸区优良的生态环境为基础,依托南山森林公园、南山植物园、迎龙湖国家湿地公园、广阳岛、广阳湾等景点,以放松身心、缓解疲劳、调节情绪为目的,打造"亲山亲水,养生养心"的环境养生休闲游;重点建设南山、迎龙湖国家湿地公园、南滨路、清水溪步道等适合户外运动的风景区,发展溯溪、攀岩、登山、垂钓、健步、自行车运动等户外休闲运动项目,把南滨路国际马拉松、健步走等体育赛事活动发展为国际化的运动品牌,大力发展运动养生休闲游;依托南山植物园以及初步形成的花木生产基地、枇杷生产基地、葡萄园以及观赏鱼基地,利用南岸丰富的茶花、竹林、松林等资源,开发建设一批花香康体酒店、精油保健会所、生态美食餐厅,发展都市养生休闲游;利用山泉、果园、农业园等资源,积极开发特色鲜明的乡村健康旅游产品,建设一批富有吸引力的森林人家和休闲农庄,打好田园牌、生态牌、健康牌。开发利用海棠晓月温泉,推出溶洞草本养生、温泉养颜与四季养生等温泉疗养产品。

(2)滋补养生:综合开发利用南岸区生态农产品、有机瓜果,深度挖掘我国传统养生文化和南岸特有民间和中医药养生文化,在南山、广阳岛等地建设一批融合生态农产品种(植)养殖、食疗、中医保健等元素的滋补养生基地。依托本地绿色有机食品、中药材,发展以调饮食、补偏救弊和保健等为调养手段的健康养生业态。引进适用于亚健康人群的食物疗法。打造中医传统养生区,建造养生会馆推出经脉调理与食物调理等产品。建设林下生态养殖区,为游客提供优质的禽肉和禽蛋等生态食品。

(3)健康监测:采用现代医学技术和现代管理手段,持续改善健康监测、健康评估、健康干预与跟踪服务等关键环节的服务能力。引进如深圳北科生物有限公司、中山大学达安基因与艾迪康医学检验中心等机构,为客户提供基因检测、癌症筛查等健康服务。引进惠斯安普医学系统股份有限公司、睿博科技有限公司等企业,开发利用智能健康监测设备,帮助客户及时了解身体状态,并培养其健康的生活习惯。

搭建用户健康大数据平台、互联网基因,探索数据价值实现模式。扩大服务范围,提供覆盖民营医院、公立医院、专业体检中心的健康体检预约服务。

(4)健康及疾病风险评估和健康干预服务:支持惠斯安普医学系统股份有限公司等企业利用疾病早期筛查及健康风险评估系统,向客户提供潜在患病风险评估服务;鼓励聚悦健康管理公司等企业建立健康危险度评估体系,开展面向发病率高、死亡率高、经济负担较重的慢性病的个性化服务。鼓励健康管理机构为客户制定高度个性化、动态化和系统化的诊疗、营养调整、生活方式调整、运动指导、心理辅导等方面健康指导服务,为客户提供健康状况跟踪与干预服务。

专栏5　健康养生建设发展工程

1. 休闲场所建设　迎龙湖湿地公园、南山与广阳岛公园观光步道,高档养生场所亭台与花廊建设。

2. 运动场所与设施建设　广阳岛环湖步道、骑行道,现代运动设施,瑜伽馆、专业 SPA 场馆等。

3. 美术馆、花园、小剧场等人文生活与社交空间设施场所建设。

4. 强化健康养生服务配套建设　培育并引进一批健康养生企业,转型升级一批健康养生关联企业,加快培育一批示范基地,扶持一批示范龙头企业;加大市场开放力度,政府进一步简化行政审批程序,认真落实各项优惠政策;加大保健、护理、运动咨询等特殊紧缺人才的培养引进。

(六) 体育健身休闲产业

1. 发展目标　坚持"全民参与、品牌优先、强化特色、创新驱动"发展原则,打造以高水平运动医学和运动干预技术为引领,全民健身体系为基底,高质量健身休闲运动赛事、体育旅游、体育文化创意等融合业态为特色,龙头企业和行业社会组织为主体,体医结合相关服务及中介组织为支撑的健身休闲运动产业体系。到 2030 年,南岸区健身休闲运动产业总产值在 2017 年基础上翻两番,体育服务业在体育产业中的比重显著提升,形成健身休闲运动产业与全民健身事业协调共进、有机结合的发展格局。

实现健身休闲运动公共服务全覆盖,基本形成便捷高效的全民健身设施网络和完善的群众性健身运动服务体系,经常参加体育锻炼人口占总人口比例超过 60%。培育形成 1~2 家具有国内领先技术水平的运动医学机构(专科),构建符合南岸区国民体质、疾病谱、运动行为习惯和文化特征的运动处方库。

实现产业创新发展,引入社会资本参与建设覆盖全域和重点人群的运动干预、体育健身大数据监测服务网络,在科学运动干预技术、运动康复、体医融合前沿技术、智慧运动健身技术等领域取得若干创新突破,加快实现产业应用转化。形成 1~2 家产值 10 亿元以上的高端智能运动与物联网健身设备制造企业。

2. 优先领域和主要任务

(1)促进全民健身融合创新发展:着力推动全民健身场地设施、品牌活动、配套服务融合创新,实现硬件建设与软件建设协同联动。实施全民健身场地设施智能提升工程。引入体育产业创投基金、健康管理与物联网大数据领域社会力量,开展南岸区全民健身场地设施智能提升建设,重点围绕江南体育中心综合场馆、体育公园、城乡健身路径与登山步道、塑胶标准化运动场、乡镇健身广场等各级全民健身设施,实现设施利用和维护保养等数据标准化采集分析功能,运用云计算、移动互联网、物联网技术,对接运动健身器械使用指导、厂商和个人终端,实现线上线下互动,探索城乡居民体育锻炼信息与居民健康档案、国民体质与健康监测、城乡社区慢病管理等在应用整合。增强全民健身服务能力,聚焦科学健身与健康素养提升。根据南岸区场地设施条件、居民运动行为与需求,率先编制《南岸区体育健身活动指南》,普及科学健身知识和健身方法,与南岸区健康社区、健康校园建设相衔接,推动全民健身生活化、科学化;扩大社会体育指导员队伍,提升专业知识技能水平,探索与家庭医生签约服务融合;支持社会力量参与建设科学健身指导服务站点,鼓励机关、学校、社区、企业等主体购买专业化健身运动指导服务。

(2)以系列品牌赛事为中心带动产业升级:做强南岸区马拉松赛事品牌。以南滨路重庆国际马拉松、重庆国际女子半程马拉松等马拉松赛事为主线,引入战略合作伙伴、国际化赛事运营管理及开发机构,积极向产业链的高附加值环节延伸拓展,打造以跑步为主题的运动健康博览会、健康生活方式体验馆、赛事 AR/VR 技术创新应用、线上马拉松等系列活动,组织开发"情侣跑""家庭跑""小马拉松"等特色扩展赛事;支持马拉松主题周边产品开发,丰富虚拟 APP 与实体产品序列。打造特色自行车运动赛事。依托迎龙湖国家湿地公园,打造以"富氧鲜呼吸,乡土乐骑行"为主题的环湖自行车赛事,构建湿地、农田、湖泊、步道等多要素于一体的自然生态骑行系统。支持以广阳岛综合开发为核心,建设自行车赛事标准设施,启动自行车运动高级别赛事申办,积极申办环中国国际公路自行车赛分站赛、职业自行车挑战赛分站赛等大型赛事。提升登山及户外运动赛事活动影响力。加强与中国登山协会等行业组织合作,积极承办国家登山健身步道联赛分站赛;优化南岸区知名赛事南山跑山赛(南山万人登高)赛程与组织模式,实现与健康食品、健康养生业态融合发展。

(3)有序发展体医结合与高水平运动医学:支持重庆市第五人民医院与广安门医院、北京大学附属人民医院等机构开展合作,开展科学运动锻炼、体医结合领域研究,探索构建符合南岸区国民体质、疾病谱、运动行为习惯和文化特征的运动处方库,创新体医结合服务提供模式。推动体医结合、运动康复及运动处方进社区,在规范标准开发、设备投入及医保报销等方面给予资金和政策支持。引进高水平运动医学医疗机构或特色专科,加强与北京大学附属第三医院、复旦大学附属华山医院等合作,引入瑞士席勒、北京合众医盟等解决方案供应商,开展运动损伤、运动员健康监测评估、运动营养学等领域研究与临床服务,打造以山地运动、中高海拔训练、低空运动等领域运动医学为特色,辐射西南地区的运动医学与训练康复中心。

(4)加快培育健身休闲高端装备制造和智能体育产业:以国际前沿的健身休闲装备科技趋势及产品线为引领,超前布局,围绕高端运动服饰新材料、高性能传感器、虚拟现实设备及系统等领域,发展高端装备研发设计制造业态;支持借鉴银泰 in SPORTS 等品牌模式,发展滑雪模拟仪、模拟高尔夫等高端运动模拟大型装备及其运营管理和维护服务模块。加快融入智能体育产业国际分工,实施南岸区"互联网+健身休闲""物联网+健身休闲"工程,优先支持以南岸区体育设备和健身器材为基础,通过虚拟现实、物联网、云计算、大数据等高技术植入,实现场地设施和服务模式的数字化、网络化、智能化;积极开展智能体育产业创新型小微企业落地孵化,支持发展运动健身智能手环、运动耳机、健身 APP 平台教练、智能单车、智能飞镖等,优先支持自主知识产权技术转化应用、核心技术引进吸收创新等模式;利用中国国际体育用品博览会、中国(重庆)智能制造技术装备博览会等平台,完善智能体育产品线下展示体验中心等配套设施。

(5)探索健身休闲文化创意产业"南岸模式":以健身休闲文化创意产业为突破口,打造南岸区健康文化创新产业体系。推进尖峰旱雪项目,建设专业式运动公园,以旱雪为主题,融入运动相关项目综合开发,打造大众化、全年度、全天候的西南地区最具影响力的旱雪运动主题"文体旅"综合体。以南山街道原有矿区地块及迎龙湖片区改造为依托,打造以健身休闲运动文化创意为特色的体育小镇,集中发展体育影视艺术制作、体育表演演艺、健身运动出版物和多媒体产品生产等业态。支持发展电子竞技管理运营、文化传播、服务保障等企业及行业组织。探索构建"品牌赛事+文创周边开发+传播发行+健康科普"多位一体,贯穿健身休闲产业全过程、覆盖全年龄消费群的的健身休闲文化创意产业发展模式。

专栏6　体育健身休闲产业发展工程

1. 特色体育赛事打造项目　组织开发"情侣跑""家庭跑""小马拉松"等特色扩展赛事;打造特色自行车运动赛事。依托迎龙湖国家湿地公园,打造以"富氧鲜呼吸,乡土乐骑行"为主题的环湖自行车赛事。支持开发环广阳岛自行车赛分站赛、职业自行车挑战赛分站赛等大型赛事。积极承办国家登山健身步道联赛分站赛。

2. 尖峰旱雪项目　建设专业式运动公园,打造大众化、全年度、全天候的西南地区最具影响力的旱雪运动主题"文体旅"综合体。

3. 迎龙湖特色小镇项目　依托南山街道原有矿区地块及迎龙湖片区改造,打造以健身休闲运动文化创意为特色的体育小镇。

(七) 营养健康食品产业

1. 发展目标　发挥南岸区的产业优势,依托重庆西南大学、中医药研究院等科研院所,与中国科学院上海药物研究所、英国阿伯丁大学罗威特营养与健康研究所、新西兰恒天然集团、意大利意迪那公司、法国纳图瑞克斯公司、荷兰帝斯曼集团等企业建立研发合作关系,在迎龙—广阳地区建成高附加值天然保健产品创新产业化示范基地。到 2030 年,力争打造形成全国著名的健康保健食品深加工产业基地。

2. 优先领域和主要任务

(1)抗氧化系列保健品

1)建设广阳镇枇杷、吴小平葡萄等原料专供基地,聚焦"新功能、新原料、新技术"的创新性研发,开发抗氧化系列保健功能产品。

2)枇杷抗氧化保健系列。支持桐君阁药厂利用中药现代化生产技术提取枇杷抗氧化成分及活性指标,生产以抗氧化为主要功能、兼具抗炎、止咳、抗肿瘤作用的保健产品。

3)葡萄抗氧化保健系列。利用本地葡萄种植基地,与汤臣倍健等药业有限公司共同开发葡萄深加工系列抗氧化保健产品。重点开发以葡萄籽提取物为原料的胶囊剂、以葡萄籽为主配伍银杏叶等中药组合物的具有增强免疫力清除自由基功效功能保健品、以葡萄皮渣为原料制备的葡萄养肝胶囊等药用保健品,等等。

(2)褪黑素助眠保健产品:以樱桃为主要加工产品,汇集各地富含褪黑素食品如奇异果、葡萄、香蕉、燕麦片等,发展以褪黑素为原料生产的保健食品,制作樱桃褪黑素咀嚼片、樱桃安睡浓缩胶囊、樱桃褪黑素喷剂等保健品。同时深度开发具有安眠、美容功效的樱桃汁、樱桃蔓越莓汁、樱桃酒系列产品。

(3)特色养生药膳:以百年老字号"桐君阁"药业为依托,以金阳不夜城为中心,将药膳与川菜融合创新,为顾客药膳火锅猪肚鸡、药膳泉水鸡、药膳粥、药膳汤等健康美食。培育药膳名师、高级营养师,为社区居民提供养生、保健、膳食方面的个性化服务。

专栏 7　保健品与健康食品业发展工程

1. 保健品、健康食品示范基地　重点开发枇杷、吴小平葡萄、龙顶樱桃等特色农产品资源,引进一批健康保健食品企业,提升水果精深加工档次,形成抗氧化、褪黑素等两大系列品种保健品产业。

2. 养生药膳系列　重点开发以中药养生火锅为特色,采用当归、虫草、天麻、人参、栀子、枸杞、山药、野生菌等名贵药材作为锅底,打造"健康、天然"药膳火锅;以泉水鸡为招牌,推出药膳泉水鸡系列原生态健康私房菜,打造"南山泉水鸡一条街",举办"南山泉水鸡文化节"。

3. 药膳指导与服务　包含中医药膳常识、药膳文化、药膳食谱、药膳健康咨询、药膳调理、药膳产品、药膳家居、药膳培训、药膳美食节等的推广等版块。

四、产业布局

坚持"因地制宜、发挥优势、合理分工、统筹协调"的健康产业布局原则,依托区内的资源禀赋和产业基础,以主城区的医疗服务业为核心,统筹全区健康产业发展,加快形成"一区、两园、三带"的健康产业发展空间新格局。

(一) 一区:南岸区江南新城大健康集聚示范区

立足南岸区实际情况,依托江南新城区位资源优势,围绕"医、养、体",创新体制机制,引进国内外优质健康服务资源,以诊治、养老、健身等三个主导产业为基础,重点发展高端医疗服务、康体养老、健康管理、中医药健康等健康服务业,打造西部领先,全国一流的大健康服务业集群。南岸区大健康集聚示范区总面积约为 21 平方千米,南至通江大道 218 号、北至通江大道与江龙路交汇处、西至天文大道沿线、东至长生桥镇。

(二) 两园:迎龙医药健康产业园、峡口乐和谷大健康产业园

迎龙医药健康产业园。按照集聚发展和集群发展的要求,建设医药公共服务平台、医药技术创新平台、生物医药共性技术服务平台、现代中药研发中心、医药产品加工制造基地、第三方仓储物流平台、医药电子商务平台、迎龙医药健康产业园药品交易平台、迎龙医药健康产业园医疗器械交易平台。

峡口乐和谷大健康产业园。促进中医理疗、康养产业的融合发展;打造康养生活主题民宿;引进旅游大健康产业的高端人才,形成大健康领域重要产业的总部集群;以疼痛防治为切入口,建立中国顶尖疼痛康复医疗技术的副中心。

(三) 三带:迎龙湖国家湿地公园健康旅游带、南山健康养生养老带、广阳湾大健康产业带

1. **迎龙湖国家湿地公园健康旅游带** 在迎龙湖国家湿地公园分期依次开发水生花卉观赏、禽类观光、有氧登山、梯田花海游赏、农耕风情文化体验、户外梯田体验、山地丛林探险、山林露营等健康旅游服务,建设渝川地区知名健康旅游胜地。

2. **南山健康养生养老带** 依托南山森林公园、南山植物园、南山石牛休闲园区、一棵树观景台等资源,集中连片开发安静优美的休闲养生场所和健康养老机构,把南山建设成域内顶级的养老养生产业带。

3. **广阳湾大健康产业带** 围绕广阳岛绿色生态的定位,发展特色突出、内涵丰富、结构合理、多元参与的健康产业,加强项目引领,支持保险机构、旅游、地产开发企业与医疗机构合作,构建高端医疗、康复养生、生物医学、健康养老、体育休闲为一体的医养结合生态链,促进健康与养老、旅游、食品、互联网和健身休闲不断融合,扩大健康服务供给。

五、保障措施

(一) 加强组织保障

建立全区健康产业发展联席协调机制,统筹全区大健康产业发展和改革的管理职权和职责。成立健康产业发展联席会议办公室,统筹组织各部门健康产业相关发展规划制订工作,提出产业发展重大政策,协调各部门资源投入,形成合力,促进产业全面协调发展。

(二) 强化财税支持政策

加大对健康产业财政支持力度,更好发挥财政政策对市场主体行为的导向作用。充分利用技术改造资金、专项建设基金等渠道,加大对健康产业公共平台建设的支持。落实小微企业、创新型企业税收优惠政策和研发费用计扣除政策。逐步扩大政府购买基本健康产品和服务范围,支持社会办健康产业和重大民生健康产业发展。发挥金融创新对技术创造的助推作用,健全覆盖从实验研究、中试到生产全过程的科技创新融资模式,更好发挥政府投资引导基金的杠杆作用,提高信贷支持创新的灵活性和方便性。

(三) 放宽市场准入,加强行业监管

凡符合规划条件和准入资质的,不得以任何理由限制。优化规范各项审批条件、程序和时限,精简整合审批环节,向社会公布后实施。取消无法定依据的前置条件或证明材料,严禁违反法定程序增减审批条件,相关规划和政策要向社会及时公开,鼓励健康产业企业品牌化连锁化经营。建立监管主体的统筹协调机制,转变监管理念,提升监管效能,强化健康产业各领域的全行业监管。加强监管体系和监管能力建设。

(四) 加强土地政策支持

做好健康产业发展与土地利用总体规划、城乡规划的联动设计,列入健康产业发展规划的重大项目,优先安排土地指标,并优先在城乡规划中落实用地布局。按照优化用地结构,提高利用效率的要求,创新建设用地供给方式,更好满足健康产业新投资项目用地需求。优化新增建设用地结构,加快实施有利于健康产业领域的新产业新业态发展和"双创"的用地政策,重点保障健康产业发展的公共设施、交通设施等用地。在依法依规的前提下,鼓励原用地企业利用存量土地发展健康产业。

(五) 加强人才队伍建设

加强急需紧缺专业人才培养,全面实施高层次人才队伍优先发展战略,建设"经营管理人才＋专业技术人才＋技能人才"的健康产业人才发展体系。扩大人健康、养老等领域的专业人才规模,加强医疗、

医药等领域高技能人才和专业技术人才建设。着眼于药物创新、医疗器械核心软硬件开发、中医药传承、医药产品国际注册等方面的需求，健全人才引进、培养、激励机制。支持企业与高等院校、医疗机构合作建设应用技术教育和实训基地，培养技艺精湛的技能人才队伍。

（六）加强对中小微企业的扶持

由健康产业主管部门、医药产业重点企业共同组建中小微企业联盟组织，形成能够有效回应中小微企业现实诉求的企企对接与合作机制，鼓励优势互补，聚力互助，组团发展。支持中小微企业转变经营理念和方式，在遵循医药产业、健康产业发展规律基础上，改变以往单一的医药制造模式，发挥自身在技术储备、人才队伍、销售网络、管理体系、中介服务等方面特长，向产业链上下游合理转型。支持健康产业行业协会的组建，以商引商，以商促业。

（王荣荣、张毓辉、吴华章、宋扬）

第五章

泰州健康医疗大数据应用发展试点规划建议

一、规划背景

(一) 规划的编制背景

2016 年 10 月 25 日,中共中央、国务院印发的《"健康中国 2030"规划纲要》指出,随着工业化、城镇化、人口老龄化、疾病谱变化、生态环境及生活方式变化等,维护和促进健康将面临一系列新的挑战,健康服务供给总体不足与需求不断增长之间的矛盾突出,健康领域发展与经济社会发展的协调性有待增强,需要从国家战略层面统筹解决关系健康的重大和长远问题。"十三五"时期是我国全面推动健康中国战略的关键阶段,是深化医改实现医疗模式转型的关键时期。《关于促进和规范健康医疗大数据应用发展的指导意见》(国办发〔2016〕47 号)指出,健康医疗大数据是国家重要的基础性战略资源,提升健康医疗服务效率和质量,扩大资源供给,不断满足人民群众多层次、多样化的健康需求,有利于培育新的业态和经济增长点。

泰州市拥有全国唯一的部省共建医药园区"中国医药城",正积极响应国家号召,顺应新兴信息技术发展趋势,加速健康医疗大数据相关应用发展。

(二) 规划的重要意义

大数据成为推动经济转型发展的新动力,同时也为提升政府治理能力创造了新途径。积极发展大健康产业,不仅有利于帮助人民群众接受科学的健康指导、树立正确的健康消费、提高健康水平和生活质量,而且有利于调整产业结构、推动经济社会可持续发展。

依托泰州现有的医药企业与数据资源,建立中国(泰州)健康医疗大数据应用发展试点,是顺应时代发展,响应国家政策的重要举措。

试点将突出医药产业优势,与数据产业相整合,立足泰州,引领江苏,带动全国,影响全球,提升健康医疗大数据研究能力、促进产业化、持续激发商业模式创新、不断催生新业态、创造新的经济增长点。

同时,通过泰州健康医疗大数据应用发展产业规划,推动政府医疗、医药和公共卫生数据开放,加强数据价值开发和利用,提升政府科学决策能力,转变管理机制,提升管理效率,逐步实现现代化的政府治理。

(三) 规划的范围

由国家部委和泰州市政府牵头,以"中国医药城"为中心,围绕健康医疗、旅游养老、生物医药(中药)、智能制造(人工智能)等泰州实际特色,引进国内外先进技术和领军人才,以"政府搭台、智库引领、社会参与、共建共享、产业发展、百姓受益"为原则,建立中国(泰州)大数据产业园,构建一个全民健康管理和决策治理体系,打造"三平台""三产业",联合周边城市,形成特色鲜明、功能互补的健康医疗大数据应用发展区域;通过推动全国性的基础资源跨部门、跨区域共享,医疗、医药、医保和健康各相关领域数据逐渐融合,建成区域医疗卫生信息分级开放应用平台,以泰州模式促进全国的健康医疗大数据应用发展。

(四) 规划的指导原则

1. 方向性原则　以习近平新时代中国特色社会主义思想为指导,深入贯彻落实党的十九大精神,牢固树立并切实贯彻创新、协调、绿色、开放、共享的发展理念。深入贯彻党中央、国务院关于健康中国、健康医疗大数据的总体行动计划和发展纲要,符合世界先进技术发展的方向,以落实"互联网 + 医疗健康"探索服务新模式、培育发展新业态为出发点,创建引领全国的健康医疗大数据应用体系,提升泰州乃至中国的健康医疗大数据应用国际竞争力。

2. 以需求为导向　坚持以人为本,创新驱动,国家临床需求和市场需求相结合,推进政(政府、政策)、产(产业)、学(学术)、研(科研)、用(应用)、金(金融)、保(保险)、安(安全)联合协同科技创新,强化基础研究和核心技术攻关,突出健康医疗重点领域和关键环节,利用大数据拓宽服务渠道,延伸和丰富服务内容,更好满足社会民生和市场健康医疗方面的需求。

3. 因地制宜　从泰州实际情况出发,充分利用泰州本地现有资源,引进国内外人才和技术资源,依托中国医药城产业集群优势,积极引导相关产业基金和企业参与泰州健康医疗大数据应用开发和试点建设,整合力量,共同推进。

二、泰州的发展基础与条件

(一) 发展现状

1. 区位条件　泰州地处江苏中部,是长三角重要节点城市,拥有优越的区位和公铁水空一体化格局,是上海都市圈、南京都市圈中心城市之一。

航空方面,扬州泰州国际机场距离泰州 40 千米,已开通北京、广州、沈阳、西安、成都、昆明等国内航线 23 条,日韩等国际航线 5 条,1~3 小时车程内分别有南京禄口国际机场、无锡硕放国际机场、常州奔牛国际机场、上海虹桥国际机场、上海浦东国际机场;铁路方面,宁启复线到北京有 2 列始发特快,到南京多条动车专列,新长、宁启等 6 条黄金始发火车线路通往全国 63 个主要城市;纵贯南北的盐泰锡宜城际铁路、横跨东西贯通上海、南京、武汉、成都的"北沿江高铁"等多条铁路均在规划建设中,届时泰州到上海、南京约 40 分钟车程;公路方面,新长、宁启、京沪、宁通、盐靖、启扬高速公路纵横全境;水路方面,国家一类开放口岸——泰州港,位于长江下游北岸,是长江中上游西部地区专运输的重要口岸,是江海河联运、铁水中转、内外贸运输的节点,是上海组合港中的配套港,是国际集装箱运输的支线港和喂给港,具有装卸、仓储、物流服务等综合化功能的港口。

2. 人口与行政划分

泰州全市总面积 5 787 平方千米,下辖泰兴、兴化、靖江三市,海陵、高港、姜堰三区和泰州医药高新区。截至 2014 年末,泰州市户籍人口达 508.51 万人,其中常住人口总量为 463.9 万人。

泰州医药高新技术产业开发区,又称"中国医药城",核心规划面积 30 平方千米,由科研开发区、生产制造区、会展交易区、康健医疗区、教育教学区、综合配套区等功能区组成,是中国首个国家级医药高新区,由科技部、国家卫健委、国家食品药品监督管理总局、国家中医药管理局和江苏省人民政府共同建设。中国医药城"按照以产兴城、以城促产、产城一体、产城共荣"的规划建设理念,致力于打造中国规模最大、产业链最完善的生物产业基地,目前已集聚国内外 50 多家知名大学和医药研发机构,阿斯利康、勃林格殷格翰、雀巢、石药集团等一批重大产业化项目及国内外 600 余家企业先后落户;500 多项"国际一流、国内领先"的医药创新成果落地申报。

3. 生态与人文环境　泰州市在北亚热带湿润气候区,四季分明,夏季高温多雨,冬季温和少雨。泰州人文荟萃,名贤辈出,王艮、施耐庵、郑板桥、梅兰芳是泰州文化艺术史上的杰出代表;光孝寺、崇儒祠、安定书院、望海楼及梅兰芳纪念馆、人民海军诞生地纪念馆等传承历史,文脉灵动;溱湖湿地、千岛菜花、水上森林、天德湖公园、古银杏森林等生态自然,风光绮丽。泰州所辖县市(区)全部建成国家级生态示范区、全国百强县,同时泰州也是全国文明城市、国家环保模范城市、国家园林城市、中国优秀旅游城市、全国科技进步先进市。

（二）环境分析

1. 优势

（1）产业优势：2015 年,泰州医药企业产值 720.86 亿元,销售收入 717.07 亿元,利税 90.03 亿元。泰州医药产业销售额已连续 14 年领跑全省,在全国地级市排名第一。2016 年上半年,省食药监局受理的生物制品中,75% 为中国医药城企业申报,泰州市新药申报获得临床批件 120 个,在全省独占鳌头,医药产业优势明显。

同时,作为全国唯一的部省共建医药园区,中国医药城在全国十大生物医药园区中综合排名第一,集聚了包括雀巢、阿斯利康等在内的 600 多家国内外知名医药企业,国内外 50 多家知名大学和医药研发机构,2 000 多名海内外高层次人才,38 名"千人计划"专家。

泰州医药高新区的企业布局广泛,包括医药、数据、电子信息产业等,为多数据交叉合作提供了契机,高新区内部分重点企业已经在开展健康大数据的采集、储存、分析等工作,也已基本具备了发展健康大数据相应的物质条件和产业条件。

（2）政策优势：2016 年 5 月,国家正式颁布《长江经济带发展规划纲要》,明确提出"支持江苏泰州开展大健康产业集聚发展试点"。按照泰州编制的试点方案,全市力求到 2020 年大健康产业总体规模突破 4 000 亿元。全力打造"中国第一、世界有名"的医药名城、长三角医养结合养老胜地、长江流域康复养生旅游目的地和中国特色国际"健康名城"。

中国医药城是中国唯一的部省共建医药园区。中央政治局委员李源潮同志作出"努力建设成为'中国第一、世界有名'医药城"的重要指示精神。国家发改委、商务部、科技部、国家卫生计生委、农业部、食品药品监督管理局、中医药管理局、中国生物技术发展中心等国家部委和部门充分发挥部门职能,在政策创新试点、优化服务方式、共建专业平台、申报项目品牌等方面给予全力支持。2010 年 2 月 25 日,国家科技部、原卫生部、食品药品监督管理局、中医药管理局与江苏省政府正式启动共建泰州中国医药城机制,为在更高平台和水平上加快推进中国医药城建设发展创造了良好环境。省各部门主动登门服务,落实干部挂职、财政资金扶持、税收优惠等政策,帮助园区招才引智,落实项目。泰州市委、市政府积极营造举全市之力打造中国医药城的浓烈氛围,集聚一切优势资源支持中国医药城的建设发展。

2. 劣势 虽然泰州在健康产业和信息化建设方面取得了一定成效,但与新形势、新要求相比,仍然存在诸多亟须解决的问题,主要存在以下几点：

（1）共性问题

1）数据共享是各国健康医疗大数据应用的最大瓶颈。具体来讲如何在保证隐私保护、数据安全的前提之下实现数据公开、互利共赢是当前面临的急迫性问题。经过多次问卷调查和前期的调研,发现各大药物研发和精准医学研究机构对于他人数据的共享充满期待,但是对于自己的数据共享充满疑虑,担心数据的泄露、数据的安全等,这对实际的数据共享造成困难。《国务院办公厅关于促进和规范健康医疗大数据应用发展的指导意见》（国办发〔2016〕47 号）是精准医疗、药物研发的基础文件,该文提到积极性高、安全性有保障的地方试点标准规范,泰州市是否能意识到数据共享存在的困难,能够在政策和制度上突破创新,建立容错机制是落实试点的一个关键。若借鉴国际经验,可组建专门的生物医学信息管理与协调中心,负责生物与基础医学、临床与转化医学研究机构之间的科研数据管理、资源共享和合作交流等,制定各种互利共赢的信息共享与利用机制。同时研究建立不同数据的整合机制,形成有意义的临床统计分析数据。

2）合作模式尚不清晰,大数据共赢共利、共建共享的机制有待建立。目前,健康医疗大数据的采集和分析的难点在于,政府、医院、公司数据孤岛林立,缺乏数据互联互通共享的基础,尤其是一些药物研发和公司业务工具,如果没有价值驱动的大数据共享机制,难以真正实现。

3）高端人才和领军人才匮乏。数联寻英 2016 年 7 月发布的《大数据人才报告》显示,目前全国的大数据人才仅 46 万,未来 3~5 年内大数据人才的缺口将高达 150 万,健康医疗大数据方面的人才将更加匮乏。为此,规划提出,立足泰州,放眼世界,全球招募健康医疗大数据应用领军人才,并设立人才奖学金,培养跨专业复合型人才同时将整合全市教育资源,推动政府、高等院校、科研院所、医疗机构、企业等共同培养一批专门人才、学科带头人和行业领军人物,促进健康医疗大数据人才队伍建设。

(2)个性问题

1)资源整合利用不足。目前泰州市健康医疗大数据发展资源配置与整合利用不足,存在分散与重复建设、各机构各自为政、多头管理等问题,业务协同和数据共享亟待加强。医院、社区、康复机构、公共卫生、防疫、食品药品、药品流通、医保等数据需要协同整合,泰州市必须强化统筹规划,由市委市政府领导牵头组织,多方参与、资源共享、协同推进,保障政策支持、基础建设等,确保各项任务措施落到实处。

2)总体产业结构单一。泰州市从改革开放时才开始逐步发展,起步较晚,目前主要有医药、船舶、新能源三大支柱产业,产业积累不够厚,医药产业近年才启动,总体产业结构较为单一。

3)交通有待发展。泰州处于长三角边缘,尤其是被长江阻隔,高铁未联通长三角和其他省市。在国内省内均无地域品牌吸引力和效应。

4)泰州健康医疗大数据应用的试点启动动作已经落后,江苏省的试点城市已经确定为南京市和常州市。如何利用后发优势,挖掘泰州特色和优势,实现统筹协调特色发展是泰州的挑战。

3. 机遇　泰州建立健康医疗大数据应用发展试点,积极发展大健康产业面临八大机遇。

(1)健康医疗大数据应用发展是建设健康中国的重要基础。国家目前正大力推动健康中国建设,《"健康中国2030"规划纲要》《国务院促进大数据发展行动纲要》《国务院办公厅关于促进和规范健康医疗大数据应用发展的指导意见》等文件均对健康医疗大数据应用做了明确的指示和要求。江苏省作为首批国家健康医疗大数据应用的试点省份之一,已经在省级层面获得政策支持、社会氛围的先机。

(2)国际大健康技术已发展到了应用阶段,各项配套齐全,医药产业的潜能得以释放,国际数据驱动的医药发展已经成为未来医药研发的发动机。

(3)泰州市政府在政府治理上坚持机制创新、高效务实,为泰州争取健康医疗大数据应用发展试点打下良好基础。面对良好的发展环境,泰州应在现有的基础上再次提升,成为国际医药产业科技转化高地,实现中国医药城向国际医药城的突破。

(4)泰州拥有全国唯一一家部省共建的医药园区"中国医药城",国家部委等以及各省委部门都将为泰州发展大健康产业给予大力支持。

(5)金融资本相对宽容,尤其是对投资健康医疗领域热点较关注,泰州市建立了大数据发展基金,未来将加大基金规模,设立健康医疗大数据专项基金,为设立健康医疗大数据应用发展试点提供资金支持。

(6)随着我国社会经济的不断发展,人们的生活水平和基本要求不断提高,对健康的关注度和需求不断提升。同时,伴随我国工业化、城镇化、老龄化加快,对健康服务的发展有了更高的要求,这为发展大健康产业创造了良好需求环境。

(7)与大健康产业发展相配套的电子通信等各类云大物移技术逐步成熟,为发展大健康产业打下了良好基础。

(8)我国互联网普及度高,社会应用理解度和接受度高,更易在社会中推广并发展大健康产业。

4. 挑战　泰州虽然已经为发展大健康产业打下了一定基础,但同时也面临着一些挑战。

(1)随着大健康概念的普及,以及国家对健康产业的支持力度不断增加,健康医疗大数据应用发展成为当前健康领域发展的热点问题。各省、市(区)、县均在抢抓先机,积极筹备,泰州市健康医疗大数据应用发展面临着激烈的外部竞争环境。

(2)专业化、复合型、国际化的人才是健康医疗大数据应用发展的关键资源。目前,泰州在健康医疗大数据人才竞争中还缺乏相关的优惠政策与引进机制,需要积极跟进,在人才战中夺得先机。

(3)健康医疗大数据应用发展是一项创新性的举措。但当前政府治理中依旧遗存有旧思想和固有势力,因此在发展中,应着力破除传统封闭式模式的惯性,减小既有利益对改革创新的阻力。

(4)现行的管理体系难以适应未来创新模式需要的管理体制机制。大数据应用涉及多方面的专业领域,传统的职能管理体制难以适应新型的服务和管理、监管模式。

三、规划的发展目标与基本思路

(一) 战略定位

立足泰州,引领江苏,带动全国,影响全球,将泰州健康医疗大数据应用发展试点建设成为健康医疗、健康养老、生物医药(中药)、智能制造(人工智能)产业集聚、服务模式创新、体制机制创新、大数据应用评估和保障体系建设的国家知名的"改革实验区"和示范基地。形成以泰州为中心,与周边城市功能互补,辐射长江经济带的健康医疗大数据服务网络,创建引领全国的健康医疗大数据应用体系,实现数据驱动的价值级联效应,推动新兴产业集群的落地开花,提高泰州、甚至中国的生物医药国际竞争力。

(二) 发展目标

围绕大数据产业园发展的政策制定、平台建设和业务驱动,将泰州市大数据产业向健康医疗产业化领域拓展,以产业园建设为基础,建设区域健康医疗一体化大数据平台,构建全民健康管理和决策治理体系,并形成具体产业项目的支撑平台,进一步开展标准、规范研究,打造泰州健康医疗大数据应用服务和发展样本,建立中国医药高新区产业集群,将泰州市建设成为引领全国健康医疗大数据应用的示范。

到2019年成立健康医疗大数据研究院和泰州健康医疗大数据发展战略专家委员会,区域健康医疗一体化大数据平台启动,构建医疗服务、公共卫生、医药研发、食品安全、健康服务、大数据应用、科研教育等领域分工协作的发展体系,建立健全组织机构,形成部省、市政府、产业园、基金会共同参与,跨部门协作的良好格局。启动建设健康养老大数据服务平台、生物医药大数据共享平台、智能制造(人工智能)大数据协同平台。

到2021年,全面建成健康养老云平台、生物医药云平台、智能制造(人工智能)云平台,整合人口、健康、地理、环境、流行病等基础数据资源,加快推进重点信息系统建设;发展健康医疗大数据研究产业、生物医药研究产业以及智能制造研究产业,在健康医疗大数据、智慧医疗、智慧养老、标准制定、药品信息化追溯体系,食品安全与营养健康、基因工程、精准医学、智能装备、云计算、交通致死性事故大数据等多业务层面取得显著成效。

到2023年,基本实现数据资源的跨部门、跨区域共享;政策法规标准体系和安全保障体系进一步健全,建立源于泰州可推向全国的健康医疗大数据应用相关标准;行业治理能力全面提升。

(三) 规划的总体思路

借助健康医疗大数据实现传统产业升级改造,创建健康医疗,养老养生和先进医药产业新业态。从以下六个方面开展工作:

1. 标准先行 对于已经有国家标准的具体应用,以执行国家标准为要求。对于没有国家标准的创新领域,以当前优势企业的数据技术标准为基础,借鉴国家标准要求,先行先试泰州标准。

2. 产品为基础 推进健康医疗大数据技术产品创新发展。在健康医疗大数据关键技术、先进产品和解决方案研发及产业化、创新技术服务模式等方面需要重点研究和布局,通过相关项目和工程的引导和支持,形成一批自主创新、技术先进,满足重大应用需求的产品、解决方案和服务。

3. 能力提升为目的 提升健康医疗大数据的行业应用能力。在规划中充分考虑以国家战略、人民需要、市场需求为牵引,促进健康医疗大数据与其他产业的融合发展,加强健康医疗大数据在医疗、公共卫生、养老养生、中医药、生物制剂、基因工程等重点行业领域的深入应用,尤其强调围绕落实标准和规范、数据安全和数据价值转化与互联网医疗的融合发展,加快大数据成果转化,支持开发大数据产业化行业化解决方案,利用大数据培育发展配套的先进制造业新业态。

4. 产业生态是核心 建设健康医疗大数据产业生态体系。从全局出发,引进欧美等世界先进国家健康医疗大数据业态,加强中央、部门、地方大数据发展政策衔接,发挥企业和研究院在大数据产业创新中的主体作用,以健康大数据产业集聚区和大数据应用产业园建设为抓手,集中资源重点培育和扶持一批龙头骨干企业、形成合理的产业链布局,通过产业政策和资金和人才保障等,扶持数据收集、存储、清洗、去隐私化等数据服务的基础工作企业,大力扶植以科学研究为目的的数据科学发展与服务,鼓励中小企业特色发展,构建企业协同发展格局,优化大数据产业区域布局,加快培育自主产业生态体系。

5. 支撑体系是关键 健全健康医疗大数据产业支撑体系。加强顶层设计,建立健全覆盖泰州市全区域的网络和数据服务平台,形成技术、产品和管理等方面的大数据标准体系,发挥标准化对产业发展的重要支撑作用。统筹布局大数据基础设施,建设大数据产业发展创新服务平台,建立大数据价值转化及发展评估体系,创造良好的产业发展环境。

6. 保障体系是保证　保障体系包括政策法规保障、技术保障、安全保障、人才保障、资金保障、国际合作保障。针对网络信息安全新形势,从完善政策法规、健全管理制度、提升技术手段等多个方面综合考虑构建强有力的大数据安全保障体系。一方面加强大数据安全技术产品研发,防范大数据软件、硬件和应用等自身安全风险,另一方面推动制定公共信息资源保护和开放的制度性文件,研究制定泰州大数据相关的政策法规和标准规范,并推动全国立法。

(四) 规划体系

在国家部委的指导下,由泰州市政府牵头,建立泰州大数据办,为产业园后期的规划和建设提供政策支持,推动产业园发展。启动泰州大数据产业发展基金,完善基金治理模式,为产业园的启动和监管提供支持。

成立泰州健康医疗大数据发展战略专家委员会,制定发展战略、原则、目标、任务和路线图;构建泰州全民健康管理和决策治理体系,建立"三平台(产业)",即健康养老云平台(产业)、生物医药(中药)平台(产业)、智能制造(人工智能)云平台(产业),构建核心数据库,汇聚基础资源,提供产业发展数据科学服务;成立健康大数据研究院,在医疗、健康、养生养老、生物医药、云大物移等领域开展相关研究、产业、发展的业务。逐步形成科学、完善的政策管理体系、业务服务体系、信息技术体系和资源保障体系。

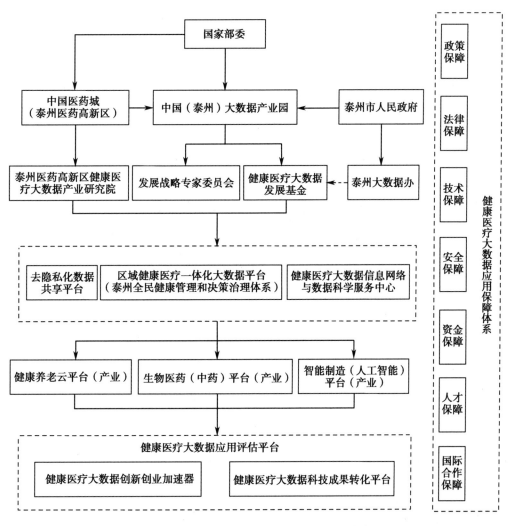

图 3-6　泰州健康医疗大数据应用发展规划框架

四、规划的主要内容

(一) 推动泰州健康医疗大数据资源整合,夯实健康医疗大数据发展基础

1. 统筹建设健康医疗大数据信息网络与数据科学服务中心 依托已建成的中国电信泰州云计算数据中心,加快推进与浪潮集团的合作,按照规模化、高等级、服务化、节能型的第五代标准,合作投资建设和运营数据中心。

完善健康医疗大数据基础设施建设。加快建设面向云计算、大数据、物联网、移动医疗应用的专网区域覆盖和互联互通,提升健康医疗大数据基础设施服务能力。加快网络通信器件和设备的部署和应用,进行基础设施的升级改造,提升设施的数字化和智能化水平。

2. 构建泰州健康医疗全民健康管理和决策治理体系 整合泰州市的医疗服务资源,建设覆盖全市城乡医疗机构的健康专网,形成区域健康医疗一体化大数据平台(泰州全民健康管理和决策治理体系),整合全泰州三级医院(含分院)、二级医院、一级医院、社区卫生服务机构、门诊部、诊所、医务室(卫生所)及其他医疗机构、专业公共卫生机构的信息资源。组织协调全区医药卫生改革、社保政策、公共卫生管理工作,推动医疗、急救、预防、保健、养老、康复、社区卫生、健康教育和计划生育服务一体化管理。监管全泰州医疗健康服务平台运行和数据安全,规范医疗、预防、保健、养老、康复、社区卫生服务。

对每个居民来说,构建个人健康云平台为居民提供全面多途径的个人健康画像的可视化服务模式,促进"我的健康有人管,我的健康我有责"的全民健康。该平台是一个系统安全、标准统一、资源共享、隐私保护、覆盖全人口、全生命周期的全民健康信息化体系。全过程记录健康医疗信息,包括生命体征、健康指征,以及在生产、生活中所产生的所有数据。全方位面向居民展示健康信息,全面管理健康信息。基于该平台,居民多途径上传和下载个人健康医疗信息,以授权的方式向相关医疗机构、企业、数据管理机构等多层次开放个人健康信息。

3. 重点发展健康养老大数据平台(产业)、生物医药(中药)大数据平台(产业)、智能制造(人工智能)大数据平台(产业) 在泰州健康医疗大数据发展战略专家委员会指导下,成立大数据产业投资基金,通过大数据技术的应用,实现政务数据打通,推进泰州市各类智慧应用水平的提升。

建设成华东地区性能卓越、稳定可靠的大数据存储、备份中心,推进"国家健康医疗大数据云计算与服务备份中心"发展。谋求与国家、省级数据分析中心、数据中心提供商合作,成立数据存储、备份与分析中心。

4. 泰州健康医疗数据共享计划(试行)——数据安全保障下的数据资源互联互通,开放共享 厘清各部门数据管理和共享的责、权、利,明确各部门数据共享的范围边界和使用方式,打通数据孤岛,建立去隐私化数据共享平台。以众包的方式,共同进行数据挖掘,解决设定的问题和需求。研究制定人口健康信息管理条例,创新发展试点研究容错机制(保护试点研究人员的切身利益和权益,为改革创新可能出现的失误容错),制定数据开放计划,率先推动市级医疗卫生机构数据开放共享、互联互通、合理开放政府相关数据资源,并最终接入依托数据中心建立的健康养老、医药生物、智能制造云平台,完成存量数据汇聚,并针对新生成数据建立实时汇聚方式。

统筹完善泰州健康医疗大数据业务应用系统,完善医疗卫生、食品安全、环境保护、中医药健康、生物医药、医疗器械、智能制造等业务应用系统,建立覆盖全市、全行业、全产业链的业务信息系统,实现系统间的协同共享。

(二) 推动泰州健康医疗大数据产品研发与产业化工程,培育新业态

1. 鼓励行业健康医疗大数据应用 推动大数据在医疗、养老、健康服务、食品安全、环境保护、生物医药、医疗器械、智能制造、精准医学等领域的共享和利用,充分释放健康医疗大数据在产业发展中的变革作用,加速传统行业经营管理方式变革、服务模式和商业模式创新及产业价值链体系重构。

国务院办公厅《促进和规范健康医疗大数据应用指导意见》明确提出。概念来源:众包(crowd sourcing)指的是一个公司或机构把过去由员工执行的工作任务,以自由自愿的形式外包给非特定的(而

且通常是大型的)大众网络的做法。众包的任务通常是由个人来承担,但如果涉及需要多人协作完成的任务,也有可能以依靠开源的个体生产的形式出现。众包在互联网共享模式下,极大的提高了解决问题的效率和质量。在安全性保障的前提下,以去隐私化数据库为基础,建立以研究为目的的"研究众包项目",公布研究需求、公布各类已有数据的结构、格式、个别条目,全国公开招标数据服务和应用机构,提交研究计划和技术路线,经评审后,可免费或低成本获取数据。

2. 筹建健康医疗大数据研究院(公益二类事业单位)　以临床需求为驱动,应用为导向,进行政策、技术、产品、模式、体制机制等全方位的研究和创新、探索、评估。管理泰州健康医疗大数据基金,与泰州健康医疗大数据发展战略专家委员会一起,统筹规划发展战略、路线和方向、路线图,评估和监督、协调、保障项目的实施。支持健康医疗大数据产品研发,建立完善的健康医疗大数据产品体系,全面形成成熟的健康医疗大数据解决方案,支持健康医疗大数据应用共性关键性技术研究,以泰州需求为主,设立重大项目,全球公开征集泰州健康医疗大数据产业链和生态圈急需技术和项目。研究院下设若干实验室或研究室。

(1)健康大数据基础创新技术实验室:建立统一的设备接口、数据格式、传输协议等标准体系,实现不同层级间的数据信息开放共享;研究面向云端应用的多源异构及跨时空医疗健康大数据管理与融合技术,实现不同个人、政府机构和医疗机构信息系统的无缝融合和数据共享;研发基于音视频技术、机器学习和人工智能的大数据挖掘及辅助决策技术,通过大数据分析,为实现个性化辅助诊疗,及体征、复杂病症的实时告警和预测提供支持。探索区块链、人工智能技术在医疗健康领域的应用,为个人、政府机构和医疗机构提供安全获取医疗历史数据的工具。

(2)健康医疗智能制造(人工智能)创新技术实验室:研究或转化智能制造(人工智能)关键基础技术,面向家庭用户及移动医疗场景,开展基于物联网和云端应用的健康智能硬件创新研发。研究影像识别分析关键人工智能技术。研究基于云端应用的移动医疗场景分析技术,集成触摸、体感、语音、图像识别等多种人机交互方式,研发具备医疗信息查询、药品管理、体征记录、远程监测告警、远程诊断、远程监护等功能的健康智能服务终端。研究集成微弱肌电信号的采集与处理、多信号源的智能识别、以及交互式生物反馈训练技术,研发可穿戴式心脏及体征检测设备。

(3)"互联网 + 医疗健康"共性特性技术实验室:推动健康管理类可穿戴设备、便携式健康检测设备等关键技术产品研发;探索建立"互联网 + 医疗卫生"新型医疗卫生计生服务生态系统,开展"互联网 + 健康医疗"技术、管理、服务模式创新。构建具有一定规模的专家库、医疗健康知识库和决策支持系统,研发集成远程诊疗终端设备和应用,实现患者监控、精准医疗、个性化医疗和人群健康管理。研发多类"互联网 + 医疗卫生"终端产品,包括近红外无创血糖检测装置、互联网眼底筛查装置、康复机器人、移动医疗终端产品等软硬一体化的智慧医疗解决方案。构建"互联网 + 健康医疗"服务模式的服务包、机制和路径,建设数字化医院的智能导航系统,研究探索新型医养护结合体系下的多层次一体化的健康医疗保险服务模式,规范和促进健康医疗新模式的形成、发展和应用。构建大健康生态系统,拉动智慧健康产业升级,提升智慧健康产业水平。

(4)评估与保障研究实验室:研究健康医疗大数据应用评估指导指标体系,探索构建健康医疗大数据应用评估平台,对相关应用进行效率、质量、成本、风险、价值进行评估和分析,对健康医疗大数据应用进行评估和认证。推进医疗健康领域的数据采集、互联互通、信息安全、法律法规、运营管理等标准规范的落地应用,规范健康档案、诊疗信息的存储、传输和使用,"互联网 + 医疗健康"相关规范的编制工作,出台相关政策文件,推动地方立法工作。探索社会化健康医疗大数据信息互通机制,畅通部门、区域、行业之间的数据共享通道,创新资源集约、流程科学、服务规范的健康医疗服务模式。充分利用国家、行业和泰州已有成果,结合智慧健康城市的实际需要,加强人口健康信息标准安全工作。制定和建立泰州智慧健康云安全管理规范、泰州市人口健康信息保护指南等标准规范以及授权管理机制,确保信息数据依法提供、共享和安全,确保个人隐私安全。

3. 建设中国(泰州)生物医药大数据产业基地　建设以市场为向导,以产业配套和技术创新建设为核心,以生物医疗科技成果转化业务服务为平台,以高水平的软硬件条件、投融资环境和服务设施为保障,以引进和培育大企业为手段,集研究开发,企业孵化,生产制造功能为一体的生物医药大数据产业基地,建设泰州生物样本库、健康医疗大数据创新创业加速器和健康医疗大数据科技成果转化平台,与泰州市城市总体规划相衔接,满足泰州生物医药工程基地规划发展目标及国民经济和社会发展要求。

4. 建设智慧医疗模式持续创新示范基地 建立完善以人为本的一体化整合型医疗服务(PCIC)体系,构建以信息新技术为基础,以社区为平台,全科医生为主力军,专科为支持,上下联动,结合大数据分析、远程医疗和可穿戴设备监测,打通"院前预防""院内临床路径"与"社区康复路径",从根本上实现"以患者为中心"的社区、医院间互联互通,形成医患主动参与疾病诊疗与健康管理的全新型智慧分级诊疗模式。把人民群众的健康需求放在优先位置,实现以疾病治疗为中心转向以健康促进为中心。通过体制机制建设,整合碎片化的服务资源,构建与居民健康需求相匹配、体系完整、分工明确、功能互补、密切协作的整合型医疗卫生服务体系。推动"全民建档、慢病管理、临床路径"等为重点的"互联网+医疗卫生"模式转变。

5. 建立远程医疗服务体系 建立健全省级远程医疗服务平台,鼓励并推动二、三级医院向基层医疗卫生机构提供远程会诊、远程病理诊断、远程影像诊断、远程心电图诊断、远程培训等服务,提高各级医疗机构的服务能力和服务质量。鼓励有条件的地方探索"基层检查、上级诊断"的有效模式,形成覆盖全省公立医院的远程医疗服务体系;建立健全远程医疗收费标准,积极协调有关部门逐步将远程医疗服务纳入医疗保险支付范围,并对医疗机构开展远程医疗服务进行监督和指导。

(三)建设泰州健康医疗大数据产业聚集区

1. 协同建设泰州区域健康医疗大数据产业示范区 由泰州市政府牵头,四部委支持,建立中国(泰州)大数据产业园。在健康医疗领域积极开展社会化应用,探索建设基于实体医院的互联网医院,加快远程医疗应用,推进区域远程医疗标准、规范和指南实施,广泛开展"互联网+健康医疗"服务,推动优质医疗资源下沉,探索精准医疗和健康服务,积极开展基于大数据的临床科学研究,依托海峡两岸(泰州)医药产业合作示范区,推动两岸利用大数据在高端智慧养老服务、疾病预防、健康管理以及标准化等方面的合作。坚持科研开发区、生产制造区、会展交易区、康健医疗区、教育教学区、综合配套区六大板块的总体规划,按照"以城促产、以产兴城、产城一体、产城共荣"思路,打造"中国第一,世界有名"的医药大健康产业示范区。

2. 培育大健康产业集群 围绕"三产业",着力推进健康养老大数据、生物医药、食品营养、智能制造、交通安全、人工智能等相关的大健康产业集群。

(1)建设食品安全与营养健康大数据平台:加强食源性疾病监测、溯源、预警和控制,构建从农田到餐桌的食品安全产业链及健康产业模式。形成食品安全与营养健康平台服务支撑体系与全流程安全监控体系,用于监测预警、数据挖掘、服务监督,形成政府、食品行业、消费者三方联动的闭环,实现数据共享、三者共赢。

(2)发展智慧健康养老产业:促进社区居家健康养老信息服务。针对家庭、社区、机构等不同应用环境,发展健康管理类可穿戴设备、便携式健康监测设备、自助式健康检测设备、智能养老监护设备、家庭服务机器人等,满足多样化、个性化健康养老需求。运用互联网、物联网、大数据等信息技术手段,推进智慧健康养老应用系统集成,对接各级医疗机构及养老服务资源,建立老年健康动态监测机制,整合信息资源,为老年人提供智慧健康养老服务。发展健康养老数据管理和智能分析系统,实现健康养老大数据的智能判读、分析和处理,提供便捷、精准、高效的健康养老服务。

运用互联网、物联网、大数据等信息技术手段,推进智慧健康养老应用系统集成,对接各级医疗机构及养老服务资源,建立老年健康动态监测机制,整合信息资源,为老年人提供智慧健康养老服务。发展健康养老数据管理和智能分析系统,实现健康养老大数据的智能判读、分析和处理,提供便捷、精准、高效的健康养老服务。

(3)推动药品信息化物流和追溯体系建设:规范网上药店和医药物流第三方配送等服务。逐步实现药品制剂(含进口药品)全品种、全过程信息化追溯。药品生产流通和使用单位通过建立药品追溯体系,及时准确地记录、保存和传递药品追溯信息,实现药品来源可查、去向可追;发生质量安全问题时,确保药品可召回、责任可追究。政府相关部门通过建设药品追溯管理平台,采集药品全流向追溯数据,实现对药品追溯供应链的全过程监管。社会公众可以通过监管部门或者第三方机构提供的药品查询端口(网站、APP、微信公众号等),在日常生活中实现药品基本信息检索和追溯信息自动获取。

在医疗机构部署药品信息追溯系统,完成药品信息化追溯体系建设。分三个阶段实施:一是试点推进阶段。在每个区至少选择1家公立二级或者二级以上医疗机构进行追溯试点。二是重点推广阶段。总结试点经验,所有公立二级及以上医疗机构建立信息化追溯体系。三是全面实施阶段。公立一级以上(含一级)医疗机构全部建立信息化追溯体系,有条件的市可将一级以下及其他医疗机构一并纳入药品信息化追溯管理范围。

(4)开展交通安全与死亡的大数据挖掘,建立交通安全与生命质量、医疗服务供需、医疗费用、人群健康的数据交流平台,形成交通安全的监测预警、数据挖掘大数据服务体系。

(四)强化健康医疗大数据应用规范与保障

1. 加强健康医疗大数据保障体系建设 在人才培养、产业孵化、标准规范、合作交流方面提供支撑。制定大数据规范与应用地方标准,为数据资源共享提供保障。参考国际标准,以泰州为试点,建立健全符合泰州市情的健康医疗大数据相关法律法规,逐步扩大开放数据的范围,提高开放数据质量,同时加强数据统筹管理及行业自律,强化大数据知识产权保护。泰州市先行先试,并向全国进行推广,协同推进大健康产业的发展。

加大政策扶持力度,结合《促进大数据发展行动纲要》(国发〔2015〕50号)和国办《促进和规范健康医疗大数据应用指导意见》(国办〔2016〕47号)等文件,制定面向健康大数据产业发展的金融、政府采购等政策措施,设立健康大数据专项引导资金,加大对政府有关部门和企业开发合作大数据的支持力度,支持符合条件的企业享受相应优惠政策。

2. 建立医学教育和人才培养新模式 实施健康医疗信息化人才发展计划,强化医学信息学学科建设,着力培育高层次、复合型的研发人才和科研团队。联合国际知名院校和国家卫生健康委健康研究智库联合发起建立"中国健康医疗大数据研究和培训网络",创新专业人才继续教育形式,完善多层次、多类型人才培养培训体系,推动政府、高等院校、科研院所、医疗机构、企业共同培养人才,促进健康医疗大数据人才队伍建设,为人才的培养提供实训基地。提升医学院校专业教育的全面化、实用化,培养未来医疗大数据的应用和医疗行业管理人才。加强与社会资本以及行业内的大公司合作,开拓学生视野,注重产学结合,从市场社会需求方面出发,培养高素质实用型人才,创新拓宽职业资格晋升通道,解决医疗大数据行业的人才短缺问题。

重点引进健康医疗大数据领军人才,开展全球招聘试点,提高全球招聘比例,吸引高层次领军人才全职工作,同时鼓励科研机构、高等学校设立短期流动岗位,聘用国际高层次领军人才开展合作研究。为国际化人才及家属提供制定保障性政策。

统筹推进各类人才队伍建设。造就一批勇于创新、善于推动科学发展的高素质领导人才,以国家及地方卫生健康部门领导干部、参与决策与政策制定的研究者为重点,以提高领导水平和执政能力为核心,开展短期教育培训。培养一批具有国际视野、了解国际前沿的中青年科技管理人才,以提高专业水平和创新能力为核心,加强科技成果推广和转化能力;形成一支技艺精湛的高技能卫生信息人才队伍,以具有相关专业背景的医学院、医院信息中心或病案室的技术工作人员为重点,开展大数据应用相关技术和方法的职业资格培训。

健全人才激励机制。健康医疗大数据基金必须按照相应的比例,研究制定健康医疗大数据领域科技项目和工程等的人才支持措施,设立人才培养奖学金,用于培训师资和学生部分学费的承担;同时,设立健康数据科学领军人才奖学金,分为政、产、学、研、用、金、安、法八个领域,全球选拔优秀学员,纳入未来优才培养计划。

五、组织实施

(一) 组织保障

1. 加强组织领导,统一工作认识 成立泰州市一把手领导小组,统一协调指挥;由市政府牵头协调相关部门,顶层设计提升至市级层面;加强与省政府、省卫健委的沟通、联系,取得省级层面的支持。成立大数据办公室,创新组织形式,采用国家部委干部借调和专家聘用的形式,充分发挥部委干部学者型官员作用,加强对泰州健康医疗大数据应用发展试点建设相关工作的组织协调,引导有关部门、单位广泛参与,建立各司其职、部门协作、配套联动、齐抓共管的工作机制,形成工作的强大合力,保障创建工作顺利开展。

2. 确保土地供给 泰州市政府须全力支持,目前已决定规划泰州医药高新区泰州大道以东、健康大道以南 3 000 亩土地(约 2 平方千米)用于健康医疗大数据项目的开发建设,将相关资源优势倾斜发展,形成特色。

3. 加大资金支持力度 泰州市政府需立足现有基础,坚持需求导向,积极拓宽资金筹措渠道,争取财政资金投入保障,重点保障基础建设和系统运维经费投入。探索政府财政和社会资本等多种方式的投融资机制,形成人口健康信息化建设和健康医疗大数据应用发展的长效保障机制。同时积极发挥社会力量,充分发挥已设基金的作用,在基础设施项目上可以采用 PPP 模式。

4. 落实人才保障 强化组织机构和人才队伍建设,完善多渠道的人才培养机制,与国内知名高校、科研院所合作,加快培养复合型高端人才和符合实际需要的专业技术人才。

充分利用泰州现有的的六所高校,尤其是南京中医药大学翰林学院,强化人才团队建设,创新健康医疗大数据人才引进专项培养保障制度,吸引更多的高层次人才来泰州就业。

(二) 监测评估

强化监督考核机制。将试点城市创建工作纳入市政府重点督查事项,重点督导各部门任务分工以及相关政策落实情况。建立日常工作督导检查机制,同时采取不定期督查、定期检查、年终考核相结合的方式,分阶段、有步骤地对各单位工作开展情况进行督导检查,及时发现、督促并解决问题,对行动迟缓、工作不力的部门进行通报,确保各项工作任务落到实处。

六、进度安排

(一) 启动阶段

成立产业园规划筹备组,完成规划的顶层设计,奠定场地与设施等基础,进行必要的资源整合与系统建设。

(二) 组建阶段

建立健全产业园组织机构,成立健康医疗大数据研究院和泰州健康医疗大数据发展战略专家委员会,跨部门协作建设泰州全民健康管理和决策治理系统,构建健康养老大数据平台、生物医药大数据平台、智能制造大数据平台。推进"三平台"建设和产业建设,明确健康养老大数据研究产业、生物医药研究产业以及智能制造研究产业的建设内容。

(三) 运营阶段

基本实现数据资源的跨部门、跨区域共享,在医疗、健康、养生养老、生物医药、云大物移的标准研究工作中取得有效进展,实现各产业的协同运行。

(四) 产出阶段

在"互联网＋医疗卫生"服务中,使健康医疗大数据渗透到公共卫生、健康管理、药品研发、教育培训、养老服务、智能穿戴设备研发等各领域,服务于医疗、养老、疾病预防、健康管理。

建立合理的产业结构,开展国内外数据中心横向联合,开展多领域纵向挖掘,形成泰州健康医疗大数据应用示范,探索新的经济增长点,实现惠民成效。

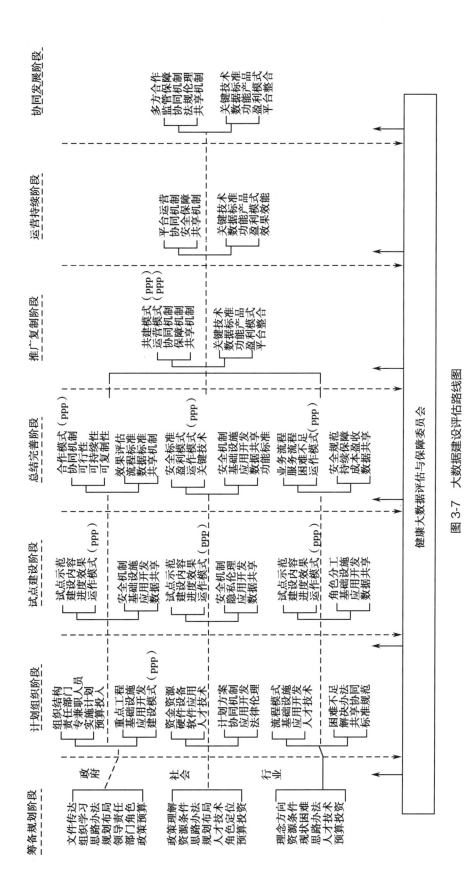

图 3-7 大数据建设评估路线图

（游茂、田雪晴、程龙、王海星）